Manfred Mürbe, Angelika Stadler
Berufs-, Gesetzes- und Staatsbürgerkunde

Manfred Mürbe, Angelika Stadler

Berufs-, Gesetzes- und Staatsbürgerkunde

Kurzlehrbuch für Pflegeberufe

13. Auflage

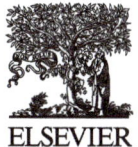

Elsevier GmbH, Hackerbrücke 6, 80335 München, Deutschland
Wir freuen uns über Ihr Feedback und Ihre Anregungen an books.cs.muc@elsevier.com

ISBN 978-3-437-26288-3
eISBN 978-3-437-09701-0

Alle Rechte vorbehalten
13. Auflage 2019
© Elsevier GmbH, Deutschland

Wichtiger Hinweis für den Benutzer
Ärzte/Praktiker und Forscher müssen sich bei der Bewertung und Anwendung aller hier beschriebenen Informationen, Methoden, Wirkstoffe oder Experimente stets auf ihre eigenen Erfahrungen und Kenntnisse verlassen. Bedingt durch den schnellen Wissenszuwachs insbesondere in den medizinischen Wissenschaften sollte eine unabhängige Überprüfung von Diagnosen und Arzneimitteldosierungen erfolgen. Im größtmöglichen Umfang des Gesetzes wird von Elsevier, den Autoren, Redakteuren oder Beitragenden keinerlei Haftung in Bezug auf jegliche Verletzung und/oder Schäden an Personen oder Eigentum, im Rahmen von Produkthaftung, Fahrlässigkeit oder anderweitig, übernommen. Dies gilt gleichermaßen für jegliche Anwendung oder Bedienung der in diesem Werk aufgeführten Methoden, Produkte, Anweisungen oder Konzepte.

Bibliografische Information der Deutschen Nationalbibliothek
Die Deutsche Nationalbibliothek verzeichnet diese Publikation in der Deutschen Nationalbibliografie; detaillierte bibliografische Daten sind im Internet über http://www.d-nb.de/abrufbar.

22   23   24   25   5   4   3   2

Für Copyright in Bezug auf das verwendete Bildmaterial siehe Abbildungsnachweis

Das Werk einschließlich aller seiner Teile ist urheberrechtlich geschützt. Jede Verwertung außerhalb der engen Grenzen des Urheberrechtsgesetzes ist ohne Zustimmung des Verlages unzulässig und strafbar. Das gilt insbesondere für Vervielfältigungen, Übersetzungen, Mikroverfilmungen und die Einspeicherung und Verarbeitung in elektronischen Systemen.

Um den Textfluss nicht zu stören, wurde bei Patienten und Berufsbezeichnungen die grammatikalisch maskuline Form gewählt. Selbstverständlich sind in diesen Fällen immer alle Geschlechter gemeint.

Planung: Regina Papadopoulos, München
Projektmanagement: Ulrike Schmidt, München
Redaktion: Ulrike Frühwald, Hamburg
Satz: Thomson Digital, Noida/Indien; TnQ, Chennai/Indien
Druck und Bindung: Rodona Industria Gráfica, S.L., Pamplona/Spanien
Umschlaggestaltung: Spiesz Design, Neu-Ulm
Titelfotografie: AdobePhotostock

Aktuelle Informationen finden Sie im Internet unter **www.elsevier.de**.

Vorwort

Mit der 13. Auflage gibt es unseren Titel **Berufs-, Gesetzes- und Staatsbürgerkunde** jetzt seit 30 Jahren. Anfang 1989 ist die 1. Auflage erschienen und hat rasch eine gute Aufnahme erfahren.

Die Veränderungen in diesen drei Jahrzehnten sind auf allen Gebieten, sei es in Politik, Technik, Didaktik oder den Lerninhalten, mehr als nachhaltig. Eine Änderung kommt allerdings erst jetzt, nämlich die stärkere Vereinheitlichung der Ausbildung in den Pflegeberufen durch das **Pflegeberufereformgesetz**. Die 13. Auflage soll in dieser Übergangszeit den Auszubildenden – gleich, ob sie nach altem oder schon nach neuem Recht ausgebildet werden – ein verlässlicher Begleiter in der Gesundheits- und (Kinder-) Krankenpflege ebenso wie in der Altenpflege und den verwandten Berufen sein. Wir sind zuversichtlich, auch wenn wir die neuen Lehrpläne im Detail noch nicht kennen, die Anforderungen für die Prüfung mit diesem Kurzlehrbuch abdecken zu können.

Das langjährige Vertrauen in unser Buch ist für uns Anlass zur Freude, aber auch Verpflichtung, bei jeder Neuauflage weiterhin das zu tun, was uns in der Vergangenheit offensichtlich gelungen ist: dieses Buch anzupassen an neue oder veränderte gesetzliche Regelungen, an sich wandelnde Ausbildungsbedingungen, an neue, für die Ausbildung wichtiger werdende Themen und an das sich ändernde Berufsverständnis der Pflegefachkräfte.

In der 13. Auflage haben wir wiederum umfänglich auf diese Veränderungen reagiert: So wird das **Pflegeberufereformgesetz** mit seinen Konsequenzen für die Ausbildung ausführlich dargestellt. Neben vielen kleineren Aktualisierungen sind die mit der **Delegation ärztlicher Tätigkeiten** auf Pflegende verbundenen **arbeitsrechtlichen Fragen** ebenso wie der Ablauf einer **Bewerbung** um einen Arbeitsplatz neu in das Kapitel über das Arbeitsrecht aufgenommen worden. Im Strafrecht sind der **Schutz vor „Gaffern"**, Erweiterungen der Schweigepflicht und die Auswirkungen des **Datenschutzes auf Verschwiegenheitspflichten** zusätzlich erläutert. Im Sozialrecht werden die Neuerungen des **Mutterschutzgesetzes** und der **Schutz für nicht berufsmäßig Pflegende in der Sozialversicherung** neu dargestellt, und neben dem – ebenfalls überarbeiteten – Heimrecht sind auch die **vertraglichen Beziehungen in der (ambulanten) Pflege** zusätzlich aufgenommen worden. Auch das Ziel, die Belange Pflegender außerhalb der stationären Krankenpflege noch mehr als bisher zu berücksichtigen, ist weiter verfolgt worden.

Der Umgang mit dem Internet ist der Generation der heute Lernenden eine Selbstverständlichkeit. Im Hinblick auf die mittlerweile sehr ausgereiften Suchmaschinen haben wir daher auf die Angabe von Internet-Adressen grundsätzlich verzichtet. Eine möchten wir aber an dieser Stelle nennen: Auf der vom Bundesministerium der Justiz betriebenen Seite *www.gesetze-im-internet.de* finden sich stets die aktuellen Gesetzestexte.

Bei all den Neuerungen haben wir das Ziel der 1. Auflage und der **BUNTEN REIHE** insgesamt nicht aus den Augen verloren: ein logisch aufgebautes Buch in leicht verständlicher Sprache anzubieten, das ganz ohne erhobenen Zeigefinger Gesetze und Verordnungen als unerlässliche Grundlage unseres alltäglichen und beruflichen Handelns darstellt.

Wenn Sie Tipps, Anregungen oder Verbesserungsvorschläge zum Buch haben, lassen Sie es uns bitte wissen. Auch für Kritik sind wir dankbar.

Memmingen und München, im März 2019
Manfred Mürbe, Dr. Angelika Stadler

Abkürzungen

A.	Auflage	CICAMS	International Catholic Committee of Nurses and Medico-Social Assistants (Katholischer Weltbund für Krankenpflege)
Abs.	Absatz		
ADS	Arbeitsgemeinschaft Deutscher Schwesternverbände und Pflegeorganisationen		
		CSSR	Tschechoslowakei
AfD	Alternative für Deutschland	CSU	Christlich-Soziale Union Deutschlands
AG	Aktiengesellschaft	d. h.	das heißt
AGB	allgemeine Geschäftsbedingungen	DBfK	Deutscher Berufsverband für Pflegeberufe
AGG	Allgemeines Gleichbehandlungsgesetz	DBVA	Deutscher Berufsverband für Altenpflege
Aids	Acquired Immune Deficiency Syndrome		
AltPflAPrV	Ausbildungs- und Prüfungsverordnung für den Beruf der Altenpflegerin und des Altenpflegers	DDR	Deutsche Demokratische Republik
		DGVU	Deutsche Gesetzliche Unfallversicherung
		DIMDI	Deutsches Institut für Medizinische Dokumentation und Information
AltPflG	Gesetz über die Berufe in der Altenpflege (Altenpflegegesetz)	DIN EN ISO	Deutsche Industrie Norm – Euro Norm – International Organization for Standardization
AMG	Arzneimittelgesetz		
ANP	Advanced Nursing Practice		
AOK	Allgemeine Ortskrankenkasse	DKG	Deutsche Krankenhausgesellschaft
Art.	Artikel	DNQP	Deutsches Netzwerk für Qualitätsentwicklung in der Pflege
ATA	anästhesietechnischer Assistent		
AVR	Arbeitsrechtliche Vertragsrichtlinien	DPR	Deutscher Pflegerat
BAföG	Bundesausbildungsförderungsgesetz	DPV	Deutscher Pflegeverband
BEEG	Bundeselterngeld- und Elternzeitgesetz	Dr. med.	Doktor der Medizin
BEKD	Berufsverband Kinderkrankenpflege Deutschlands	DRG	Diagnosis Related Groups
		DSGVO	Datenschutz-Grundverordnung
BfArM	Bundesinstitut für Arzneimittel und Medizinprodukte	dt.	deutsch
		e. V.	eingetragener Verein
BfR	Bundesinstitut für Risikobewertung	EDV	elektronische Datenverarbeitung
BGB	Bürgerliches Gesetzbuch	EEG	Elektroenzephalografie
BGB-Gesellschaft	Gesellschaft bürgerlichen Rechts	EHEC	enterohämorrhagische Escherichia coli
		EKG	Elektrokardiogramm
BGR	Berufsgenossenschaftsrichtlinie	ENG	European Nursing Group (Europäische Krankenpflegevereinigung)
BGV	Berufsgenossenschaftliche Vorschrift		
BioStoffV	Biostoffverordnung	et al.	et alii (und andere)
BMG	Bundesministerium für Gesundheit	etc.	et cetera (und so weiter)
BPflV	Bundespflegesatzverordnung	EU	Europäische Union
BRD	Bundesrepublik Deutschland	EuGH	Gerichtshof der Europäischen Gemeinschaften
BtM	Betäubungsmittel		
BtMG	Betäubungsmittelgesetz	EURATOM	Europäische Atomgemeinschaft
BZgA	Bundeszentrale für gesundheitliche Aufklärung	EZB	Europäische Zentralbank
		FDP	Freie Demokratische Partei
bzw.	beziehungsweise	FPfZG	Familienpflegezeitgesetz
ca.	circa	FPG	Fallpauschalengesetz zur Neuordnung der Krankenhausfinanzierung
CDU	Christlich Demokratische Union Deutschlands		
		FSME	Frühsommer-Meningoenzephalitis
CE	Conformité Européenne	g	Gramm
Ch.-B.	Chargenbezeichnung	G-BA	Gemeinsamer Bundesausschuss

GefStoffV	Gefahrstoffverordnung	MPU	Medizinisch-Psychologische Untersuchung
GG	Grundgesetz		
GKV	gesetzliche Krankenversicherung	MTA	Technischer Assistent in der Medizin
GmbH	Gesellschaft mit beschränkter Haftung	MuSchG	Mutterschutzgesetz
GmbH & Co. KG	Gesellschaft mit beschränkter Haftung und Compagnie Kommanditgesellschaft	Nr.	Nummer
		OHG	offene Handelsgesellschaft
GMG	Gesetz zur Modernisierung der gesetzlichen Krankenversicherung	OTA	operationstechnischer Assistent
		ÖTV	Gewerkschaft Öffentlicher Dienst, Transport und Verkehr
griech.	griechisch		
GSG	Gesundheitsstrukturgesetz	PCN	Permanent Comittee of Nurses (Europäischer Pflegeverband)
HeimPersV	Heimpersonalverordnung		
HIV	Human Immunodeficiency Virus	PEI	Paul-Ehrlich-Institut
HNO	Hals, Nasen, Ohren	PflAPrV	Pflegeberufe-Ausbildungs- und Prüfungsverordnung
IBF	innerbetriebliche Fortbildung		
ICN	International Council of Nurses	PflBRefG	Pflegeberufereformgesetz
IfSG	Infektionsschutzgesetz	PflegeZG	Pflegezeitgesetz
IQWIG	Institut für Qualität und Wirtschaftlichkeit im Gesundheitswesen	PflWG	Pflege-Weiterentwicklungsgesetz
		PfleWoqG	Pflege- und Wohnqualitätsgesetz
ISO	International Standard Organization	PNG	Pflege-Neuausrichtungsgesetz
IStGH	Internationaler Strafgerichtshof	PPUG	Pflegepersonaluntergrenze
kcal	Kilokalorie	PQsG	Pflege-Qualitätssicherungsgesetz
Kfz	Kraftfahrzeug	PStG	Personenstandsgesetz
kg	Kilogramm	PTA	pharmazeutisch-technischer Assistent
KG	Kommanditgesellschaft	RKI	Robert Koch-Institut
KHG	Gesetz zur wirtschaftlichen Sicherung der Krankenhäuser und zur Regelung der Krankenhauspflegesätze (Krankenhausfinanzierungsgesetz)	RöV	Röntgenverordnung
		RVO	Reichsversicherungsordnung
		SED	Sozialistische Einheitspartei Deutschlands
kJ	Kilojoule	SGB	Sozialgesetzbuch
km	Kilometer	SPD	Sozialdemokratische Partei Deutschlands
KPdSU	Kommunistische Partei der Sowjetunion	StGB	Strafgesetzbuch
KrPflAPrV	Ausbildungs- und Prüfungsverordnung für die Berufe in der Krankenpflege	STIKO	Ständige Impfkommission
		StrlSchV	Strahlenschutzverordnung
KrPflG	Gesetz über die Berufe der Krankenpflege (Krankenpflegegesetz)	TPG	Transplantationsgesetz
		TQM	Total Quality Management
KTQ	Kooperation für Transparenz und Qualität im Gesundheitswesen	TRBA	Technische Richtlinie Biologische Arbeitsstoffe
KV	Kassenärztliche Vereinigung	TVöD-K	Tarifvertrag im öffentlichen Dienst für Krankenhäuser
lat.	lateinisch		
LFGB	Lebensmittel-, Bedarfsgegenstände- und Futtermittelgesetzbuch	TzBfG	Teilzeit- und Befristungsgesetz
		UG	Unternehmensgesellschaft
LMIV	Lebensmittel-Informationsverordnung	UNO	United Nations Organization (Vereinte Nationen)
m	Meter		
MDK	Medizinischer Dienst der Krankenversicherung	VBVG	Vormünder- und Betreuervergütungsgesetz
MFA	medizinischer Fachangestellter	ver.di	Vereinte Dienstleistungsgewerkschaft
Mio.	Millionen	WBVG	Wohn- und Betreuungsvertragsgesetz
ml	Milliliter	WHO	Word Health Organization (Weltgesundheitsorganisation)
MPBetreibV	Medizinprodukte-Betreiberverordnung		
MPG	Medizinproduktegesetz	ZPO	Zivilprozessordnung
MPhG	Masseur- und Physiotherapeutengesetz	Zul.-Nr.	Zulassungsnummer

Abbildungsnachweis

Der Verweis auf die jeweilige Abbildungsquelle befindet sich bei allen Abbildungen im Werk am Ende des Legendentextes in eckigen Klammern. Alle nicht besonders gekennzeichneten Grafiken und Abbildungen © Elsevier GmbH, München.

J787	colourbox.com
L143	Heike Hübner, Berlin
M149	Manfred Mürbe, Memmingen
O199	Christine Schwerdt, München
T188	BfArM (Bundesinstitut für Arzneimittel und Medizinprodukte), Bonn
V229	Medienkontor, Lübeck
V492	abavo GmbH, Buchloe
W193	Statistisches Bundesamt, Wiesbaden
W233	Bundeszentrale für gesundheitliche Aufklärung, Köln
W815	Deutscher Verband für Pflegeberufe e. V.
W1060	Bayerisches Staatsministerium für Gesundheit und Pflege

Inhaltsverzeichnis

1	**Grundlagen der Staatsbürgerkunde**	**1**	
1.1	Rechtsordnung und Staat....	1	
1.1.1	Grundlagen und Aufbau der Rechtsordnung	1	
1.1.2	Grundlagen des Staatsbegriffs......	3	
1.2	Die Bundesrepublik und ihr Staatsaufbau	5	
1.2.1	Historische Wurzeln.............	5	
1.2.2	Deutsche Wiedervereinigung	6	
1.2.3	Deutschland in Europa	7	
1.2.4	Staatsmerkmale der Bundesrepublik .	9	
1.2.5	Gewaltenteilung	9	
1.2.6	Bundesstaatlicher Aufbau	12	
1.2.7	EU – der „Staat Europa"?	12	
1.3	Wahlrecht und politische Meinungsbildung.............	15	
1.3.1	Grundgedanken des geltenden Wahlrechts	15	
1.3.2	Praktische Ausgestaltung des Wahlrechts	16	
1.3.3	Weitere Formen der politischen Meinungsbildung	18	
1.3.4	Stellung der Parteien.............	19	
1.4	Bedeutung der Grundrechte.......	19	
1.5	Verfassungsorgane und ihre Aufgaben.................	21	
1.5.1	Bundestag	21	
1.5.2	Bundesrat...................	22	
1.5.3	Bundespräsident................	23	
1.5.4	Bundesregierung................	23	
1.5.5	Bundesverfassungsgericht	25	
1.6	Gang der Gesetzgebung im Bund	25	
1.7	Grundstrukturen der Rechtsordnung und der Gerichtsbarkeit	29	
1.7.1	Grundeinteilung des Rechts........	29	
1.7.2	Grundzüge des Prozessrechts	30	
1.7.3	Gerichtsbarkeiten	31	
1.7.4	Rechtsmittel	34	
1.7.5	Europäische und internationale Gerichtshöfe	36	
1.7.6	Stellung der Richter..............	36	
2	**Der Pflegeberuf heute**	**39**	
2.1	Ausbildungssystem	40	
2.1.1	Krankenpflegegesetz (KrPflG)	41	
2.1.2	Ausbildungs- und Prüfungsverordnung für die Berufe in der Krankenpflege (KrPflAPrV)	45	
2.1.3	Altenpflegegesetz (AltPflG)	48	
2.1.4	Ausbildungs- und Prüfungsverordnung für den Beruf der Altenpflegerin und des Altenpflegers (AltPflAPrV)	50	
2.1.5	Pflegeberufereformgesetz (PflBRefG)..................	52	
2.1.6	Pflegeberufe-Ausbildungs- und Prüfungsverordnung	55	
2.2	Berufsethik..................	59	
2.2.1	Ethische Grundlagen in der Pflege ...	59	
2.2.2	Ethisch entscheiden und handeln....	61	
2.3	Fachspezifisches Wissen	63	
2.3.1	Fort- und Weiterbildung in der Pflege	63	
2.3.2	Akademisierung der Pflege	64	
2.4	Handlungsautonomie............	65	
2.5	Berufliche Interessenvertretung in der Pflege.................	67	
2.5.1	Berufsverbände in Deutschland	67	
2.5.2	Internationale Berufsverbände......	68	
2.5.3	Gewerkschaften	68	
2.5.4	Kammern	68	
3	**Der Pflegeberuf als Teil des Gesundheitswesens**........	**71**	
3.1	Aufbau und Aufgaben des Gesundheitswesens..............	71	
3.1.1	Internationale Gesundheitsbehörden	71	
3.1.2	Gesundheitsbehörden auf Bundesebene	72	

3.1.3	Gesundheitsbehörden der Bundesländer	73	4.3.8	Schwangerschaftsabbruch	113
3.1.4	Rechtliche Grundlagen für Krankenhäuser	74	4.3.9	Aussetzung und unterlassene Hilfeleistung	114
3.1.5	Rechtliche Grundlagen für stationäre Pflegeeinrichtungen	78	4.3.10	Schutz vor „Gaffern"	115
			4.3.11	Schweigepflicht, Melderecht und Meldepflicht	116
3.2	**Verschiedene Berufe im Gesundheitswesen**	78	4.4	**Schutz der Pflegenden vor Übergriffen und Gewalt**	120
3.3	**Stellung der Pflegeberufe im Gesundheitswesen**	83	4.4.1	Schutz vor sexuellen Übergriffen	120
3.3.1	Arbeitsfelder der Pflege	83	4.4.2	Schutz vor Gewalt	121
3.3.2	Arbeitsorganisation der Pflege	87	4.5	**Jugendschutz im Strafrecht**	121
3.3.3	Pflegequalität und Qualitätsmanagement	88	**5**	**Zivilrecht**	123
3.3.4	Zusammenarbeit der Pflege mit anderen Berufsgruppen	91	5.1	**Grundlagen des Zivilrechts**	123
			5.1.1	Vertragsfreiheit und Gleichbehandlungsgrundsatz	123
4	**Strafrecht**	93	5.1.2	Rechts- und Geschäftsfähigkeit, natürliche und juristische Personen	124
4.1	**Aufgaben des Strafrechts**	93	5.1.3	Willenserklärung und Vertrag	126
4.1.1	Sanktionen	93	5.1.4	Stellvertretung	127
4.1.2	Strafmündigkeit und Strafarten	95	5.2	**Schadensersatzrecht**	127
4.1.3	Strafzwecke	97	5.2.1	Allgemeine Voraussetzungen einer Haftung	127
4.1.4	Strafe und Maßregel – die sogenannte Zweispurigkeit	99	5.2.2	Vertragliche Schadensersatzansprüche	129
4.2	**Strafbarkeit**	100	5.2.3	Deliktische Schadensersatzansprüche	130
4.2.1	Tatbestandsmäßigkeit, Rechtswidrigkeit und Schuld	100	5.3	**Rechtsprobleme bei der Behandlung Kranker und Pflegebedürftiger**	132
4.2.2	Vorsatz und Fahrlässigkeit	101	5.3.1	Rechtsnatur des ärztlichen Behandlungsvertrags	132
4.2.3	Täterschaft und Teilnahme	101	5.3.2	Pflichten des Behandlers	132
4.2.4	Tatverwirklichung durch Handeln und Unterlassen	102	5.3.3	Krankenhausaufnahmevertrag	134
4.2.5	Vorbereitung, Versuch und Vollendung	103	5.3.4	Privat- und Kassenpatienten	135
4.3	**Wichtige Straftatbestände für die professionelle Pflege**	104	5.3.5	Rechtsbeziehung zwischen Patienten, Arzt, Krankenhaus und Krankenkasse	136
4.3.1	Körperverletzung, ärztlicher Eingriff und Aufklärungspflicht	104	5.3.6	Verträge mit Pflegediensten und -einrichtungen	137
4.3.2	Delegation ärztlicher Tätigkeiten	106	5.4	**Grundzüge des Erbrechts**	137
4.3.3	Rechtliche Problematik von Aids	107	5.4.1	Grundbegriffe	137
4.3.4	Freiheitsberaubung	108	5.4.2	Gesetzliche Erbfolge	138
4.3.5	Gewalt gegen Pflegebedürftige	109	5.4.3	Gewillkürte Erbfolge	139
4.3.6	Urkundenfälschung	110	5.4.4	Nottestamente	140
4.3.7	Tötungsdelikte, Selbstmord und Sterbehilfe	111			

5.5	Familienrecht	142	7.2	Übernahme ärztlicher und pflegerischer Tätigkeiten	195
5.5.1	Namensrecht	142	7.3	Kollektives Arbeitsrecht	197
5.5.2	Grundzüge des Scheidungs- und Unterhaltsrechts	142	7.3.1	Koalitionsfreiheit und Tarifpartner	197
5.5.3	Stellung der Eltern	144	7.3.2	Mindestlohn, Tarifvertrag und Betriebsvereinbarung	198
5.6	Schutz des Verbrauchers	144	7.3.3	Betriebsverfassungs- und Personalvertretungsrecht	199
6	**Ordnung und soziale Sicherheit**	**149**	7.3.4	Arbeitskampf	199
6.1	Soziale Ordnung in der Bundesrepublik Deutschland	149	7.4	Berufsausbildungsverhältnis	200
6.2	Die Entwicklung der sozialen Sicherheit	153	7.5	Soziale Absicherung des Arbeitnehmers	200
6.2.1	Historische Wurzeln	153	7.5.1	Arbeitsplatzschutzgesetz	200
6.2.2	Prinzipien der sozialen Sicherheit	155	7.5.2	Arbeitszeitgesetz	201
6.2.3	Herausforderungen der Zukunft	158	7.5.3	Bundesurlaubsgesetz	201
6.3	Gesetzliche Sozialversicherungen	159	7.5.4	Entgeltfortzahlungsgesetz	202
6.3.1	Rentenversicherung	159	7.5.5	Jugendarbeitsschutzgesetz	202
6.3.2	Krankenversicherung	165	7.5.6	Mutterschutzgesetz (MuSchG)	203
6.3.3	Unfallversicherung	169	7.5.7	Pflegezeit	204
6.3.4	Arbeitslosenversicherung	171	7.5.8	Recht auf Teilzeit	205
6.3.5	Pflegeversicherung	174			
6.4	Grundzüge der sozialen Sicherung	179	**8**	**Berufsbezogene Gesetzeskunde**	**207**
			8.1	Betreuung und Unterbringung	207
6.4.1	Stellung von Menschen mit Behinderung	180	8.1.1	Betreuung	207
6.4.2	Aufgaben der Sozialhilfe	182	8.1.2	Unterbringung	211
6.5	Weitere wichtige Sozialgesetze	184	8.2	Heimrecht	212
6.5.1	Bundesausbildungsförderungsgesetz (BAföG)	184	8.2.1	Heimgesetze der Länder	213
			8.2.2	Wohn- und Betreuungsvertragsgesetz (WBVG)	214
6.5.2	Bundeselterngeld- und Elternzeitgesetz (BEEG)	185	8.3	Verträge im Bereich der ambulanten Pflege	215
6.5.3	Bundeskindergeldgesetz	186	8.4	Arznei- und Betäubungsmittelwesen, Lebensmittelrecht	216
6.5.4	Opferentschädigungsgesetz	186			
6.5.5	Unterhaltsvorschussgesetz	187	8.4.1	Arzneimittelgesetz (AMG)	216
			8.4.2	Betäubungsmittelrecht	221
7	**Grundzüge des Arbeits- und Arbeitsschutzrechts**	**189**	8.4.3	Lebensmittelrecht	224
			8.5	Schutz vor Infektionskrankheiten und Krankheitserregern	226
7.1	Arbeitsvertrag	189			
7.1.1	Begriff des Arbeitsvertrags	189	8.5.1	Infektionsschutzgesetz (IfSG)	226
7.1.2	Abschluss des Arbeitsvertrags	189	8.5.2	Biostoffverordnung (BioStoffV)	232
7.1.3	Inhalt des Arbeitsvertrags	190	8.6	Medizingeräte und Unfallverhütung	233
7.1.4	Folgen von Pflichtverletzungen	192	8.6.1	Medizinproduktegesetz (MPG)	233
7.1.5	Beendigung des Arbeitsvertrags und Zeugniserteilung	193	8.6.2	Medizinprodukte-Betreiberverordnung (MPBetreibV)	234

8.6.3	Gefahrstoffverordnung (GefStoffV)...	237	9.2.3	Grundzüge der staatlichen Haushaltswirtschaft............ 261
8.6.4	Unfallverhütungsvorschriften im Gesundheitsdienst............	237	9.3	**Finanzierung des Gesundheits- und Sozialwesens**........ 262
8.7	**Gesetzlicher Strahlenschutz**......	240	9.3.1	Grundsätzliche Möglichkeiten zur Finanzierung............ 262
8.7.1	Röntgenverordnung (RöV)........	241		
8.7.2	Strahlenschutzverordnung (StrlSchV) .	244	9.3.2	Gegenwärtige Finanzierung........ 263
8.8	**Geburt und Tod**...............	245	9.4	**Wie wirtschaften Unternehmen?**... 267
8.8.1	Personenstandsgesetz (PStG)......	245	9.4.1	Grundlagen von Unternehmen...... 267
8.8.2	Feststellung des Todes...........	246	9.4.2	Wirtschaftsweise von Unternehmen.. 268
8.8.3	Transplantationsgesetz (TPG)......	249	9.4.3	Krankenhäuser als Unternehmen?... 270
8.8.4	Bestattungsrecht...............	251	9.5	**Formen wirtschaftlicher Betätigung**. 270
8.9	**Katastrophenschutzgesetz**.......	252	9.6	**Das Krankenhaus als Wirtschaftsbetrieb**............ 273
			9.6.1	Wirtschaftliche Probleme herkömmlicher Organisationsformen . 273
9	**Grundzüge der deutschen Wirtschaftsordnung**...........	255	9.6.2	Situation privater Krankenhäuser.... 275
9.1	**Marktwirtschaft und Planwirtschaft**................	255	9.6.3	Reformansätze für mehr Wirtschaftlichkeit 276
9.1.1	Modell der Marktwirtschaft........	255	9.7	**Globalisierung der Arbeitswelt**..... 277
9.1.2	Modell der Planwirtschaft.........	256	9.8	**Ökonomie und Ökologie – ein Gegensatz?**................ 279
9.1.3	Soziale Marktwirtschaft...........	257		
9.2	**Finanzierung des Staates**........	258		
9.2.1	Grundsätzliche Möglichkeiten zur Finanzierung.................	258	**Literaturverzeichnis**.................	281
9.2.2	Steuern......................	259	**Register**...........................	283

KAPITEL 1

Grundlagen der Staatsbürgerkunde

1.1 Rechtsordnung und Staat

1.1.1 Grundlagen und Aufbau der Rechtsordnung

Unser tägliches Leben verläuft weitgehend ohne Probleme: Wir grüßen unseren Nachbarn, bezahlen unser Brot beim Bäcker und schicken unsere Kinder zur Schule. Viele dieser Verhaltensweisen, die uns selbstverständlich sind, sind Bestandteile unseres Rechts: Wer etwas kauft, muss es bezahlen, und Eltern sind verpflichtet, Kinder entsprechenden Alters eine Schule besuchen zu lassen. Neben dem Recht bestimmen aber auch noch andere Faktoren unser Auftreten: Kein Gesetz zwingt uns, unseren Nachbarn zu grüßen, aber die allgemeine gesellschaftliche Anschauung erwartet es. Weitere wichtige Grundlagen für unser tägliches Handeln vermitteln schließlich Religion und Ethik.

Wie aber ist Recht eigentlich entstanden, und wo findet es heute seine Grundlage? Eine Antwort darauf findet man in der Geschichte: Recht – zumindest in geschriebener Form – ist immer zusammen mit staatlicher und kultureller Entwicklung entstanden. Denn solange die Menschen nur in kleinen, meist nicht sesshaften Gruppen lebten, bestimmten mündliche Überlieferung und religiöse Vorgaben ihr Verhalten. Eine Gesellschaft dagegen, die sich wirtschaftlich entwickelte und in größeren Räumen zu organisieren war, benötigte hierzu zwangsläufig Regeln – das Recht. Dieses beschränkt sich aber nicht nur auf die „Organisation" der Gesellschaft.

Eine weitere wichtige Quelle ist die Aufnahme des Naturrechts, also der Regeln, die allgemein als verbindlich anerkannt waren, z. B. das Tötungsverbot. Schließlich gibt es zwischen Religion, Ethik und gesellschaftlichen Wertvorstellungen auf der einen und dem Recht auf der anderen Seite umfassende Wechselwirkungen.

Heute hat sich das Recht weit – unter dem Schlagwort der „Verrechtlichung der Gesellschaft" vielleicht schon zu weit – entwickelt. Die wichtigsten Bereiche unserer Rechtsordnung werden in einem eigenen Abschnitt (➤ 1.7) dargestellt. In diesem Kapitel werden zunächst Struktur und Aufbau der staatlichen Rechtsordnung erklärt.

Wir alle haben schon einmal von Gesetzen, Verordnungen, Verwaltungsakten und insbesondere vom Grundgesetz gehört. *Was aber bedeuten diese Begriffe, und in welchem Zusammenhang stehen sie?*

Das *Grundgesetz* (GG) für die Bundesrepublik Deutschland vom 23. Mai 1949 ist eine der in der Bundesrepublik geltenden *Verfassungen*. Daneben gibt es noch die Verfassungen der Bundesländer (➤ 1.2.6). Eine **Verfassung** ist die Festlegung der rechtlichen Grundordnung eines Staates. In ihr werden hauptsächlich Aussagen über die staatlichen Organe, die Ausübung staatlicher Funktionen und über das Verhältnis zwischen Staat und Bürger getroffen. Das Grundgesetz weist freilich noch eine Besonderheit auf: Als Folge der deutschen Teilung war es – worauf sein besonderer Name hinweisen sollte – nur als vorläufige Verfassung bis zur Wiedervereinigung (➤ 1.2.2) in freier Selbstbestimmung gedacht. Das war auch in seiner Präambel – einer Art Vorwort – so beschrieben.

Das Nebeneinander von Verfassungen in Bund und Bundesländern zeigt noch etwas anderes: In einem *Bundesstaat* wie der Bundesrepublik Deutschland gibt es verschiedene staatliche Rechtsquellen. Das beruht darauf, dass der Bundesstaat ein Zusammenschluss verschiedener Staaten, nämlich der Bundesländer, zu einem neuen, übergeordneten Staat ist. Da sowohl die Bundesländer als auch die Bundesrepublik Staaten sind, können sie sich auch Verfassungen geben.

Das Nebeneinander der Verfassungen führt aber auch zu einer sehr wesentlichen Frage: *Was geschieht, wenn sich Verfassungsbestimmungen oder*

1 Grundlagen der Staatsbürgerkunde

sonstiges Recht im Bund und in einem Bundesland widersprechen? Hierauf hat das **Grundgesetz** eine allgemein geltende Aussage gefunden: *Bundesrecht bricht Landesrecht* (Art. 31 GG). Das Bundesrecht geht also immer dem Landesrecht vor; nur gleichlautende Grundrechte der Landesverfassungen bleiben in Kraft (Art. 142 GG). Es ist im Übrigen unerheblich, um welche Art von Recht, z. B. Verfassungsrecht oder auch nur eine Verordnung, es sich handelt. Auch eine Bundesverordnung könnte eine Landesverfassung brechen.

Damit stellt sich die nächste Frage: *In welcher Rangfolge stehen die einzelnen gesetzlichen Regelungen?* Die Antwort soll zusammen mit der Erklärung der jeweiligen Begriffe gegeben werden. Im Rang *nach* der Verfassungsnorm stehen die formellen **Gesetze** (➤ Tab. 1.1). Zudem lässt sich das nicht exakt zuzuordnende EU-Recht (➤ 1.2.7) am besten an dieser Stelle in den Aufbau der Rechtsnormen einordnen. Unter formellen Gesetzen versteht man *abstrakt-generelle Regelungen,* die das dafür zuständige Gesetzgebungsorgan – die *Legislative* (➤ 1.2.5) – in einem entsprechend geregelten Verfahren erlassen hat. Diese Definition klingt komplizierter, als sie ist:

- *Abstrakte* Regelung bedeutet, dass kein einzelner, bestimmter Fall geregelt werden darf, sondern dass ein Gesetz für eine (unbestimmte) Vielzahl von Fällen gelten muss.
- *Generelle* Regelung bedeutet, dass sich das Gesetz nicht auf eine einzelne, bestimmte Person beziehen darf, sondern dass der Kreis der betroffenen Personen nur nach allgemeinen Merkmalen bestimmt werden darf.

BEISPIEL

„Wer die Berufsbezeichnung Gesundheits- und Krankenpfleger/in führen will, bedarf der Erlaubnis." Hier handelt es sich um eine gesetzliche Regelung, da für jede Person das Führen dieser Berufsbezeichnung von einer Erlaubnis (die nur erteilt wird, wenn die betreffende Person die dafür vorgeschriebenen Voraussetzungen erfüllt) abhängig gemacht wird.

Gegensatz: „Frau Michaela Maier, Leopoldstraße 100, 80802 München, wird die Erlaubnis erteilt, die Berufsbezeichnung Gesundheits- und Krankenpflegerin zu führen." Hier wird für eine bestimmte Person eine Einzelfrage (ihre Berechtigung, diese Berufsbezeichnung zu führen) geregelt; es handelt sich *nicht* um ein Gesetz.

Ein Gesetz kann nur durch die Legislative erlassen werden. Denn die Legislativorgane, die *Parlamente,* sind als Einzige dazu durch ihre Wahl legitimiert. Dadurch unterscheidet sich das formelle Gesetz von der **Rechtsverordnung,** die von der *Exekutive,* also der Verwaltung, erlassen wird. Die Exekutive ist allerdings für ihre Regelungen an enge Grenzen gebunden. Sie darf Rechtsverordnungen nur erlassen, wenn ihr dies ein Gesetz gestattet, das *Inhalt, Zweck* und *Ausmaß* dieser Regelungen eindeutig festlegt (Art. 80 GG). Daraus ergibt sich auch, dass die Rechtsverordnung im Rang *unter* dem Gesetz steht.

Eine gewisse Sonderstellung nimmt die **Satzung** ein. Sie enthält ebenfalls abstrakt-generelle Regelungen. Sie wird aber nicht von Staaten, sondern von den sonstigen rechtsfähigen öffentlichen Körperschaften, z. B. den Gemeinden, erlassen. Zum Satzungserlass bedarf eine Körperschaft ebenfalls einer *gesetzlichen* Grundlage. Auch die Satzung steht daher rangmäßig *unter* dem Gesetz.

Tab. 1.1 Rangfolge der gesetzlichen Regelungen

Regelung	Form	Rechtsquelle
Verfassung	abstrakt-generell	verfassungsgebende Versammlung
Gesetz		*Legislative* (Parlament)
Gewohnheitsrecht		lang dauernde Ausübung; allgemeine Überzeugung
Völkerrecht		Verträge zwischen Staaten
Rechtsverordnung		*Exekutive* (Verwaltung) auf der Grundlage gesetzlicher Ermächtigung
Satzung		rechtsfähige öffentliche Körperschaften, z. B. Gemeinden, auf der Grundlage gesetzlicher Ermächtigung
Verwaltungsakt	konkret-individuell	*Exekutive* (Verwaltung) unter Einzelfallanwendung von Gesetz, Verordnung und Satzung

Weitere Rechtsquellen für abstrakt-generelle Regelungen ergeben sich aus Gewohnheitsrecht und Völkerrecht. **Gewohnheitsrecht** ist *ungeschriebenes* Recht. Es hat seine Geltung aufgrund einer lang dauernden, tatsächlichen Ausübung erlangt. Zudem gibt es eine allgemeine Übereinstimmung über die Richtigkeit des betreffenden Verhaltens. Das Gewohnheitsrecht hat heute kaum noch praktische Bedeutung. Das **Völkerrecht** regelt die Beziehungen zwischen Staaten. Seine allgemeinen Regeln, z. B. Immunität der Diplomaten, gelten nach Art. 25 GG unmittelbar als innerstaatliches Recht.

Bleibt noch der Begriff des **Verwaltungsakts** zu erklären. Er ist im Gegensatz zum Gesetz eine *konkret-individuelle* Regelung. Hier wird also ein bestimmter Fall für eine bestimmte Person – oder auch für mehrere, aber jeweils bestimmte Personen – geregelt. Verwaltungsakte erlässt, wie der Name schon sagt, die Verwaltung, also die Exekutive. Soweit Verwaltungsakte ihren Empfänger belasten, benötigen sie eine gesetzliche Grundlage. Dies wäre z. B. der Fall, wenn das Krankenpflegegesetz Personen, die wegen eines Betäubungsmitteldelikts vorbestraft sind, von der Ausbildung zum Gesundheits- und Krankenpfleger ausschließen würde (➤ 2.1.1).

BEISPIEL
„Herrn Peter Paulus, Am Alten Bahnhof 5, 22111 Hamburg, wird die Zulassung zur Ausbildung als Gesundheits- und Krankenpfleger versagt."

1.1.2 Grundlagen des Staatsbegriffs

WAS DENKEN SIE?
Fall
An einem trüben Wintertag diskutieren 30 Altenpflegeschüler, ob man auf einer bislang unbewohnten Insel in der Südsee einen eigenen Staat gründen könnte. Die Idee fasziniert die Schüler immer mehr. Es bilden sich einzelne Gruppen, die überlegen, was geregelt werden müsste, und die sich unter anderem mit den rechtlichen Voraussetzungen für den künftigen Staat befassen. Worauf kommt es nach Ihrer Auffassung an?

Ein Staat wird durch drei Faktoren bestimmt:
- Zum **Staatsvolk** zählen alle Staatsangehörigen. In der Bundesrepublik Deutschland kann die Staatsangehörigkeit vor allem erlangt werden durch:
  - *Abstammung:* Mindestens ein Elternteil muss Deutscher sein.
  - *Adoption* eines (ausländischen) Minderjährigen: Mindestens einer der Annehmenden muss Deutscher sein.
  - *Geburt im Land:* Wenn mindestens einer der (beiden nicht deutschen) Elternteile zum Zeitpunkt der Geburt des Kindes seit mindestens acht Jahren seinen gewöhnlichen Aufenthalt in Deutschland hat und ein unbefristetes Aufenthaltsrecht besitzt. Diese Kinder besitzen meist auch noch eine weitere (ausländische) Staatsangehörigkeit – nämlich die ihrer Eltern. Seit Ende 2014 dürfen sie aus Sicht des deutschen Rechts, wenn sie dies wollen, vielfach sowohl ihre deutsche als auch ihre ausländische Staatsbürgerschaft behalten. Sie besitzen damit eine sogenannte doppelte Staatsbürgerschaft. Nur dann, wenn sie keine hinreichende soziale Verfestigung mit Deutschland haben (etwa weil sie bei den Großeltern im Herkunftsland ihrer Eltern aufgewachsen sind), gilt für sie mit 21 Jahren bezüglich ihrer Staatsangehörigkeit eine Optionspflicht. Darunter versteht man, dass dieser Personenkreis erklären muss, ob er die deutsche oder die ausländische Staatsangehörigkeit behalten will.
  - *Verleihung (Einbürgerung):* Die Verleihung der deutschen Staatsbürgerschaft kommt vor allem für zwei Gruppen von Menschen in Betracht: einmal für nahe Angehörige (etwa Ehegatten) eines Deutschen und zum anderen für Ausländer, die in Deutschland eine verfestigte soziale Integration aufweisen. Eine Einbürgerung erfolgt nur auf Antrag desjenigen, der eingebürgert werden möchte.
  - Dagegen erhält man allein durch die Eheschließung mit einem deutschen Staatsbürger oder durch den Aufenthalt in Deutschland noch *nicht* die deutsche Staatsangehörigkeit.
- Das **Staatsgebiet** (➤ Abb. 1.1) ist der Teil der Erdoberfläche, der durch Anerkennung oder lang dauernde tatsächliche Herrschaft einem Staatsvolk zugeordnet wird. Zum Staatsgebiet zählen auch das Erdinnere und der Luftraum über dem Staatsgebiet. Soweit ein Staat an ein Meer angrenzt, gehören noch zwölf Seemeilen des Meeres als sogenannte Hoheitsgewässer zum Staatsgebiet. Eine

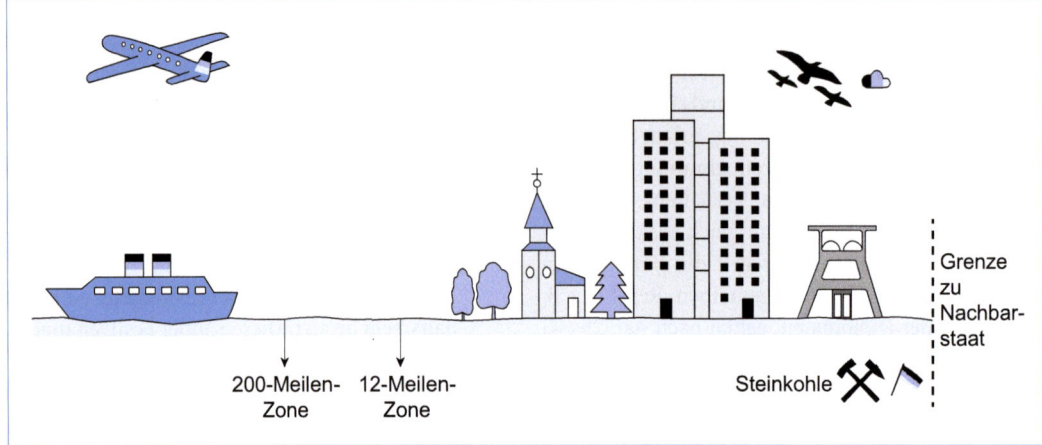

Abb. 1.1 Umfang eines Staatsgebiets [L143]

Zone bis zu 200 Meilen vor der Küste ist die sogenannte Wirtschaftszone, innerhalb derer Anliegerstaaten das alleinige Nutzungsrecht an den Meeresschätzen haben. Flugzeuge und Schiffe sind ebenfalls Staatsgebiet ihres Herkunftsstaats, unabhängig davon, wo sie sich gerade befinden.
- Unter **Staatsgewalt** versteht man, dass innerhalb des Staatsgebiets eine organisierte Herrschaftsausübung möglich ist.

Für die Altenpflegeschüler im **Fall** führen diese Grundsätze dazu, dass sie keinen Staat gründen können. Selbst wenn man die Bewohner der Insel als Staatsvolk betrachten würde, würde es an einem Staatsgebiet und einer Staatsgewalt fehlen.

Der Begriff *Republik* führt zur nächsten Frage: *Welche Staatsformen gibt es eigentlich?* Dabei muss vorausgeschickt werden, dass Staatsformen kaum in der hier beschriebenen, reinen Typisierung auftreten, sondern fast immer gewisse Mischelemente aufweisen. Die Einteilung der Staatsformen erfolgt nach der Herrschaftsform. Dabei gibt es die Herrschaft des Einzelnen *(Aristokratie)*, die Herrschaft Weniger *(Oligarchie)* und die Herrschaft des Volkes *(Demokratie)*.

Bei der **Einzelherrschaft** unterscheidet man weiter danach, wie dieser Einzelne an die Macht gelangt ist: Hat er die Macht selbst erobert, spricht man von *Diktatur*. Beruht die Machterlangung auf Erbfolge oder auf einer sonst wie getroffenen Regelung, so spricht man von *Monarchie*.

Bei der **Demokratie** unterscheidet man Demokratien nach westlichem Verständnis von Volksdemokratien. In einer *Demokratie nach westlichem Verständnis* übt das Volk in seiner Gesamtheit, meist mittelbar über Vertretungskörperschaften (Parlamente), die Herrschaft aus. In der *Volksdemokratie* wird hingegen die vorherrschende Stellung einer bestimmten gesellschaftlichen Gruppe, z. B. Arbeiter- und Bauernstaat, festgeschrieben. Die Herrschaft dieser Gruppe soll durch eine Partei gesichert werden, die intern – auf dem Papier – durchaus demokratisch strukturiert sein kann. In der historischen Entwicklung haben sich diese Staaten aufgrund ihrer Herrschaftsverhältnisse freilich zu Diktaturen oder Oligarchien umgestaltet.

Zudem unterscheidet man zwischen direkter und indirekter Demokratie: Bei einer *direkten Demokratie* – auch plebiszitäre Demokratie genannt – trifft das Volk Entscheidungen unmittelbar selbst durch Abstimmungen. In der Praxis lässt sich direkte Demokratie kaum in größerem Umfang verwirklichen. Die *indirekte Demokratie* – auch repräsentative Demokratie genannt – ist dagegen dadurch gekennzeichnet, dass die Entscheidungen von Vertretern getroffen werden, die das Volk hierfür gewählt hat.

Der **Sozialismus** ist keine der oben genannten Staatsformen. Dennoch taucht der Begriff häufig auf. Man versteht darunter, dass innerhalb einer Staatsform mehr oder minder stark auf den Abbau sozialer Schranken hingearbeitet wird.

Der Begriff **Republik** wird vorwiegend als Bezeichnung für einen demokratischen Staat mit einem gewählten Staatsoberhaupt verwendet. Daraus ergibt sich, dass die Bezeichnung „Demokratische Republik" eigentlich eine unnötige Doppelbenennung ist. In der Realität führen aber auch etliche Staaten den Begriff Republik in ihrem Namen, die tatsächlich Diktaturen sind. Unter der **Nation** ist im Gegensatz zur Republik die historisch bedingte Zusammengehörigkeit eines Volkes ohne Berücksichtigung der staatlichen Organisation zu verstehen. Ein Beispiel ist die staatliche Zersplitterung Deutschlands im Mittelalter.

1.2 Die Bundesrepublik und ihr Staatsaufbau

1.2.1 Historische Wurzeln

Die Entstehung der „alten" Bundesrepublik, ihre Entwicklung und die Grundentscheidungen ihrer Verfassung sind nur aus der historischen Situation im Zusammenhang mit dem Zweiten Weltkrieg verständlich. Innenpolitisch war die **Weimarer Republik** (1919–1933) in der längsten Zeit ihres Bestehens durch politische Zerrissenheit und wirtschaftlichen Niedergang (Inflation bis 1923 und Weltwirtschaftskrise 1929) gekennzeichnet. Schwächen der Weimarer Verfassung begünstigten den Aufstieg Adolf Hitlers:
- Eine *Sperrklausel* für kleine Parteien, wie z. B. die heutige Fünfprozentklausel, kannte die Weimarer Verfassung nicht. Die Folge war eine starke Zersplitterung des Parlaments, weil viele Interessengruppen „ihre" Partei wählten. Die größeren Parteien erreichten deshalb keine regierungsfähige Mehrheit. So kam es zur Bildung umfassender Koalitionsregierungen oder zur Bildung von Minderheitsregierungen. Beide waren in ihrer Handlungsfähigkeit sehr eingeschränkt.
- Weiter erlaubte die Weimarer Verfassung ein *negatives Misstrauensvotum* gegen den Reichskanzler und auch gegen einzelne Minister: Es genügte, wenn sich eine Mehrheit fand, die gegen etwas war. Zur Wahl eines neuen Kanzlers kam es dagegen oft nicht, weil hierfür keine Gemeinsamkeit vorhanden war. Die Folge einer solchen Lage war dann regelmäßig ein Land ohne Regierung.
- Diese Schwäche der parlamentarisch kontrollierten Regierung stärkte die ohnehin schon herausgehobene Stellung des Reichspräsidenten. Er konnte in derartigen Situationen mit *Notverordnungen* regieren.

Mithilfe der *Reichtagsbrandverordnung* und endgültig am 24.3.1933 durch das sogenannte *Ermächtigungsgesetz* („Gesetz zur Behebung der Not von Volk und Reich") sicherte Hitler seine Macht und begründete auf formell legale Weise die **Herrschaft der Nationalsozialisten.** Die Reichsregierung mit ihrem Kanzler Hitler an der Spitze war nun ermächtigt, als Regierung Gesetze zu erlassen. Aus diesen Schwächen und den Erfahrungen mit der Schreckensherrschaft der Nationalsozialisten hat das Grundgesetz (> 1.4) vielfältige Konsequenzen gezogen. Die beiden wichtigsten sind
- die Stärkung der Rechtsstellung des einzelnen Menschen und
- die konsequente Beschränkung und Kontrolle von Macht.

Die **Teilung Deutschlands** nach dem Zweiten Weltkrieg ist durch den Ost-West-Konflikt und die geografische Lage zu erklären: Deutschland in der Mitte Europas stellte in der Einschätzung seiner Nachbarn als Machtfaktor immer eine gewisse Gefahr dar. Die Siegermächte des Zweiten Weltkriegs hatten zunächst kein klares Konzept, ob sie, um Deutschland kontrollierbar zu halten, nach dem Krieg mehrere deutsche Staaten oder doch wieder ein einheitliches Deutschland haben wollten. Ein Zusammenschluss der vier Besatzungszonen zu einem einheitlichen deutschen Staat scheiterte aber schon bald an der sowjetischen Machtpolitik.

So kam es letztlich zur deutschen Teilung. Jede Seite sicherte ihren Einflussbereich und nahm dabei die Teilung in Kauf. In der Folge entstanden zwei deutsche Staaten, die Bundesrepublik Deutschland (BRD) und die Deutsche Demokratische Republik (DDR). Nur die frühere Reichshauptstadt Berlin erhielt einen Sonderstatus, der aber im Ostsektor der Stadt immer stärker zurückgedrängt wurde, bis auch die Teilung Berlins durch den Mauerbau 1961 besiegelt war. Die wichtigsten Stationen zur Teilung und der späteren Wiedervereinigung Deutschlands finden sich in > Abb. 1.2.

Beide deutsche Staaten mussten im Inneren nach dem Krieg große Probleme bewältigen: Wohnungen und Fabriken waren in erheblichem Umfang zerstört. Neben dem Wiederaufbau mussten noch Millionen derjenigen Deutschen integriert werden, die nach dem Ende des Zweiten Weltkriegs aus ihrer

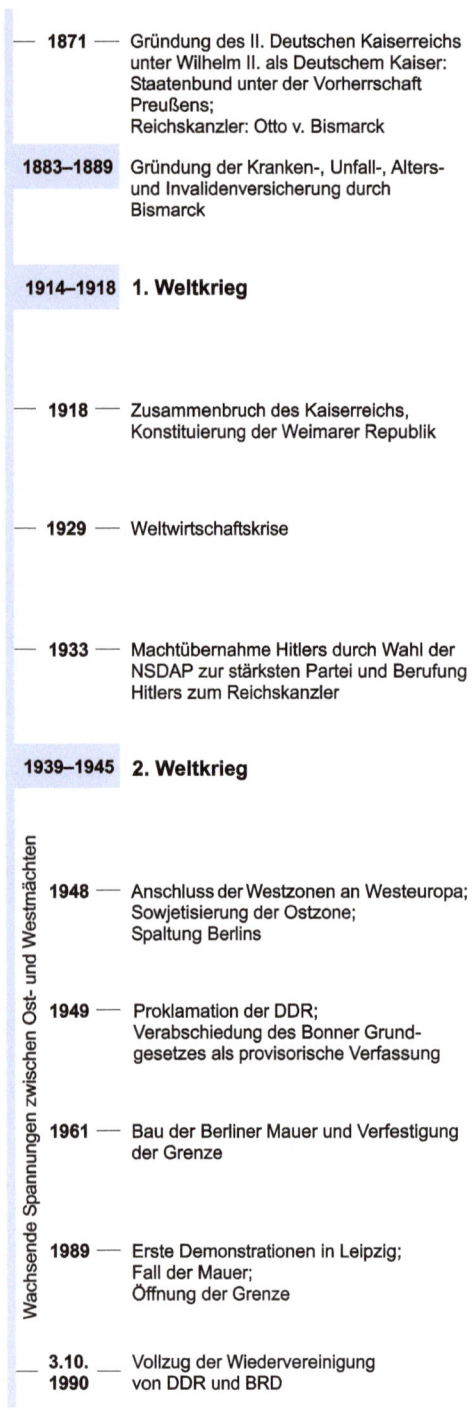

Abb. 1.2 Wichtige Ereignisse in der Entwicklung Deutschlands bis zur Wiedervereinigung [L143]

Heimat vertrieben worden waren. In den 1960er-Jahren begann der Wohlstand in der Bundesrepublik zu steigen, während in den osteuropäischen Staaten weiterhin schlechte Lebensbedingungen herrschten. Die Bundesrepublik sah sich jedoch immer nur als „vorläufiger" Staat, dessen Ziel es war, die Teilung Deutschlands zu überwinden. Deshalb war in der Präambel des Grundgesetzes das *Wiedervereinigungsgebot* festgeschrieben.

1.2.2 Deutsche Wiedervereinigung

Im Jahr 1985 wurde Michael Gorbatschow in der Sowjetunion zum Generalsekretär der Kommunistischen Partei der Sowjetunion (KPdSU) gewählt. Diese Entscheidung öffnete letztlich den Weg zur deutschen Wiedervereinigung. Denn Gorbatschow ermöglichte nicht nur den Entspannungsprozess zwischen Ost und West, sondern er leitete auch einen allmählichen Rückzug der Sowjetunion aus ihrem osteuropäischen Vorfeld ein. Damit ließ die Sowjetunion im Gegensatz zu früher zu, dass sich in vielen dieser Länder – zuerst in Ungarn und Polen – reformerische und später auch demokratische Kräfte durchsetzen konnten.

In der DDR herrschte freilich noch – scheinbar unangefochten – die Sozialistische Einheitspartei Deutschlands (SED). Mit dem „Reißen" des Eisernen Vorhangs verfiel ihre Macht jedoch rasch: Ab dem 2. Mai 1989 beseitigte Ungarn den Stacheldraht an der Grenze zu Österreich. Für die Bewohner der DDR, die nach Ungarn reisen durften, bot sich damit plötzlich eine Gelegenheit zur Flucht in den Westen, die Tausende den Sommer über wahrnahmen.

Diese Entwicklung führte dazu, dass sich Ungarn schließlich nicht mehr an vertragliche Abmachungen mit der DDR hielt und ab dem 11. September 1989 die legale Ausreise erlaubte. Die DDR versuchte zwar noch, die Fluchtwelle zu stoppen, und ließ ihre Bürger nicht mehr nach Ungarn reisen. Doch der Damm war gebrochen: Tausende flüchteten in Botschaften der Bundesrepublik – hauptsächlich in Prag – und erzwangen so ihre Ausreise.

Auch innerhalb der DDR wurde jetzt der Widerstand immer deutlicher: Am 9. Oktober 1989 fand in Leipzig eine erste große Demonstration statt, mit der durchgreifende Reformen gefordert wurden. Weitere

Demonstrationen, auch in anderen Städten, schlossen sich an. Vergeblich versuchte die SED, ihre Macht zu erhalten: Am 18. Oktober 1989 wurde Erich Honecker als Parteivorsitzender durch Egon Krenz, der die „Wende" versprach, abgelöst. In der Folge wurde die Ausreise aus der DDR über das Gebiet der damaligen Tschechoslowakei (CSSR) erlaubt.

Doch für die Fortführung der Herrschaft der SED war es zu spät: Die Menschen in der DDR wollten mehr als nur eine Fluchtmöglichkeit, sie wollten Änderungen in ihrem Land. Am 8. November 1989 trat unter dem Eindruck weiterer Demonstrationen die gesamte Führung der SED, das Politbüro, zurück. Am 9. November 1989 fielen dann Mauer und Stacheldraht: Die Reise von Deutschland nach Deutschland wurde – zunächst nur für die Bewohner der DDR – wieder ungehindert möglich.

In der Folge kam es in der DDR rasch zu demokratischen Entwicklungen: Der Führungsanspruch der SED wurde aus der Verfassung gestrichen; Meinungs- und Pressefreiheit setzten sich durch. Der noch vor Kurzem allmächtige Staatssicherheitsdienst, die „Stasi", wurde entmachtet. Freie Wahlen – im März 1990 zur Volkskammer und im Mai 1990 zu den Kommunalparlamenten – fanden statt und bestätigten überall den Machtverlust der SED.

Doch auch als demokratischer Staat blieb die DDR nicht bestehen: Schon im November 1989 wurde bei den „Leipziger Montagsdemonstrationen" der Ruf nach der Wiedervereinigung laut. Die Bundesregierung erkannte rasch die Chance, die sich bot. Verhandlungen mit der DDR, vor allem aber mit den Siegermächten des Zweiten Weltkriegs über die deutsche Wiedervereinigung begannen. Zuerst wurde die Wiedervereinigung auf wirtschaftlichem Gebiet erreicht: Am 1. Juli 1990 trat die Währungs-, Wirtschafts- und Sozialunion in Kraft. Durch sie wurde auch in der DDR die Deutsche Mark zur Währung.

Im Juli 1990 gab die Sowjetunion letzte Vorbehalte gegen die politische Wiedervereinigung auf. Im August 1990 beschloss die Volkskammer der DDR den Beitritt zur Bundesrepublik mit Wirkung zum 3. Oktober 1990. Am 12. September 1990 gaben die Siegermächte des Zweiten Weltkriegs endgültig sämtliche Besatzungsrechte auf; Deutschland erkannte im Gegenzug die Oder-Neiße-Grenze zu Polen an.

Am 3. Oktober 1990 war die Wiedervereinigung Deutschlands vollzogen.

Der von der DDR vorgenommene Beitritt führte zu einer fast vollständigen Übernahme der Rechtsordnung der Bundesrepublik im Gebiet der bisherigen DDR. Das Grundgesetz, das sich in der Bundesrepublik bewährt hatte, wurde als Verfassung des geeinten Deutschlands beibehalten. In seiner Präambel freilich konnte das Wiedervereinigungsgebot gestrichen und stattdessen der Vollzug der Einheit aufgenommen werden.

Auch ein anderes Provisorium – Bonn als Hauptstadt der BRD – wurde aufgegeben: Die deutsche Bundeshauptstadt ist jetzt Berlin.

Der 3. Oktober wurde als Tag der Deutschen Einheit anstelle des 17. Juni, der an den Volksaufstand des Jahres 1953 in der DDR erinnern sollte, gesetzlicher Feiertag.

Fast 30 Jahre nach der Wiedervereinigung ist eine vollständige Einheit Deutschlands noch immer nicht ganz erreicht: Die Wirtschaftsleistung und teilweise auch das Lohnniveau sind in den sogenannten alten und neuen Bundesländern unterschiedlich. Der Wegfall von Arbeitsplätzen durch die Umstellung des industriellen Sektors von der Plan- zur Marktwirtschaft (> 9.1) ist in weiten Teilen der neuen Bundesländer noch durch eine deutlich höhere Arbeitslosigkeit sichtbar. Auch die unterschiedliche gesellschaftspolitische Prägung der Menschen ist noch nicht vollständig überwunden.

Trotz dieser Einschränkungen aber ist die Wiedervereinigung gelungen und wird in den meisten Bereichen der Gesellschaft als selbstverständlich empfunden. Das beste Beispiel dafür ist, dass den meisten Menschen der genaue Verlauf der früheren innerdeutschen Grenze heute nicht mehr bekannt ist.

1.2.3 Deutschland in Europa

Die Wiedervereinigung Deutschlands führte aber nicht zurück zum isolierten Nationalstaat. Vielmehr setzte sich die Eingliederung Deutschlands in ein vereintes Europa fort. Was 1951 mit einem Vertrag zwischen sechs Staaten – der Bundesrepublik Deutschland, Frankreich, Italien, den Niederlanden, Belgien und Luxemburg – über die Gründung der *Europäischen Gemeinschaft für Kohle und Stahl* unter wirtschaftlichen Gesichtspunkten begonnen hatte, führte 1992 durch den *Vertrag von*

Maastricht zur **Europäischen Union** (EU). Aus ihr hatte sich bis zum Jahr 2004 in mehreren Schritten eine politische Einheit zwischen 15 Staaten Europas entwickelt. In den Jahren 2004 und 2007 wurden mit der sogenannten Osterweiterung weitere zwölf Staaten (> Abb. 1.3) in die EU aufgenommen, die damit auf insgesamt 27 Staaten angewachsen war. Am 1. Juli 2013 wurde schließlich Kroatien Mitglied, sodass die EU aktuell (Stand: 1. Februar 2019) aus 28 Staaten besteht. Großbritannien beschloss allerdings im Juni 2016 im Rahmen eines Referendums seinen Austritt aus der EU und befindet sich derzeit im Ausstiegsprozess. Für fünf Staaten (Albanien, Mazedonien, Montenegro, Serbien und die Türkei) laufen Beitrittsverfahren. Dauer und Ausgang dieser Verfahren sind gegenwärtig jedoch nicht absehbar.

Die EU hat inzwischen ein „Gesicht" erhalten: Es gibt das Europäische Parlament (Tagungsort: Straßburg, > 1.2.7), den Europäischen Gerichtshof (> 1.7.5), den Europäischen Rat der Staats- und Regierungschefs (> 1.2.7), den Ministerrat der EU (> 1.2.7), die Europäische Kommission (> 1.2.7) und die Europäische Zentralbank (> 1.2.7). Mithilfe dieser Institutionen sollen im Lauf der Zeit in allen EU-Staaten vergleichbare Lebensverhältnisse geschaffen werden. Im Bereich des Wirtschaftslebens ist dieses Ziel schon weitgehend verwirklicht: So gibt es etwa für den Handel innerhalb der EU-Staaten keine Zollschranken mehr. Die Regelungen über den Marktzugang, etwa über technische Anforderungen an Maschinen, werden mehr und mehr vereinheitlicht. Neuen EU-Mitgliedern erleichtern Übergangsfristen die Anpassung nationaler Regelungen und die Angleichung ihrer wirtschaftlichen Leistungsfähigkeit.

Aber auch für den Einzelnen bietet die EU viele Vorteile: So ist nicht nur die Freizügigkeit, also das

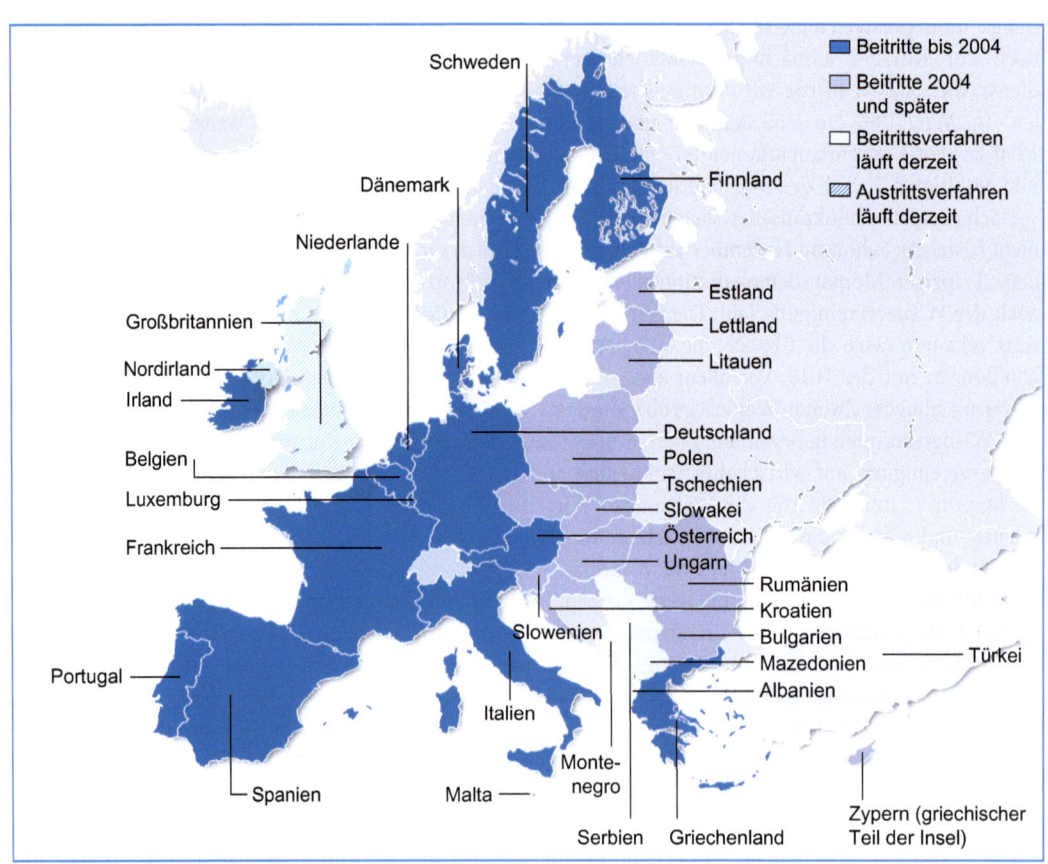

Abb. 1.3 Die EU-Staaten [O401]

Recht, sich in jedem beliebigen Staat der EU niederzulassen, gewährleistet. Auch die Möglichkeit, seine Erwerbstätigkeit in einem Land seiner Wahl auszuüben, wird immer mehr verbessert: Für viele Berufsausbildungen gibt es durch EU-Richtlinien einheitliche Grundsätze. So wird es möglich, Abschlüsse gegenseitig anzuerkennen. Dadurch kann jeder EU-Bürger seinen Beruf in jedem Mitgliedsstaat seiner Wahl ausüben. Eine solche gegenseitige Anerkennung von Abschlüssen gibt es auch für den Berufsbereich der Gesundheits- und Krankenpflege (➤ 2.1.1). Für die später beigetretenen EU-Mitglieder gab es wiederum vielfach Übergangsbestimmungen.

Ein wichtiger Schritt zur europäischen Einheit erfolgte am 1. Januar 1999 mit der Einführung einer gemeinsamen Währung, des **Euro,** in anfangs elf und inzwischen 19 Mitgliedsstaaten. Am 1. Januar 2002 wurde der Euro, der bis dahin nur eine Buchwährung war, auch in Form von Münz- und Papiergeld ausgegeben. Nationale Währungen gibt es noch in Bulgarien, Dänemark, Kroatien, Polen, Rumänien, Schweden, Tschechien und Ungarn.

1.2.4 Staatsmerkmale der Bundesrepublik

Die Grundanforderungen eines Staates (➤ 1.1.2) erfüllt die Bundesrepublik Deutschland sicherlich: Staatsgebiet, Staatsvolk und Staatsgewalt existieren. Aber welche Staatsform oder welche Staatsformen und welche grundlegenden Entscheidungen sind dort verwirklicht worden? Eine exakte Antwort ist schwierig, aber es lassen sich die folgenden vier grundlegenden Merkmale herausstellen:

- **Weitgehend repräsentative Demokratie:** Die demokratische Ordnung der Bundesrepublik ist weitgehend repräsentativ ausgestaltet. Das bedeutet, dass Entscheidungen etwa über Gesetzesvorhaben von den Parlamenten in Bund und Ländern getroffen werden. Auf der Ebene der Bundesländer finden sich aber auch einzelne Elemente direkter Demokratie wie die Bürgerentscheide auf kommunaler Ebene und der Volksentscheid auf Landesebene.
Auf Bundesebene gibt es nur ein einziges Element direkter Demokratie, das bisher aber nur zweimal praktische Anwendung gefunden hat, nämlich den in Art. 29 Abs. 2 GG vorgesehenen Volksentscheid bei einer Neugliederung der Bundesländer. 1952 wurden die Länder Baden und Württemberg zu Baden-Württemberg zusammengelegt, und 1996 scheiterte eine Fusion von Berlin und Brandenburg.
- **Bundesstaat:** Die Bundesrepublik ist föderalistisch aufgebaut. Auf ihrem Gebiet überlagern sich also mit Bund und Land zwei Staaten (➤ 1.1.1, ➤ 1.2.6). Gleichzeitig ist der föderalistische Aufbau dadurch, dass er die staatliche Macht auf zwei Ebenen – Bund und Land – verteilt, auch ein Beitrag zur Gewaltenteilung.
- **Rechtsstaat:** Neben der Gewaltenteilung (➤ 1.2.5) ergeben sich aus dem Rechtsstaatsprinzip vor allem der Gesetzesvorbehalt – jede Maßnahme, die für den Betroffenen belastenden Charakter hat, bedarf einer gesetzlichen Grundlage – und der Anspruch auf effektiven Rechtsschutz.
- **Sozialstaat:** Aufgabe des deutschen Staates ist es auch, jedem seiner Bewohner die Grundlagen der menschlichen Existenz durch die Grundsicherung bzw. die Gewährung von Sozialhilfe zu sichern (➤ 6.3.4, 6.4.2). Darüber hinaus besagt das Sozialstaatsprinzip aber auch, dass für Belastungen des Einzelnen, die der Allgemeinheit dienen – wie etwa die Erziehung von Kindern – , innerhalb der Gemeinschaft Ausgleichsleistungen zu erfolgen haben und dass die Chancengleichheit aller Bürger so weit als möglich gesichert werden soll.

1.2.5 Gewaltenteilung

Einer der wesentlichen Grundsätze westlicher Demokratien, den das Grundgesetz übernommen hat, ist die **Gewaltenteilung.**

WAS DENKEN SIE?
Fall

Der Bundestagsabgeordnete Dr. Schulze hat maßgeblich für niedrigere Alkoholgrenzen im Straßenverkehr gekämpft. Als er kurz darauf erfährt, dass sein Nachbar Herr Neumann gegen dieses Gesetz verstoßen hat, weist er die Polizei an, Herrn Neumann festzunehmen, und verlangt vom zuständigen Richter, gegen ihn sechs Monate Freiheitsstrafe zu verhängen. Durfte er dies Ihrer Meinung nach?

In diesem **Fall** wird eindeutig gegen die Grundsätze der Gewaltenteilung verstoßen. Denn die Gewaltenteilung (> Abb. 1.4) sieht eine Aufteilung der staatlichen Macht vor in: *Legislative*, *Exekutive* und *Judikative*.

- **Legislative** ist der Begriff für die *gesetzgebende* Gewalt. Von dieser Seite werden also die gesetzlichen Regelungen beschlossen.
- **Exekutive** ist der Begriff für die *ausführende* Gewalt. Die Verwaltung, an deren Spitze die Regierung steht, übernimmt die Durchführung der beschlossenen Gesetzesbestimmungen. Vor allem die Polizei als ein Organ der Exekutive wacht über die Einhaltung der Gesetze.
- **Judikative** ist der Begriff für die *rechtsprechende* Gewalt, d. h. die Gerichte. Ihr obliegt die Entscheidung in Konfliktfällen.

Die Gewaltenteilung sieht vor, dass diese drei Teilbereiche staatlicher Macht voneinander abhängig sind und sich gegenseitig überwachen:

Die Macht der *Legislative* ist beschränkt, weil sie ihre Gesetze nicht selbst ausführen darf und weil sie die Entscheidung von Konfliktfällen den Angehörigen der *sachlich unabhängigen* Judikative überlassen muss. Der Abgeordnete Dr. Schulze durfte also weder die Polizei noch den Richter anweisen, denn die Legislative darf keine Einzelfälle entscheiden, wie das Verbot des Einzelfallgesetzes (> 1.1.1) zeigt.

Die Macht der *Exekutive* ist beschränkt, weil ihre Spitze – die Regierung – durch die Legislative gewählt wird. Damit ist sie von dort auch kontrollierbar. Ferner ist die Exekutive für alle Eingriffe in die Rechte der Bürger auf eine gesetzliche Grundlage („Vorbehalt des Gesetzes") angewiesen. Dadurch sollen eigenmächtige Eingriffe ausgeschlossen werden. Schließlich unterliegt die Exekutive in ihrem gesamten Handeln auch der Kontrolle der Judikative. Denn die Bundesrepublik kennt einen umfassenden Rechtsschutz vor Gerichten gegen jede Art von Verwaltungstätigkeit. Gerade der Ausbau der Judikative auf den Bereich der Verwaltungsgerichtsbarkeit (> 1.7.3) ist ein wesentliches Merkmal echter Gewaltenteilung, denn in diesem Bereich trifft den Bürger die Macht eines Staates oft besonders stark. Könnte er hier das Verhalten der Exekutive z. B. nicht durch die Gerichte überprüfen lassen, so wäre er in vielen Bereichen weitgehend schutzlos gegenüber dem Staat. Man muss dabei nur daran denken, dass ein Führerschein nicht nur bei Straftaten, sondern bei gesundheitlichen Beeinträchtigungen auch durch die Verwaltungsbehörde entzogen werden kann.

Die Macht der *Judikative* schließlich ist beschränkt, weil ihr Verfahren an strenge Grundsätze und sie an die vorhandenen Gesetze gebunden ist. Sie darf also nicht selbst Recht setzen.

Die Ausformung dieser Gewaltenteilung sieht vor, dass sie durch *personelle Trennung* ihrer Träger gesichert wird. So kann der Abgeordnete nicht gleichzeitig Verwaltungsbeamter oder Richter sein (und umgekehrt). Auch Verwaltungs- und Richteramt sind streng voneinander getrennt.

Freilich funktioniert dieses Modell der Gewaltenteilung in der heutigen Demokratie nicht vollständig. Denn die Regierung wird ja von der Mehrheit der Abgeordneten, also der Legislative, getragen. Damit ist die gegenseitige Kontrolle nicht in dem Umfang gegeben, den das Modell der Gewaltenteilung idealerweise vorsieht. Die tatsächliche Entwicklung hat aber dazu geführt, dass trotzdem eine hinreichende Machtbalance besteht: Einmal hat die Minderheit in der Legislative, die *Opposition*, starke Schutzrechte. Zum anderen hat sich über die heutigen Medien die Öffentlichkeit zu einem starken Kontrollfaktor entwickelt. Allein der Umstand, dass ein Vorgang bekannt werden könnte, gibt zu vorsichtigem Umgang mit der Macht Anlass.

Ein letzter wichtiger Gesichtspunkt im Gefüge der Gewaltenteilung ist die *Verfassungsgerichtsbarkeit*. Durch sie ist eine Stelle geschaffen worden, die verbindlich für alle Teile der Staatsgewalt über die Einhaltung der Verfassung wacht. Alle Beteiligten, also Gesetzgeber, Verwaltung, aber auch die Gerichte bei ihren täglichen Entscheidungen, müssen immer auf die Einhaltung der Verfassungsgrundsätze achten. Dadurch wird erreicht, dass die grundlegenden Entscheidungen unserer Rechtsordnung nicht einfach beiseitegelassen werden können.

Als Organ der Verfassungsgerichtsbarkeit sieht die Öffentlichkeit vor allem das *Bundesverfassungsgericht* (> 1.5.5). Dabei wird übersehen, dass auch die Länder eigene Verfassungsgerichte haben.

1.2 Die Bundesrepublik und ihr Staatsaufbau

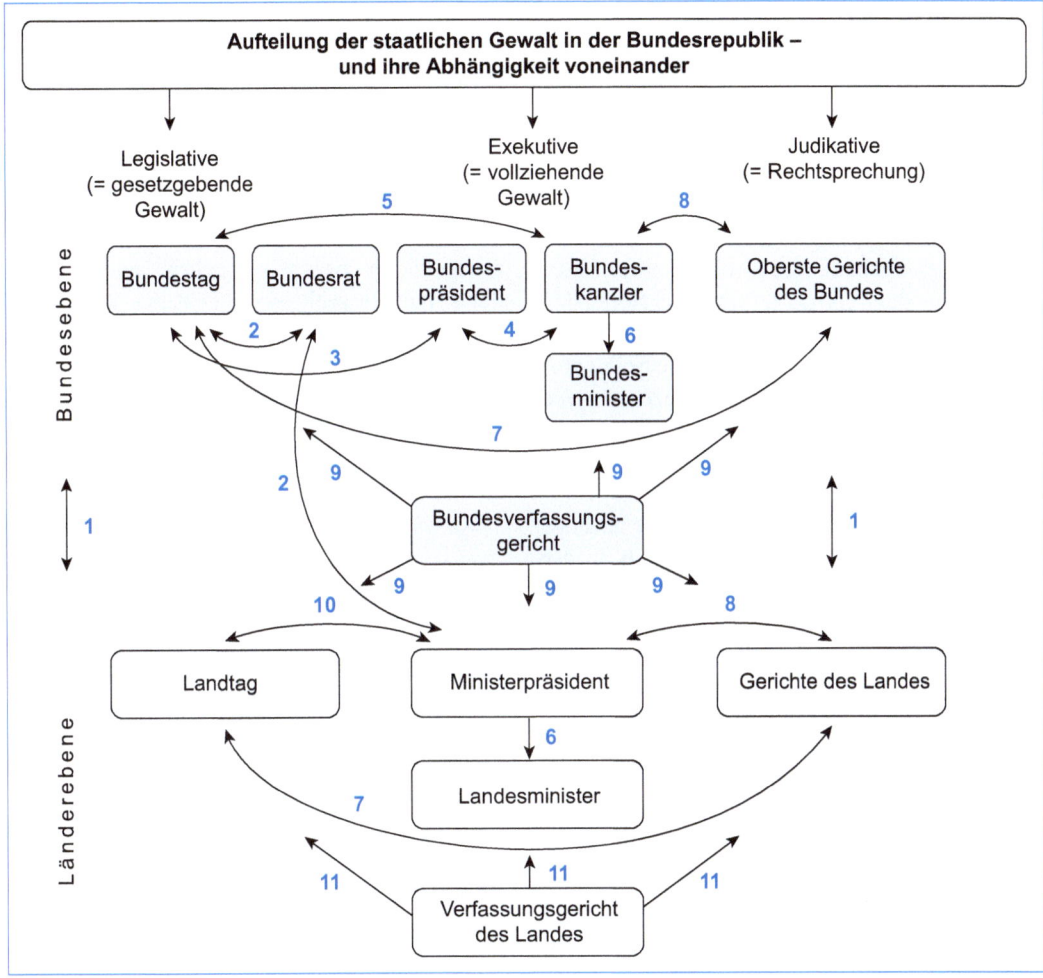

Abb. 1.4 Gewaltenteilung in der Bundesrepublik Deutschland [L143]
1 = Geteilte Zuständigkeit für Legislative, Exekutive und Judikative zwischen Bund und Ländern → verhindert Machtkonzentration in einer Hand
2 = Ländermitwirkung an Bundesgesetzgebung über Bundesrat → Machtbeschränkung des Bundes
3 = Prüfungsrechte des Bundespräsidenten beim Gesetzgebungsverfahren → zusätzliche Kontrolle
4 = Bundespräsident kann Minderheitsregierung verhindern → „Notbremse" bei drohender Instabilität
5 = Spitze der Exekutive (Bundeskanzler) wird von Legislative gewählt und kontrolliert → Exekutive braucht von Legislative Gesetze, Legislative braucht Exekutive zur Umsetzung ihrer Gesetze
6 = Grundsätzliche Entscheidung bei Spitze der Exekutive (Bundeskanzler / Ministerpräsident), Ressortverantwortlichkeit bei Fachministern → Machtaufspaltung innerhalb der Exekutive
7 = Judikative ist an Gesetze gebunden → keine eigene Möglichkeit zum Regelerlass
8 = Judikative überwacht Rechtmäßigkeit des Exekutivverhaltens → Machtbeschränkung der Exekutive
9 = Bundesverfassungsgericht überwacht Einhaltung des Grundgesetzes durch alle Teile der Staatsgewalt
10 = Wie 5 auf Landesebene; Landtag wählt Spitze der Landesexekutive
11 = Landesverfassungsgericht überwacht Einhaltung der Landesverfassung durch alle Teile der Staatsgewalt des jeweiligen Landes

1.2.6 Bundesstaatlicher Aufbau

In der Bundesrepublik greifen zwei staatliche Ebenen ineinander: **Bund und Länder.** Der bundesstaatliche Aufbau *(Föderalismus)* beruht auf einer Konstruktion, bei der die 16 einzelnen Bundesländer einen Teil ihrer Souveränität, also Unabhängigkeit, auf den Bund übertragen. Dies betrifft vor allem die Gesetzgebungsrechte, die in erheblichem Umfang dem Bund zustehen. Diese Machtverteilung auf mehrere Ebenen ist ein Beitrag zur Gewaltenteilung (➤ 1.2.5), weil so das Entstehen einer zu großen Entscheidungsbefugnis an einer einzelnen Stelle vermieden wird. So können nicht alle Lebensbereiche von einer einzigen Stelle bestimmt werden. Dies verdeutlicht die Regelung der Gesetzgebungskompetenz mit drei wichtigen Bereichen: die alleinige Gesetzgebungskompetenz des Bundes, z.B. in der Außenpolitik und der Währung, oder der Länder, z.B. im Kultusbereich, und der *konkurrierenden* Gesetzgebung. In diesem Bereich steht den Ländern das Recht der Gesetzgebung zu, wenn nicht der Bund – etwa aus dem Bedürfnis einer bundeseinheitlichen Regelung – die Gesetzgebung an sich zieht. Diese Gewaltenteilung findet eine Erweiterung durch die Anerkennung des **kommunalen Selbstverwaltungsrechts.** Die Städte und Gemeinden dürfen ihre örtlichen Angelegenheiten selbst regeln.

Dagegen ist die Stellung der Länder im Bereich der Verwaltungstätigkeit weitaus stärker als in der Gesetzgebung: Die meisten Bundesgesetze werden in Landesverwaltung ausgeführt. Auch im Bereich der Judikative ist die Stellung des Bundes relativ schwach. Bundesgerichte sind meist nur in letzter Instanz zuständig (➤ Abb. 1.9). Dies ist darauf zurückzuführen, dass eine einheitliche Rechtsordnung nur gewahrt werden kann, wenn es für ihren gesamten Anwendungsbereich nur eine entscheidende Stelle gibt. Für die Probleme, die in den Anfangsinstanzen zu klären sind und die meist Tatsachen betreffen, wäre eine bundesstaatliche Zuständigkeit viel zu schwerfällig.

Bis vor etwa zehn Jahren war der Föderalismus in der Bundesrepublik jedoch ernsthaft gefährdet. Die Länder waren durch finanzielle Lasten in ihren Entscheidungsmöglichkeiten immer stärker eingeengt worden, und der Bund machte von seiner konkurrierenden Gesetzgebungskompetenz immer stärkeren Gebrauch. Erst durch die **Föderalismusreform** von 2006 und gemeinsame Anstrengungen von Bund und Ländern zur Sanierung der „finanzschwachen" Länder sind diese Entwicklungen teilweise wieder zurückgedrängt worden. Dennoch waren weitere Fragen vor allem durch den im Rahmen des Föderalismus ebenfalls vorgesehenen Länderfinanzausgleich zwischen „reichen" und „armen" Bundesländern geblieben. Hier hatten Bayern und Hessen 2013 eine Klage vor dem Bundesverfassungsgericht anhängig gemacht, die erst 2017 nach einer Neuregelung des Länderfinanzausgleichs zurückgenommen wurde. Und schließlich wird überall dort, wo Zuständigkeiten der Bundesländer bestehen, oft der Ruf nach einer Vereinheitlichung laut.

1.2.7 EU – der „Staat Europa"?

WAS DENKEN SIE?
Fall

Die Gesundheits- und Krankenpflegerin Evi Eller hat ihre (deutsche) Fahrerlaubnis wegen einer Fahrt unter Alkoholeinfluss verloren. Die Medizinisch-Psychologische Untersuchung (MPU), die sie bei einem Antrag auf Neuerteilung bestehen müsste, scheut sie. Daher hat sie sich mithilfe eines Vermittlers eine polnische Fahrerlaubnis besorgt, obwohl sie weder in Polen lebt noch arbeitet. Als sie in Deutschland in eine Polizeikontrolle gerät, wird ihr die Weiterfahrt sofort untersagt und Strafanzeige gegen sie wegen Fahrens ohne Fahrerlaubnis gestellt. Evi Eller meint, dies alles sei Unrecht. Sie habe ja eine gültige polnische Fahrerlaubnis und die müsse im Zeitalter des „vereinten Europas" jede deutsche Behörde akzeptieren.

Die EU hat inzwischen verschiedene eigene Institutionen (➤ 1.2.3). Gibt es also den „Staat Europa" doch schon? Man muss diese Frage im Augenblick noch verneinen: Ein erster Versuch, der EU eine eigene Rechtspersönlichkeit zu geben, wurde 2004 im Vertrag von Rom mit der Vereinbarung der **Europäischen Verfassung** gemacht. Ihr Inkrafttreten scheiterte unter anderem deshalb, weil sich bei Volksabstimmungen in Frankreich und den Niederlanden eine Mehrheit gegen diese Verfassung ausgesprochen hatte. Ersetzt wurde die Europäische

Verfassung 2007 durch den *Vertrag von Lissabon,* der am 1. Dezember 2009 in Kraft trat.

Für einen „Staat EU" genügt aber nicht allein eine Verfassung. Betrachten wir die Bestandteile, die für einen Staat nötig sind (➤ 1.1.2), dann gibt es (noch) kein Staatsvolk. Auch eine europäische Staatsgewalt findet man nicht so recht, denn bisher regieren in Brüssel – dem Hauptsitz der EU – eben (noch) kein europäischer Kanzler und keine europäischen Minister. Sehr deutlich zeigt sich das Fehlen eines Staates „EU" auch bei der Flüchtlingskrise im Sommer und Herbst 2015. Die vertraglich vorgesehenen Regularien (Registrierung und Aufnahme im ersten Land der EU, das ein Flüchtling erreicht) funktionieren nicht und erweisen sich innerhalb der EU zu diesem Zeitpunkt als nicht durchsetzbar.

Auch die Währung der EU befindet sich in einer Art Übergangsphase: Die Mehrzahl (➤ 1.2.3) der EU-Staaten, aber eben nicht alle, hat keine eigene nationale Währung mehr, sondern in Form des Euro eine gemeinsame Währung. Gerade diese gemeinsame Währung kann die Entscheidung darüber bringen, in welche Richtung sich Europa entwickeln wird:

Die sogenannte *Eurokrise* hatte sich seit 2010 bedrohlich zugespitzt. Einigen Staaten der Eurozone drohte und droht z. T. noch immer die Zahlungsunfähigkeit. Ihre Ursache hat diese Krise darin, dass sich die Lage der Staatsfinanzen, die Haushaltspolitik der jeweiligen Regierungen, die Wirtschaftsleistung der Mitgliedsstaaten und ihre absehbare Entwicklung sowie nicht zuletzt die Effektivität der Staatsverwaltungen sehr unterschiedlich darstellen und entwickeln. Nur mit massiver Hilfe der anderen Staaten gelang es bislang, einen Staatsbankrott in einem Mitgliedsstaat zu vermeiden. Die mit diesen Hilfen vielfach verbundenen wirtschaftlichen und sozialen Härten für weite Teile der Bevölkerung in den betroffenen EU-Staaten haben zudem die Attraktivität eines „Staates Europa" verringert.

Für die Bewältigung der Eurokrise sind aber auch und vor allem Entscheidungen über die Organisation der beteiligten Staaten vonnöten. Denn eine gemeinsame Währung erfordert weitgehend gleiche Grundlagen der staatlichen Haushaltsführung, vor allem bei der Kreditaufnahme, und eine miteinander vereinbare Finanz- und Wirtschaftspolitik. Dies setzt aber auf Dauer, wenn es gelingen und zu kontrollieren sein soll, Institutionen voraus, die zu Entscheidungen befugt sind. Damit wird sich eine europäische Staatsgewalt entwickeln müssen.

Wie aber ist dann das Verhältnis der EU zu ihren Mitgliedsstaaten, und welche Funktion haben die einzelnen Institutionen der EU? Noch ist die EU „nur" ein Zusammenschluss von Staaten in Form eines Staatenbunds, nicht aber ein Bundesstaat. Allerdings ist die EU – damit kennzeichnet man die Entwicklung vielleicht am besten – gerade dabei, sich über einen Staatenbund hinaus in Richtung eines Bundesstaats zu entwickeln. Denn die Mitgliedsstaaten der EU arbeiten nicht nur zusammen und unterstützen sich gegenseitig, wie es für einen Staatenbund typisch ist. Vielmehr haben die Mitgliedsstaaten in und für diesen Zusammenschluss – durch Verträge – schon weitgehende Bindungen akzeptiert. Diese Bindungen betreffen nicht nur bereits ausdrücklich erfolgte Vereinbarungen wie etwa die freie Zugänglichkeit des Arbeitsmarkts in einem Land für Arbeitnehmer aus allen Mitgliedsstaaten. Sie beinhalten vielmehr auch, dass auf der Ebene der EU neue Entscheidungen getroffen werden können, die dann für die Mitgliedsstaaten verbindlich werden. Ein Beispiel ist der seit 2007 bei der Vermietung oder beim Verkauf von Häusern und Wohnungen notwendige Energieausweis.

Welche Institutionen aber hat die EU im Einzelnen, wie arbeiten sie zusammen und welche Entscheidungsmöglichkeiten haben sie?

Europäischer Rat der Staats- und Regierungschefs

Der Europäische Rat der Staats- und Regierungschefs der Mitgliedsstaaten ist zwar kein Organ der EU. Er kann also keine Verordnungen, Richtlinien oder andere bindende Entscheidungen erlassen. Dennoch sind diese früher informellen Gipfeltreffen inzwischen institutionalisiert worden: Innerhalb der vertraglichen Regelungen sind mindestens zwei Treffen der Staats- und Regierungschefs pro Jahr vorgesehen.

Diese Treffen sind auch alles andere als gegenseitige Höflichkeitsbesuche. Hier werden regelmäßig Grundsatzfragen besprochen und grundsätzliche Vereinbarungen über die weitere Entwicklung der EU getroffen.

Ministerrat

Wichtigstes Organ der EU ist der Ministerrat oder *Rat der Europäischen Union*. Er setzt sich aus den jeweils zuständigen nationalen Fachministern zusammen. In Einzelfällen kann der Ministerrat auch aus den jeweiligen Regierungschefs bestehen. Der Ministerrat erlässt die Verordnungen der EU. In Bereichen, in denen dies durch die EU-Verträge vereinbart ist, trifft er also verbindliche Regelungen für die Mitgliedsstaaten. Diese Verordnungen sind unmittelbar geltendes Recht. Sie bedürfen keiner nationalen Umsetzung mehr.

Sieht man aber, dass sich der Ministerrat aus nationalen Mitgliedern zusammensetzt, so entstehen die Regelungen nicht durch eine „übergeordnete" Instanz, sondern durch die Staaten für die Staaten. Je nachdem wie wichtig ein bestimmter Bereich ist, können Beschlüsse des Ministerrats mit Mehrheit, nur mit qualifizierter Mehrheit oder sogar nur einstimmig gefasst werden.

Neben den Verordnungen erlässt der Ministerrat auch sogenannte Richtlinien. Dabei handelt es sich zwar ebenfalls um verbindliche Regelungen. Sie müssen aber, um Wirkung zu entfalten, noch in nationales Recht umgesetzt werden. Das muss freilich innerhalb einer bestimmten Zeit geschehen. Richtlinien haben meistens nur Grundsatzcharakter und erlauben es den einzelnen Staaten, die Details selbst – und damit auch abweichend von anderen Mitgliedsstaaten – zu regeln.

Europäische Kommission

Die Europäische Kommission vertritt im Gegensatz zum Ministerrat nicht die Interessen der Mitgliedsstaaten, sondern der EU selbst. Sie übt in gewissem Umfang verwaltende Tätigkeiten aus. Ihre Hauptaufgabe aber ist das Initiativrecht gegenüber dem Ministerrat. Denn vielfach ist es – auch im Zusammenwirken mit dem Europäischen Parlament – die Europäische Kommission, die Vorschläge für neue Regelungen macht.

Europäisches Parlament

Das Europäische Parlament wird seit 1979 direkt von den Völkern der Mitgliedsstaaten gewählt. Seine Abgeordneten erhalten ihr Mandat für die Dauer von fünf Jahren. In der Wahlperiode 2014–2019 zählt es 751 Abgeordnete, von denen 96 aus Deutschland kommen. Die Zahl der Abgeordneten, die jeder Mitgliedsstaat entsendet, richtet sich nach seiner Einwohnerzahl und liegt gegenwärtig zwischen sechs (einige kleine Staaten wie Luxemburg oder Malta) und 96 (Deutschland).

Das Europäische Parlament hat in den verschiedenen Rechtsetzungsverfahren Beteiligungsrechte und kann der Europäischen Kommission Vorschläge für deren Initiativen machen. Darüber hinaus verabschiedet das Europäische Parlament den Haushalt der EU. Gegenüber der Europäischen Kommission hat es gewisse Kontrollrechte, aber ihm fehlt bislang noch das eigenständige Gesetzgebungsrecht.

Europäische Gerichte

➤ 1.7.5

Im **Fall** Evi Eller ergibt sich, dass ihre Auffassung zur Fahrerlaubnis nicht richtig ist. Es gibt noch keine (übergeordnete) europäische Stelle, die Verwaltungsentscheidungen eines Mitgliedsstaats unter allen Umständen für alle anderen Mitgliedsstaaten verbindlich macht. Vielmehr kann jedes EU-Mitglied innerhalb der bestehenden Rahmenvereinbarungen Regelungen erlassen, die für in seinem Zuständigkeitsbereich lebende EU-Bürger Ausnahmen von der grundsätzlich bestehenden Pflicht zur Anerkennung ausländischer Fahrerlaubnisse vorsehen. In Deutschland wird derzeit die Anerkennung versagt, wenn ein Betroffener bei Erteilung der Fahrerlaubnis seinen Wohnsitz nicht tatsächlich in dem entsprechenden Land hatte.

Europäische Zentralbank (EZB)

Die Europäische Zentralbank hat – als einziges Organ der EU – ihren Sitz in Deutschland (Frankfurt am Main). Sie wurde 1998 gegründet und hat die Aufgabe, das Bankensystem und die Regulierung der Geldmenge im Euro-Raum zu überwachen. Mithilfe der ihr zur Verfügung stehenden Steuerungsmechanismen soll sie ein stabiles Preisniveau und eine ausgeglichene konjunkturelle Entwicklung gewährleisten.

1.3 Wahlrecht und politische Meinungsbildung

1.3.1 Grundgedanken des geltenden Wahlrechts

WAS DENKEN SIE?

Fall 1

Vor der Bundestagswahl diskutiert eine Gruppe von Schülern das deutsche Wahlrecht. Dabei fallen Begriffe wie relative und absolute Mehrheit, Verhältniswahl und Mehrheitswahl oder Listenwahl und Persönlichkeitswahl. Einige Schüler sind der Meinung, im Wahlrecht lasse sich immer nur einer dieser Grundsätze verwirklichen. Ist das richtig? Außerdem fragen sich einige Mitglieder der Gruppe, was es mit dem aktiven und dem passiven Wahlrecht auf sich hat.

Fall 2

Ein Wahlgesetz sieht vor, dass die Stimmen offen abgegeben werden müssen und dass pro angefangenen 1 000 Euro gezahlte Einkommensteuer dem Wähler eine Stimme zusteht. Wäre dieses Gesetz Ihrer Ansicht nach mit dem Grundgesetz vereinbar?

Das in der Bundesrepublik im Bund und in den Ländern geltende Wahlrecht verfolgt zwei Hauptziele: Die Sicherung *entscheidungsfähiger Mehrheiten* und eine *angemessene Vertretung* aller maßgeblichen politischen Kräfte in den Parlamenten. Mit den im **Fall 1** genannten Begriffen können diese Ziele auf verschiedene Weise erreicht werden.

Mehrheitswahlrecht

Mehrheitswahlrecht bedeutet, dass in jedem Wahlbezirk der Kandidat siegt, der die meisten Stimmen bekommt. Die Stimmen für die übrigen Bewerber werden bei der Zusammensetzung des Parlaments nicht berücksichtigt. Das Mehrheitswahlrecht gilt z. B. in Frankreich.

Es kann als *absolutes* oder *relatives* Modell gestaltet werden. Bei der Notwendigkeit einer absoluten Mehrheit siegt nur der Bewerber, der mehr als die Hälfte aller abgegebenen Stimmen bekommt. Bei einer relativen Mehrheit genügt für einen Wahlsieg, dass ein Kandidat mehr Stimmen als jeder der anderen hat. Beim absoluten Mehrheitswahlrecht werden meist in den Wahlkreisen, in denen beim ersten Wahlgang kein Bewerber mehr als die Hälfte der Stimmen bekommen hat, in einem zweiten Wahlgang Stichwahlen zwischen den beiden Bewerbern mit den höchsten Stimmenzahlen abgehalten. Damit ist sichergestellt, dass jetzt einer der Bewerber die absolute Mehrheit erhält. Man kann für den zweiten Wahlgang aber auch mehrere Bewerber zulassen und dann die relative Mehrheit genügen lassen.

Der Vorteil des Mehrheitswahlrechts liegt darin, dass es klare Mehrheiten im Parlament ermöglicht. Sein Nachteil besteht darin, dass das Parlament nicht annähernd die wirklichen Stimmenverhältnisse wiedergibt. Denn auch relativ bedeutende Gruppen können oft nur in wenigen Wahlkreisen eine Mehrheit erreichen. Sie sind dann im Parlament stark unterrepräsentiert.

Verhältniswahlrecht

Verhältniswahlrecht bedeutet, dass die Sitze im Parlament nach dem Verhältnis der Stimmen vergeben werden, die die einzelnen Gruppen bei der Wahl erhalten. Erreicht also die Partei A 45 %, die Partei B 40 % und die Partei C 15 % der Stimmen, so bekommen sie entsprechende Anteile an den vorhandenen Sitzen. Dieses Prinzip gilt z. B. in Deutschland und Österreich. Bei der Verhältniswahl ist gewährleistet, dass die Zusammensetzung des Parlaments dem Kräfteverhältnis der Gruppen entspricht, die sich zur Wahl gestellt haben.

Als Nachteil ist aber zu sehen, dass die Gefahr einer Zersplitterung des Parlaments droht. Dem kann jedoch durch Sperrklauseln begegnet werden. Dies bedeutet, dass zum Einzug in ein Parlament ein gewisser Mindestanteil an den abgegebenen Stimmen nötig ist. Üblich sind **Fünfprozentklauseln**. Parteien, deren Stimmenanteil diesen Wert nicht erreicht, sind dann im Parlament nicht vertreten, es sei denn, der Gewinn einer bestimmten Anzahl von Direktmandaten (➤ 1.3.2) berechtigt zum Einzug ins Parlament.

Ein weiterer Nachteil der Verhältniswahl kann darin liegen, dass wegen der Abwicklung über sogenannte Wahllisten wenig Kontakt zwischen Wählern und Kandidaten besteht:

- **Listenwahl** bedeutet, dass die Parteien ihre Kandidaten auf einer Wahlliste aufstellen. Der Wähler

kann nur die Partei bestimmen, nicht aber auf deren Liste einen bestimmten Kandidaten aussuchen.
- **Persönlichkeitswahl** bedeutet, dass der Wähler einen bestimmten Kandidaten wählen kann. Dies hat den Vorteil eines engeren Kontakts zwischen Wählern und Abgeordnetem.

Neben der Frage, wie eine Wahl organisiert werden kann, gibt es eine Reihe von Anforderungen, die bei ihrer Durchführung zu beachten sind. Art. 38 GG schreibt für die **Wahl zum Bundestag** – dieselben Grundsätze gelten aber auch für alle anderen Wahlen – Folgendes vor: Die Wahl muss *allgemein, unmittelbar, frei, gleich* und *geheim* sein:

- **Allgemein** bedeutet, dass das Wahlrecht allen Staatsbürgern zusteht und dass ohne sachlichen Grund keine Gruppe ausgenommen werden darf. Ein sachlicher Grund ist z. B. die Altersgrenze von 16 oder 18 Jahren. Man geht davon aus, dass im Regelfall unterhalb dieser Grenze die Bedeutung einer Wahl nicht ausreichend erkannt wird.
- **Unmittelbar** bedeutet, dass der Wähler seine Stimme direkt abgeben darf. Der Gegensatz wäre die Bestimmung von Wahlmännern, die dann ihrerseits die Abgeordneten wählen. Wahlmänner werden z. B. bei der Wahl des Präsidenten in den USA eingesetzt.
- **Frei** bedeutet, dass der Wähler seine Stimme ohne jede Beeinflussung abgeben darf. Jede Einwirkung auf den Wahlvorgang, sei es durch Druck oder durch das Versprechen von Vorteilen, hat zu unterbleiben.
- **Gleich** bedeutet, dass jede Stimme dasselbe Gewicht haben muss. Ein unterschiedliches Gewicht der Stimmen nach irgendwelchen Merkmalen ist verboten. Damit wäre das im **Fall 2** angesprochene Wahlgesetz mit Sicherheit verfassungswidrig. Die Unterscheidung im Fall 2 hat freilich ein geschichtliches Vorbild: Das preußische Dreiklassenwahlrecht (1849–1918), bei dem der Wähler je nach gezahlter Steuersumme eine, zwei oder drei Stimmen hatte.
- **Geheim** bedeutet, dass die Stimmabgabe nicht kontrolliert werden darf. So soll vermieden werden, dass ein Wähler aus Angst vor den Folgen seiner Entscheidung seine Stimme in eine bestimmte Richtung abgibt. Auch der Zwang zur offenen Stimmabgabe im **Fall 2** würde zur Verfassungswidrigkeit führen.

Schließlich sind noch die Begriffe *aktives* und *passives Wahlrecht* zu klären:
- **Aktives Wahlrecht** bedeutet, wählen zu dürfen. Es steht deutschen Staatsangehörigen – bei Kommunalwahlen auch EU-Bürgern – zu, die das notwendige Wahlalter (16 oder 18 Jahre) erreicht haben. Vom fehlenden Alter abgesehen gibt es nur wenige Fälle, in denen ein deutscher Staatsangehöriger nicht wählen darf. Hauptsächlich sind dies die Anordnung einer umfassenden Betreuung, eine Unterbringung in einem psychiatrischen Krankenhaus durch eine strafgerichtliche Entscheidung und bei einigen wenigen Straftaten der Verlust des aktiven Wahlrechts durch gerichtliche Entscheidung.
- **Passives Wahlrecht** bedeutet, in ein politisches Amt gewählt werden zu können. Hierfür gilt neben der Notwendigkeit einer deutschen oder – auf kommunaler Ebene – der Staatsbürgerschaft eines EU-Landes meist eine Altersgrenze von 18 Jahren. Zum Bundespräsidenten kann allerdings nur gewählt werden, wer mindestens 40 Jahre alt ist. Kein passives Wahlrecht besitzt ebenfalls, wer umfassend unter Betreuung steht, durch strafgerichtliche Entscheidung in einem psychiatrischen Krankenhaus untergebracht ist oder – für fünf Jahre – wegen eines Verbrechens zu einer Freiheitsstrafe von mindestens einem Jahr verurteilt worden ist.

1.3.2 Praktische Ausgestaltung des Wahlrechts

Als Beispiel für die praktische Umsetzung dieser Grundsätze soll hier vor allem das Bundeswahlgesetz behandelt werden, das die Wahl der Abgeordneten zum Deutschen Bundestag regelt. Der Bundestag besteht aus 598 Abgeordneten, hinzu kommen unter Umständen Überhangmandate und Ausgleichsmandate. Dadurch kann sich die Gesamtzahl der Abgeordneten erhöhen. Dem aktuellen, 2017 gewählten Deutschen Bundestag gehören auf diese Weise 709 Abgeordnete an. Auch die Wahlgesetze der einzelnen Bundesländer regeln zunächst die Zahl der „vorgesehenen" Abgeordneten. Dort sind ebenfalls Überhangmandate und Ausgleichsmandate vorgesehen. Die Wahl eines Bundestagsabgeordneten

1.3 Wahlrecht und politische Meinungsbildung

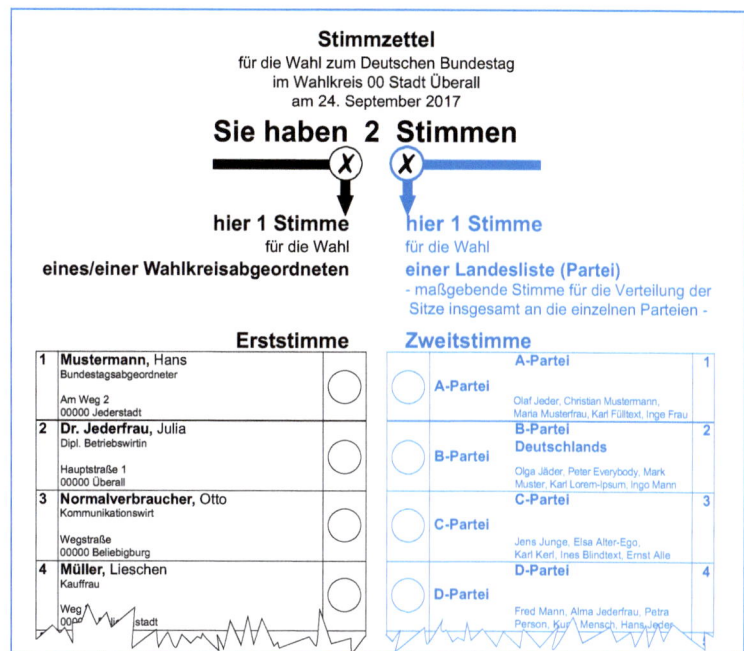

Abb. 1.5 Stimmzettel für die Bundestagswahl 2017 mit Erst- und Zweitstimme [W838]

erfolgt jeweils für eine Wahlperiode von vier Jahren. Die Länder wählen ihre Abgeordneten mit Ausnahme von Bremen (vier Jahre) für fünf Jahre.

Das Bundeswahlgesetz gibt jedem wahlberechtigten Bürger die Möglichkeit, mit seinem Stimmzettel (> Abb. 1.5) zwei Stimmen abzugeben. Damit werden Mehrheits- und Verhältniswahl sowie Persönlichkeits- und Listenwahl verbunden.

Dazu wird das Bundesgebiet in 299 Wahlkreise eingeteilt. In jedem Wahlkreis kandidieren Direktbewerber, die mit der sogenannten *Erststimme* gewählt werden. Einen Wahlkreis gewinnt der Bewerber, der dort die relative Mehrheit erhält. Diese Mandate bezeichnet man als **Direktmandate.** Durch die Direktbewerber werden also die Grundsätze der Mehrheits- und Persönlichkeitswahl berücksichtigt.

Daneben wählt der Bürger mit der *Zweitstimme* eine **Wahlliste,** die die Parteien für jedes Bundesland erstellen. So werden die übrigen 299 Sitze vergeben. Hierfür gelten die Grundsätze der Verhältniswahl. Die Zuordnung der Sitze zu den abgegebenen Stimmen erfolgt seit der Bundestagswahl 2009 nach dem Saint-Laguë / Schepers-Verfahren.

Die Berechnung wird im Grundsatz auf folgende Weise vorgenommen: Aus der Gesamtstimmenzahl für alle zu berücksichtigenden Parteien im jeweiligen Bundesland und der Anzahl der dort zu vergebenden Sitze wird ein Divisor bestimmt, sodass durch seine Anwendung alle Sitze vergeben werden. Die Anzahl der Sitze, die einer einzelnen Partei zustehen, wird dadurch festgestellt, dass die auf sie entfallenden Zweitstimmen durch diesen Divisor geteilt werden. Zahlenbruchteile, die sich ergeben, werden unter 0,5 auf die darunterliegende Zahl abgerundet und über 0,5 auf die darüberliegende Zahl aufgerundet.

BEISPIEL

Im Land X sind 20 Sitze zu vergeben. Die Partei A hat 9 800 Stimmen, Partei B 6 000, Partei C 2 300 und Partei D 1 900 Stimmen.

Die Rechnung sieht wie folgt aus:

Gesamtstimmenzahl: 20 000. Um 20 000 Stimmen auf 20 Sitze aufzuteilen, ist folgender Divisor nötig: 20 000 ÷ 20 = 1 000.

Der Wert 1 000 ist der in der folgenden Rechnung anzuwendende Divisor. Damit ergibt sich folgende Sitzverteilung:

Für A: 9 800 ÷ 1 000 = 9,8; also aufgerundet 10 Sitze
Für B: 6 000 ÷ 1 000 = 6,0; also 6 Sitze
Für C: 2 300 ÷ 1 000 = 2,3; also abgerundet 2 Sitze
Für D: 1 900 ÷ 1 000 = 1,9; also aufgerundet 2 Sitze

Die Funktionsfähigkeit des Bundestags wird schließlich über die Fünfprozentklausel (> 1.3.1) gesichert. Für Parteien, die mindestens drei Direktmandate erringen, gibt es davon aber eine Ausnahme.

Bleiben noch die Begriffe *Überhang-* und *Ausgleichsmandat* zu klären: Gewinnt eine Partei in einem Land alle Direktmandate, so besitzt sie damit 50 % der für dieses Land zugeteilten Bundestagssitze. Hat sie nun aber nur einen Zweitstimmenanteil von 40 %, so sind ihr mehr Mandate zugefallen als ihr eigentlich zustehen. Diese Mandate nennt man **Überhangmandate.** Weil es jeweils einen direkt gewählten Bewerber gibt, nimmt man diese überzähligen Mandate auch nicht weg. Eine Ausnahme ist nur dann gegeben, wenn während der laufenden Legislaturperiode ein direkt gewählter Abgeordneter – etwa durch Tod – aus dem Bundestag ausscheidet. Dann rückt für ihn, solange es Überhangmandate gibt, keine andere Person als Abgeordneter nach.

Überhangmandate können in einer erheblichen Anzahl anfallen und damit die Zusammensetzung des Bundestags ein ganzes Stück von dem gewünschten Ziel – die Zusammensetzung nach dem Anteil der Zweitstimmen – entfernen. Diese Auswirkung kann dadurch vermieden werden, dass beim Vorliegen von Überhangmandaten die anderen Parteien ebenfalls zusätzliche Mandate erhalten. Diese Mandate werden als **Ausgleichsmandate** bezeichnet.

Ausgleichsmandate hat es bei Wahlen zum Deutschen Bundestag lange Zeit nicht gegeben. Erst nach einer Entscheidung des Bundesverfassungsgerichts aus dem Jahr 2012 wurde die heute geltende Regelung eingeführt.

Trotz dieser Probleme ist die im **Fall 1** geäußerte Meinung nicht richtig. Die geltenden Wahlgesetze zeigen, dass sich viele Grundsätze für die Durchführung einer Wahl miteinander kombinieren lassen.

1.3.3 Weitere Formen der politischen Meinungsbildung

WAS DENKEN SIE?
Fall
Eine Bürgerinitiative will durch einen Volksentscheid erreichen, dass die Lehrpläne aller Gymnasien zukünftig in der gesamten Bundesrepublik einheitlich gestaltet werden. Hat dieses Vorhaben Ihrer Ansicht nach Aussicht auf Erfolg?

Die politische Meinungsbildung findet nicht ausschließlich durch Wahlen statt. Eine direkte Einwirkung der Bürger auf die Gesetzgebung durch Volksbegehren und Volksentscheid ist in der Bundesrepublik – vor allem auf Bundesebene – aber weitgehend nicht vorgesehen. Auf Bundesebene gibt es einen Volksentscheid (> 1.2.4) nur für eine Neugliederung des Bundesgebiets (Art. 29 Abs. 2 GG). Die im **Fall** beschriebene Bürgerinitiative würde mit ihren Plänen also keinen Erfolg haben.

Dagegen sieht etwa die Bayerische Verfassung Volksbegehren und Volksentscheid vor. Ein **Volksbegehren** ist der von einer bestimmten Mindestzahl von Wahlberechtigten vorgetragene Wunsch, ein bestimmtes Gesetz zu erlassen. In Bayern müssen dazu zunächst mindestens 25 000 Wahlberechtigte den Antrag auf Zulassung eines Volksbegehrens unterschreiben. Wird der Antrag zugelassen, so muss er innerhalb einer bestimmten Frist von einem Zehntel der Stimmberechtigten unterstützt werden. Gelingt dies, so muss über den Gesetzentwurf durch einen **Volksentscheid** abgestimmt werden.

Auf kommunaler Ebene kennen inzwischen alle Bundesländer den **Bürgerentscheid.** Hierdurch erhalten die Wahlberechtigten einer Gemeinde oder eines Kreises die Möglichkeit, in Angelegenheiten der kommunalen Selbstverwaltung eigenständig Entscheidungen zu treffen.

Daneben gibt es politische Meinungsbildung vor allem durch die Öffentlichkeit und Organisationen außerhalb der Parlamente. Anliegen können durch Presse, Rundfunk oder Fernsehen vorgetragen werden. Außerdem können sich Bürger zu Vereinen, Zweckgemeinschaften oder Bürgerinitiativen zusammenschließen und auf vielfältigen Wegen ihre Interessen vertreten. Besondere Bedeutung kommt den Parteien zu; auf deren Stellung wird in > 1.3.4 eingegangen.

Diese vielfältigen Wege der politischen Meinungsbildung sorgen für stete Diskussionen. Sie geben in weitem Umfang die Möglichkeit, Anliegen vorzubringen und sich Gehör zu verschaffen. Sie erschweren aber auch Entscheidungsprozesse, verschleiern Verantwortlichkeiten und geben dem Geschickteren große Vorteile.

Der im **Fall** geplante Volksentscheid würde aber scheitern: Auf Bundesebene ist er derzeit nicht möglich, und auf Landesebene ließe sich das Ziel nicht erreichen.

1.3.4 Stellung der Parteien

Die wichtigste Rolle bei der politischen Meinungsbildung spielen die Parteien. Art. 21 GG hebt deshalb ihre Stellung hervor: Parteien können frei gegründet und nicht durch die Regierung verboten werden. Für ein Parteiverbot ist vielmehr eine Entscheidung des Bundesverfassungsgerichts (> 1.5.5) nötig. Andererseits besagt das Grundgesetz auch, dass die innere Struktur einer Partei demokratischen Grundsätzen entsprechen muss. Die Parteien werden also nicht um ihrer selbst willen geschützt. Vielmehr sollen sie durch ihre demokratische „Basisstruktur" den Demokratiegedanken verfestigen. Gleichzeitig soll diese Struktur gewährleisten, dass die Träger von Regierungsgewalt in demokratischen Grundsätzen verwurzelt sind.

Parteien dienen aber auch der Zusammenfassung der politischen Meinungsbildung. Es soll also keine unübersehbare Vielzahl politischer Einzelinteressen geben. Vielmehr sollen die Parteien eine frühe Bündelung von Meinungen und einen internen Ausgleich von Interessen erreichen. So kann die politische Diskussion überschaubar und ausgewogen bleiben. Der einzelne Bürger erhält seinerseits auf diesem Weg eine weitaus wirksamere Gelegenheit, an der Meinungsbildung mitzuwirken, als wenn er allein auftreten würde. Freilich setzt das voraus, dass sich der Bürger in einer Partei engagiert.

Die Sperrklausel (> 1.3.1) hat dazu geführt, dass wirkliche politische Bedeutung auf Dauer nur die wenigen großen oder mittelgroßen Parteien erlangt haben, die bisher im Deutschen Bundestag vertreten waren, nämlich SPD, CDU/CSU, Bündnis 90/Die Grünen, FDP, Die Linke und die AfD. Doch auch bei der Entwicklung der Parteienlandschaft bleibt die Zeit nicht stehen: Die Grünen hatten ein gutes Jahrzehnt benötigt, um in die Parlamente zu gelangen, diese Entwicklung ging bei den Piraten und der AfD wesentlich schneller.

Festzuhalten ist auch, dass die Bildung einer Regierungsmehrheit heute wesentlich schwieriger ist als zu jenen Zeiten, in denen regelmäßig nur drei Parteien in den Parlamenten vertreten waren. Für die Zukunft bleibt abzuwarten, ob die Parteienlandschaft sich dauerhaft erweitert und neu hinzugekommene Parteien für mehr als eine Legislaturperiode in den Parlamenten verbleiben oder ob sich die Anzahl der dauerhaft in Parlamente gewählten Parteien wieder verringern wird.

1.4 Bedeutung der Grundrechte

WAS DENKEN SIE?
Fall
In einer Diskussion über Alkohol und Drogen räumt ein Jugendlicher ein, vor Kurzem von der Polizei mit einigen Gramm Haschisch erwischt worden zu sein. Jetzt laufe ein Strafverfahren gegen ihn und das sei doch völlig unakzeptabel, wenn sich gleichzeitig jeder Erwachsene Alkohol in beliebiger Menge kaufen könne. Ist der unterschiedliche Umgang des Staates mit Alkohol und Betäubungsmitteln akzeptabel oder setzen hier die Grundrechte des Einzelnen dem staatlichen Handeln Schranken?

Die Grundrechte haben zentrale Bedeutung für die Stellung des einzelnen Menschen im Staat. In erster Linie sind die Grundrechte *Abwehrrechte*. Sie sollen Schutz vor staatlichen Eingriffen geben. Daneben haben sie auch Bedeutung als *Teilhaberechte*. Das bedeutet für den Einzelnen, dass er einen Anspruch auf bestimmte staatliche Leistungen haben kann. So sichert der Schutz der Menschenwürde (Art. 1 GG) letztlich den Anspruch auf Grundsicherung (> 6.3.4) und Sozialhilfe (> 6.4.2). Die Berufsfreiheit aus Art. 12 GG gibt dem Einzelnen einen Anspruch darauf, dass vorhandene Kapazitäten für eine Ausbildung, z. B. für einen bestimmten Ausbildungsberuf, so weit als möglich nutzbar gemacht werden.

Die Grundrechte haben aber nicht nur Bedeutung im Verhältnis des Einzelnen zum Staat. Auch auf anderen Rechtsgebieten, z. B. im Arbeitsrecht (> 7), sind ihre Grundentscheidungen zu beachten. So muss etwa ein Arbeitgeber gegenüber seinen Arbeitnehmern den Gleichheitsgrundsatz einhalten. Für gleiche Arbeit muss er z. B. auch gleichen Lohn bezahlen.

Die Grundrechte teilen sich in *Bürger-* und *Menschenrechte* auf. **Bürgerrechte,** z. B. die Berufsfreiheit aus Art. 12 GG, stehen nach ihrem Wortlaut nur Deutschen zu. **Menschenrechte** gelten dagegen für jeden Menschen, also auch für Ausländer. Allerdings hat dieser Unterschied keine praktischen Auswirkungen: Denn für Ausländer kommt bei allen

Bürgerrechten das „Auffanggrundrecht" der *allgemeinen Handlungsfreiheit* (Art. 2 Abs. 1 GG) zum Tragen. Diese gewährt das Recht, alles zu tun, was nicht ausdrücklich verboten ist. Damit besteht auch für Ausländer überall dort, wo deutsche Bürger Bürgerrechte haben, ein völlig gleichwertiger Grundrechtsschutz.

Bezogen auf die im **Fall** angesprochene Fragestellung wird deutlich, dass es Regelungen in Bezug auf den Alkoholkonsum gibt: etwa im Jugendschutzgesetz, im Gaststättenrecht, aber auch – was das Führen von Fahrzeugen unter Alkoholeinfluss angeht – im Strafrecht. Staatliche Eingriffe müssen immer auf die Grundrechte der Betroffenen Rücksicht nehmen. Weil ein mäßiger Konsum von Alkohol für Erwachsene nach derzeitigem Erkenntnisstand nicht mit wesentlichen Nachteilen und Gefahren für andere verbunden ist, hindert die allgemeine Handlungsfreiheit den Staat daran, Alkoholkonsum für Erwachsene generell zu verbieten. Anders ist es beim Führen von Fahrzeugen unter Einfluss größerer Alkoholmengen: Hiermit sind so große Risiken verbunden, dass nicht nur ein Verbot ausgesprochen, sondern dieses auch mithilfe des Strafrechts (➤ 4.1) durchgesetzt werden kann. Bei Betäubungsmitteln ist die Ausgangslage anders: Mit ihnen sind so erhebliche Sucht- und Gesundheitsgefahren verbunden, dass generelle staatliche Verbote und Sanktionen mithilfe des Strafrechts möglich sind.

Diese Abwägung zeigt, dass Grundrechte – wie auch andere Rechte – für den Einzelnen nicht völlig uneingeschränkt gelten. Andererseits dürfen Einschränkungen ein Grundrecht nicht „zur leeren Hülle" werden lassen.

WAS DENKEN SIE?

Fall

Sie sehen, wie zwei Polizeibeamte einen „Alkoholsünder" zur Blutentnahme ins Krankenhaus bringen. Es erscheint Ihnen sehr aufwendig, dass eine solche Blutentnahme durch einen Arzt erfolgen muss und nicht gleich von der Polizei selbst durchgeführt werden kann. Überlegen Sie, ob hierbei das Grundrecht auf körperliche Unversehrtheit (Art. 2 Abs. 2 GG) eine Rolle spielt.

Sieht man nur das Grundrecht auf körperliche Unversehrtheit, so dürfte gegen den Willen eines Betroffenen keine Blutprobe entnommen werden. Denn auch dies stellt einen körperlichen Eingriff dar. Andererseits aber lässt Art. 2 Abs. 2 GG Eingriffe in dieses Grundrecht zu, wenn es dafür eine gesetzliche Grundlage gibt, sodass es auch möglich sein müsste, Polizeibeamte zu derartigen Maßnahmen zu ermächtigen.

Auch bei vielen anderen Grundrechten vermerkt das Grundgesetz ausdrücklich, dass sie durch ein einfaches Gesetz eingeschränkt oder in ihrem Geltungsbereich näher bestimmt werden dürfen. Wo dies nicht der Fall ist, z. B. bei der durch Art. 4 Abs. 1 GG gewährleisteten Religionsfreiheit, gibt es für die Grundrechte sogenannte *immanente Schranken*. Darunter versteht man, dass ein Grundrecht nicht zulasten der Rechte anderer Personen und nicht zulasten des Gemeinwohls ausgeübt werden darf.

Im **Fall** steht das Recht auf körperliche Unversehrtheit unter einem Gesetzesvorbehalt. Man könnte also meinen, die Blutabnahme durch Polizeibeamte sei dadurch erlaubt. Bei dieser Auffassung würde man aber Art. 19 Abs. 2 GG übersehen. Diese Bestimmung verbietet in jedem Fall, den *Wesensgehalt* eines Grundrechts *anzutasten*. Ein Polizeibeamter hat nun einmal keine medizinische Ausbildung. Dürfte er Blutproben abnehmen, wäre damit die Gefahr erheblicher gesundheitlicher Schäden verbunden. Der Kernbereich des Rechts auf körperliche Unversehrtheit wäre dadurch verletzt. Nimmt dagegen ein Arzt eine Blutprobe ab, so sind damit keine unverhältnismäßigen gesundheitlichen Gefahren verbunden. Die zurzeit geltende Regelung, die eine Abnahme durch einen Arzt erlaubt, steht also mit Art. 2 Abs. 2 GG in Einklang.

Die wichtigsten **Grundrechte** im Überblick:
- Art. 2 Abs. 1 GG gewährt die schon erwähnte „allgemeine Handlungsfreiheit".
- Art. 2 Abs. 2 GG gewährt den Schutz von Leben, körperlicher Unversehrtheit und Freiheit einer Person. Der Schutz der Freiheit wird durch Art. 104 GG ergänzt. Danach darf Freiheitsentzug nur aufgrund eines Gesetzes erfolgen. In aller Regel hat spätestens bis zum Ablauf des nachfolgenden Tages die Entscheidung eines Richters über die Zulässigkeit eines weiteren Freiheitsentzugs zu erfolgen.
- Art. 3 GG garantiert den Gleichheitsgrundsatz.
- Art. 5 GG gewährt das Recht der freien Meinungsäußerung und der freien Information, Pressefreiheit und Wissenschaftsfreiheit.

- Art. 6 GG gibt dem Staat die Aufgabe, Ehe und Familie besonders zu schützen.
- Art. 12 GG gibt das Recht auf Berufsfreiheit. Soweit die Voraussetzungen für die Aufnahme eines Berufs erfüllt sind, darf jeder Deutsche die Tätigkeit ausüben, die er möchte. Die staatliche Bestimmung eines Berufs für den Einzelnen wäre unzulässig.
- Art. 14 GG gewährleistet Eigentum und Erbrecht.
- Art. 103 GG gibt einen umfassenden Anspruch auf rechtliches Gehör. Danach ist jeder Betroffene grundsätzlich vor einer gegen ihn ergehenden Entscheidung anzuhören. Wo dies ausnahmsweise nicht durchführbar ist, z. B. bei Erlass eines Haftbefehls, besteht ein Anspruch auf nachträgliche Anhörung.

1.5 Verfassungsorgane und ihre Aufgaben

1.5.1 Bundestag

Der Bundestag (> Abb. 1.6) ist im Rahmen der Gewaltenteilung das Organ der *Legislative*. Er beschließt die Gesetze des Bundes. Entscheidungen des Bundestags werden grundsätzlich mit einer einfachen Mehrheit der abgegebenen Stimmen getroffen – unabhängig von der Anzahl der anwesenden Mitglieder. Bei verschiedenen Gesetzen ist jedoch eine absolute Mehrheit notwendig. Das bedeutet, dass die Anzahl der Zustimmenden 50 % der Mitgliederzahl des Bundestags überschreiten muss. Schließlich bedürfen eine Reihe von Entscheidungen, vor allem Verfassungsänderungen, einer sogenannten qualifizierten Zweidrittelmehrheit, also der Zustimmung von mindestens zwei Dritteln der Mitgliederzahl des Bundestags.

BEISPIEL
Unterschied zwischen einfacher Mehrheit und einer Mehrheit von mehr als 50 % der Mitgliederzahl bei einer Abstimmung im aktuellen Deutschen Bundestag (709 Mitglieder):
Bei einer Anwesenheit von 450 Mitgliedern haben 302 Bundestagabgeordnete für ein bestimmtes Gesetz gestimmt. Bezogen auf die **Zahl der Abstimmenden** sind das weit mehr als 50 % und auch noch mehr als zwei Drittel. Dennoch könnte bei einer solchen Abstimmung nur ein Gesetz beschlossen werden, für das die einfache Mehrheit (302 ÷ 148) genügt. Denn 50 % der Mitgliederzahl sind bereits 354,5, sodass die notwendige absolute Mehrheit der Mitgliedszahl erst ab 355 Jastimmen erreicht wäre, und zwei Drittel der Abgeordnetenzahl, also 473, ist erst recht nicht erreicht.

Die Abgeordneten des Bundestags schließen sich nach ihrer Parteizugehörigkeit zu Fraktionen zusammen. Eine **Fraktion** umfasst mindestens 5 % der

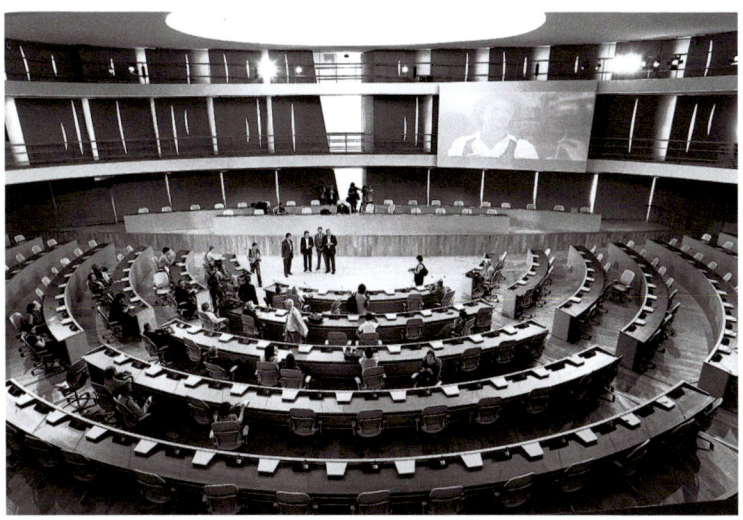

Abb. 1.6 Der Plenarsaal des Deutschen Bundestags [J787]

Mitgliederzahl des Bundestags. Sie ist durch die Geschäftsordnung des Bundestags gegenüber dem einzelnen Abgeordneten mit zusätzlichen Rechten ausgestattet.

Neben der Gesetzgebung und der Kontrolle der Regierung sind die Wahl des Bundeskanzlers (➤ 1.5.4) und die Bildung von Untersuchungsausschüssen weitere wichtige Aufgaben des Bundestags. Gerade bei dem Antrag auf Einsetzung eines Untersuchungsausschusses zeigt sich die starke Stellung der Opposition: Einem solchen Antrag muss gefolgt werden, wenn ihn mindestens ein Viertel der Mitglieder des Bundestags beantragen.

Die persönliche Stellung der **Abgeordneten** ist durch *Indemnität, Immunität* und ein umfassendes *Zeugnisverweigerungsrecht* abgesichert (Art. 46, 47 GG).

- **Indemnität** bedeutet, dass ein Abgeordneter wegen seiner Tätigkeit oder Äußerungen im Parlament nicht verfolgt werden darf.
- **Immunität** bedeutet, dass die Strafverfolgung eines Abgeordneten grundsätzlich der Genehmigung des Bundestags bedarf. Ordnungswidrigkeiten sind davon nicht erfasst. Ein Abgeordneter, der falsch parkt, zahlt sein Bußgeld wie jeder andere Bürger.
- Das **Zeugnisverweigerungsrecht** schützt die Informationstätigkeit des Abgeordneten. Er ist nicht gezwungen, Informanten anzugeben.

1.5.2 Bundesrat

WAS DENKEN SIE?
Fall

Sie diskutieren darüber, ob und in welchem Umfang es sinnvoll ist, dass die Bundesländer die Gesetzgebung des Bundes beeinflussen. Ein Teilnehmer meint, durch die Föderalismusreform habe der Einfluss des Bundesrats deutlich abgenommen. Das sei auch gut so, weil er in den letzten Jahren doch nur ein „Blockadeinstrument" der Opposition gewesen sei. Erfasst diese Ansicht die Problematik vollständig?

Auf die Gesetzgebung in einer Demokratie wird von vielen Seiten und auf vielen Wegen Einfluss genommen. In Deutschland haben die Bundesländer dabei nicht nur informelle Einflussmöglichkeiten. Das Grundgesetz hat für sie eine rechtlich geregelte Beteiligung vorgesehen: Sie können durch den Bundesrat an der Gesetzgebung des Bundes mitwirken. Dabei sind die Bundesländer nicht auf eine Beteiligung an der Abstimmung (➤ 1.6) über die Gesetze des Bundes beschränkt: Sie können über den Bundesrat vielmehr auch Gesetzesinitiativen in den Bundestag einbringen und sich auf diesem Weg am laufenden Gesetzgebungsverfahren beteiligen.

Als *Gesetzgebungsorgan der Länder* hat der Bundesrat insgesamt 69 Stimmen und entscheidet im Regelfall mit Stimmenmehrheit. Für jedes Land tritt die jeweilige Landesregierung im Bundesrat auf. Sie kann die Stimmen des Landes nur einheitlich abgeben. Die Mitglieder der Landesregierung müssen nicht persönlich an den Sitzungen und Abstimmungen des Bundesrats teilnehmen. Sie können sich durch Beamte vertreten lassen, die allerdings bei der Stimmabgabe an die Weisungen der jeweiligen Regierung gebunden sind. Der Bundesrat setzt sich also aus Vertretern der jeweiligen *Exekutive* zusammen.

Jedes Bundesland hat für die Abstimmungen mindestens drei Stimmen. Länder mit mehr als 2 Mio. Einwohnern haben aber vier, Länder mit mehr als 6 Mio. Einwohnern fünf und Länder mit mehr als 7 Mio. Einwohnern sechs Stimmen. Dies ergibt folgende Aufteilung:

- *3 Stimmen:* Bremen, Hamburg, Mecklenburg-Vorpommern und Saarland
- *4 Stimmen:* Berlin, Brandenburg, Rheinland-Pfalz, Sachsen, Sachsen-Anhalt, Schleswig-Holstein und Thüringen
- *5 Stimmen:* Hessen
- *6 Stimmen:* Baden-Württemberg, Bayern, Niedersachsen und Nordrhein-Westfalen

Im Rahmen der Abstimmung über ein Bundesgesetz hat das Grundgesetz die Mitwirkungsbefugnis des Bundesrats unterschiedlich stark gestaltet:

- Bei einem **Einspruchsgesetz** kann eine Entscheidung des Bundesrats gegen ein Gesetz durch den Bundestag überstimmt werden.
- Bei einem **Zustimmungsgesetz** bedeutet eine Entscheidung des Bundesrats gegen das Gesetz, dass dieses Gesetz endgültig nicht wirksam werden kann.

Der Bundesrat ist nur an der Gesetzgebung des Bundes, nicht aber an der eigenen Gesetzgebung der

Länder beteiligt. Sein Einfluss auf die Bundesgesetzgebung hängt also davon ab, welchen Umfang diese Gesetzgebung hat:

Betrachtet man die Geschichte der Bundesrepublik, so hat der Bundesgesetzgeber im Lauf der Zeit immer mehr Bereiche der konkurrierenden Gesetzgebung (> 1.2.6) selbst geregelt. Entsprechend umfangreicher wurde die Bedeutung der Bundesgesetzgebung im Verhältnis zur eigenen Gesetzgebung der Bundesländer. Und entsprechend wichtiger und umfangreicher wurde der Einfluss des Bundesrats auf diese Gesetzgebung. Die Föderalismusreform (> 1.2.6) hat die Gesetzgebungsbereiche von Bund und Ländern wieder stärker getrennt: Die Länder haben nun wieder mehr Spielraum für eigene Gesetze. Damit sind der Umfang der Bundesgesetzgebung und als Folge davon auch die Mitwirkung des Bundesrats zurückgegangen.

Die Frage des „Blockadeinstruments" im Fall ist damit noch nicht beantwortet: Eine Folge des Föderalismus ist auch, dass im Bund und in den Ländern fast immer verschiedene Parteien die Regierungsverantwortung tragen. So ist es durchaus schon für längere Zeiträume vorgekommen, dass in der Mehrzahl der Länder diejenige Partei regiert, die im Bund gerade in der Opposition stand. Über die Verfolgung reiner Länderinteressen hinaus kann damit die „Mehrheit in den Ländern" auch ihre sonstigen politischen Ziele bei der Bundesgesetzgebung verfolgen und hat dies auch getan. So ist der Bundesrat letztlich (zeitweise) auch ein Verfassungsorgan, das das Kräfteverhältnis zwischen Regierung und Opposition (im Bund) beeinflusst und zur Machtbalance beiträgt. Auch die Föderalismusreform hat diese Erscheinung im Grundsatz nicht geändert. Sie kommt aber jetzt weniger häufig zum Tragen.

1.5.3 Bundespräsident

Der Bundespräsident hat nach dem Grundgesetz hauptsächlich *Repräsentationsaufgaben*. Er nimmt die völkerrechtliche Vertretung der Bundesrepublik wahr. Das bedeutet, er schließt Staatsverträge ab und erkennt die Botschafter anderer Staaten in deren Funktion an. Über die gesellschaftlichen Konflikte hinweg soll er ausgleichend und vermittelnd wirken, ohne sich in die Tagespolitik einzuschalten.

Daneben hat er auch wichtige *innenpolitische Funktionen:* Er überprüft Bundesgesetze auf ihr verfassungsmäßiges Zustandekommen (Art. 82 GG). Nur ordnungsgemäß zustande gekommene Gesetze unterzeichnet er und ermöglicht damit ihre Verkündung und ihr Inkrafttreten. Weiter wirkt er durch ein Vorschlagsrecht bei der Wahl des Bundeskanzlers mit (Art. 63 GG) und hat gewisse Entscheidungsbefugnisse bei einer vorzeitigen Auflösung des Bundestags.

Zum Bundespräsidenten kann für eine Amtszeit von fünf Jahren jeder mindestens 40 Jahre alte Deutsche gewählt werden. Eine erneute Wahl ist nur einmal zulässig. Gewählt wird der Bundespräsident durch die **Bundesversammlung** (Art. 54 GG). Diese setzt sich aus allen Bundestagsabgeordneten und einer gleichen Anzahl von Mitgliedern zusammen, die die Landesparlamente bestimmen. Gewählt ist, wer die absolute Mehrheit der Stimmen erhält. Findet sich eine solche Mehrheit in zwei Wahlgängen nicht, so genügt die relative Mehrheit.

1.5.4 Bundesregierung

WAS DENKEN SIE?
Fall
Die Amtsführung eines Bundesministers findet nicht nur das Missfallen der Opposition, sondern zunehmend auch das seiner eigenen Partei. Schließlich stimmt eine Mehrheit von Abgeordneten dafür, dass dieser Minister zu entlassen sei. Muss der Bundeskanzler Ihrer Meinung nach diesem Antrag folgen?

Die Bundesregierung besteht aus dem *Bundeskanzler* und den *Bundesministern* (Art. 62 GG). Die Bundesregierung, die gleichzeitig die Spitze der Bundesverwaltung darstellt, ist das Organ der *Exekutive*.

Maßgeblich ist innerhalb der Bundesregierung der **Bundeskanzler.** Er bestimmt die Richtlinien der Politik und trägt die Verantwortung dafür (Art. 65 GG). Die Bundesminister werden nicht vom Bundestag bestimmt, sondern auf bindenden Vorschlag des Bundeskanzlers vom Bundespräsidenten ernannt und entlassen (Art. 64 GG). In unserem **Fall** muss der Bundeskanzler also dem Ansinnen des Bundestags nicht folgen. Aus eigener Kraft können die Abgeordneten den ungeliebten Minister nicht entlassen.

Der Bundeskanzler wird vom Bundestag gewählt (Art. 63 GG). Zunächst ist für eine Wahl zum Bundeskanzler die absolute Mehrheit notwendig. Führt dieser Weg im ersten Wahlgang und bei weiteren Wahlgängen in den folgenden 14 Tagen nicht zum Erfolg, so genügt die relative Mehrheit. Dies würde eine vom Grundgesetz nicht erwünschte Minderheitsregierung bedeuten. Der Bundespräsident muss deshalb – im Gegensatz zu einer Wahl mit absoluter Mehrheit – den mit relativer Mehrheit Gewählten nicht zum Bundeskanzler ernennen. Er kann den Bundestag auch auflösen, was zu Neuwahlen führt.

Um im Gegensatz zur Weimarer Verfassung (> 1.2.1) eine handlungsfähige Regierung zu sichern, erlaubt das Grundgesetz dem Bundestag nicht, einen Bundeskanzler abzuwählen. Erforderlich zum „Kanzlerwechsel" ist vielmehr das sogenannte konstruktive Misstrauensvotum. Das bedeutet, dass der Bundestag mit Mehrheit einen neuen Bundeskanzler bestimmen muss. Erst dann kann der alte Kanzler vom Bundespräsidenten entlassen werden. Das einzige erfolgreiche konstruktive Misstrauensvotum in der Geschichte der Bundesrepublik fand 1982 statt. Die FDP wechselte damals den Koalitionspartner und ermöglichte so die Mehrheit für einen neuen Bundeskanzler.

Verwaltung

Wie schon dargestellt wurde, gibt es für gewisse Bereiche eine Verwaltung des Bundes. Der Regelfall ist aber die Verwaltung durch die Länder. Soweit kommunalen Körperschaften wie Landkreisen und Gemeinden Aufgaben zur Selbstverwaltung überlassen worden sind, übernehmen sie auch die damit verbundene Verwaltungsarbeit. Darüber hinaus sind diese Selbstverwaltungskörperschaften teilweise auch mit der Durchführung von Verwaltungsaufgaben der Länder betraut. Die Verwaltung ist nach einem strikten Prinzip von Über- und Unterordnung aufgebaut. Weisungen, die die vorgesetzte Behörde erteilt, sind zu befolgen – es sei denn, es würde strafbares Verhalten verlangt. Üblich ist ein Behördenaufbau in drei oder vier Stufen, wie > Abb. 1.7 zeigt.

Ziel dieses Aufbaus ist, eine einheitliche Verwaltungsausübung durch entsprechende Weisungen zu

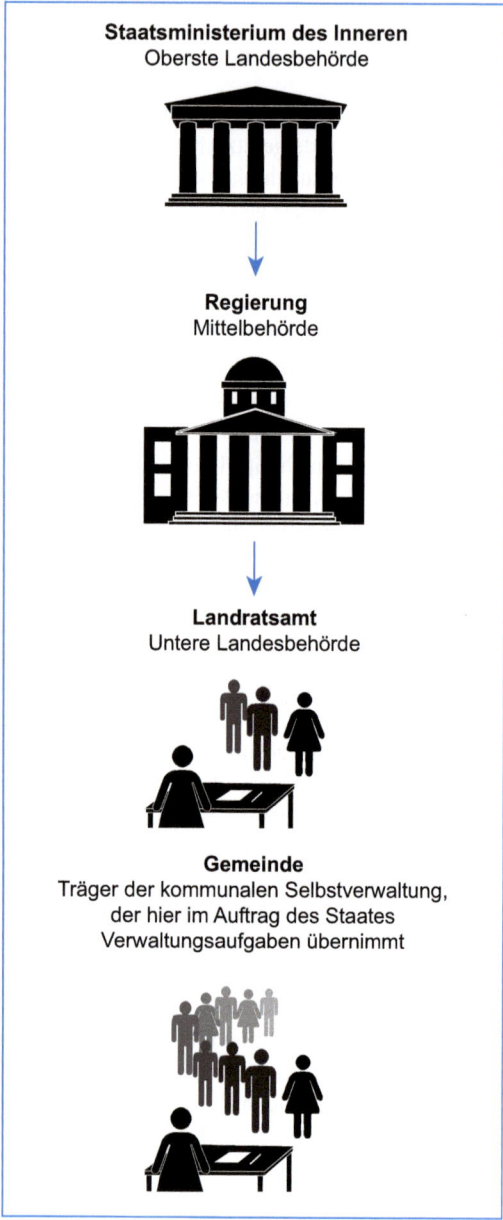

Abb. 1.7 Aufbau der Verwaltung der Länder [V492]

sichern. Zudem soll der Bürger für seine alltäglichen Angelegenheiten keine weiten Wege haben. Gerade durch die Übertragung zahlreicher Verwaltungsaufgaben – so etwa auch die Ausstellung eines Personalausweises – auf die Gemeinden kann dieses Ziel erreicht werden.

1.5.5 Bundesverfassungsgericht

Eine besondere Stellung im Gefüge der Verfassungsorgane haben das **Bundesverfassungsgericht** und die **Verfassungsgerichte der Länder:** Sie sichern die Einhaltung der Verfassung durch den Gesetzgeber, die vollziehende Gewalt sowie die jeweiligen Fachgerichte. In der Aufteilung der Staatsgewalt stehen sie sicher der *Judikative* am nächsten. Trotzdem nehmen die Verfassungsgerichte eine Sonderstellung ein; sie sind weder mit den sonstigen Gerichten (> 1.7.3) gleichzusetzen, noch sind sie das „höchste Gericht". Denn die Verfassungsgerichte prüfen nicht die Rechtsanwendung an sich. Für die Beurteilung, ob einfaches Recht zutreffend angewandt wird, sind sie nicht zuständig. Ihre Aufgabe ist es, Entscheidungen aller drei Teile der Staatsgewalt (> 1.2.5) darauf zu prüfen, ob sie den Bestimmungen des Grundgesetzes oder der jeweiligen Landesverfassung entsprechen. Nur wenn das nicht der Fall ist, kann ein Verfassungsgericht eine von ihm überprüfte Entscheidung, sei es ein Gesetz, ein Verwaltungsakt oder eine Gerichtsentscheidung, aufheben.

Am häufigsten hört man über die Tätigkeit der Verfassungsgerichte, wenn sie über *Verfassungsbeschwerden* entscheiden. Die Verfassungsbeschwerde ist die Verfahrensart, mit der jedermann rügen kann, in seinen Grundrechten verletzt zu sein. Eine erfolgreiche Verfassungsbeschwerde setzt damit mehr voraus als nur die Unrichtigkeit der angegriffenen Entscheidung: Die aufgeworfene Frage muss entweder grundsätzliche verfassungsrechtliche Bedeutung haben oder die Verfassungsbeschwerde muss zur Durchsetzung von Grundrechten notwendig sein. Letzteres ist insbesondere dann der Fall, wenn Grundrechte besonders grob – etwa durch eine willkürliche Entscheidung – verletzt worden sind.

Außerdem entscheiden die Verfassungsgerichte auch Streitigkeiten, die das Verhältnis von Verfassungsorganen untereinander oder das Verhältnis von Bund und Ländern betreffen: So kann dort durch die jeweilige Opposition etwa die Verfassungswidrigkeit eines Gesetzes geprüft werden oder Bund und Länder können – und dies nur vor dem Bundesverfassungsgericht – Meinungsverschiedenheiten über ihre gegenseitigen Rechte und Pflichten entscheiden lassen.

1.6 Gang der Gesetzgebung im Bund

WAS DENKEN SIE?
Fall

Bestrebungen innerhalb der EU, die Ausbildung in vielen Handwerks- und Industrieberufen verstärkt akademisch zu betreiben, beunruhigen über die Parteigrenzen hinweg eine größere Zahl von Bundestagsabgeordneten. Gleichzeitig sind diese Abgeordneten – etwa 20 % der Mitglieder des Bundestags – der Ansicht, dass die starke Aufsplittung der Berufsfelder gerade im handwerklichen Bereich nicht mehr zeitgemäß sei. An ihre Stelle sollten eine mehr generalistisch ausgerichtete Grundausbildung und eine nachfolgende vertiefte Ausbildung treten, die nach Möglichkeit ein breiteres Berufsfeld als bisher abdecken soll. Die Bestrebungen der EU sollen in Deutschland dadurch verhindert werden, dass noch rechtzeitig eine „nationale" Neuordnung geschaffen und dann dahin gehend argumentiert wird, dass das eigene Modell erst einmal erprobt werden muss.
Im Bundesland X möchte die dortige Regierung ähnliche Ziele erreichen, doch ist man der Ansicht, dass die entsprechende Gesetzgebungskompetenz beim Bund liege. Dennoch will man sich am Gesetzgebungsverfahren aktiv beteiligen. Schließlich schalten sich auch verschiedene Fachverbände, die Handwerkskammern und die Gewerkschaften in die Diskussion ein und dringen auf Neuregelungen. Wie können die Beteiligten ihre Ziele erreichen?

Ein Gesetzgebungsvorhaben, wie es im Fallbeispiel angesprochen wurde, müsste etwa das Berufsbildungsgesetz und die Handwerksordnung ändern. Nachfolgend wird gezeigt, wie ein solches Gesetzgebungsverfahren formal abläuft (> Abb. 1.8), aber auch, auf welche Weise mit sonstigen Einflüssen umgegangen werden kann.

Eine **Gesetzgebung** auf Bundesebene wird durch eine sogenannte *Gesetzesvorlage* in Gang gesetzt. Gesetzesvorlagen dürfen durch die Bundesregierung, den Bundesrat oder aus der Mitte des Bundestags eingebracht werden (Art. 76 GG). Mit der Mitte des Bundestags ist das Antragsrecht der Abgeordneten gemeint. Nach der Geschäftsordnung des Bundestags muss ein solcher Antrag von einer Anzahl von Abgeordneten unterschrieben werden, die mindestens der Fraktionsstärke (> 1.5.1) entspricht. Immer dann, wenn durch Parteiaustritte im Bundestag einzelne, parteilose Abgeordnete Gesetzesvorlagen

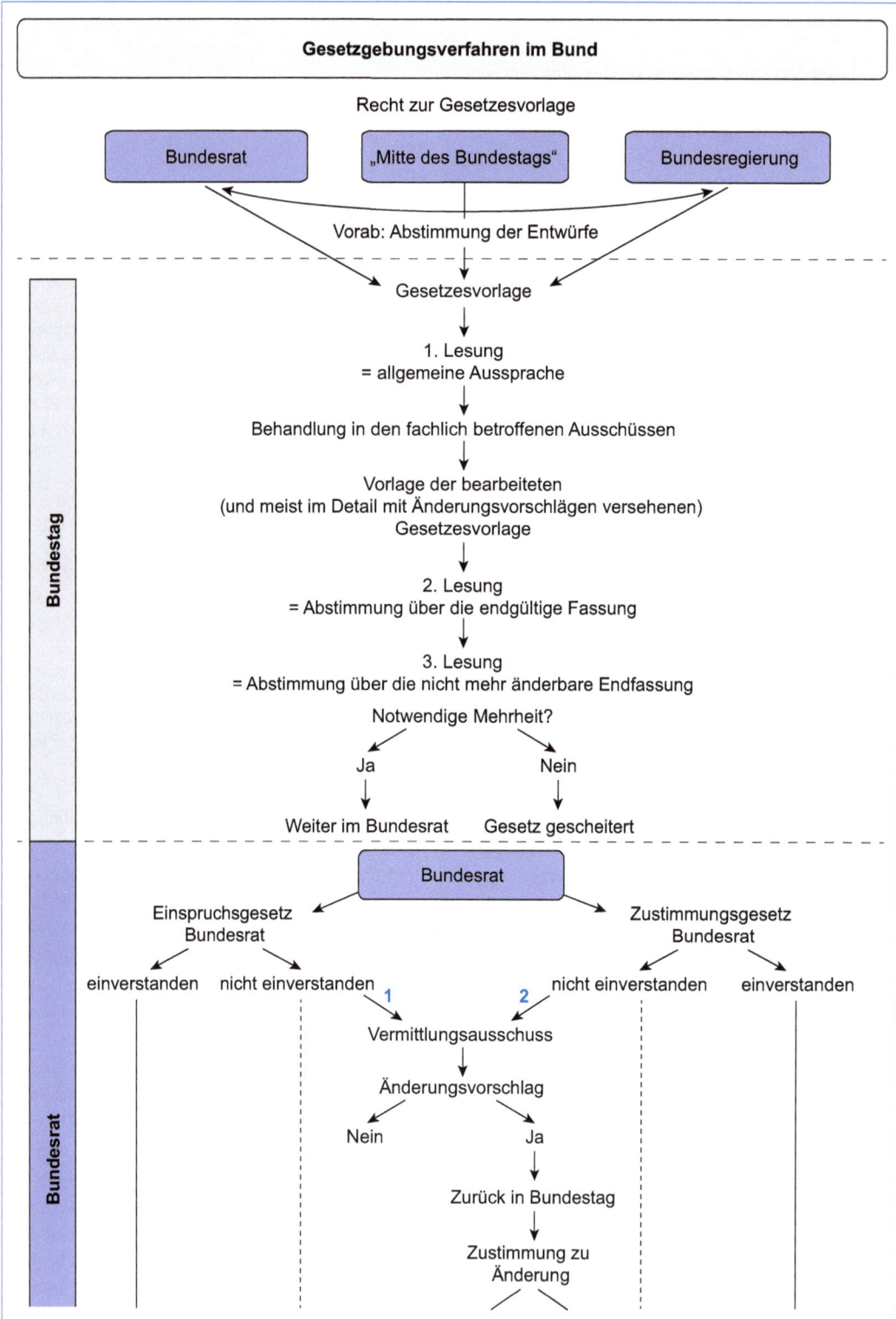

Abb. 1.8a Ablauf des Gesetzgebungsverfahrens [L143]

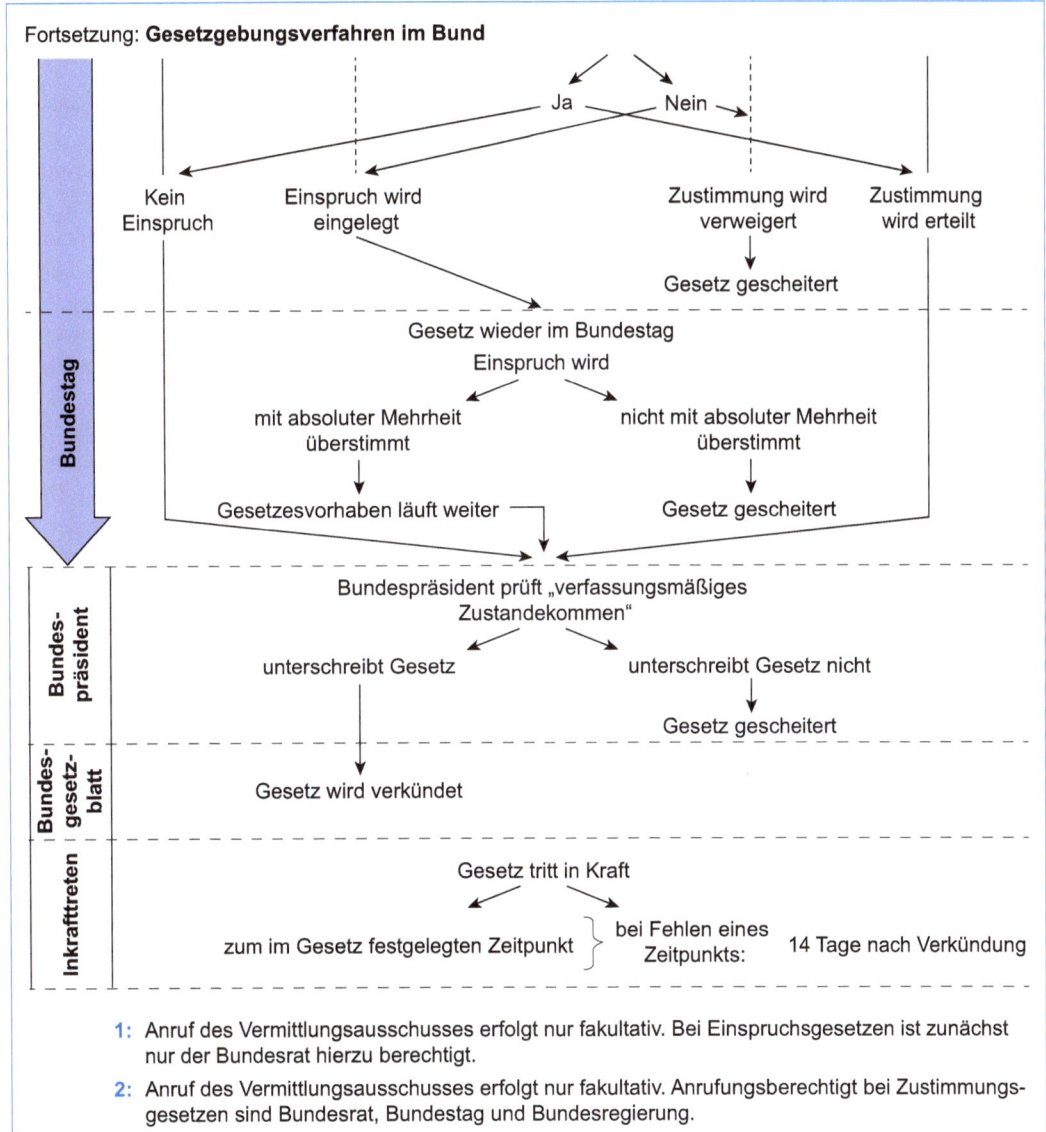

Abb. 1.8b Ablauf des Gesetzgebungsverfahrens [L143]

einbringen möchten, kommt es zum Streit um diese Voraussetzung. Denn die Formulierung „Mitte des Bundestags" enthält keine Mindestzahl an Abgeordneten für eine Gesetzesinitiative.

Formal betrachtet wird die im **Fall** dargestellte Gruppe von überparteilich zusammenarbeitenden Abgeordneten keine Schwierigkeiten haben, eine Gesetzesvorlage, die ihren Wünschen entspricht, in den Bundestag einzubringen. Denn sie sind „die Mitte des Bundestags" und sie liegen in ihrer Größe weit über der Fraktionsstärke, sodass die eben dargestellte Streitigkeit, wie groß die „Mitte des Parlaments" sein muss, dahingestellt bleiben kann.

In der Praxis sind solche Gesetzesvorlagen aber sehr selten. Vielmehr werden die Abgeordneten im Regelfall – vielleicht sogar über Parteigrenzen hinweg – die Bundesregierung dazu bringen, von sich aus eine Gesetzesvorlage einzubringen.

Will das Bundesland X ein entsprechendes Gesetzesvorhaben durchsetzen, muss es über die Ländervertretung – den Bundesrat (➤ 1.5.2) – aktiv werden. Es muss sich darum bemühen, dass der Bundesrat mit Mehrheit die Einbringung einer solchen Gesetzesvorlage beschließt. Nur dann kann sein Vorhaben Erfolg haben; allein kann es keinen Gesetzentwurf in den Bundestag einbringen.

Der **Fall** zeigt aber auch, dass in der Praxis der heutigen Gesetzgebung noch andere Mitwirkende zu beachten sind: Zunächst ist bei Gesetzgebungsvorhaben immer an die EU zu denken. Im Grundgesetz steht darüber (noch) nichts, denn seine Bestimmungen über die Gesetzgebung sind deutlich älter als die EU. Inzwischen aber gibt es Verordnungen und Richtlinien der EU (➤ 1.2.7), die entweder das geltende Recht schon vorgeben (EU-Verordnungen) oder zumindest seinen inhaltlichen Rahmen abstecken (EU-Richtlinien). Beides muss der nationale Gesetzgeber beachten. Im Beispiel, das dem **Fall** zugrunde liegt, gibt es zumindest aktuell noch keine Regelungen der EU, die den Plänen im Weg stehen würden. Damit kann aus dieser Sicht das Gesetzgebungsvorhaben durchgeführt werden.

Die Beteiligung von Verbänden und Interessengruppen an Gesetzgebungsvorhaben ist nirgends geregelt. In diesem Zusammenhang ist zunächst eine grundlegende Unterscheidung zu treffen: *Will der Gesetzgeber diesen Kreis von sich aus beteiligen, oder wollen Verbände und Interessengruppen von sich aus aktiv werden?*

In vielen Fällen ist für den Gesetzgeber das in der Gesellschaft vorhandene Fachwissen sehr wertvoll. Gerade bei Gesetzgebungsvorhaben mit grundsätzlicher Bedeutung, wie es bei einer Änderung der beruflichen Bildung der Fall wäre, werden daher z. B. Arbeitsgruppen zwischen dem Bund und den Ländern geschaffen. Auf diesem Weg kann sich z. B. das Bundesland X aus dem **Fall** auf einem nicht formalisierten Weg einschalten. Oder es werden Kommissionen gebildet, an denen auch Berufsverbände, berufsständische Organisationen wie die Handwerkskammern, Gewerkschaften, Sachverständige oder Wissenschaftler beteiligt werden. Wollen gesellschaftliche Gruppen von sich aus aktiv werden, so haben sie die Möglichkeit, Abgeordnete, Regierungsmitglieder oder die jeweiligen Ministerien anzusprechen. Auch können sie ihr Anliegen in die Öffentlichkeit tragen (➤ 1.3.3). Ob sie ihre Ziele erreichen können, hängt dann nicht zuletzt davon ab, wie überzeugend ihre Argumente sind.

Zurück zum formellen Gesetzgebungsverfahren: Bundesregierung und Bundesrat leiten sich ihre Entwürfe zunächst gegenseitig zu. Damit wird erreicht, dass im Gesetzgebungsverfahren des Bundestags von Anfang an die Stellungnahmen dieser beiden Organe vorliegen und mit verwertet werden können. Danach berät der Bundestag die Gesetzentwürfe. Diese Beratung hat folgenden Ablauf: In einer ersten Lesung findet allenfalls eine allgemeine Aussprache über den Gesetzentwurf statt. Danach erfolgt eine Weiterbehandlung in den Ausschüssen, deren Fachgebiete betroffen sind. Hier erfolgt die notwendige „Feinabstimmung". Auch die Ausschüsse hören oft noch einmal Sachverständige oder Interessengruppen an. Nach der Behandlung in den Ausschüssen erfolgen die zweite und die dritte Lesung im Bundestagsplenum. Während in der zweiten Lesung einzelne Änderungen möglich sind, kann in der dritten Lesung nur über die Annahme oder die Ablehnung des gesamten Entwurfs entschieden werden. Die Entscheidungen fallen grundsätzlich mit einfacher (= relativer) Mehrheit. Änderungen des Grundgesetzes sind dagegen nur mit einer Mehrheit von jeweils zwei Dritteln der Mitglieder des Bundestags und der Stimmen des Bundesrats möglich (Art. 79 GG). Angesichts der politischen Mehrheitsverhältnisse bedeutet das praktisch, dass Verfassungsänderungen nur einvernehmlich zwischen Regierung und Opposition erreicht werden können.

Hat der Bundestag ein Gesetz beschlossen, so unterscheidet man für den weiteren Gang des Gesetzgebungsverfahrens zwischen Einspruchs- und Zustimmungsgesetzen (➤ 1.5.2). Um welche Art von Gesetz es sich handelt, ergibt sich aus dem Grundgesetz. Generell lässt sich sagen, dass umso eher ein **Zustimmungsgesetz** vorliegt, je mehr die Länderinteressen betroffen sind.

BEISPIEL
Gesetze, die das von den Ländern durchzuführende Verwaltungsverfahren oder die Steuern betreffen, deren Aufkommen auch den Ländern zugutekommt, sind Zustimmungsgesetze (Art. 84, 105 GG).

Bestehen zwischen Bundestag und Bundesrat Meinungsverschiedenheiten, kann zunächst der

Vermittlungsausschuss angerufen werden (Art. 77 GG). Dieser hat 32 Mitglieder. 16 Mitglieder stellt der Bundestag, 16 stellen die Länder. Handelt es sich um ein Einspruchsgesetz, so kann **nur** der Bundesrat den Vermittlungsausschuss anrufen. Bei einem Zustimmungsgesetz können dies auch Bundestag und Bundesregierung. Der Vermittlungsausschuss entscheidet mit Stimmenmehrheit. Schlägt er eine Änderung vor, so muss der Bundestag darüber abstimmen, ob er damit einverstanden ist. Andernfalls befasst sich der Bundestag mit dem betreffenden Entwurf zunächst nicht mehr.

Nun tritt der Bundesrat in Erscheinung: Handelt es sich um ein **Zustimmungsgesetz,** so muss er diesem seine Zustimmung erteilen. Geschieht das, so wird das Gesetz an den Bundespräsidenten weitergeleitet. Verweigert der Bundesrat seine Zustimmung, ist der Gesetzentwurf gescheitert. Bei einem **Einspruchsgesetz** kann der Bundesrat nur Einspruch erheben. Diesen Einspruch kann der Bundestag mit absoluter Mehrheit zurückweisen. Er steht dann dem weiteren Verlauf des Gesetzgebungsverfahrens nicht mehr im Weg.

Abschließend prüft der Bundespräsident, ob das Gesetz verfassungsgemäß zustande gekommen ist. Ist dies der Fall, so fertigt er das Gesetz nach Gegenzeichnung durch den Bundeskanzler und die betroffenen Bundesminister aus. Danach wird das Gesetz im *Bundesgesetzblatt* verkündet. Jedes Gesetz soll den Zeitpunkt seines Inkrafttretens angeben. Fehlt eine solche Bestimmung, so tritt das Gesetz 14 Tage nach Ausgabe des Bundesgesetzblatts in Kraft.

1.7 Grundstrukturen der Rechtsordnung und der Gerichtsbarkeit

1.7.1 Grundeinteilung des Rechts

WAS DENKEN SIE?

Fall
Der an einem Krankenhaus angestellte Oberarzt Dr. Stefan Schulz hat in angetrunkenem Zustand einem 17-jährigen Schüler das falsche Knie operiert. Sie diskutieren mit Ihren Mitschülern darüber, welche Folgen dieses Fehlverhalten haben kann.
In der Diskussion tauchen viele Gesichtspunkte auf: „Der Ruf des Krankenhauses ist in Gefahr!" – „So einer gehört bestraft!" – „Werden der Betroffene und seine Eltern noch das Vertrauen für die zweite Operation haben?" – „Was passiert, wenn der Patient durch die zusätzlichen Fehlzeiten sein Schuljahr wiederholen muss?" – „Kann man den Arzt wenigstens gleich entlassen?" – „Wer bezahlt eigentlich die zusätzlichen Kosten für die zweite Operation?" – „Es gibt doch sicher Schmerzensgeld!" – „Der Arzt ist ja vielleicht auch krank." – „Verliert der Arzt eigentlich seine Approbation?" – „Kann er das verhindern?" – „Warum kommt man in unserer Gesellschaft so leicht an Alkohol?" – „Was passiert, wenn der Schüler Dauerschäden davonträgt?"

Materielles und formelles Recht

Der **Fall** zeigt einmal, dass die Antwort für viele Fragen aus dem Inhalt der Rechtsordnung gefunden werden muss. Diese Regelungen, die Rechtsfragen beantworten, bezeichnet man als **materielles** Recht, während diejenigen Regelungen, die den Ablauf von Verfahren regeln, als **formelles** Recht oder Prozessrecht bezeichnet werden. Seine Grundzüge werden nachfolgend in ➤ 1.7.2 dargestellt.

Bürgerliches und öffentliches Recht

Zum anderen zeigt der **Fall,** dass viele Fragen im Interesse des Gemeinwohls vom „Staat" geregelt werden müssen. So ist es etwa für die Allgemeinheit wichtig, ob Dr. Schulz für sein Fehlverhalten bestraft wird oder ob er weiterhin als Arzt tätig sein darf. Andere Fragen, z. B. die, ob Dr. Schulz vom Krankenhaus entlassen werden darf oder ob der Schüler von ihm Schmerzensgeld bekommt, berühren dagegen nur die unmittelbar Betroffenen.

Diese Erkenntnis betrifft die entscheidende Schnittstelle unserer Rechtsordnung, nämlich die Unterscheidung zwischen bürgerlichem Recht und öffentlichem Recht: Alle Bereiche, die im Interesse der Allgemeinheit verbindlich für alle geregelt sein müssen, gehören zum öffentlichen Recht. Das bürgerliche Recht betrifft dagegen die Rechtsbeziehungen unter „Bürgern": Hierzu werden Regeln für den Umgang gleich geordneter Rechtssubjekte untereinander geschaffen. Gerade die Entziehung der Approbation einerseits und die Beendigung des Arbeitsvertrags andererseits sind ein Beispiel für diese Unterscheidung: Die Frage, ob Dr. Schulz wegen seines Fehlverhaltens in seinem Beruf als Arzt generell nicht mehr tragbar ist, betrifft die Allgemeinheit und wird verbindlich durch den Entzug der Approbation geregelt. Tritt dieser Entzug ein, so darf Dr. Schulz nicht mehr als Arzt tätig sein, auch dann nicht, wenn er ein Krankenhaus finden würde, das ihn anstellen würde. Die Frage der Fortführung des Arbeitsverhältnisses betrifft dagegen nur Arbeitgeber und Arbeitnehmer. Eine allgemein verbindliche Regelung ist weder nötig noch durchführbar.

Öffentliches Recht beinhaltet immer hoheitliches Auftreten des Staates. Neben dem „klassischen" öffentlichen Recht wie dem Polizei-, dem Sicherheits- oder dem Gewerberecht haben sich viele Sondergebiete entwickelt. Beispiele sind das *Steuerrecht*, das *Sozialrecht*, aber auch das *Strafrecht* (▶ 4). Mit der Erhebung von Steuern macht der Staat gegenüber seinen Bürgern geradezu „klassisch" von seinen Hoheitsbefugnissen Gebrauch. Aber auch das Sozialrecht ist öffentliches Recht, denn hier wird verbindlich festgelegt, wer in welchem Umfang Beiträge zu leisten hat und wer welche Leistungen erhält. Schließlich ist das Strafrecht öffentliches Recht – denn wo wird der staatliche Wille mit mehr Nachdruck und Machtausübung durchgesetzt als dort?

Das **bürgerliche Recht** bezweckt hingegen „nur" die Vorgabe verbindlicher Regeln für den Umgang gleich geordneter Rechtssubjekte untereinander. Bei Bedarf können diese Regeln mithilfe der Gerichte durchgesetzt werden. Im Übrigen aber mischt sich der Staat in diese Rechtsbeziehungen nicht ein. Ein deutliches Beispiel hierfür ist die sogenannte Abschlussfreiheit (▶ 5.1.1): Ob ein Bürger mit einem anderen einen Vertrag abschließt oder nicht, bleibt grundsätzlich seine freie Entscheidung. Zum bürgerlichen Recht zählen vor allem weite Bereiche des Zivilrechts, z.B. das *Vertragsrecht*, das *Sachenrecht*, das *Erbrecht* (▶ 5.4), das *Arbeitsrecht* (▶ 7) und das *Handelsrecht*.

1.7.2 Grundzüge des Prozessrechts

Mit der Einteilung des unter ▶ 1.7.1 dargestellten materiellen Rechts ist das Prozessrecht eng verbunden. Denn Prozessrecht ist spätestens dann notwendig, wenn es um die Durchsetzung dessen geht, was die materielle Rechtsordnung vorschreibt. Neben der Festlegung des äußeren Verfahrensablaufs regelt das **Prozessrecht** vor allem, auf welche Weise die für eine Entscheidung notwendigen Tatsachen festzustellen sind. Dabei sind nur zwei Grundprinzipien möglich, nämlich die Parteimaxime und der Amtsermittlungsgrundsatz.

Folgt ein Verfahren der *Parteimaxime*, dann ist es Aufgabe – und Risiko – der Parteien eines Prozesses, die für die Entscheidung notwendigen Grundlagen vorzutragen und, soweit dies notwendig wird, auch zu beweisen. Ein Gericht, das ein derartiges Verfahren zu entscheiden hat, kümmert sich im Grundsatz nicht um diese Dinge. Es würdigt lediglich den Vortrag der Parteien und sorgt dafür, dass die von den Parteien angegebenen Beweise auch erhoben werden. Auf dieser Basis muss es dann entscheiden. Es ist also durchaus möglich, dass eine Partei, die in Wirklichkeit „im Recht" ist, einen Prozess verliert, weil sie unzureichend vorträgt oder ihren Anspruch nicht beweisen kann. Die Parteimaxime gilt für die meisten Streitigkeiten im bürgerlichen Recht, im Arbeitsrecht und im Handelsrecht. Sie ist dort sinnvoll, ja sogar zwingend notwendig. Denn der Staat wäre völlig überfordert, wenn er bei Streitigkeiten die entsprechenden Vorgänge von sich aus aufklären müsste. Für den Einzelnen heißt das wiederum, dass er sich bei wichtigeren Angelegenheiten von Anfang an selbst darum kümmern muss, bei einer späteren Streitigkeit seine Ansprüche nachweisen zu können. Der erste und wichtigste Schritt hierzu ist, alle bedeutenderen Verträge immer schriftlich abzuschließen und die Unterlagen sorgfältig aufzubewahren.

Folgt ein Verfahren dagegen dem *Amtsermittlungsgrundsatz*, so wird der für die Entscheidung nötige Sachverhalt durch das Gericht ermittelt. Dieses schaltet dazu oft andere staatliche Stellen wie Verwaltungsbehörden, Polizei oder Staatsanwaltschaft ein. Der Amtsermittlungsgrundsatz gilt für alle Verfahren, in denen die Parteimaxime keine Anwendung findet. Dies sind insbesondere Strafprozesse, verwaltungsrechtliche Streitigkeiten und Verfahren vor Sozialgerichten und Finanzgerichten. In diesen Verfahren muss grundsätzlich der Staat – also das mit der Angelegenheit befasste Gericht – den Sachverhalt von sich aus klären. Teilweise – vor allem im Strafverfahren – sind dafür gewisse Förmlichkeiten und Grenzen zu beachten.

Allerdings bedeutet das nicht, dass sich der betroffene Bürger „bequem in den Sessel lehnen" und den Lauf der Dinge abwarten kann. Vielmehr hat er in vielen Verfahren – vor allem wenn es um Leistungen geht, die er nur auf Antrag erhält – *Mitwirkungspflichten*. Eine Ausnahme bildet wiederum der Strafprozess. Dort kann ein Beschuldigter zwar Angaben zur Sache machen, er muss es aber nicht. Bei den übrigen Verfahren hat die Mitwirkungspflicht der Betroffenen ihren Grund vor allem darin, dass diese die notwendigen Angaben mit dem geringsten Aufwand machen können. Wird die Mitwirkung verweigert, so wird ein Vorgang in der Regel als nicht aufklärbar behandelt und die entsprechende Leistung wird nicht gewährt.

Natürlich kann es sein, dass sich trotz der Mitwirkung der Betroffenen und trotz Ausschöpfung der gegebenen Ermittlungsmöglichkeiten ein Sachverhalt nicht klären lässt. Dann bestimmt die sogenannte *Feststellungslast,* zu wessen Lasten sich dies auswirkt. Die bekannteste Feststellungslast ist der im Strafprozess geltende Grundsatz „Im Zweifel für den Angeklagten": Kann dort weder festgestellt werden, ob die angeklagten Straftaten begangen worden sind oder ob dies nachweislich nicht der Fall ist, so ist der Angeklagte freizusprechen.

1.7.3 Gerichtsbarkeiten

In der Bundesrepublik werden fünf Gerichtsbarkeiten unterschieden:
- Ordentliche Gerichtsbarkeit
- Arbeitsgerichtsbarkeit
- Verwaltungsgerichtsbarkeit
- Sozialgerichtsbarkeit
- Finanzgerichtsbarkeit

Die Vorteile dieser Aufteilung liegen auf der Hand: Angesichts des Umfangs und der Schwierigkeiten der Rechtsvorschriften wäre ein Richter überfordert, wenn er alle Rechtsfragen entscheiden müsste. Eine solche Praxis würde zu einer großen Zahl falscher Urteile führen. Mit dieser grundlegenden Aufteilung wird im Ansatz der Weg zu einer notwendigen Spezialisierung geöffnet. Allerdings kann es im Einzelfall zu Streitigkeiten über den zuständigen (= gesetzlichen) Richter kommen. Die folgenden Abschnitte zeigen, welche Hauptaufgaben die einzelnen Gerichtsbarkeiten haben und wie die Verfahren dort ablaufen.

Ordentliche Gerichtsbarkeit

Die ordentliche Gerichtsbarkeit unterteilt sich in *Straf- und Zivilgerichtsbarkeit.* Obwohl sich beide Gerichtsbarkeiten in ihren Verfahrensordnungen grundlegend unterscheiden, sind sie unter einem „gemeinsamen Dach" angesiedelt. Das hat seine Ursache darin, dass Sachverhalte häufig beide Rechtsgebiete berühren. Ein Verkehrsunfall mit Personenschäden ist das beste Beispiel für diese Verknüpfung: Hier gilt es zum einen, den Verursacher des Unfalls strafrechtlich zur Rechenschaft zu ziehen. Zum anderen werden Fragen des Schadensersatzes zu regeln sein, die oft wiederum von der Frage der strafrechtlichen Verantwortlichkeit abhängen.

Strafgerichtsbarkeit

Strafsachen werden durch die Staatsanwaltschaft von Amts wegen ermittelt. Neben den Gerichten taucht im Bereich des Strafrechts mit der Staatsanwaltschaft also eine zweite Behörde auf. Diese Trennung und der im Strafverfahren geltende Amtsermittlungsgrundsatz zeigen schon zwei der wichtigsten Grundsätze auf:

Die Staatsanwaltschaft ist für die Strafverfolgung zuständig; die Strafgerichte entscheiden – wenn es zur Anklageerhebung kommt – mit ihren Urteilen über die angeklagten Sachverhalte. Mit dieser Aufteilung wird ein Übermaß an Macht in einer Hand vermieden. Vor allem wird verhindert, dass der Verfolgende später als Richter über seine eigene Arbeit und voreingenommen durch seine frühere Beurteilung des Sachverhalts entscheidet. Der Grundsatz der *Amtsermittlung* bedeutet im Strafverfahren, dass sich nicht der einzelne Bürger um die Verfolgung einer strafbaren Handlung kümmern muss. Vielmehr nehmen mit der Staatsanwaltschaft staatliche, der Objektivität verpflichtete Stellen die notwendigen Untersuchungen vor. Dabei gilt das *Legalitätsprinzip.* Es besagt, dass die Staatsanwaltschaft jedem Verdacht einer strafbaren Handlung nachgehen muss und nicht nach Gutdünken über die Einleitung von Ermittlungen entscheiden darf. Hält die Staatsanwaltschaft eine Straftat für nachweisbar, so stellt sie einen Antrag auf Erlass eines Strafbefehls oder erhebt Anklage. Eine Ausnahme macht das *Opportunitätsprinzip* für nur geringfügige Vergehen wie etwa einen erstmals begangenen Ladendiebstahl mit geringem Schaden. Bei solchen Taten darf die Staatsanwaltschaft gegen **Auflagen,** z. B. die Zahlung eines Geldbetrags an eine gemeinnützige Einrichtung durch den Täter, von einer weiteren Verfolgung absehen. Gegenüber der Polizei, die in der Praxis die meisten Ermittlungen weitgehend selbstständig führt, ist die Staatsanwaltschaft weisungsbefugt. Nur sie entscheidet darüber, ob die Ermittlungen schließlich eingestellt werden oder ob das Verfahren weitergeführt wird. Das gilt auch bei der Anwendung des Opportunitätsprinzips, über das ebenfalls nur die Staatsanwaltschaft bestimmen darf.

Der bereits erwähnte Strafbefehl führt zu den **Strafgerichten.** Straftaten von geringerer Bedeutung werden oft ohne Hauptverhandlung in einem schriftlichen Verfahren geahndet. Wichtig ist aber, dass ein Strafbefehl immer von einem Richter erlassen wird, sodass in jedem Fall die Einschätzung der Sache durch die Staatsanwaltschaft nochmals überprüft wird. Ist ein von einem Strafbefehl Betroffener mit seinem Schuldspruch oder auch nur mit der Höhe seiner Strafe nicht einverstanden, so kann er durch einen Einspruch eine mündliche Verhandlung erzwingen. Dann läuft das weitere Verfahren wie nach einer Anklageerhebung ab.

Anklage erhebt die Staatsanwaltschaft zum Amtsgericht, das auch für das Strafbefehlsverfahren zuständig ist, oder zum Landgericht, das für schwerwiegende oder sehr umfangreiche Verfahren zuständig ist. Nur in ganz seltenen Fällen beginnt ein Strafverfahren bei einem Oberlandesgericht. Eine Anklageerhebung hat immer zur Folge, dass es zu einer mündlichen Verhandlung kommt. In der Regel muss eine solche Verhandlung – Ausnahmen gibt es vor allem bei Jugendstrafsachen – *öffentlich* sein. Neben den Strafsachen entscheiden die Strafgerichte – zuständig sind wiederum die Amtsgerichte – auch über die *Ordnungswidrigkeiten* (▶ 4.1.1).

Im **Fall** hat sich der Oberarzt Dr. Schulz strafbar gemacht. Die Operation des falschen Knies als Folge seiner Trunkenheit stellt eine fahrlässige Körperverletzung dar. Wird der Vorfall der Staatsanwaltschaft bekannt, so wird es zu einem Strafverfahren kommen. In der Praxis wäre, soweit Dr. Schulz nicht schon entsprechend vorbelastet ist, damit zu rechnen, dass gegen ihn in einem Strafbefehlsverfahren eine nicht unerhebliche Geldstrafe festgesetzt werden würde. Denn gerade weil der grobe Fehler des Arztes auf Trunkenheit zurückzuführen ist, sind hier erhebliche Interessen der Allgemeinheit verletzt und es liegt ein erhebliches Verschulden vor.

Zivilgerichtsbarkeit

Die **Zivilgerichte** behandeln *bürgerliche* Rechtsstreitigkeiten, z. B. Schadensersatzansprüche, Ehescheidungen und Unterhaltsklagen, einschließlich der *Handelssachen,* z. B. Prozesse unter Kaufleuten oder Wettbewerbsstreitigkeiten, sowie Angelegenheiten der *freiwilligen Gerichtsbarkeit,* z. B. Betreuungssachen oder Nachlassangelegenheiten. Eine weitere Justizbehörde wie die Staatsanwaltschaft gibt es neben den Zivilgerichten nicht.

Abgesehen von den Verfahren, die zur freiwilligen Gerichtsbarkeit gehören, gelten für einen **Zivilprozess** die Regeln der Parteimaxime (▶ 1.7.2). Damit bleiben die Parteien „Herr des Verfahrens": Ein Kläger kann seinen Antrag zurückziehen, ein Beklagter kann den gegen ihn erhobenen Anspruch anerkennen. Das Gericht ist an ein solches Verhalten gebunden. Schließlich können sich die Parteien auch einvernehmlich durch einen Vergleich einigen, anstatt ein Urteil ergehen zu lassen.

Die Anzahl zivilrechtlicher Streitigkeiten hat in den vergangenen Jahren zwar erheblich abgenommen, gleichzeitig sind die Verfahren aber umfangreicher und schwieriger geworden, sodass die Zivilgerichte vielfach weiterhin überlastet sind und für ihre Entscheidungen erhebliche Zeit benötigen. Deshalb sollte man wissen, dass viele bürgerliche Rechtsstreitigkeiten auch außerhalb eines regulären Gerichtsverfahrens durch sogenannte *Schlichtungsstellen* (auch Schiedsstellen genannt) entschieden werden können. Diese Verfahren sind oft schneller und billiger. Im medizinischen Bereich ist besonders auf die Schlichtungsstellen bei den Ärztekammern hinzuweisen. Sie behandeln vor allem Streitigkeiten zwischen Ärzten bzw. Krankenhäusern und

Patienten wegen behaupteter Behandlungsfehler und schalten dabei auch die Haftpflichtversicherer mit ein.

Im Bereich der *freiwilligen Gerichtsbarkeit* gilt dagegen – ähnlich dem Strafverfahren – der Grundsatz der Amtsermittlung (➤ 1.7.2). Sachverhalte werden hier durch das mit der Sache befasste Gericht ermittelt und aufgeklärt. Ein Unterschied zum Strafverfahren besteht darin, dass Verfahren der freiwilligen Gerichtsbarkeit teilweise nicht von Amts wegen, sondern nur auf Antrag der Betroffenen eingeleitet werden. Kann ein Sachverhalt trotz aller Bemühungen nicht geklärt werden, so bestimmt sich nach Grundsätzen der Feststellungslast, zu wessen Lasten dies geht. Verfahren der freiwilligen Gerichtsbarkeit und viele bürgerliche Rechtsstreitigkeiten beginnen bei den Amtsgerichten. Für die übrigen bürgerlichen Rechtsstreitigkeiten ist das Landgericht die erste Instanz. Vor den Landgerichten und teilweise auch vor den Amtsgerichten besteht der sogenannte *Anwaltszwang*. Ein Betroffener kann dort seine Angelegenheiten nicht selbst vertreten, sondern muss sich eines Rechtsanwalts bedienen.

Der **Fall** Dr. Schulz wirft eine Reihe zivilrechtlicher Fragestellungen auf: Durch die Operation des falschen Knies hat der 17-jährige Schüler sicherlich in erheblichem Umfang unnötige Schmerzen und Unannehmlichkeiten erlitten. Hierfür hat er Anspruch auf ein angemessenes Schmerzensgeld. Erhält er dies nicht durch eine außergerichtliche Einigung mit Dr. Schulz, so muss er diesen Anspruch in einem Zivilverfahren durchsetzen. Würde er durch die unnötige Operation ein zusätzliches Schuljahr benötigen oder sogar Dauerschäden erleiden, so wären diese Ansprüche ebenfalls Gegenstand zivilrechtlicher Auseinandersetzungen. Sollte gegen Dr. Schulz ein Strafbefehl ergangen sein, so wird dadurch für alle Prozesse die Beweislage des Geschädigten verbessert. Denn er kann die Akten eines Strafverfahrens im Zivilverfahren als Beweismittel verwerten lassen und somit leichter die für ihn notwendigen Nachweise führen.

Arbeitsgerichtsbarkeit

Die Arbeitsgerichte entscheiden Streitigkeiten aus *Arbeitsverhältnissen.* Das sind Auseinandersetzungen, an denen auf der einen Seite Arbeitnehmer und auf der anderen Seite Arbeitgeber beteiligt sind und die ihre Ursache in dem zwischen den Parteien bestehenden Arbeitsverhältnis haben. Dabei kann es sich z. B. um die Rechtmäßigkeit einer Kündigung, um Ansprüche auf Arbeitslohn oder um Schadensersatzansprüche gegen einen Arbeitnehmer handeln. Nicht zuständig sind die Arbeitsgerichte bei Auseinandersetzungen zwischen einem Beamten und seinem Dienstherrn. Hier entscheiden die Verwaltungsgerichte.

Das Verfahren der Arbeitsgerichte entspricht weitgehend dem für Zivilverfahren. Noch stärker als dort ist das Bemühen um eine gütliche Einigung ausgeprägt. Ein weiterer wichtiger Unterschied ist, dass in den Verfahren erster Instanz jede Partei auch bei einem Obsiegen ihren Rechtsanwalt selbst bezahlen muss. Daneben sind die Arbeitsgerichte aber auch für Streitigkeiten zwischen den *Tarifvertragsparteien* (➤ 7.3.1) zuständig. Hier kann es z. B. um die Auslegung eines Tarifvertrags gehen. Diese Streitigkeiten werden in einem sogenannten *Beschlussverfahren* mit zahlreichen verfahrensrechtlichen Besonderheiten entschieden.

Beide Verfahrensarten beginnen immer vor dem Arbeitsgericht als erster Instanz. Im **Fall** müsste Dr. Schulz eine gegen ihn ausgesprochene Kündigung vor dem Arbeitsgericht anfechten. Angesichts seines schwerwiegenden Fehlverhaltens wären seine Erfolgsaussichten aber gering.

Verwaltungsgerichtsbarkeit

Die Verwaltungsgerichte entscheiden *öffentlich-rechtliche* Streitigkeiten, soweit keine besondere Gerichtsbarkeit zuständig ist oder der Streit verfassungsrechtlicher Art (➤ 1.5.5) ist.

Öffentlich-rechtliche Streitigkeiten sind dadurch gekennzeichnet, dass mindestens ein Beteiligter ein *Hoheitsträger* ist, der in dieser Funktion auftritt.

BEISPIEL
Eine Gemeinde handelt im Bereich des Zivilrechts, wenn sie – wie jeder andere Bürger auch – Bleistifte kauft. Sie handelt hoheitlich – was ihr besondere Vorschriften gestatten –, wenn sie den Anschluss an eine Kanalisation verlangt.

Typische Streitigkeiten vor den Verwaltungsgerichten sind Auseinandersetzungen um Baugenehmigungen, in Fahrerlaubnissachen oder im Beamtenrecht.

Auch die Verwaltungsgerichte ermitteln einen Sachverhalt von Amts wegen (➤ 1.7.2). Ein weiteres wichtiges Merkmal der *Verwaltungsgerichtsordnung* ist die teilweise bestehende Notwendigkeit eines Vorverfahrens, des sogenannten *Widerspruchsverfahrens*. Im Widerspruchsverfahren, das vor Erhebung einer Klage durchgeführt worden sein muss, erhält die Verwaltung nochmals Gelegenheit, ihre ursprüngliche Entscheidung selbst zu überprüfen und ggf. zu korrigieren. Die Verfahren beginnen in erster Instanz fast immer vor dem Verwaltungsgericht. Nur für besonders bedeutsame Streitigkeiten ist ein Beginn des Verfahrens vor höheren Gerichten vorgesehen, um so das Verfahren durch eine Kürzung des Rechtsmittelwegs (➤ 1.7.4) zu straffen.

Im **Fall** können sich Streitigkeiten vor dem Verwaltungsgericht aus Folgendem ergeben: Gegenüber Dr. Schulz liegt ein Entzug der Approbation im Bereich des Möglichen. Sein Fehlverhalten offenbart schon für sich gesehen eine hohe Verantwortungslosigkeit. Sollte er darüber hinaus an einer Alkoholabhängigkeit leiden, so ist bei dieser Art der Erkrankung auch für die Zukunft mit Fehlverhalten zu rechnen. Zum Schutz der Allgemeinheit kann ihn die zuständige Verwaltungsstelle durch den Entzug der Approbation zukünftig daran hindern, weiterhin legal als Arzt zu arbeiten. Diese Entscheidung stellt einen Verwaltungsakt dar. Dr. Schulz kann dessen Rechtmäßigkeit durch Anrufung des zuständigen Verwaltungsgerichts überprüfen lassen.

Sozialgerichtsbarkeit

Die Sozialgerichte entscheiden die öffentlich-rechtlichen Streitigkeiten in weiten Bereichen des *Sozialwesens*, z. B. der gesetzlichen Krankenversicherung (➤ 6.3.2), der Rentenversicherung (➤ 6.3.1) und der Arbeitslosenversicherung (➤ 6.3.4). Gegenstand solcher Verfahren ist z. B. die Frage, ob jemand vorzeitig Rente wegen Erwerbsminderung erhalten kann oder ob eine Sperrzeit in der Arbeitslosenversicherung gerechtfertigt ist. Auch für Sozialgerichtsverfahren gelten der *Amtsermittlungsgrundsatz* (➤ 1.7.2) und die regelmäßige Notwendigkeit eines *Vorverfahrens*. Die Verfahren beginnen in erster Instanz vor dem Sozialgericht.

Im dargestellten **Fall** könnten Streitigkeiten im Bereich der Sozialgerichte dann entstehen, wenn Dr. Schulz, falls er Mitglied einer gesetzlichen Krankenkasse ist, Leistungen zur Behandlung seiner Alkoholabhängigkeit nicht erhalten würde.

Finanzgerichtsbarkeit

Die Finanzgerichte entscheiden über Streitigkeiten aus dem Bereich des *Steuerrechts*. Auch für diese Verfahren gilt der *Amtsermittlungsgrundsatz* (➤ 1.7.2). Haben die Streitigkeiten – was den weitaus größten Teil der Verfahren betrifft – die Rechtmäßigkeit eines Steuerbescheids zum Gegenstand, so muss ein Vorverfahren durchgeführt werden. Im Steuerrecht wird dieses Vorverfahren als *Einspruch* bezeichnet. Wichtig für die alltäglichen Auseinandersetzungen ist, dass dieses Einspruchsverfahren kostenfrei ist. Wer also Zweifel hat, ob der ihm zugegangene Steuerbescheid in vollem Umfang rechtmäßig ist, kann ohne Angst vor etwaigen Verfahrenskosten Einspruch einlegen. Kommt es dennoch zu einer Auseinandersetzung vor Gericht, so beginnen diese Verfahren in erster Instanz immer vor dem Finanzgericht.

1.7.4 Rechtsmittel

Nicht jedes Urteil, das in erster Instanz erlassen wird, ist richtig. Zur Korrektur dieser Fehler, aber auch zur Wahrung einer einheitlichen Rechtsprechung in Deutschland, sehen die Prozessordnungen deshalb **Rechtsmittel** vor. Die Wahrung der Rechtseinheit wird dadurch erreicht, dass am Ende des Instanzenzugs für bedeutsame Angelegenheiten als Revisionsgericht ein Bundesgericht steht (➤ Abb. 1.9).

Rechtsmittel gegen Urteile sind Berufung und Revision:
- **Berufung** bedeutet, dass eine Sache in tatsächlicher und rechtlicher Hinsicht neu geprüft wird. Eine Berufungsmöglichkeit wird von den Verfahrensordnungen immer dann vorgesehen, wenn durch die Massenhaftigkeit erstinstanzlicher

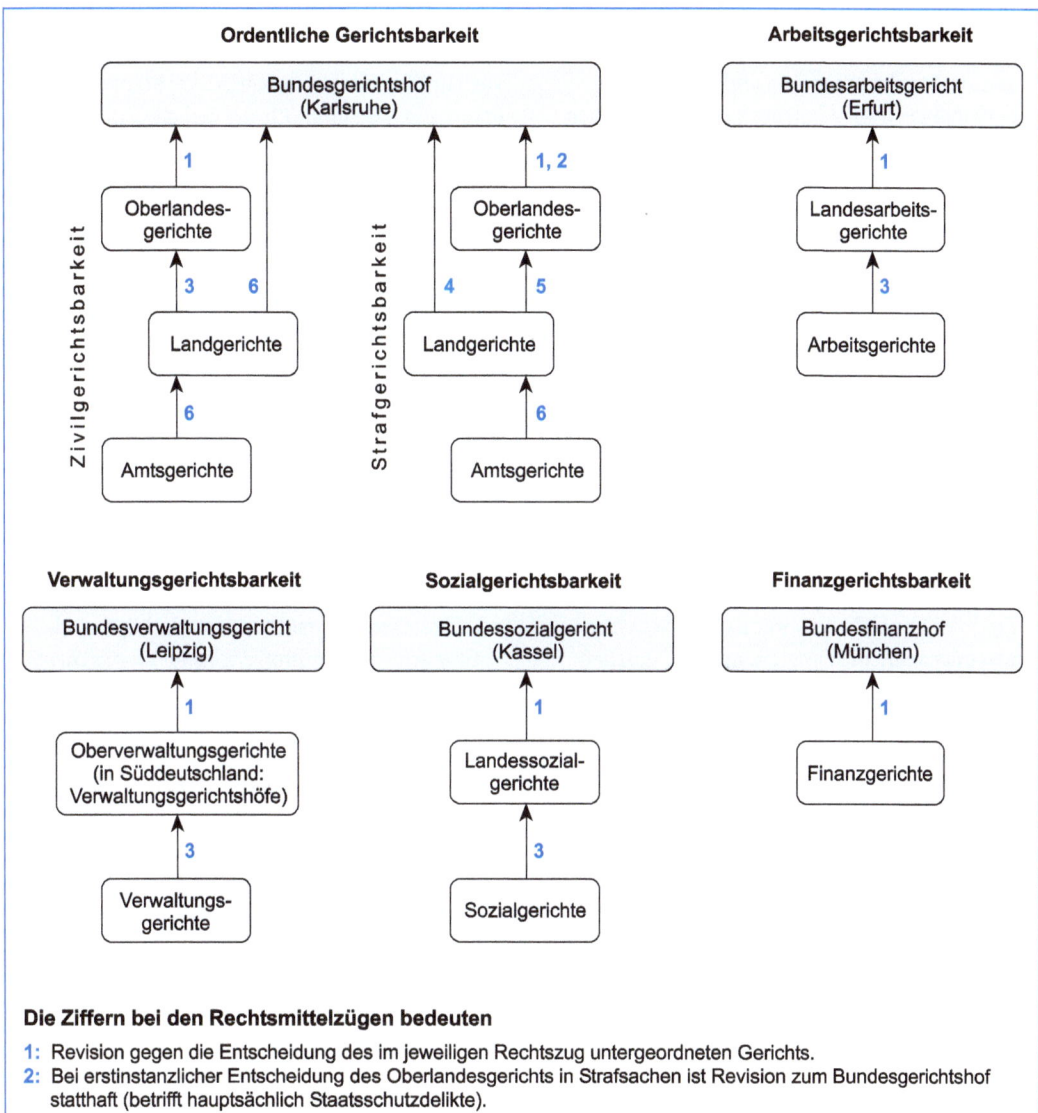

Abb. 1.9 Aufbau der Gerichtsbarkeit und Sitz des jeweils höchsten Gerichts [L143]

Verfahren auch bei der Tatsachenerfassung mit Fehlern zu rechnen ist. Dies zeigt sich besonders deutlich in der Strafgerichtsbarkeit (> 1.7.3): Die große Anzahl der Fälle kleiner und mittlerer Kriminalität wird in erster Instanz bei den Amtsgerichten durch den Strafrichter als Einzelrichter oder durch das Schöffengericht verhandelt. Das *Schöffengericht* ist zwar ein Kollegialgericht, doch sind die beiden Beisitzer Laienrichter, eben die Schöffen. Hier wird mit der Berufungsmöglichkeit zur Strafkammer des Landgerichts eine nochmalige Möglichkeit auch der tatsächlichen Klärung geschaffen. Fälle schwerer Kriminalität werden hingegen in erster Instanz vor einer mit mindestens zwei Berufsrichtern besetzten Strafkammer eines Landgerichts verhandelt. Dort ist für den Angeklagten zwingend der Beistand eines Verteidigers vorgesehen. Die Gewährleistung einer zutreffenden Tatsachenerfassung ist somit weitaus höher. Neben dem großen Umfang dieser Sachen begründet es auch dieser Umstand, dass es dann keine weitere Tatsacheninstanz, sondern nur mehr die Revision gibt.

- Die **Revision** führt zu einer Überprüfung auf richtige Rechtsanwendung. Das Revisionsgericht muss von den Tatsachen ausgehen, die die Vorinstanz festgestellt hat. Sie kann das vorangegangene Urteil nur aufheben, wenn es Rechtsfehler enthält oder wenn die Feststellung der Tatsachen durch die Vorinstanz entgegen den Vorschriften der jeweiligen Prozessordnung erfolgt ist.

Den Aufbau und den Rechtsmittelzug bei den einzelnen Gerichtsbarkeiten zeigt ➤ Abb. 1.9.

1.7.5 Europäische und internationale Gerichtshöfe

Immer häufiger ist in der Presse von Entscheidungen des „Europäischen Gerichtshofs" zu lesen. Hierbei muss man zunächst wissen, dass es zwei verschiedene **europäische Gerichtshöfe** gibt, nämlich zum einen den *Gerichtshof der Europäischen Gemeinschaften (EuGH)* mit Sitz in Luxemburg und zum anderen den *Europäischen Gerichtshof für Menschenrechte* in Straßburg. Ebenso wie beim Bundesverfassungsgericht (➤ 1.5.5) handelt es sich nicht um Gerichte, die am Ende eines normalen Instanzenzugs angeordnet sind. Vielmehr ist ihre Stellung mit der eines Verfassungsgerichts – allerdings auf europäischer Ebene – vergleichbar: Der **EuGH** entscheidet über Streitigkeiten unter Mitgliedsstaaten, über Fragen des Gemeinschaftsrechts und über die Rechtmäßigkeit von Handlungen der Gemeinschaftsorgane (➤ 1.2.7). Vor allem aber ist er von nationalen Gerichten anzurufen, wenn es um die Wirksamkeit oder Auslegung von Gemeinschaftsrecht geht. Da mittlerweile viele nationale Rechtsvorschriften auf Richtlinien der EU beruhen, kommt derartigen Verfahren für die tägliche Rechtsanwendung eine immer größere Bedeutung zu.

Der **Europäische Gerichtshof für Menschenrechte** ist für die Kontrolle der Einhaltung der Europäischen Konvention zum Schutz der Menschenrechte und Grundfreiheiten zuständig. Mit dieser Konvention haben sich die Vertragsstaaten des Europarats (➤ 3.1.1) verpflichtet, bestimmte Menschenrechte wie das Recht auf Leben und körperliche Unversehrtheit, die Religions- und Meinungsfreiheit oder den Anspruch auf rechtliches Gehör zu gewährleisten. Vor allem natürliche Personen, die sich durch einen Vertragsstaat in den entsprechenden Rechten verletzt sehen, können den Europäischen Gerichtshof für Menschenrechte anrufen. Allerdings ist dieser Weg erst eröffnet, wenn alle innerstaatlichen Rechtsbehelfe ausgeschöpft sind.

Dagegen darf der *Strafgerichtshof für das ehemalige Jugoslawien* in Den Haag nicht der EU zugerechnet werden. Dieses Kriegsverbrechertribunal untersteht vielmehr den Vereinten Nationen (UNO). Seit Juli 2002 ist der **Internationale Strafgerichtshof (IStGH)** in Den Haag als ständiger Gerichtshof für die weltweite Verfolgung von Völkermord, Verbrechen gegen die Menschlichkeit, Kriegsverbrechen und seit Juli 2018 auch für Verbrechen der Aggression (z. B. Erteilung des Befehls für einen Angriffskrieg) zuständig. Dieses neue „Weltgericht" wird aktuell von mehr als 120 Staaten, darunter alle EU-Staaten, anerkannt. Allerdings haben gerade Großmächte wie die USA, Russland oder China, aber auch andere bedeutende Staaten wie Indien, die Türkei oder Israel noch keinen wirksamen Beitritt zu dem Abkommen über den Internationalen Strafgerichtshof erklärt, sodass man noch nicht von einer „weltweiten" Zuständigkeit dieses Gerichtshofs sprechen kann.

1.7.6 Stellung der Richter

Das Ziel der Judikative, Kontrolle auszuüben und zu sachlich richtigen Ergebnissen zu gelangen, kann nur dann erreicht werden, wenn die Stellung der dort tätigen Entscheidungsträger und ihre Zuständigkeit besonderen Grundsätzen unterliegen. Deshalb gibt es die *sachliche* und *persönliche Unabhängigkeit* der Richter sowie den Anspruch auf den *gesetzlichen Richter*:

- **Sachliche Unabhängigkeit:** Einem Richter darf weder eine Weisung darüber erteilt werden, wie er eine Sache zu entscheiden hat, noch darf indirekt zu diesem Zweck auf ihn eingewirkt werden. Vielmehr hat der Richter seine Entscheidung ausschließlich an den geltenden gesetzlichen Regelungen zu orientieren. Deshalb hat er sich auch gegenüber niemandem für seine Entscheidung zu verantworten, und eine Abänderung gerichtlicher Entscheidungen ist nur mithilfe der von den Verfahrensordnungen vorgesehenen Rechtsmittel (➤ 1.7.4) statthaft.
- **Persönliche Unabhängigkeit:** Richter sind unabsetzbar und unversetzbar. Damit soll verhindert werden, dass ein „missliebiger" Richter durch eine Versetzung an ein anderes Gericht oder in den Ruhestand Pressionen ausgesetzt werden kann. Nur durch diesen umfassenden Schutz der persönlichen und beruflichen Existenz kann die sachliche Unabhängigkeit wirksam gewährleistet werden.
- **Gesetzlicher Richter:** Darunter versteht man, dass abstrakt vor Anhängigkeit eines Falles bei Gericht festgelegt sein muss, welcher Richter über diesen Fall entscheiden wird (➤ 1.7.3). Auch das schützt wieder die sachliche Unabhängigkeit, denn niemand kann sich auf diese Weise den ihm „genehmen" Richter aussuchen. Der Grundsatz schützt aber auch den Rechtssuchenden, weil er ihn davor bewahrt, dass ein Richter – aus welchen Gründen auch immer – „seinen" Fall an sich ziehen kann.

Wiederholungsfragen

1. Warum sehen die Wahlgesetze in der Bundesrepublik für die Bundes- und Landtagswahlen Sperrklauseln etwa in Form der sogenannten Fünfprozentklausel vor? Sind solche Klauseln mit dem Grundsatz der gleichen Wahl vereinbar?
2. Welche fünf Grundsätze gelten für Wahlen in der Bundesrepublik?
3. Kann ein Staatsbürger eines anderen Mitgliedsstaats der EU zum deutschen Bundespräsidenten gewählt werden?
4. Wird ein in Deutschland geborenes Kind, dessen Vater Ausländer und dessen Mutter deutsche Staatsangehörige ist, durch seine Geburt automatisch deutscher Staatsbürger?
5. Nennen Sie die 16 deutschen Bundesländer und ihre jeweilige Stimmenzahl im Bundesrat.
6. Darf die Bundesregierung eine politische Partei verbieten?
7. Welche drei Merkmale sind für die Existenz eines Staates notwendig?
8. Welche drei Teile der Staatsgewalt kennt man in der Bundesrepublik Deutschland und in welcher Beziehung stehen diese Teile zueinander?
9. Was ist eine Verfassung?
10. In welche Staaten der EU ist derzeit (2019) der Euro eingeführt?
11. Nennen Sie zwei Fälle, in denen der Bundespräsident vom Grundgesetz mit politischem Einfluss ausgestattet wurde.
12. Stellen Sie die wesentlichen Unterschiede zwischen der Parteimaxime und dem Amtsermittlungsgrundsatz dar.

KAPITEL 2

Der Pflegeberuf heute

Pflege hat eine lange Tradition. Sich um Arme, Kranke und Behinderte zu bemühen war lange Ausdruck einer christlich geprägten Lebenshaltung (*Berufung*). Eine geregelte Berufstätigkeit außer Haus war für verheiratete Frauen bis zum Ende des 19. Jahrhunderts nicht üblich und deshalb gab es auch keinen Pflege*beruf* im Sinne einer gegen Bezahlung ausgeübten Krankenpflege. Erst seit Anfang des 20. Jahrhunderts ist die Pflege als Beruf anerkannt.

Pflegeberufe

Neben den Berufen Gesundheits- und Krankenpfleger(in), Gesundheits- und Kinderkrankenpfleger(in), Pflegeassistent(in), Krankenpflegehelfer(in), Altenpfleger(in) und Altenpflegehelfer(in) gehören auch die Berufe Familienpfleger(in), Heilerziehungspfleger(in) und Heilerziehungspflegehelfer(in) (➤ 3.2) zur Gruppe der Pflegeberufe. Ab 2020 kommt die Ausbildung zur Pflegefachfrau und zum Pflegefachmann dazu.

Professionalisierung

In den 1960er-Jahren wurde der Begriff der Professionalisierung in der deutschsprachigen Berufssoziologie eingeführt. **Professionalisierung** bezeichnet die Weiterentwicklung eines Berufs zu einer Profession. Unter *Beruf* versteht man eine öffentlich anerkannte, wirtschaftlich orientierte Tätigkeit, die ein bestimmtes, durch Ausbildung erworbenes Wissen voraussetzt und der Sicherung des Lebensunterhalts dient.

Die Weiterentwicklung zur *Profession* bedeutet für die Angehörigen der Berufsgruppe unter anderem bessere Arbeitsmarkt- und Einkommenschancen sowie ein höheres Sozialprestige. Aus Sicht der Berufssoziologie unterscheiden vier Kriterien eine Profession von einem Beruf: ein *Ausbildungssystem* (➤ 2.1), eine *Berufsethik* (➤ 2.2), *wissenschaftlich begründetes Fachwissen* (➤ 2.3) und *Handlungsautonomie* (➤ 2.4). Als typische Professionen gelten die Medizin, die Theologie sowie die Rechtskunde. Für die Pflege bedeutet Professionalisierung die Entwicklung vom Beruf aus „Berufung" hin zur professionellen Ausübung der Pflege. Derzeit entfernt sich die Pflege immer weiter vom eher frauentypischen, von christlicher Nächstenliebe geprägten, weisungsabhängigen medizinischen Hilfsberuf. Die Pflegefachkräfte haben sich zum selbstständigen und selbstverantwortlichen Berufsstand mit eigenem Aufgabenbereich weiterentwickelt. Die *beruflichen Interessen* der Pflegenden werden von verschiedenen Verbänden und Organisationen vertreten (➤ 2.5).

Fachkraftquote und Pflegepersonaluntergrenze

Als Element zur *Sicherung der Pflegequalität* in Alten- und Pflegeheimen wird seit den 1990er-Jahren über die Einführung einer **Fachkraftquote** diskutiert. Fachkräfte im Bereich der Pflege sind Pflegekräfte mit mindestens dreijähriger Ausbildung oder einem grundständigen Pflegestudium.

Seit Januar 2019 gibt es – zunächst für vier pflegeintensive Krankenhausbereiche (Intensivmedizin, Geriatrie, Kardiologie und Unfallchirurgie) – **Pflegepersonaluntergrenzen (PPUG)**. Die PPUG legt das Verhältnis zwischen der Patienten- und der Pflegekräftezahl fest. In der Verordnung des Bundesministeriums für Gesundheit werden die Tag- und Nachtschichten an den Wochentagen sowie an Wochenenden und Feiertagen in vier unterschiedliche Kategorien eingeteilt, nach der sich die jeweilige Mindestbesetzung mit Pflegekräften richtet. Auch ein Grenzwert für den Anteil der Pflegehilfskräfte ist festgelegt.

Das auf Landesebene geregelte Heimrecht fordert in der **Heimpersonalverordnung (HeimPersV)** als Untergrenze eine Fachkraftquote von 50 %. Da zunehmend mehr hochbetagte, multimorbide und demente Bewohner in die Alten- und Pflegeheime aufgenommen werden, muss die Fachkraftquote jedoch nach oben korrigiert werden. Sie darf dagegen nicht durch Anerkennung weniger qualifizierter Pflegekräfte, z. B. von Pflegehilfskräften, die über eine langjährige Berufserfahrung verfügen, vermindert werden.

2.1 Ausbildungssystem

Die Pflegeberufe sind mit Ausnahme von Bayern nicht in das staatliche Ausbildungssystem integriert. Dennoch haben die Pflegeberufe ein staatlich geregeltes Ausbildungssystem mit einheitlichen Prüfungsanforderungen. Der Bund nutzte seine Befugnis zur Gesetzgebung aus Art. 74 Abs. 1 Nr. 19 GG, um im Gesundheitswesen Gesetze zur Berufszulassung zu erlassen. Entsprechend regeln das *Krankenpflegegesetz* (➤ 2.1.1) und das *Altenpflegegesetz* (➤ 2.1.3) und ab Januar 2020 das Pflegeberufereformgesetz (➤ 2.1.5) als Bundesgesetze die Ausbildung in der Gesundheits- und (Kinder-)Krankenpflege sowie Altenpflege. Bis 2004 war die Ausbildung in der *Krankenpflegehilfe* ebenfalls durch das Krankenpflegegesetz geregelt. Aus der Neufassung wurde sie herausgenommen. Jetzt regeln die einzelnen Bundesländer auf Länderebene die Ausbildung der Pflegehelfer in ihren Schul- bzw. Berufsfachschulordnungen.

1957 wurde das bundeseinheitliche **Krankenpflegegesetz** (KrPflG) geschaffen, 1959 folgte die Ausbildungs- und Prüfungsordnung. 1985 beschloss der Deutsche Bundestag eine Anpassung dieser Bestimmungen an die Ausbildungsrichtlinien der Europäischen Union. Damit wurde den Pflegenden die Anerkennung ihrer Berufsausbildung innerhalb der EU ermöglicht.

2003 wurde das Krankenpflegegesetz von 1985 an das neu entstandene Berufsbild der Pflegenden und das Zusammenwachsen der Europäischen Union angepasst. Die Neufassung des Krankenpflegegesetzes und die daraus abgeleitete Ausbildungs- und Prüfungsverordnung (➤ 2.1.2) sind am 1. Januar 2004 in Kraft getreten. Die Ausbildungen in der Gesundheits- und Kranken- bzw. Kinderkrankenpflege enthalten jetzt zahlreiche gemeinsame Ausbildungsanteile. Präventive, rehabilitative und palliative Maßnahmen sind neue Schwerpunkte der Ausbildung.

Am 1. Juni 2008 trat das **Pflege-Weiterentwicklungsgesetz (PflWG)** in Kraft, das die Aufgaben der Pflegekassen regelt und die Versorgung der Pflegebedürftigen verbessert. Das Gesetz erweitert den Zuständigkeits- und Verantwortungsbereich der Pflegefachkräfte. In befristeten Modellvorhaben sollen ärztliche Tätigkeiten auf Berufsangehörige der Alten- und Krankenpflege zur selbstständigen Ausübung von Heilkunde übertragen werden. Seit dem 22. März 2012 legt die **Heilkundeübertragungsrichtlinie** Tätigkeiten fest, die Pflegefachkräfte bei entsprechender Qualifikation selbstständig und eigenverantwortlich ausüben dürfen.

Die Pflege alter Menschen wurde bis in die 1960er-Jahre weitgehend von der Familie übernommen. In den wenigen Altenheimen waren Krankenschwestern für die pflegerischen Aufgaben zuständig. Durch die Auflösung der Familienstrukturen und die steigende Lebenserwartung nahm der Personalbedarf der Altenheime stark zu. In bis zu sechsmonatigen Lehrgängen an konfessionellen und kommunalen Ausbildungsstätten wurden Frauen in der Altenpflege ausgebildet.

Das **Berufsbild des Altenpflegers und Altenpflegehelfers** wurde 1969 durch eine allgemeine Prüfungsordnung und Ausbildungsregelungen auf Landesebene geprägt. Ende der 1990er-Jahre setzt sich bundesweit die dreijährige Ausbildung durch, die die Altenpflegekräfte zur medizinischen Behandlungspflege im Auftrag des Arztes befähigt. Nach Einführung der **Pflegeversicherung** (➤ 6.3.5) 1995 werden zahlreiche Pflegeheime, Sozialstationen und ambulante Pflegedienste gegründet, die zur Erfüllung der vertraglich festgelegten Leistungen immer mehr qualifiziertes Pflegepersonal benötigen. Seit August 2003 regelt das

Altenpflegegesetz bundesweit die dreijährige Ausbildung in der Altenpflege.

Der Bedarf an kompetent aus-, fort- und weitergebildetem, spezialisiertem, selbstständig und eigenverantwortlich arbeitendem Personal in der Alten- und Krankenpflege steigt immer weiter an. Ursachen dafür sind:
- Steigende Lebenserwartung, Veränderung der familiären Strukturen und demografischer Wandel (> 6.2.3) erhöhen den Pflegebedarf. Chronische Krankheiten, Multimorbidität und Demenzkrankheiten nehmen zu.
- Die Liegezeit der Patienten im Krankenhaus verkürzt sich. Die Pflege verlagert sich zunehmend in den teilstationären und ambulanten Bereich und in die Kurzzeitpflege der Pflegeheime.
- Die ambulante Pflege wird weiter ausgebaut.
- Die Pflegenden in der (Kinder-)Kranken- und Altenpflege übernehmen Aufgaben aus den Bereichen Beratung, Prävention, Rehabilitation, Anleitung und Betreuung von Angehörigen, Palliativmedizin und Sterbebegleitung.
- Forschung und Weiterentwicklung in der Medizin erweitern und verändern den Einsatzbereich von Pflegefachkräften und stellen höhere, umfassendere Anforderungen an deren Qualifikation und Bereitschaft zur Fort- und Weiterbildung. Die komplexer werdenden Versorgungsprozesse bedürfen einer wissenschaftlichen Basis.
- Der Arbeitsmarkt und die modernen Versorgungsstrukturen verbessern die beruflichen Einsatz- und Entwicklungsmöglichkeiten, sie verlangen aber auch eine höhere Flexibilität.

Auch der Bedarf an akademisch ausgebildeten Pflegefachkräften nimmt weiter zu. Ihre Aufgabenfelder sind die Ausbildung und Leitung der Pflegekräfte sowie die Pflegeforschung.

Im Sinne der Weiterentwicklung der Pflegeberufe wurde am 17. Juli 2017 das **Gesetz zur Reform der Pflegeberufe (Pflegeberufereformgesetz)** (> 2.1.5) verabschiedet. Es hebt die bisherige Trennung nach Altersgruppen in der Pflege auf und legt eine generalistisch ausgerichtete Pflegeausbildung mit Schwerpunktsetzung fest. Die neue Berufsbezeichnung lautet Pflegefachfrau oder Pflegefachmann. Das Pflegeberufereformgesetz tritt am 1. Januar 2020 in Kraft.

2.1.1 Krankenpflegegesetz (KrPflG)

Das *Krankenpflegegesetz* vom 1. Januar 2004 ist in folgende Abschnitte gegliedert:

I.	Abschnitt	(§§ 1–2)	Erlaubnis zum Führen der Berufsbezeichnung
II.	Abschnitt	(§§ 3–8)	Ausbildung
III.	Abschnitt	(§§ 9–18)	Ausbildungsverhältnis
IV.	Abschnitt	(§ 19)	Erbringen von Dienstleistungen
V.	Abschnitt	(§ 20)	Zuständigkeiten
VI.	Abschnitt	(§ 21)	Bußgeldvorschriften
VII.	Abschnitt	(§ 22–25)	Anwendungsvorschriften

Vorgaben durch die Europäische Union

Seit 1967 gibt es europäische Richtlinien für die Pflegeberufe. Sie vereinheitlichen die Ausbildungen und ermöglichen eine gegenseitige Anerkennung der Ausbildungsabschlüsse innerhalb der Mitgliedsstaaten. Deutschland beschloss erst 1985, die Ausbildung an diese Richtlinien anzupassen. Eine Unterscheidung in Kranken-, Kinderkranken- und Altenpflege ist vielen EU-Mitgliedsstaaten fremd, sodass es nur eine gemeinsame Regelung für die Krankenpflege gibt.

Besondere Bedeutung für das Krankenpflegegesetz hatte das **Europäische Übereinkommen.** Dessen Ziel ist eine einheitliche Qualifikation, die eine gleichberechtigte Berufsausübung in allen Mitgliedsstaaten ermöglicht. Fast alle hierin erwähnten Mindestanforderungen wurden in das Krankenpflegegesetz übernommen. Das Krankenpflegegesetz enthält umfassende Regelungen für die Anrechnung gleichwertiger Ausbildungen und zur Anerkennung der Ausbildung von Pflegenden aus Mitgliedsstaaten des Europäischen Wirtschaftsraums und Drittländern. Ist der Kenntnis- und Ausbildungsstand nicht gleichwertig, muss er durch mündliche und praktische Ergänzungsprüfungen nachgewiesen oder durch Anpassungslehrgänge vervollständigt werden.

WAS DENKEN SIE?

Fall 1

Konrad Klein hat sein Examen als Gesundheits- und Krankenpfleger erfolgreich bestanden. Gegen Ende seiner Ausbildung ist er allerdings von Betäubungsmitteln, zuletzt sogar von Heroin abhängig geworden. Diesen Sachverhalt teilte die Krankenpflegeschule der zuständigen Behörde mit. Zudem hat Herr Klein bereits mehrere Anzeigen wegen Drogenbesitzes erhalten. Als Konrad Klein nun beantragt, die Berufsbezeichnung Gesundheits- und Krankenpfleger führen zu dürfen, wird ihm dies verweigert. Ist diese Entscheidung Ihrer Ansicht nach richtig?

Fall 2

Sabrina Sanft hat wegen einer Schwangerschaft ihre Ausbildung zur Gesundheits- und Krankenpflegerin nach zwei Jahren abgebrochen. Fünf Jahre später will sie wieder etwas Geld dazuverdienen und inseriert in einer Tageszeitung wie folgt: „Gesundheits- und Krankenpflegerin übernimmt Ihre häusliche Pflege. Anfragen unter [...]." Daraufhin verhängt die zuständige Behörde gegen sie ein Bußgeld von 300 Euro. Zu Recht?

Erlaubnis

In § 1 des KrPflG ist festgelegt, dass das **Führen der Berufsbezeichnungen** Gesundheits- und Krankenpflegerin, Gesundheits- und Krankenpfleger, Gesundheits- und Kinderkrankenpflegerin oder Gesundheits- und Kinderkrankenpfleger der Erlaubnis bedarf.

Die seit 2004 gültigen Berufsbezeichnungen, die die bis dahin gebräuchlichen Bezeichnungen (Kinder-)Krankenschwester und (Kinder-)Krankenpfleger ablösten, werten die Bedeutung der Gesundheit auf und betonen die Unterstützung bei der Erhaltung der physischen und psychischen Gesundheit und der Verhütung von Krankheiten als eigenständige Aufgabe und Verantwortung der Pflegenden.

Diese Erlaubnis wird auf Antrag erteilt, „wenn der Antragsteller
- die durch dieses Gesetz vorgeschriebene Ausbildungszeit abgeleistet und die staatliche Prüfung bestanden hat,
- sich nicht eines Verhaltens schuldig gemacht hat, aus dem sich die Unzuverlässigkeit zur Ausübung des Berufs ergibt,
- nicht in gesundheitlicher Hinsicht zur Ausübung des Berufs ungeeignet ist und
- über die für die Ausübung der Berufstätigkeit erforderlichen Kenntnisse der deutschen Sprache verfügt" (§ 2 KrPflG).

Liegen diese Voraussetzungen bei Abschluss der Ausbildung nicht vor, wird die Erlaubnis, eine Berufsbezeichnung nach § 1 zu führen, nicht erteilt. Die Erlaubnis kann widerrufen werden, falls diese Voraussetzungen wegfallen. Schließen Gesundheits- und (Kinder-)Krankenpflegeschüler die Ausbildung mit Erfolg ab, erhalten sie am letzten Prüfungstag ein Prüfungszeugnis und am Ausbildungsende eine personenbezogene Urkunde, auf der die Erlaubnis, die Berufsbezeichnung Gesundheits- und (Kinder-)Krankenpfleger(in) führen zu dürfen, erteilt wird.

Wer bereits die Erlaubnis zum Führen der Berufsbezeichnung Krankenschwester, Krankenpfleger, Kinderkrankenschwester oder Kinderkrankenpfleger besitzt, hat damit auch die Erlaubnis, die neue Berufsbezeichnung zu führen (§ 23).

Im **Fall 1** ist die Verweigerung zu Recht erfolgt, denn Konrad Klein ist wegen seiner Heroinsucht zur Ausübung des Berufs als Gesundheits- und Krankenpfleger ungeeignet. Seine Betäubungsmittelabhängigkeit könnte dazu führen, dass er seine Arbeitsstelle zur Beschaffung entsprechender Suchtmittel ausnützt. Außerdem wären die ihm anvertrauten Patienten durch mögliche Ausfallerscheinungen gefährdet.

Ausbildung

Das Krankenpflegegesetz knüpft die Erlaubnis, eine Berufsbezeichnung nach § 1 zu führen, an Voraussetzungen: die Ausbildung und die staatliche Prüfung (§ 2 Abs. 1.1). Darum sind die folgenden Paragrafen zur Regelung der Ausbildung besonders wichtig. Umfang und Ablauf der Prüfungen sind in der Ausbildungs- und Prüfungsverordnung festgelegt (➤ 2.1.2).

Ausbildungsziel (§ 3)

Im Ausbildungsziel definiert der Gesetzgeber seine Vorstellungen von Pflege. Wenn auch keine konkreten Tätigkeitsbeschreibungen enthalten sind, wird das spätere Berufsbild doch im Gesetzestext deutlich:

„(1) Die Ausbildung […] soll entsprechend dem allgemein anerkannten Stand pflegewissenschaftlicher, medizinischer und weiterer bezugswissenschaftlicher Erkenntnisse fachliche, personale, soziale und methodische Kompetenzen zur verantwortlichen Mitwirkung insbesondere bei der Heilung, Erkennung und Verhütung von Krankheiten vermitteln. Die Pflege […] ist dabei unter Einbeziehung präventiver, rehabilitativer und palliativer Maßnahmen auf die Wiedererlangung, Verbesserung, Erhaltung und Förderung der physischen und psychischen Gesundheit der zu pflegenden Menschen auszurichten. Dabei sind die unterschiedlichen Pflege- und Lebenssituationen sowie Lebensphasen und die Selbstständigkeit und Selbstbestimmung der Menschen zu berücksichtigen (Ausbildungsziel).

(2) Die Ausbildung für die Pflege […] soll insbesondere dazu befähigen,
1. die folgenden Aufgaben eigenverantwortlich auszuführen:
   – Erhebung und Feststellung des Pflegebedarfs, Planung, Organisation, Durchführung und Dokumentation der Pflege
   – Evaluation der Pflege, Sicherung und Entwicklung der Qualität der Pflege
   – Beratung, Anleitung und Unterstützung von zu pflegenden Menschen und ihrer Bezugspersonen in der individuellen Auseinandersetzung mit Gesundheit und Krankheit
   – Einleitung lebenserhaltender Sofortmaßnahmen bis zum Eintreffen der Ärztin oder des Arztes
2. die folgenden Aufgaben im Rahmen der Mitwirkung auszuführen:
   – eigenständige Durchführung ärztlich veranlasster Maßnahmen
   – Maßnahmen der medizinischen Diagnostik, Therapie oder Rehabilitation
   – Maßnahmen in Krisen- und Katastrophensituationen
3. interdisziplinär mit anderen Berufsgruppen zusammenzuarbeiten und dabei multidisziplinäre und berufsübergreifende Lösungen von Gesundheitsproblemen zu entwickeln" (§ 3 KrPflG).

Falls in einem durch das Pflege-Weiterentwicklungsgesetz (➤ 2.1) erlaubten Modellvorhaben erweiterte Kompetenzen zur Ausübung heilkundlicher Tätigkeiten erprobt werden, muss die Ausbildung auch für diese Tätigkeiten qualifizieren. Es ist anzunehmen, dass eine diesbezügliche Qualifikation in der akademischen Ausbildung erworben wird.

Kompetenz ist die Bereitschaft und Fähigkeit, sich bei der Bewältigung von beruflichen Anforderungen und Aufgaben individuell angepasst und verantwortlich zu verhalten. Kompetent sein bedeutet mehr, als reines Faktenwissen zu besitzen. Die Ausübung der Pflegeberufe erfordert deshalb neben der fachlichen auch die personale, soziale, methodische und kommunikative Kompetenz.

Das Krankenpflegegesetz von 2004 und das Pflegeberufereformgesetz verändern die Kompetenzen und Verantwortungsbereiche der Gesundheits- und (Kinder-)Krankenpfleger(innen). Bei der Beschreibung des Ausbildungsziels wird die Eigenverantwortlichkeit bei der Einschätzung des Pflegebedarfs, der Durchführung der Pflegemaßnahmen und der Beratung von Patienten hervorgehoben. Die größere Eigenverantwortung der Pflegefachkräfte hat eine Zunahme der Dokumentationspflicht (➤ 5.3.2) und Haftungsverantwortung zur Folge.

Die angehenden Pflegefachkräfte werden während der Ausbildung dazu angeleitet, ihre Pflegehandlungen personenbezogen auszurichten. Sie lernen im Pflegeprozess (➤ 3.3.2) die unterschiedlichen Pflege- und Lebenssituationen sowie Lebensphasen, die Selbstbestimmung und die Selbstständigkeit der Menschen zu berücksichtigen und die individuelle Auseinandersetzung des Patienten mit Gesundheit und Krankheit zu unterstützen.

Die Ausbildung erfolgt nach pflegewissenschaftlichen Standards und befähigt zu Evaluation, Sicherung und Entwicklung der Qualität der Pflege. Teamarbeit und die interdisziplinäre Zusammenarbeit mit anderen Berufsgruppen fördern die Entwicklung von gemeinsamen oder berufsübergreifenden Lösungen von Gesundheitsproblemen.

Dauer und Struktur der Ausbildung (§ 4)

Die Ausbildung in der Krankenpflege schließt mit der *staatlichen Prüfung* ab und dauert, unabhängig vom Zeitpunkt der staatlichen Prüfung, in Vollzeit drei Jahre und in Teilzeit höchstens fünf Jahre. Während dieser Zeit erhält der Schüler *theoretischen und praktischen Unterricht* sowie eine praktische

Ausbildung. Diese wird in den verschiedenen Abteilungen und Pflegegruppen von einem oder mehreren Krankenhäusern und in ambulanten Pflegeeinrichtungen sowie in stationären Pflege- und Rehabilitationseinrichtungen durchgeführt.

Der Gesetzgeber knüpft die Anerkennung der **Krankenpflege- und Kinderkrankenpflegeschulen** an verschiedene Bedingungen: Die Schule wird von einer qualifizierten Fachkraft mit abgeschlossener Hochschulausbildung geleitet und hat eine ausreichende Zahl von fachlich und pädagogisch qualifizierten Lehrkräften. Die Schule muss über die für die Ausbildung erforderlichen Räume und Einrichtungen sowie ausreichende Lehr- und Lernmittel verfügen. Die Durchführung der praktischen Ausbildung muss von der Schule sichergestellt sein. Die Gesamtverantwortung für die Organisation und Koordination des Unterrichts und der praktischen Ausbildung trägt die Schule. Während der praktischen Ausbildung werden die Schüler von Praxisanleitern (> 2.1.2) mit einer berufspädagogischen Zusatzqualifikation angeleitet und von Lehrpersonen der Schule begleitet.

Bei genehmigten Modellvorhaben darf die Ausbildung über die gesetzlich geregelten Ausbildungs- und Prüfungsinhalte hinausgehen. Die Ausbildung und die Prüfung können auch an Hochschulen erfolgen.

Zugang zur Ausbildung (§ 5)

Die Voraussetzungen für die Aufnahme an einer Kranken- oder Kinderkrankenpflegeschule sind:
- Gesundheitliche Eignung für die Ausübung des Pflegeberufs
- Realschulabschluss oder gleichwertige abgeschlossene Schulbildung oder
- Erfolgreicher Abschluss einer sonstigen zehnjährigen allgemeinen Schulbildung oder
- Hauptschulabschluss in Verbindung mit einer
  - Erfolgreich abgeschlossenen, mindestens zweijährigen Berufsausbildung oder
  - Erfolgreich abgeschlossenen, mindestens einjährigen Ausbildung in der Krankenpflegehilfe oder Altenpflegehilfe

Fehlzeiten (§ 7)

Wegen Urlaub, Bildungsurlaub, Ferien, Krankheit oder sonstigen Gründen darf die dreijährige Ausbildung bis zu 10 % der Unterrichtsstunden (210 Stunden) sowie bis zu 10 % der praktischen Ausbildung (250 Stunden) unterbrochen werden. Unterbrechungen wegen Schwangerschaft dürfen einschließlich der übrigen Fehlzeiten 14 Wochen nicht überschreiten. Auf Antrag ist eine Berücksichtigung besonderer Härtefälle möglich.

Ausbildungsverhältnis

Der dritte Gesetzesabschnitt (§ 9–18) enthält Bestimmungen über das Ausbildungsverhältnis.

Ausbildungsvertrag (§ 9)

Über das Ausbildungsverhältnis muss ein schriftlicher Ausbildungsvertrag geschlossen werden, der mindestens folgende Punkte enthält:
- Bezeichnung des Ausbildungsberufs
- Beginn und Dauer der Ausbildung
- Angaben über die der Ausbildung zugrunde liegende Ausbildungs- und Prüfungsverordnung sowie über die inhaltliche und zeitliche Gliederung der praktischen Ausbildung
- Dauer der regelmäßigen täglichen oder wöchentlichen Ausbildungszeit
- Dauer der Probezeit
- Höhe der Ausbildungsvergütung
- Dauer des Urlaubs
- Voraussetzungen, unter denen der Ausbildungsvertrag gekündigt werden kann

Pflichten des Ausbildungsträgers und der Schüler (§§ 10 und 11)

Die Pflichten des Trägers der Ausbildung und die Pflichten des Schülers sind gesetzlich wie folgt geregelt:
- Der *Träger* hat sicherzustellen, dass die Schüler das Ausbildungsziel erreichen können, indem er eine geplante, zeitlich und sachlich gegliederte Ausbildung anbietet. Die Ausbildungsmittel einschließlich der Fachbücher, Instrumente und Apparate muss er kostenlos zur Verfügung stellen. Den Schülern dürfen nur Verrichtungen übertragen werden, die dem Ausbildungszweck und dem Ausbildungsstand entsprechen; sie sollen ihren

physischen und psychischen Kräften angemessen sein.
- Der *Schüler* hat sich die Kompetenzen anzueignen, die im Ausbildungsziel (§ 3) ausgeführt sind. Besonders erwähnt sind die Pflichten, an den vorgeschriebenen Ausbildungsveranstaltungen teilzunehmen, die übertragenen Aufgaben sorgfältig auszuführen und die Schweigepflicht (➤ 4.3.11) zu beachten.

Weitere Bestimmungen

Die §§ 12–18 enthalten folgende Bestimmungen:
- Der Träger der Ausbildung ist verpflichtet, dem Schüler eine angemessene **Ausbildungsvergütung** zu bezahlen. Überstunden sind nur ausnahmsweise zulässig und müssen besonders vergütet werden (§ 12).
- Die **Probezeit** zu Ausbildungsbeginn beträgt sechs Monate (§ 13).
- Die Ausbildung endet mit dem Ablauf der Ausbildungszeit oder im Rahmen von Modellvorhaben mit Ablauf der verlängerten Ausbildungszeit. Bei Nichtbestehen der staatlichen Prüfung oder wenn ohne eigenes Verschulden die Prüfung vor Ablauf der Ausbildungszeit nicht abgelegt werden kann, verlängert sich die Ausbildungszeit auf schriftlichen Antrag bis zur nächstmöglichen **Wiederholungsprüfung,** höchstens jedoch um ein Jahr (§ 14).

In § 15 sind die Möglichkeiten zur **Kündigung** des Ausbildungsverhältnisses geregelt:
- Während der Probezeit kann das Ausbildungsverhältnis von beiden Seiten jederzeit ohne Kündigungsfrist beendet werden.
- Nach Ende der Probezeit kann der Schüler mit einer Frist von vier Wochen die Ausbildung beenden.
- Jeder Vertragspartner kann nach der Probezeit das Ausbildungsverhältnis *ohne* Kündigungsfrist beenden, wenn wichtige Gründe vorliegen oder die Voraussetzungen nach § 2 entfallen. Damit eine Kündigung aus wichtigem Grund wirksam ist, muss der kündigende Vertragspartner innerhalb von zwei Wochen nach Bekanntwerden der Gründe kündigen.
- Die Kündigung muss schriftlich erfolgen.

Die Länder sind für die Entscheidungen nach dem Krankenpflegegesetz zuständig, z. B. für den Antrag auf Zulassung zur Ausbildung oder die Erlaubnis zum Führen der Berufsbezeichnung (§ 20). Sie bestimmen die zur Durchführung zuständigen Behörden.

Wer ohne Erlaubnis die durch das Gesetz geschützte Berufsbezeichnung führt, begeht eine Ordnungswidrigkeit und kann mit Bußgeld bestraft werden (§ 21). Im **Fall 2** ist das Bußgeld gegen Sabrina Sanft daher zu Recht verhängt worden. Sie hatte keine abgeschlossene Ausbildung und damit nicht die Erlaubnis, sich als Gesundheits- und Krankenpflegerin zu bezeichnen.

2.1.2 Ausbildungs- und Prüfungsverordnung für die Berufe in der Krankenpflege (KrPflAPrV)

In der *Ausbildungs- und Prüfungsverordnung für die Berufe in der Krankenpflege* vom 1. Januar 2004 sind die Mindestanforderungen an die Ausbildung und die Durchführung der staatlichen Prüfung geregelt. Die Bestimmungen des Europäischen Übereinkommens (➤ 2.1.1) sind im Wesentlichen umgesetzt.

Ausbildung

Die Ausbildung in der Gesundheits- und Krankenpflege und in der Gesundheits- und Kinderkrankenpflege besitzt viele *gemeinsame Ausbildungsinhalte* sowie eine *Differenzierungsphase*. Insgesamt umfasst die Ausbildung mindestens 2 100 Stunden theoretischen und praktischen Unterricht sowie 2 500 Stunden praktische Ausbildung. Die 1 200 Stunden dauernde Differenzierungsphase gliedert sich in 500 Stunden Unterricht und 700 Stunden praktische Ausbildung. Ab der zweiten Hälfte der Ausbildungszeit sind unter Aufsicht von staatlich geprüften Gesundheits- und (Kinder-)Krankenpflegern 80–120 Stunden Nachtdienst abzuleisten.

Über die regelmäßige und erfolgreiche Teilnahme an den Ausbildungsveranstaltungen muss die Schule dem Schüler eine Bescheinigung ausstellen, die er für die Zulassung zur Prüfung benötigt. Dem Antrag auf Zulassung sind eine Geburtsurkunde und

Theoretischer und praktischer Unterricht

▶ Tab. 2.1 zeigt, wie die 2 100 Stunden Unterricht und die 2 500 Stunden praktische Ausbildung auf die einzelnen Wissensgebiete sowie den stationären und ambulanten Arbeitsbereich zu verteilen sind.

Im theoretischen und praktischen Unterricht erwerben die Schüler folgende Fähigkeiten und Kenntnisse:
- Pflegesituationen bei Menschen aller Altersgruppen erkennen, erfassen und bewerten
- Pflegemaßnahmen auswählen, durchführen und auswerten
- Unterstützung, Beratung und Anleitung in gesundheits- und pflegerelevanten Fragen fachkundig gewährleisten
- Bei der Entwicklung und Umsetzung von Rehabilitationskonzepten mitwirken und diese in das Pflegehandeln integrieren
- Pflegehandeln personenbezogen ausrichten
- Pflegehandeln an pflegewissenschaftlichen Erkenntnissen ausrichten
- Pflegehandeln an Qualitätskriterien, rechtlichen Rahmenbestimmungen sowie wirtschaftlichen und ökologischen Prinzipien ausrichten
- Bei der medizinischen Diagnostik und Therapie mitwirken
- Lebenserhaltende Sofortmaßnahmen bis zum Eintreffen der Ärztin oder des Arztes einleiten
- Berufliches Selbstverständnis entwickeln und lernen, berufliche Anforderungen zu bewältigen
- Auf die Entwicklung des Pflegeberufs im gesellschaftlichen Kontext Einfluss nehmen
- In Gruppen und Teams zusammenarbeiten

Tab. 2.1 Theoretischer und praktischer Unterricht sowie die praktische Ausbildung in der Gesundheits- und Krankenpflege und Gesundheits- und Kinderkrankenpflege

Fachliche Wissensgrundlagen nach der KrPflAPrV	Stunden
1. Kenntnisse der Gesundheits- und Krankenpflege, der Gesundheits- und Kinderkrankenpflege sowie der Pflege- und Gesundheitswissenschaften	950
2. Pflegerelevante Kenntnisse der Naturwissenschaften und der Medizin	500
3. Pflegerelevante Kenntnisse der Geistes- und Sozialwissenschaften	300
4. Pflegerelevante Kenntnisse aus Recht, Politik und Wirtschaft	150
5. Stunden zur Verteilung auf die Bereiche 1 bis 4	200
Insgesamt	**2 100**
Praktische Ausbildung in der Gesundheits- und (Kinder-)Krankenpflege	**Stunden**
I. Allgemeiner Bereich	
1. Gesundheits- und Krankenpflege von Menschen aller Altersgruppen in der stationären Versorgung in kurativen, rehabilitativen und palliativen Gebieten in den Fächern Innere Medizin, Geriatrie, Neurologie, Chirurgie, Gynäkologie, Pädiatrie, Wochen- und Neugeborenenpflege	800
2. Gesundheits- und Krankenpflege von Menschen aller Altersgruppen in der ambulanten Versorgung in präventiven, kurativen, rehabilitativen und palliativen Gebieten	500
II. Differenzierungsbereich	700
1. Gesundheits- und Krankenpflege: stationäre Pflege in den Fächern Innere Medizin, Chirurgie, Psychiatrie oder	
2. Gesundheits- und Kinderkrankenpflege: stationäre Pflege in den Fächern Pädiatrie, Neonatologie, Kinderchirurgie, Neuropädiatrie, Kinder- und Jugendpsychiatrie	
III. Zur Verteilung auf die Bereiche I und II	500
Insgesamt	**2 500**

Während der praktischen Ausbildung werden die Schüler von *Praxisanleitern* schrittweise an die eigenständige Wahrnehmung der beruflichen Aufgaben herangeführt. Für die Praxisanleitung sind Gesundheits- und (Kinder-)Krankenpfleger mit mindestens zwei Jahren Berufserfahrung und berufspädagogischer Zusatzqualifikation (> 2.3.1) geeignet. Die Lehrkräfte der Schulen übernehmen die *Praxisbegleitung*. Bei regelmäßigen Besuchen am Ausbildungsort betreuen sie ihre Schüler und beraten die für die Praxisanleitung zuständigen Fachkräfte.

Prüfung

Die folgenden Bestimmungen (§§ 3–18) beziehen sich auf die Prüfungen in der Gesundheits- und Krankenpflege und Gesundheits- und Kinderkrankenpflege. Die staatliche Prüfung hat einen *schriftlichen, mündlichen und praktischen* Teil. Jeder Teil muss mindestens mit der Note „ausreichend" bestanden werden, ein Ausgleich z. B. einer mangelhaften schriftlichen Prüfung durch eine gute mündliche Prüfung ist nicht möglich. Bei Nichtbestehen wird nur der entsprechende Prüfungsteil wiederholt. Wann dies frühestens geschehen kann, legt der Prüfungsvorsitzende fest. Wenn der Prüfling alle Prüfungsteile oder die praktische Prüfung nicht bestanden hat, muss er vor der Wiederholungsprüfung eine erneute Ausbildung absolvieren. Die Wiederholungsprüfung muss spätestens zwölf Monate nach der letzten Prüfung abgeschlossen sein.

Schriftliche Prüfung

Der schriftliche Teil der Prüfung besteht aus drei *Aufsichtsarbeiten* zu den Themenbereichen:
- Pflegesituationen bei Menschen aller Altersgruppen erkennen, erfassen und bewerten
- Pflegemaßnahmen auswählen, durchführen und auswerten
- Pflegehandeln an pflegewissenschaftlichen Erkenntnissen, Qualitätskriterien, rechtlichen Rahmenbestimmungen sowie wirtschaftlichen und ökologischen Prinzipien ausrichten

Die Aufsichtsarbeiten finden an drei Prüfungstagen statt und dauern jeweils 120 Minuten. Aus den drei Noten der Aufsichtsarbeiten bildet der Prüfungsausschuss die Prüfungsnote für die schriftliche Prüfung. Dieser Prüfungsteil ist bestanden, wenn jede einzelne Aufsichtsarbeit mindestens mit „ausreichend" benotet wird. Die Aufgabenstellungen *berücksichtigen die Differenzierungsphase*.

Mündliche Prüfung

Bei der mündlichen Prüfung werden die Prüflinge zehn bis 15 Minuten lang zu jedem der folgenden Themenbereiche unter *Berücksichtigung der Differenzierungsphase* geprüft:
- Unterstützung, Beratung und Anleitung in gesundheits- und pflegerelevanten Fragen fachkundig gewährleisten
- Berufliches Selbstverständnis entwickeln und lernen, berufliche Anforderungen zu bewältigen
- Bei der medizinischen Therapie und Diagnostik mitwirken und in Gruppen und Teams zusammenarbeiten

Prüfen mehrere Prüfer, z. B. ein Fachprüfer und ein Arzt, ein Fach gemeinsam, teilen sie sich die Prüfungszeit. Sie dürfen zusammen höchstens 15 Minuten prüfen. Auch bei diesem Prüfungsteil wird aus den drei Themenbereichen eine Gesamtnote gebildet. Für das Bestehen muss der Prüfungsausschuss jeden Themenbereich mit mindestens „ausreichend" bewerten.

Praktische Prüfung

Aufgabe der praktischen Prüfung ist das Erstellen einer *Pflegeplanung* und die *Durchführung der Pflege* bei einer Gruppe von höchstens vier Patienten. Die Prüfung findet in dem Fachgebiet des Differenzierungsbereichs statt, in dem der Prüfling zur Zeit der Prüfung an der praktischen Ausbildung teilnimmt. Die Prüfungsdauer von in der Regel sechs Stunden kann auf zwei aufeinanderfolgende Tage verteilt werden. Die Prüfungsleistungen werden von zwei Fachprüfern bewertet, von denen einer an der Schule unterrichtet und einer in der Praxisanleitung tätig ist.

Beim typischen Ablauf einer praktischen Prüfung erfährt der Prüfling am ersten Prüfungstag, welche Patienten von ihm im Rahmen der Prüfung versorgt werden sollen. Er sammelt die notwendigen Informationen und erstellt eine Pflegeplanung. Hierfür werden ihm in der Regel eineinhalb bis zwei Stunden eingeräumt. Am zweiten Prüfungstag stellt der Prüfling die

Patienten den Fachprüfern vor und beginnt mit der praktischen Durchführung. Dabei kann er seine Planung heranziehen. Im Prüfungsgespräch erläutert und begründet der Prüfling sein Pflegehandeln und reflektiert die Prüfungssituation. Am Ende der Prüfung, nach höchstens vier Stunden, vervollständigt der Prüfling die Dokumentation und übergibt die Patienten zurück an die Station. Wird dieser Prüfungsteil mit mindestens „ausreichend" bewertet, ist er bestanden.

2.1.3 Altenpflegegesetz (AltPflG)

Mit dem Gesetz über die Berufe in der Altenpflege, das *Altenpflegegesetz (AltPflG)*, das am 1. August 2003 in Kraft getreten ist, wird die Ausbildung in der Altenpflege erstmalig bundeseinheitlich geregelt. Zuvor galten unterschiedliche Regelungen in den einzelnen Bundesländern. Durch das Bundesgesetz wurden die Altenpflege und die Krankenpflege gleichgestellt. Krankenpflege- und Altenpflegegesetz sowie die dazugehörigen Ausbildungs- und Prüfungsverordnungen enthalten viele gleichlautende rechtliche Bestimmungen.

Die Ausbildung in der *Altenpflegehilfe* wird wie in der Krankenpflegehilfe (➤ 2.1) weiterhin auf Bundesländerebene geregelt.

Im ersten Abschnitt des Altenpflegegesetzes ist festgelegt, wer die Berufsbezeichnung „Altenpflegerin" oder „Altenpfleger" führen darf.

Erlaubnis (§§ 1 und 2)

Die Berufsbezeichnungen „Altenpflegerin" oder „Altenpfleger" dürfen nur Personen führen, denen die Erlaubnis dazu erteilt worden ist. Die Erlaubnis wird auf Antrag erteilt, wenn die antragstellende Person
- die durch dieses Gesetz vorgeschriebene Ausbildung abgeleistet und die jeweils vorgeschriebene Prüfung bestanden hat,
- sich nicht eines Verhaltens schuldig gemacht hat, aus dem sich die Unzuverlässigkeit zur Ausübung des Berufs ergibt,
- nicht in gesundheitlicher Hinsicht zur Ausübung des Berufs ungeeignet ist und
- über die für die Ausübung der Berufstätigkeit erforderlichen Kenntnisse der deutschen Sprache verfügt.

Diese Erlaubnis wird von der zuständigen Behörde des Landes, in dem die Prüfung abgelegt wurde, erteilt. Sie kann zurückgenommen werden, wenn die oben genannten Voraussetzungen wegfallen.

Personen, die ihre Ausbildung in der Altenpflege in anderen Ländern erworben haben, erhalten die Erlaubnis, wenn nachweislich eine Gleichwertigkeit des Ausbildungsstands gegeben ist.

Ausbildung

Der zweite Abschnitt des Altenpflegegesetzes regelt die Ausbildung in der Altenpflege.

Ausbildungsziele (§ 3)

Die Ausbildung in der Altenpflege vermittelt die selbstständige und eigenverantwortliche personen- und situationsbezogene Pflege, Beratung, Begleitung und Betreuung alter Menschen. Dazu gehören folgende Ausbildungsziele:
- Die sach- und fachkundige umfassende und geplante Pflege, die an den allgemein anerkannten pflegewissenschaftlichen und medizinisch-pflegerischen Erkenntnissen ausgerichtet ist
- Die Mitwirkung bei der Behandlung kranker alter Menschen und die Ausführung ärztlicher Verordnungen
- Erhaltung und Wiederherstellung individueller Fähigkeiten im Rahmen geriatrischer und gerontopsychiatrischer Rehabilitationskonzepte
- Hilfen zur Erhaltung, Aktivierung und Wiederherstellung der eigenständigen Lebensführung und Förderung sozialer Kontakte
- Betreuung und Beratung alter Menschen in persönlichen und sozialen Angelegenheiten
- Die Mitwirkung an qualitätssichernden Maßnahmen in der Pflege, der Betreuung und der Behandlung
- Gesundheitsvorsorge einschließlich Ernährungsberatung
- Umfassende Begleitung Sterbender
- Beratung, Unterstützung und Anleitung von Pflegekräften, die nicht Pflegefachkräfte sind
- Anregung und Begleitung von Familien- und Nachbarschaftshilfe und die Beratung pflegender Angehöriger

- Zusammenarbeit mit anderen in der Altenpflege tätigen Personen und Erledigung von Verwaltungsarbeiten, die in unmittelbarem Zusammenhang mit den Aufgaben in der Altenpflege stehen

Auch in der Altenpflege können in Modellvorhaben erweiterte Kompetenzen zur Ausübung heilkundlicher Tätigkeiten erprobt werden. Die Ausbildung muss dann zur Ausübung dieser Tätigkeiten entsprechend befähigen.

Dauer und Struktur der Ausbildung (§ 4)

Die Berufsausbildung dauert unabhängig vom Zeitpunkt der praktischen Prüfung drei Jahre. Sie besteht aus mindestens 2 100 Stunden *theoretischem und praktischem Unterricht* und einer 2 500 Stunden umfassenden *praktischen Ausbildung*. Auch eine fünfjährige Ausbildung in Teilzeit ist möglich.

Lernbereiche des theoretischen und praktischen Unterrichts sind:
- Aufgaben und Konzepte in der Altenpflege
- Unterstützung alter Menschen bei der Lebensgestaltung
- Rechtliche und institutionelle Rahmenbedingungen altenpflegerischer Arbeit
- Altenpflege als Beruf

Der Unterricht wird in *staatlich anerkannten Altenpflegeschulen* erteilt, die auch die Verantwortung für die Ausbildung tragen. Der Hauptteil (mindestens 2 000 Stunden) der praktischen Ausbildung findet im Pflegeheim und in einer stationären oder ambulanten Pflegeeinrichtung statt. Die verbleibenden Stunden der praktischen Ausbildung können auch in geriatrischen oder gerontopsychiatrischen Fachabteilungen von Krankenhäusern, in geriatrischen Rehabilitationseinrichtungen oder Einrichtungen der offenen Altenhilfe stattfinden.

Ausbildungsverhältnis

Der vierte Gesetzesabschnitt befasst sich mit den Regelungen zum Ausbildungsverhältnis.

Ausbildungsvertrag (§§ 13–14)

Der Träger der praktischen Ausbildung schließt mit den Auszubildenden einen schriftlichen *Ausbildungsvertrag* ab. Der Ausbildungsvertrag muss mindestens enthalten:
- Das Berufsziel, dem die Ausbildung dient
- Beginn und Dauer der Ausbildung
- Angaben über die inhaltliche und zeitliche Gliederung der praktischen Ausbildung gemäß der Ausbildungs- und Prüfungsverordnung
- Dauer der regelmäßigen täglichen oder wöchentlichen praktischen Ausbildungszeit
- Höhe der monatlichen Ausbildungsvergütung und der zu erstattenden Weiterbildungskosten (im dritten Ausbildungsjahr)
- Dauer der Probezeit (sechs Monate)
- Dauer des Urlaubs
- Voraussetzungen, unter denen der Ausbildungsvertrag gekündigt werden kann
- Einen in allgemeiner Form gehaltenen Hinweis auf die Tarifverträge, Betriebs- oder Dienstvereinbarungen, die auf das Ausbildungsverhältnis anzuwenden sind

Der Ausbildungsvertrag darf keine Vereinbarungen enthalten über:
- Beschränkungen der Ausübung der beruflichen Tätigkeit nach Beendigung des Ausbildungsverhältnisses
- Die Verpflichtung des/der Schüler(in), für die praktische Ausbildung eine Entschädigung zu zahlen
- Vertragsstrafen
- Ausschluss oder Beschränkung von Schadensersatzansprüchen

Pflichten des Ausbildungsträgers und der Schüler (§§ 15–17)

Der Träger der praktischen Ausbildung
- muss die Ausbildung planmäßig, zeitlich und sachlich gegliedert so durchführen, dass das Ausbildungsziel in der vorgesehenen Ausbildungszeit erreicht werden kann,
- muss die für Ausbildung und Prüfung erforderlichen Ausbildungsmittel, Instrumente und Apparate kostenlos zur Verfügung stellen,
- muss eine angemessene Ausbildungsvergütung für die gesamte Dauer der Ausbildung zahlen (Überstunden sind nur ausnahmsweise zulässig und müssen besonders vergütet werden),
- darf den Schülern nur Verrichtungen übertragen, die dem Ausbildungszweck dienen und ihrem

Ausbildungsstand und ihren Kräften angemessen sind.

Die Schüler haben sich zu bemühen, die Kenntnisse, Fähigkeiten und Fertigkeiten zu erwerben, die erforderlich sind, um das Ausbildungsziel zu erreichen. Sie sind verpflichtet,

- an den vorgeschriebenen Ausbildungsveranstaltungen teilzunehmen,
- die ihnen übertragenen Aufgaben und Verrichtungen sorgfältig auszuführen,
- die Bestimmungen über die Schweigepflicht einzuhalten und über Betriebsgeheimnisse Stillschweigen zu wahren.

Weitere Bestimmungen

Das Ausbildungsverhältnis beginnt mit der Probezeit (§ 18) und endet unabhängig vom Zeitpunkt der staatlichen Prüfung mit dem Ablauf der Ausbildungszeit (§ 19). Wenn die Prüfung nicht bestanden wird, verlängert sich das Ausbildungsverhältnis auf schriftliches Verlangen bis zur nächstmöglichen Wiederholungsprüfung, höchstens jedoch um ein Jahr.

Nach § 20 des Altenpflegegesetzes kann das Ausbildungsverhältnis während der *Probezeit* jederzeit ohne Einhaltung einer Kündigungsfrist von beiden Seiten gekündigt werden. *Nach Ende der Probezeit* können die Schüler das Ausbildungsverhältnis mit einer Kündigungsfrist von vier Wochen beenden. Eine fristlose Kündigung darf von beiden Seiten nur aus einem wichtigen Grund innerhalb von zwei Wochen nach Bekanntwerden der zugrunde liegenden Tatsachen erfolgen. Die Kündigung muss in jedem Fall schriftlich vorliegen.

Wird der Schüler im Anschluss an das Ausbildungsverhältnis ohne ausdrückliche Vereinbarung weiterhin beschäftigt, ist dadurch ein unbefristetes Arbeitsverhältnis begründet.

2.1.4 Ausbildungs- und Prüfungsverordnung für den Beruf der Altenpflegerin und des Altenpflegers (AltPflAPrV)

Im November 2002 hat das Bundesministerium für Familie, Senioren, Frauen und Jugend im Einvernehmen mit dem Bundesministerium für Gesundheit und Soziale Sicherung und dem Bundesministerium für Bildung und Forschung die *Mindestanforderungen an die Ausbildung in der Altenpflege* und die *Durchführung der staatlichen Prüfung* in der Altenpflege-Ausbildungs- und Prüfungsverordnung festgelegt.

Ausbildung und Leistungsbewertung (Abschnitt 1 und 2)

➤ Tab. 2.2 zeigt, wie die 2 100 Stunden des theoretischen und praktischen Unterrichts während der dreijährigen Ausbildung auf die einzelnen Lernbereiche verteilt sind. Unterricht und praktische Ausbildung wechseln sich ab. Der Jahresurlaub ist in der unterrichtsfreien Zeit zu gewähren.

Während der 2 500 Stunden dauernden praktischen Ausbildung werden die Schüler durch eine geeignete Fachkraft *(Praxisanleiter)* betreut und durch sie an die eigenständige Wahrnehmung der beruflichen Aufgaben herangeführt. Geeignete Fachkräfte für die Praxisanleitung sind Alten- oder Krankenpfleger mit mindestens zweijähriger Berufserfahrung in der Altenpflege und berufspädagogischer Fort- oder Weiterbildung.

Die Lehrkräfte der Altenpflegeschule übernehmen die *Praxisbegleitung*. Bei ihren Besuchen in den Einrichtungen betreuen und beurteilen sie ihre Schüler und beraten die Praxisanleiter.

Die ausbildende Einrichtung erstellt eine *Bescheinigung* über die Dauer der Ausbildung, die Ausbildungsbereiche, die vermittelten Kenntnisse, Fähigkeiten und Fertigkeiten sowie die Fehlzeiten des Schülers. Diese Bescheinigung muss der Altenpflegeschule bis spätestens zum Ende des Ausbildungsjahrs vorgelegt werden.

Am Ende eines jeden Ausbildungsjahrs erhalten die Schüler ein Zeugnis von der Altenpflegeschule. Die Note für die praktische Ausbildung wird zusammen mit dem Träger der praktischen Ausbildung festgelegt. Die Vornoten aus den prüfungsrelevanten Lernfeldern und der praktischen Ausbildung werden zu einem Viertel in die Prüfungsnoten eingerechnet.

Staatliche Prüfung

Die staatliche Prüfung ist in einen *schriftlichen*, einen *mündlichen* und einen *praktischen* Teil

Tab. 2.2 Theoretischer und praktischer Unterricht in der Altenpflege

Lernfelder	Stunden Theorie	Stunden Praxis
Aufgaben und Konzepte in der Altenpflege	800	400
1.1 Theoretische Grundlagen in das altenpflegerische Handeln einbeziehen 1.2 Pflege alter Menschen planen, durchführen, dokumentieren und evaluieren 1.3 Alte Menschen personen- und situationsgebunden pflegen 1.5 Bei der medizinischen Diagnostik und Therapie mitwirken		
Unterstützung alter Menschen bei der Lebensgestaltung	160	180
2.1 Lebenswelten und soziale Netzwerke alter Menschen bei pflegerischem Handeln berücksichtigen 2.2 Alte Menschen bei der Wohnraum- und Wohnumfeldgestaltung unterstützen 2.3 Alte Menschen bei der Tagesgestaltung und bei selbst organisierten Aktivitäten unterstützen		
Altenpflege als Beruf	240	
4.1 Berufliches Selbstverständnis entwickeln 4.2 Lernen lernen 4.3 Mit Krisen und schwierigen sozialen Situationen umgehen 4.4 Die eigene Gesundheit erhalten und fördern		
Rechtliche und institutionelle Rahmenbedingungen altenpflegerischer Arbeit	160	
3.1 Institutionelle und rechtliche Rahmenbedingungen beim altenpflegerischen Handeln berücksichtigen 3.2 An qualitätssichernden Maßnahmen in der Altenpflege mitwirken		
Deutsch und Kommunikation	120	
1.4 Anleiten, beraten und Gespräche führen		
Sozialkunde	40	
Insgesamt	**1 520**	**580**

gegliedert. Für das *Bestehen der Prüfung* muss jeder einzelne Prüfungsteil mindestens mit der Note „ausreichend" bewertet sein. Über die bestandene Prüfung wird ein *Zeugnis* ausgestellt. Prüfungsteile, die mit „mangelhaft" oder „ungenügend" bewertet wurden können einmal wiederholt werden.

Der schriftliche und der mündliche Teil der Prüfung werden an der Altenpflegeschule abgelegt, an der die Ausbildung abgeschlossen wird. Dort kann auch mit Zustimmung der zuständigen Behörde der praktische Prüfungsteil bei einer simulierten Pflegesituation durchgeführt werden.

Für die Durchführung der Prüfung bestellt die zuständige Behörde an jeder Altenpflegeschule einen **Prüfungsausschuss.** Der Prüfungsausschuss besteht aus

- einem Vertreter der zuständigen Behörde als vorsitzendem Mitglied,
- der Leitung der Altenpflegeschule und
- mindestens drei Lehrkräften als Fachprüfer. Mindestens zwei der Fachprüfer haben den Schüler in prüfungsrelevanten Lernfeldern überwiegend unterrichtet.

Jedes Prüfungsausschussmitglied hat auch bestellte Stellvertreter. Der Prüfungsausschuss kann zur Durchführung des mündlichen und praktischen Prüfungsteils auch *Fachausschüsse* bilden.

Schriftliche Prüfung

Der schriftliche Prüfungsteil umfasst *drei Aufsichtsarbeiten* aus den Lernfeldern:

1. „Theoretische Grundlagen in das altenpflegerische Handeln einbeziehen" und „Pflege alter Menschen planen, durchführen, dokumentieren und evaluieren"
2. „Alte Menschen personen- und situationsbezogen pflegen" und „Bei der medizinischen Diagnostik und Therapie mitwirken"
3. „Lebenswelten und soziale Netzwerke alter Menschen beim altenpflegerischen Handeln berücksichtigen"

Die Aufsichtsarbeiten dauern jeweils 120 Minuten und finden an drei aufeinanderfolgenden Tagen statt.

Mündliche Prüfung

Im mündlichen Prüfungsteil werden die Schüler in folgenden Lernfeldern geprüft:
1. „Alte Menschen personen- und situationsbezogen pflegen"
2. „Institutionelle und rechtliche Rahmenbedingungen beim altenpflegerischen Handeln berücksichtigen"
3. „Berufliches Selbstverständnis entwickeln" und „Mit Krisen und schwierigen sozialen Situationen umgehen"

Die Prüfung findet als Einzelprüfung oder in Gruppen bis zu vier Personen statt. Sie darf pro Prüfling bis zu zehn Minuten dauern.

Praktische Prüfung

Der praktische Prüfungsteil bezieht sich auf die Lernbereiche „Aufgaben und Konzepte in der Altenpflege" und „Unterstützung alter Menschen bei der Lebensgestaltung". Dazu erhält der Prüfling eine *Aufgabe zur umfassenden und geplanten Pflege* einschließlich der Beratung, Betreuung und Begleitung eines alten Menschen. Er muss eine schriftliche Pflegeplanung dazu ausarbeiten, die Pflege durchführen und abschließend reflektieren.

Die Aufgabe soll in einem Zeitraum von höchstens zwei Werktagen durchgeführt werden. Für die Durchführung der Pflege sind dabei bis zu 90 Minuten vorgesehen. Die erbrachte Leistung wird von mindestens zwei Fachprüfern bewertet.

2.1.5 Pflegeberufereformgesetz (PflBRefG)

Das Pflegeberufereformgesetz wird ab 1. Januar 2020 die berufliche Ausbildung in der Pflege regeln. Es führt das Krankenpflegegesetz und das Altenpflegegesetz zusammen. Die auf Altersgruppen ausgerichtete Pflegeausbildung wird von einer *generalistischen (nicht auf ein bestimmtes Gebiet ausgerichteten) Pflegeausbildung* abgelöst, die zur fachlichen und qualitativ hochwertigen Versorgung aller Pflegebedürftigen befähigt.

Die Auszubildenden erhalten zwei Jahre lang eine gemeinsame, generalistisch ausgerichtete Pflegeausbildung. Dabei können sie einen Vertiefungsbereich in der praktischen Ausbildung wählen. Nach diesen beiden Ausbildungsjahren wird der Ausbildungsstand in einer *Zwischenprüfung* ermittelt. Im dritten Ausbildungsjahr kann die generalistische Ausbildung mit dem Berufsabschluss Pflegefachfrau/mann fortgesetzt werden. Alternativ besteht in den nächsten Jahren noch die Möglichkeit für einen gesonderten Abschluss in der Altenpflege oder der Gesundheits- und Kinderkrankenpflege.

Das neue Pflegegesetz ermöglicht und regelt neben der Ausbildung an Pflegeschulen auch das Pflegestudium an Hochschulen. Für die Pflegeausbildung muss kein Schulgeld bezahlt werden, und die Auszubildenden haben Anspruch auf eine angemessene Ausbildungsvergütung.

Erlaubnis

Die neue Berufsbezeichnung nach erfolgreichem Abschluss der generalistischen Ausbildung heißt **Pflegefachfrau** bzw. **Pflegefachmann**. (§ 1). Die Voraussetzungen für das Führen dieser Berufsbezeichnung (§ 2) und deren Rücknahme (§ 3) entsprechen den Regelungen des Krankenpflegegesetzes für das Führen der Berufsbezeichnungen „Gesundheits- und Krankenpfleger(in)" (> 2.1.1).

Folgende Tätigkeiten sind der Pflegefachfrau und dem Pflegefachmann vorbehalten (§ 4):
- Erhebung und Feststellung des individuellen Pflegebedarfs
- Organisation, Gestaltung und Steuerung des Pflegeprozesses

- Analyse, Evaluation, Sicherung und Entwicklung der Qualität der Pflege

Ausbildung

Ausbildungsziel

In § 5 Abs. 1 wird das Ausbildungsziel beschrieben. Die Ausbildung vermittelt:
- Die fachlichen und personellen Kompetenzen für die selbstständige, umfassende und prozessorientierte Pflege von Menschen aller Altersstufen in akut und dauerhaft stationären sowie ambulanten Pflegesituationen
- Darin eingeschlossen die zugrunde liegenden methodischen, sozialen, interkulturellen und kommunikativen Kompetenzen, die Lernkompetenzen und die Fähigkeit zu Wissenstransfer und Selbstreflexion
- Einsicht in die Notwendigkeit für lebenslanges Lernen und die fortlaufende, persönliche und fachliche Weiterentwicklung

Während der Ausbildung werden ein professionelles, ethisch fundiertes Pflegeverständnis und ein berufliches Selbstverständnis entwickelt und gestärkt (§ 5 Abs. 4).

Gemäß § 5 Abs. 2 umfasst Pflege
- präventive, kurative, rehabilitative, palliative und sozialpflegerische Maßnahmen zur Erhaltung, Förderung, Wiedererlangung oder Verbesserung der physischen und psychischen Situation der zu pflegenden Menschen,
- ihre Beratung und Begleitung in allen Lebensphasen,
- die Begleitung Sterbender.

Pflege erfolgt entsprechend dem allgemein anerkannten Stand pflegewissenschaftlicher, medizinischer und weiterer bezugswissenschaftlicher Erkenntnisse auf Grundlage einer professionellen Ethik. Sie berücksichtigt die konkrete Lebenssituation, den sozialen, kulturellen und religiösen Hintergrund, die sexuelle Orientierung sowie die Lebensphase der zu pflegenden Menschen, unterstützt die Selbstständigkeit der zu pflegenden Menschen und achtet deren Recht auf Selbstbestimmung.

Nach der Ausbildung sollen die Pflegefachfrau und der Pflegefachmann fähig sein, insbesondere folgende Aufgaben selbstständig auszuführen:

- Den individuellen Pflegebedarf erheben und feststellen und die Pflege entsprechend planen
- Den Pflegeprozess organisieren, gestalten und steuern
- Die Pflege durchführen und die angewendeten Maßnahmen dokumentieren
- Die Qualität der Pflege analysieren, evaluieren, sichern und entwickeln
- Den Bedarf präventiver und gesundheitsfördernder Maßnahmen erheben und diese Maßnahmen durchführen
- Die zu pflegenden Menschen bei der individuellen Auseinandersetzung mit Gesundheit und Krankheit sowie bei der Erhaltung und Stärkung der eigenständigen Lebensführung und Alltagskompetenz unter Einbeziehung ihrer sozialen Bezugspersonen beraten, anleiten und unterstützen
- Die individuellen Fähigkeiten der zu pflegenden Menschen erhalten, wiederherstellen, fördern, aktivieren und stabilisieren (insbesondere im Rahmen von Rehabilitationskonzepten sowie bei der Pflege und Betreuung von Menschen mit Einschränkungen der kognitiven Fähigkeiten)
- Lebenserhaltende Sofortmaßnahmen bis zum Eintreffen der Ärztin oder des Arztes einleiten und Maßnahmen in Krisen- und Katastrophensituationen durchführen
- Andere Berufsgruppen und Ehrenamtliche in den jeweiligen Pflegekontexten anleiten, beraten und unterstützen sowie an der praktischen Ausbildung von Angehörigen von Gesundheitsberufen mitwirken
- Ärztlich angeordnete Maßnahmen der medizinischen Diagnostik, Therapie oder Rehabilitation eigenständig durchführen
- Interdisziplinär mit anderen Berufsgruppen fachlich kommunizieren und effektiv zusammenarbeiten und dabei individuelle, multidisziplinäre und berufsübergreifende Lösungen bei Krankheitsbefunden und Pflegebedürftigkeit entwickeln sowie teamorientiert umsetzen

Dauer, Struktur und Durchführung der Ausbildung (§§ 6–15)

Die Ausbildung dauert unabhängig vom Zeitpunkt der staatlichen Prüfung drei Jahre in Vollzeit und höchstens fünf Jahre in Teilzeit.

Tab. 2.3 Struktur der Ausbildung nach dem Pflegeberufereformgesetz

Theoretischer und praktischer Unterricht	Praktische Pflegeausbildung mit Pflichteinsätzen und einem Vertiefungseinsatz		
an staatlichen, staatlich anerkannten oder staatlich genehmigten Pflegefachschulen nach den Vorgaben der Ausbildungs- und Prüfungsverordnung (> 2.1.6)	in der *allgemeinen Akutpflege* in stationären Einrichtungen (zugelassene Krankenhäuser)	in der *allgemeinen Langzeitpflege* in stationären Einrichtungen (zugelassene stationäre Pflegeeinrichtungen)	in der *allgemeinen ambulanten Akut- und Langzeitpflege* (zugelassene ambulante Pflegeeinrichtungen)
	Die Pflegeschule unterstützt die praktische Ausbildung durch *Praxisbegleitung*.		

Die **Struktur der Ausbildung** geht aus > Tab. 2.3 hervor.

Zum Ende des zweiten Ausbildungsdrittels findet eine **Zwischenprüfung** statt.

An die **Träger und Einrichtungen der praktischen Ausbildung** stellt der Gesetzgeber Anforderungen (§ 9):

- Sie erstellen einen zeitlich und sachlich gegliederten Ausbildungsplan. Er muss so durchgeführt werden, dass das Ausbildungsziel in der vorgesehenen Zeit erreicht werden kann.
- Die Auszubildenden erhalten von der Einrichtung der praktischen Ausbildung eine *Praxisanleitung* im Umfang von mindestens 10 Prozent der praktischen Ausbildungszeit.
- Ein angemessenes Verhältnis von Auszubildenden zu Pflegefachkräften muss gewährleistet sein.

Die **Pflegeschule** (§ 10) trägt die Gesamtverantwortung für die Koordination des Unterrichts mit der praktischen Ausbildung. Sie kontrolliert die zu führenden Ausbildungsnachweise und übernimmt die *Praxisbegleitung*.

Die Voraussetzungen für den Zugang zur Ausbildung (§ 11) und die Anrechnung von Fehlzeiten (§ 13) bleiben wie im Krankenpflegegesetz.

Modellvorhaben zur Weiterentwicklung des Pflegeberufs (§ 15) können unter bestimmten Voraussetzungen zeitlich befristet zugelassen werden.

Ausbildungsverhältnis (§§ 16–25)

Der zweite Gesetzesabschnitt enthält gemäß dem Berufsbildungsgesetz und deshalb gegenüber dem Krankenpflegegesetz fast unveränderte Bestimmungen

1. zum Ausbildungsvertrag (§ 16):
   – zu den Pflichten der Auszubildenden und des Trägers der praktischen Ausbildung (§§ 17–18),
   – zur Ausbildungsvergütung (§ 19),
   – zur Probezeit (§ 20), dem Ende (§ 21) und der Kündigung (§ 22) des Ausbildungsverhältnisses.

Die §§ 26–36 befassen sich mit der Finanzierung der beruflichen Ausbildung in der Pflege.

Hochschulische Pflegeausbildung (§§ 37–39)

Das Pflegestudium dauert *mindestens drei Jahre* und endet mit der *Verleihung eines akademischen Grads* durch die Hochschule. Es umfasst theoretische und praktische Lehrveranstaltungen an anerkannten Hochschulen und die Praxiseinsätze in Einrichtungen (> Tab. 2.3). Die Einrichtung gewährleistet die *Praxisanleitung* und die Hochschule unterstützt durch *Praxisbegleitung*.

Das erweiterte Ausbildungsziel des Hochschulstudiums ist die Vermittlung von beruflichen Kompetenzen auf *wissenschaftlicher Grundlage und Methodik*. Es befähigt daher über die berufliche Ausbildung hinaus,

1. hochkomplexe Pflegeprozesse auf der Grundlage der Pflegewissenschaften zu steuern und zu gestalten,
2. vertieftes Wissen über Grundlagen der Pflegewissenschaft, der gesellschaftlichen Stellung des pflegerischen Handelns und der pflegerischen Versorgung anzuwenden und die gesundheitliche und pflegerische Versorgung mitzugestalten und weiterzuentwickeln,

3. sich die Forschungsergebnisse der professionellen Pflege zu erschließen, forschungsgestützte Problemlösungen in das berufliche Handeln zu übertragen sowie den berufsbezogenen Fort- und Weiterbildungsbedarf zu erkennen,
4. neue wissenschaftsbasierte Lösungsansätze zur Verbesserung im beruflichen Handlungsfeld kritisch zu bewerten, zu entwickeln und zu implementieren,
5. an der Entwicklung von Qualitätsmanagementkonzepten, Leitlinien und Expertenstandards mitzuwirken.

Teil 4 des Pflegeberufereformgesetzes (§§ 40–68) regelt die Anerkennung ausländischer Berufsabschlüsse, Zuständigkeiten, Fachkommission, Statistik und Verordnungsermächtigungen und die Bußgeldvorschriften.

2.1.6 Pflegeberufe-Ausbildungs- und Prüfungsverordnung

Die Pflegeberufe-Ausbildungs- und Prüfungsverordnung (PflAPrV) setzt die Ziele und Vorgaben des Pflegeberufegesetzes (➤ 2.1.5) in die praktische Anwendung um. Sie tritt zusammen mit dem Pflegeberufereformgesetz am 1. Januar 2020 in Kraft.

Die Pflegeberufe-Ausbildungs- und Prüfungsverordnung legt fest:
- Die Mindestanforderungen an die berufliche Ausbildung in der Pflege
- Die Inhalte und das Verfahren der Zwischenprüfung und der staatlichen Prüfungen
- Die Kooperationsvereinbarungen zwischen den an der Pflegeausbildung Beteiligten

Berufliche Ausbildung zur Pflegefachfrau oder zum Pflegefachmann

Inhalt und Gliederung der Ausbildung (§§ 1–3)

Die Ausbildung umfasst im Wechsel mindestens **2100 Stunden theoretischen und praktischen Unterricht.** Das fachliche Wissen und Können wird in *fünf Kompetenzbereichen* vermittelt (➤ Tab. 2.4). Im Unterricht müssen die verschiedenen

Tab. 2.4 Anzahl der Stunden des theoretischen und praktischen Unterrichts in der Ausbildung zur Pflegefachfrau oder zum Pflegefachmann

Kompetenzbereich	Erstes und zweites Ausbildungsdrittel	Letztes Ausbildungsdrittel	Gesamt
I. Pflegeprozesse und Pflegediagnostik in akuten und dauerhaften Pflegesituationen verantwortlich planen, organisieren, gestalten, durchführen, steuern und evaluieren	680	320	1.000
II. Kommunikation und Beratung personen- und situationsbezogen gestalten	200	80	280
III. Intra- und interprofessionelles Handeln in unterschiedlichen systemischen Kontexten verantwortlich gestalten und mitgestalten	200	100	300
IV. Das eigene Handeln auf der Grundlage von Gesetzen, Verordnungen und ethischen Leitlinien reflektieren und begründen	80	80	160
V. Das eigene Handeln auf der Grundlage von wissenschaftlichen Erkenntnissen und berufsethischen Werthaltungen und Einstellungen reflektieren und begründen	100	60	160
Stunden zur freien Verteilung	140	60	200
Gesamtsumme	**1.400**	**700**	**2.100**

Tab. 2.5 Stundenverteilung im Rahmen der praktischen Ausbildung der beruflichen Pflegeausbildung

Erstes und zweites Ausbildungsdrittel	
I. Orientierungseinsatz	
Flexibel gestaltbarer Einsatz zu Beginn der Ausbildung beim Träger der praktischen Ausbildung	400 Stunden
II. Pflichteinsätze in den drei allgemeinen Versorgungsbereichen	
1. Stationäre Akutpflege	400 Stunden
2. Stationäre Langzeitpflege	400 Stunden
3. Ambulante Akut-/Langzeitpflege	400 Stunden
III. Pflichteinsatz in der pädiatrischen Versorgung	
Pädiatrische Versorgung	120 Stunden
Summe erstes und zweites Ausbildungsdrittel	**1.720 Stunden**
Letztes Ausbildungsdrittel	
IV. Pflichteinsatz in der psychiatrischen Versorgung	
Allgemein-, geronto-, kinder- oder jugendpsychiatrische Versorgung	120 Stunden
V. Vertiefungseinsatz im Bereich eines Pflichteinsatzes	
Im Bereich eines Pflichteinsatzes nach II. bis IV. Im Bereich des Pflichteinsatzes nach II. 3. auch mit Ausrichtung auf die ambulante Langzeitpflege	500 Stunden
VI. Weitere Einsätze/Stunden zur freien Verteilung	
Weiterer Einsatz (z. B. Pflegeberatung, Rehabilitation, Palliation)	80 Stunden
Zur freien Verteilung im Versorgungsbereich des Vertiefungseinsatzes	80 Stunden
Summe letztes Ausbildungsdrittel	**780 Stunden**
Gesamtsumme	**2.500 Stunden**

Versorgungsbereiche und Altersstufen angemessen berücksichtigt werden.

Die **praktische Ausbildung** dauert mindestens **2500 Stunden** und beginnt mit einem *Orientierungseinsatz*. Es folgen die *Pflichteinsätze* in den allgemeinen und speziellen Versorgungsbereichen der Pflege, der *Vertiefungseinsatz* sowie *weitere Einsätze*. Die genaue Gliederung und Stundenverteilung sind in ➢ Tab. 2.5 dargestellt. 80 bis 120 Stunden der praktischen Ausbildung sollen ab der zweiten Hälfte der Ausbildungszeit unter Aufsicht im Nachtdienst abgeleistet werden.

Praxisanleitung und Praxisbegleitung (§§ 4–5)

Die Einrichtungen der praktischen Ausbildung stellen den Auszubildenden für mindestens zehn Prozent ihres Einsatzes eine **Praxisanleitung** zur Seite.

Praxisanleiter sind Pflegefachkräfte mit mindestens zweijähriger Berufserfahrung und einer berufspädagogischen Zusatzqualifikation.

- Sie führen die Auszubildenden schrittweise an ihre beruflichen Aufgaben heran.
- Sie überwachen das Führen des Ausbildungsnachweises.
- Sie halten die Verbindung zur Pflegeschule.
- Sie werden bei ihrer Aufgabe von der **Praxisbegleitung der Pflegeschule** unterstützt. Die Lehrkräfte der Pflegeschule übernehmen während ihrer regelmäßigen Besuche die fachliche Betreuung und Beurteilung.

Leistungsbewertungen und Zwischenprüfung (§§ 6–8)

Die Auszubildenden erhalten zum Ende des Ausbildungsjahres ein **Jahreszeugnis.** Es bewertet mit den

Noten „sehr gut" bis „ungenügend" die Leistungen im Unterricht der Pflegeschule und in der praktischen Ausbildung.

Jede Einrichtung, die an der Ausbildung beteiligt ist, erstellt eine **qualifizierte Leistungseinschätzung.** Sie wird dem Auszubildenden am Ende des Einsatzes bekannt gemacht und erläutert.

Am Ende des zweiten Ausbildungsdrittels findet die **Zwischenprüfung** statt. Es werden die in den beiden ersten Ausbildungsjahren erworbenen Kompetenzen (> Tab. 2.4) in schriftlicher, mündlicher und praktischer Form geprüft. Die Ausbildung kann unabhängig vom Ergebnis der Zwischenprüfung fortgesetzt werden. Beim Nichtbestehen prüfen die Träger der Ausbildung, welche erforderlichen Maßnahmen zum Erreichen des Ausbildungsziels ergriffen werden müssen.

Staatliche Prüfung (§§ 10–24)

Die staatliche Prüfung besteht aus einem **schriftlichen und mündlichen Teil,** der in der Pflegeschule abgelegt wird, und einem **praktischen Prüfungsteil** in der Einrichtung des Vertiefungseinsatzes.

In den Prüfungsaufgaben muss der Prüfling die im Ausbildungsziel (§ 5 PfleBRefG) geforderten **Kompetenzen** nachweisen. Dazu gehören neben *Fachkompetenz* und *Selbstständigkeit* auch die für den Beruf erforderliche *personale Kompetenz* und *Sozialkompetenz.*

Die Kompetenzen sind in der **Anlage 2 der PflAPrV** im Einzelnen ausgeführt. Sie umfassen folgende Bereiche:
1. Pflegeprozesse und Pflegediagnostik in akuten und dauerhaften Pflegesituationen verantwortlich planen, organisieren, gestalten, durchführen, steuern und evaluieren
2. Kommunikation und Beratung personen- und situationsorientiert gestalten
3. Intra- und interprofessionelles Handeln in unterschiedlichen systemischen Kontexten verantwortlich gestalten und mitgestalten
4. Das eigene Handeln auf der Grundlage von Gesetzen, Verordnungen und ethischen Leitlinien reflektieren und begründen
5. Das eigene Handeln auf der Grundlage von wissenschaftlichen Erkenntnissen und berufsethischen Werthaltungen und Einstellungen reflektieren und begründen

Für die Benotung der staatlichen Prüfung schlägt die Pflegeschule auf der Grundlage der Zeugnisse eine *Vornote* für jeden Prüfungsteil vor. Diese Vornote wird zu 25 % in die Prüfungsnote eingerechnet.

Jeder Prüfungsteil ist bestanden, wenn er mindestens mit der Note „ausreichend" bewertet wurde. Jeder nicht bestandene Prüfungsteil kann einmal wiederholt werden. Für die Zulassung zur schriftlichen und praktischen Wiederholungsprüfung ist die Teilnahme an einer zusätzlichen Ausbildung erforderlich.

An jeder Pflegeschule bildet die zuständige Behörde für die ordnungsgemäße Durchführung der Prüfung einen **Prüfungsausschuss.** Ihm gehören folgende Mitglieder an:
1. Ein Vertreter der zuständigen Behörde
2. Schulleitung der Pflegeschule
3. Mindestens zwei Fachprüfer, die an der Pflegeschule unterrichten und den Prüfling weitgehend ausgebildet haben
4. Ein oder mehrere Praxisanleiter der Prüflinge, davon mindestens ein Praxisanleiter aus der Einrichtung des Vertiefungseinsatzes

Schriftlicher Teil der Prüfung (§ 15)

An *drei Prüfungstagen* bearbeitet der Prüfling jeweils eine Aufsichtsarbeit von 120 Minuten Dauer. Die drei **Aufsichtsarbeiten** berücksichtigen die verschiedenen Altersstufen, das soziale und kulturelle Umfeld und die unterschiedlichen Versorgungsbereiche der zu pflegenden Menschen. Der Inhalt der Aufsichtsarbeit bezieht sich auf die drei Prüfungsbereiche:
1. Pflegeprozessgestaltung in akuten und dauerhaften Pflegesituationen
2. Pflegeprozessgestaltung unter besonderer Berücksichtigung von Beratung, Gesundheitsförderung und Prävention
3. Pflegeprozesssteuerung in kritischen und krisenhaften Pflegesituationen in Verbindung mit der eigenständigen Durchführung ärztlicher Anordnungen und ethischen Entscheidungsprozessen

Die Aufsichtsarbeiten werden von der zuständigen Behörde auf Vorschlag der Pflegeschule ausgewählt oder als zentrale Prüfungsaufgaben vorgegeben. Die Benotung erfolgt durch mindestens zwei Fachprüfer.

Mündlicher Teil der Prüfung (§ 16)

Der Prüfling bearbeitet in einer angemessenen Vorbereitungszeit eine Fallsituation. Anschließend wird er dazu 30–45 Minuten lang mündlich geprüft. Die Aufgabe umfasst einen anderen Versorgungsbereich und eine andere Altersstufe als die Aufgabe der praktischen Prüfung.

Im mündlichen Prüfungsteil werden die Kompetenzen III., IV. und V. der Ausbildungsziele (> Tab. 2.4), die in *Anlage 2 der PflAPrV* konkretisiert sind, geprüft. Die Auseinandersetzung mit der eigenen Berufsrolle und dem beruflichen Selbstverständnis sowie der Einfluss von teambezogenen, einrichtungsbezogenen und gesellschaftlichen Bedingungen auf die Pflege bilden den Schwerpunkt der mündlichen Prüfung.

Mindestens zwei Fachprüfer nehmen die Prüfung ab und bewerten sie.

Praktischer Teil der Prüfung (§ 17)

In der praktischen Prüfung pflegt der Prüfling in einer realen und komplexen Pflegesituation mindestens zwei Menschen, von denen einer einen erhöhten Pflegebedarf aufweist. Bei der Prüfungsaufgabe soll der Versorgungsbereich des Vertiefungseinsatzes berücksichtigt werden.

Der Prüfling führt alle anfallenden Pflegeaufgaben selbstständig, umfassend und prozessorientiert durch. Die Grundlage für sein Handeln sind die während seiner Ausbildung erworbenen **Kompetenzen:**

- Umfassende personenbezogene Erhebung des Pflegebedarfs
- Planung und Durchführung der erforderlichen Pflege
- Evaluation des Pflegeprozesses
- Kommunikatives Handeln
- Qualitätssicherung

Im Vorbereitungsteil der praktischen Prüfung arbeitet der Prüfling unter Aufsicht eine **schriftliche Pflegeplanung** aus. Der praktische Prüfungsteil dauert *insgesamt bis zu 240 Minuten*. Er besteht aus dem **Übergabegespräch** (maximal 20 Minuten), der **Durchführung** der geplanten und situativ erforderlichen Pflegemaßnahmen und einem **Reflexionsgespräch** (maximal 20 Minuten).

Der praktische Teil der Prüfung wird von mindestens zwei Fachprüfern abgenommen und bewertet.

Hochschulische Pflegeausbildung

Die Studierenden der Pflegeausbildung besuchen mindestens 2100 Stunden *Lehrveranstaltungen der Hochschule* und sind für mindestens 2300 Stunden im Praxiseinsatz. Beim Praxiseinsatz entfallen jeweils mindestens 400 Stunden auf die *allgemeine Akutpflege in stationären Einrichtungen,* die *allgemeine Langzeitpflege in stationären Einrichtungen* und die *allgemeine ambulante Akut- und Langzeitpflege.* Lehrveranstaltungen und Praxiseinsätze wechseln sich ab.

Die Hochschule übernimmt die *Praxisanleitung* und stellt an den Einrichtungen die *Praxisbegleitung* in angemessenem Umfang sicher.

In der hochschulischen Pflegeausbildung werden folgende **Kompetenzbereiche** vermittelt, die dann auch in den Aufgabenstellungen der staatlichen Prüfung abgeprüft und bewertet werden *(Anlage 5 der PflAPrV):*

1. Wissenschaftsbasierte Planung, Organisation, Gestaltung, Durchführung, Steuerung und Evaluation auch von hochkomplexen Pflegeprozessen bei Menschen aller Altersstufen
2. Personen- und situationsorientierte Kommunikation und Beratung von zu pflegenden Menschen aller Altersstufen und ihren Bezugspersonen
3. Verantwortliche Gestaltung des intra- und interprofessionellen Handelns in unterschiedlichen systemischen Kontexten und Weiterentwicklung der gesundheitlichen und pflegerischen Versorgung von Menschen aller Altersstufen
4. Reflexion und Begründung des eigenen Handelns vor dem Hintergrund von Gesetzen, Verordnungen, ethischen Leitlinien und Mitwirkung an der Entwicklung und Implementierung von Qualitätsmanagementkonzepten, Leitlinien und Expertenstandards
5. Reflexion und Begründung des eigenen Handelns auf der Grundlage von wissenschaftlichen Erkenntnissen und berufsethischen Werthaltungen und Einstellungen sowie Beteiligung an der Berufsentwicklung

Staatliche Prüfung

Bei der hochschulischen Pflegeausbildung umfasst die Prüfung jeweils einen *schriftlichen*, einen *mündlichen* und einen *praktischen Teil*. Der Prüfort für den schriftlichen und mündlichen Teil ist die Hochschule, für den praktischen Teil die Einrichtung des Vertiefungseinsatzes. Die Prüfungsaufgaben beziehen sich auch auf hochkomplexe Pflegesituationen und werden auf der Basis wissenschaftlicher Erkenntnisse und Forschungsergebnisse gelöst.

Für den schriftlichen Teil der Prüfung verfasst der Prüfling *zwei Aufsichtsarbeiten* und eine *wissenschaftliche Abschlussarbeit* (Bachelorarbeit). In der **Bachelorarbeit** muss der Studierende ein pflegerisches oder pflegewissenschaftliches Problem selbstständig nach wissenschaftlichen und fachpraktischen Methoden bearbeiten.

Die Zusammensetzung des Prüfungsausschusses, der Ablauf der mündlichen und praktischen Prüfung, die Prüfungsdauer, die Leistungsbewertung und die Bestehensregeln entsprechen weitgehend der staatlichen Prüfung in der beruflichen Pflegeausbildung.

2.2 Berufsethik

Die **Ethik** (griech.: Sittenlehre, ethos = Sitte, Brauch) ist ein Teilbereich der Philosophie, der sich mit dem menschlichen Handeln befasst. Schon in der Antike beschäftigten sich die griechischen Philosophen Sokrates, Platon und Aristoteles mit den Grundfragen des Menschseins und den Grundwerten, die das eigene Handeln und Wollen, die Gesinnung und Einstellung zu den Mitmenschen bestimmen. Ethik betrachtet sowohl die Gesinnung, aus der heraus eine Handlung erfolgt, als auch das Resultat, das die Handlung erbracht hat.

Grundwerte unserer heutigen christlich-abendländischen Gesellschaft sind:
- Respekt und Achtung vor dem Leben sowie der Würde, Selbstständigkeit und Selbstbestimmung des Einzelnen
- Verantwortung für sich selbst und andere übernehmen
- Anderen keinen Schaden zufügen
- Gutes für andere tun
- Gerechte Entscheidungen treffen

Zur praktischen Umsetzung der ethischen Grundwerte stellen Staat und Gesellschaft Normen auf, nach denen Verhalten und Entscheidungen ausgerichtet werden. Eine **Norm** ist ein Richtwert oder ein Maßstab, der aussagt, wie ein Gegenstand oder das Verhalten beschaffen sein soll, um den allgemein gültigen Vorstellungen und Anforderungen zu genügen. **Moral** (lat. mores = Sitten) ist die Gesamtheit von ethisch-sittlichen Normen, Grundsätzen und Werten, die das zwischenmenschliche Verhalten in einer Gesellschaft regulieren und von ihr als verbindlich akzeptiert werden.

Die Ethik bestimmt so die Grundsätze für ein sinnvolles, gerechtes, vernünftiges, allgemein gültiges und anerkanntes Verhalten. Sie ermöglicht das Zusammenleben mit anderen Menschen, sie gestaltet die Gesellschaft mit und hilft, angemessene Entscheidungen für sich selbst und andere, z. B. die anvertrauten Patienten, zu treffen. Die ihr zugrunde liegenden Werte und Normen müssen verlässlich, für jeden einsichtig und anwendbar sein. Sie sollen nicht durch von außen auferlegte Zwänge, sondern aus der persönlichen Freiheit und Überzeugung heraus eingehalten werden. Der Teil der Ethik, der sich mit berufsspezifischen Problemen befasst, wird als **Berufsethik** bezeichnet.

Im Lehrplan der generalistischen Pflegeausbildung zur Pflegefachfrau und zum Pflegefachmann wird das *ethisch reflektierte Entscheiden und Handeln* in einem Kompetenzbereich vermittelt.

2.2.1 Ethische Grundlagen in der Pflege

In **berufsethischen Grundregeln** formuliert eine Berufsgruppe ihre Vorstellungen von den Rechten und Pflichten ihres Berufs, die von allen Mitgliedern der Berufsgruppe als Werteorientierung für ihre Berufsausübung akzeptiert werden sollen. Für die Krankenpflege formulierte der ICN (➤ 2.5.2) erstmals 1953 ethische Grundregeln im Sinne einer Berufsethik für Pflegende. Die seit 1973 gültige Fassung wurde vom DBfK (➤ 2.5.1) für Deutschland übernommen und weiter überarbeitet. Den aktuellen **ICN-Ethikkodex** aus dem Jahr 2012 für Pflegende zeigt ➤ Abb. 2.1.

ICN-Ethikkodex für Pflegende[1]

Erstmals wurde ein internationaler Ethikkodex für Pflegende 1953 vom International Council of Nurses (ICN) verabschiedet. Der Kodex wurde seither mehrmals angepasst und bestätigt. Diese Fassung ist die neueste Überarbeitung, die im Jahr 2012 abgeschlossen wurde.

Präambel
Pflegende haben vier grundlegende Verantwortungsbereiche:
Gesundheit zu fördern, Krankheit zu verhüten, Gesundheit wiederherzustellen, Leiden zu lindern.
Es besteht ein universeller Bedarf an Pflege. Untrennbar von Pflege ist die Achtung der Menschenrechte, einschließlich kultureller Rechte, des Rechts auf Leben und Entscheidungsfreiheit auf Würde und auf respektvolle Behandlung. Pflege wird mit Respekt und ohne Wertung des Alters, der Hautfarbe, des Glaubens, der Kultur, einer Behinderung oder Krankheit, des Geschlechts, der sexuellen Orientierung, der Nationalität, der politischen Einstellung, der ethnischen Zugehörigkeit oder des sozialen Status ausgeübt. Die Pflegende übt ihre berufliche Tätigkeit zum Wohle des Einzelnen, der Familie und der sozialen Gemeinschaft aus; sie koordiniert ihre Dienstleistungen mit denen anderer beteiligter Gruppen.

Der ICN-Kodex
Der ICN-Ethikkodex für Pflegende umfasst vier Grundelemente, die den Standard ethischer Verhaltensweise bestimmen.

Elemente des Kodex
1. Pflegende und ihre Mitmenschen
Die grundlegende professionelle Verantwortung der Pflegenden gilt dem pflegebedürftigen Menschen. Bei ihrer professionellen Tätigkeit fördert die Pflegende ein Umfeld, in dem die Menschenrechte, die Wertvorstellungen, die Sitten und Gewohnheiten sowie der Glaube des Einzelnen, der Familie und der sozialen Gemeinschaft respektiert werden.
Die Pflegende gewährleistet, dass die pflegebedürftige Person zeitgerecht die richtige und ausreichende Information auf eine kulturell angemessene Weise erhält, auf die sie ihre Zustimmung zu ihrer pflegerischen Versorgung und Behandlung gründen kann.
Die Pflegende behandelt jede persönliche Information vertraulich und geht verantwortungsvoll mit der Weitergabe von Information um.
Die Pflegende teilt mit der Gesellschaft die Verantwortung, Maßnahmen zugunsten der gesundheitlichen und sozialen Bedürfnisse der Bevölkerung, besonders der von benachteiligten Gruppen, zu veranlassen und zu unterstützen.
Die Pflegende setzt sich für Gleichheit und soziale Gerechtigkeit bei der Verteilung von Ressourcen, beim Zugang zur Gesundheitsversorgung und zu anderen sozialen und ökonomischen Dienstleistungen ein.
Die Pflegende zeigt in ihrem Verhalten professionelle Werte wie Respekt, Aufmerksamkeit und Eingehen auf Ansprüche und Bedürfnisse, sowie Mitgefühl, Vertrauenswürdigkeit und Integrität.

2. Pflegende und die Berufsausübung
Die Pflegende ist persönlich verantwortlich und rechenschaftspflichtig für die Ausübung der Pflege sowie für die Wahrung ihrer fachlichen Kompetenz durch kontinuierliche Fortbildung.
Die Pflegende achtet auf ihre eigene Gesundheit, um ihre Fähigkeit zur Berufsausübung nicht zu beeinträchtigen.
Die Pflegende beurteilt die Fachkompetenzen der Mitarbeitenden, wenn sie Verantwortung delegiert.
Die Pflegende achtet in ihrem persönlichen Verhalten jederzeit darauf, ein positives Bild des Pflegeberufes zu vermitteln und das Ansehen sowie das Vertrauen der Bevölkerung in den Pflegeberuf zu stärken.
Die Pflegende gewährleistet bei der Ausübung ihrer beruflichen Tätigkeit, dass der Einsatz von Technologie und die Anwendung neuer wissenschaftlicher Erkenntnisse vereinbar sind mit der Sicherheit, der Würde und den Rechten der Menschen.
Die Pflegende strebt danach, in der beruflichen Praxis eine Kultur ethischen Verhaltens und offenen Dialoges zu fördern und zu bewahren.

Abb. 2.1 Der ICN-Ethikkodex in deutscher Fassung [W815]

2005 erstellte die Arbeitsgruppe „Runder Tisch Pflege" einen *Rechtekatalog für hilfs- und pflegebedürftige Menschen in Deutschland.* In dieser Arbeitsgruppe, die vom Bundesministerium für Familien, Senioren, Frauen und Jugend und dem Bundesministerium für Gesundheit in Zusammenarbeit mit dem Zentrum für Altersfragen einberufen wurde, arbeiteten zahlreiche Vertreter von Verbänden, Ländern, Kommunen sowie aus Wissenschaft und Praxis zusammen. Die **Charta der Rechte hilfe- und pflegebedürftiger Menschen** richtet sich an professionelle Pflegekräfte und pflegende Angehörige und

3. Pflegende und die Profession
Die Pflegende übernimmt die Hauptrolle bei der Festlegung und Umsetzung von Standards für die Pflegepraxis, das Pflegemanagement, die Pflegeforschung und Pflegebildung.
Die Pflegende beteiligt sich an der Entwicklung forschungsbasierter beruflicher Kenntnisse, die eine evidenzbasierte Berufsausübung unterstützt.
Die Pflegende beteiligt sich an der Entwicklung und Aufrechterhaltung von zentralen professionellen Werten.
Über ihren Berufsverband setzt sich die Pflegende für die Schaffung einer positiven Arbeitsumgebung und für den Erhalt von sicheren, sozial gerechten und wirtschaftlichen Arbeitsbedingungen in der Pflege ein.
Die Pflegende handelt zur Bewahrung und zum Schutz der natürlichen Umwelt und ist sich deren Bedeutung für die Gesundheit bewusst.
Die Pflegende trägt zu einem ethisch verantwortlichen Arbeitsumfeld bei und engagiert sich gegen unethisches Handeln und unethische Rahmenbedingungen.

4. Pflegende und ihre Kolleginnen
Die Pflegende sorgt für eine gute und respektvolle Zusammenarbeit mit ihren Kolleg/-innen und mit den Mitarbeitenden anderer Bereiche.
Die Pflegende greift zum Schutz des Einzelnen, der Familie und der sozialen Gemeinschaft ein, wenn deren Wohl durch eine Pflegende oder eine andere Person gefährdet ist.
Die Pflegende ergreift geeignete Schritte, um Mitarbeitende bei der Förderung ethischen Verhaltens zu unterstützen und zu leiten.

[1] Pflegende sind Personen, die eine Pflegeausbildung abgeschlossen haben. Sie sind berechtigt, in ihrem Land den Pflegeberuf auszuüben (vgl. ICN-Statuten, Art. 6). In der Schweiz sind dies Pflegefachfrauen und -männer, in Österreich Diplomierte Gesundheits- und Krankenschwestern/- pfleger, Diplomierte Kinderkrankenschwestern/-pfleger, Diplomierte psychiatrische Gesundheits- und Krankenschwestern/ - pfleger; in Deutschland Altenpfleger/-innen, Gesundheits- und Krankenpfleger/-innen, Gesundheits- und Kinderkrankenpfleger/-innen.

Abb. 2.1 (*Forts.*) Der ICN-Ethikkodex in deutscher Fassung [W815]

enthält Leitlinien für eine menschenwürdige und respektvolle Pflege und Betreuung. Sie will den Pflegebedürftigen ein möglichst selbstbestimmtes Leben ermöglichen und ihre Bedürfnisse erfüllt wissen. Die acht Artikel (➤ Abb. 2.2) können als Grundlage für die ethische Reflexion des pflegerischen Handelns eingesetzt werden.

Grundlage ethischer Handlungen und Entscheidungen im Umgang mit kranken und hilfsbedürftigen Menschen sind auch das *Menschenbild* der Pflegenden, das *Pflegeverständnis*, die *religiöse Überzeugung* und die *kulturellen Wurzeln*.

Das **Menschenbild** ist die Vorstellung oder Auffassung, die sich die Gesellschaft und der Einzelne vom Menschen machen. Nachdem die Medizin und auch die Pflege lange Zeit eine naturwissenschaftliche Sichtweise vom Menschen hatten, setzt sich insbesondere in der Pflege immer stärker eine Patientenorientierung durch, die von einer Einheit von Körper, Geist und Seele ausgeht. Eng verbunden mit dem Menschenbild ist das **Pflegeverständnis.** Es drückt aus, welche Funktion die Pflegenden ihrer Arbeit zuschreiben: Steht die Hilfeleistung im Vordergrund oder die angemessene Hilfe zur Selbsthilfe *(aktivierende Pflege)*? Sieht z. B. eine Gesundheits- und Krankenpflegerin ihre Aufgabe in der aktivierenden Pflege, wird sie die Eigenaktivität des Patienten fördern, auch wenn dies kurzfristig mehr Zeit in Anspruch nimmt.

Auch die eigene religiöse Überzeugung wird Pflegende in ihrer Entscheidung beeinflussen, ob sie z. B. die Mitwirkung bei Schwangerschaftsabbrüchen nach § 218 StGB verweigern (➤ 4.3.8). Ebenso müssen kulturelle Aspekte und religiöse Ansichten und Gebräuche der Pflegenden und Patienten angemessen akzeptiert und in ethische Entscheidungen eingebunden werden.

2.2.2 Ethisch entscheiden und handeln

Ethisch entscheiden oder handeln bedeutet meist, zwischen zwei gleichwertigen Grundwerten abzuwägen *und* die daraus resultierende Handlung zu begründen.

Der **Prozess der ethischen Entscheidung** besteht aus den Schritten:
- Konfliktsituationen beschreiben und identifizieren
- Entscheiden
- Begründen
- Entscheidung ausführen

Pflege-Charta

■ **Artikel 1: Selbstbestimmung und Hilfe zur Selbsthilfe**
Jeder hilfe- und pflegebedürftige Mensch hat das Recht auf Hilfe zur Selbsthilfe und auf Unterstützung, um ein möglichst selbstbestimmtes und selbstständiges Leben führen zu können.

■ **Artikel 2: Körperliche und seelische Unversehrtheit, Freiheit und Sicherheit**
Jeder hilfe- und pflegebedürftige Mensch hat das Recht, vor Gefahren für Leib und Seele geschützt zu werden.

■ **Artikel 3: Privatheit**
Jeder hilfe- und pflegebedürftige Mensch hat das Recht auf Wahrung und Schutz seiner Privat- und Intimsphäre.

■ **Artikel 4: Pflege, Betreuung und Behandlung**
Jeder hilfe- und pflegebedürftige Mensch hat das Recht auf eine an seinem persönlichen Bedarf ausgerichtete, gesundheitsfördernde und qualifizierte Pflege, Betreuung und Behandlung.

■ **Artikel 5: Information, Beratung und Aufklärung**
Jeder hilfe- und pflegebedürftige Mensch hat das Recht, auf umfassende Informationen über Möglichkeiten und Angebote der Beratung, der Hilfe und Pflege sowie der Behandlung.

■ **Artikel 6: Kommunikation, Wertschätzung und Teilhabe an der Gesellschaft**
Jeder hilfe- und pflegebedürftige Mensch hat das Recht auf Wertschätzung, Austausch mit anderen Menschen und Teilhabe am gesellschaftlichen Leben.

■ **Artikel 7: Religion, Kultur und Weltanschauung**
Jeder hilfe- und pflegebedürftige Mensch hat das Recht, seiner Kultur und Weltanschauung entsprechend zu leben und seine Religion auszuüben.

■ **Artikel 8: Palliative Begleitung, Sterben und Tod**
Jeder hilfe- und pflegebedürftige Mensch hat das Recht, in Würde zu sterben.

Abb. 2.2 Die Charta der Rechte hilfe- und pflegebedürftiger Menschen, auch „Pflege-Charta" genannt [L143]

Folgende Fragen helfen, eine angemessene Lösung zu finden:
- Worum geht es? Handelt es sich um ein ethisches Problem?
- Worüber soll entschieden werden? Wer ist betroffen?
- Wer wird an der Entscheidung beteiligt? Wer soll entscheiden? Wann wird entschieden?

- Welche Entscheidungsmöglichkeiten gibt es, und welche Entscheidungen können unter den gegebenen Umständen getroffen werden?
- Wie wird entschieden und wie wird die getroffene Entscheidung begründet?
- Warum wurde diese Entscheidung getroffen? Nach welchen Werten und Normen wurde entschieden? Stimmen sie mit den Werten der anderen Entscheidungsteilnehmer, der Patienten, Angehörigen, Pflegenden und Ärzten überein?
- Kann ich diese Entscheidung mittragen?

In den meisten Fällen müssen ethische Entscheidungen nicht von Einzelnen getroffen werden. Beispielsweise müssen vor Organentnahmen zur Transplantation das Einverständnis des Betroffenen oder der Angehörigen vorliegen und der Hirntod muss durch mehrere unabhängige Ärzte bestätigt sein (> 8.8.3). Besonders schwierige oder weitreichende ethische Entscheidungen werden in *Ethikkommissionen* getroffen.

Ethische Entscheidungen in der Pflege

Öffentlich diskutiert werden vor allem ethische Entscheidungen in der Medizin wie Schwangerschaftsabbruch, Sterbehilfe, Einsatz von Gentechnik oder Forschung am Menschen. Aber auch im Pflegealltag ergeben sich ethische Konfliktsituationen. Das Krankenpflegegesetz betont in seinen Ausbildungszielen, die Selbstständigkeit und die Selbstbestimmung der Menschen in den unterschiedlichen Pflege- und Lebenssituationen zu berücksichtigen. Die Rücksichtnahme auf die Selbstbestimmung kann ebenfalls zur Ursache ethischer Konflikte werden.

BEISPIEL
Gerade dann, wenn sich z. B. die Ärzte von einem Patienten mit aussichtsloser Prognose „zurückziehen", beginnt die pflegeintensive Phase der Sterbebegleitung bei minimaler medizinischer Versorgung. Für die Pflegenden entsteht ein ethischer Konflikt, wenn der Arzt dem Patienten nicht die Wahrheit über seinen Zustand sagen will, um ihm die Hoffnung nicht zu nehmen, und sich gleichzeitig der Patient immer wieder mit direkten Fragen nach seinem Zustand an die Pflegenden wendet.

In diesem Fall stehen die Werte „Wahrhaftigkeit" und „Vertrauen" gegen „Weisungsbefugnis", „Selbstbestimmung" und „gute Zusammenarbeit". Lässt sich der Arzt nicht überzeugen, von seinem Verbot abzuweichen, müssen die Pflegenden für sich eine ethische Entscheidung treffen. Diese Entscheidung wird sinnvollerweise gemeinsam im Team getroffen, eventuell mit der Pflegedienstleitung. Wer diese Entscheidung nicht mittragen kann oder will, sollte das Recht haben, sich herauszunehmen.

2.3 Fachspezifisches Wissen

Die verschiedenen Ausbildungsgänge für Pflegeberufe bereiten auf die Berufspraxis vor, indem sie spezialisiertes Wissen vermitteln. Umfang und Inhalte sind in den jeweiligen Gesetzen und Ausbildungs- und Prüfungsverordnungen (> 2.1) festgelegt. Darüber hinaus verfügen die Pflegenden über „Erfahrungswissen" (Empirie), das sie bei der Berufsausübung sammeln und vergrößern.

2.3.1 Fort- und Weiterbildung in der Pflege

„Fortbildung ist wie Rudern gegen den Strom: Sobald man aufhört, fällt man zurück."

Zu den in der generalistischen Pflegeausbildung vermittelten **Kompetenzen** (> 2.1.6) gehören die Verantwortung für die Entwicklung der eigenen Persönlichkeit sowie das berufliche Selbstverständnis. „Die Pflegenden bewerten das lebenslange Lernen als ein Element der persönlichen und beruflichen Weiterentwicklung und übernehmen Eigeninitiative und Verantwortung für das eigene Lernen."

Um ihr berufsspezifisches Wissen zu aktualisieren, nehmen Pflegende an **Fortbildungen** teil. Dort werden ihnen Kenntnisse und Fähigkeiten vermittelt, die sie in ihrem ausgeübten Beruf umsetzen können. Fortbildungsveranstaltungen in der Pflege sind meist berufsbegleitend und haben das Ziel:
- Wissen auf dem aktuellen Stand halten
- Wissen vertiefen und erweitern
- Anpassung an veränderte Bedingungen ermöglichen
- Eigenes pflegerisches Handeln im beruflichen Umfeld überprüfen

Thematisch besteht ein breit gefächertes Angebot an Fortbildungen, von Kinaesthetics-Kursen bis zu Vorträgen über Veränderungen der Rechtslage oder Ergebnisse der Pflegeforschung.

Viele Krankenhäuser führen für ihre Mitarbeiter regelmäßig kostenlose *interne Fortbildungen* durch. *Externe Fortbildungen* werden z. B. von Berufsverbänden (> 2.5.1) angeboten. Durch regelmäßiges Lesen von Fachzeitschriften und über das Internet können sich Pflegende zusätzlich über Neuerungen informieren.

Weiterbildungen haben das Ziel, für eine neue Aufgabe zu qualifizieren, z. B. Stationsleitung oder Tätigkeit in der Dialyseabteilung. Im Unterschied zur Ausbildung gibt es für die Weiterbildung meist keine gesetzlichen Regelungen. Bei den Lehrplänen und Prüfungsverordnungen orientieren sich viele Weiterbildungsinstitute an den Richtlinien und Empfehlungen der *Deutschen Krankenhausgesellschaft* (DKG), einem Zusammenschluss der Krankenhausträger.

Das Angebot an Weiterbildungen ist vielfältig und wird ständig erweitert:
- Fachweiterbildungen: z. B. Anästhesie- und Intensivpflege, Endoskopie, Hygienefachkraft, Nephrologie und Dialyse, Onkologie, Geriatrie, Operationsdienst, Psychiatrie
- Bereich Management: Leitung einer Station oder Pflegegruppe, Leitung eines Pflegedienstes
- Bereich Ausbildung: berufspädagogisches Fachseminar, Mentor, Praxisanleiter

Im Bereich Pflegemanagement und Pflegepädagogik stehen die Weiterbildungen zunehmend in Konkurrenz mit entsprechenden Studiengängen an Fachhochschulen oder Universitäten (> 2.3.2).

2.3.2 Akademisierung der Pflege

Die Akademisierung der Pflege begann in den USA, England und Skandinavien bereits in der ersten Hälfte des 20. Jahrhunderts. In Deutschland gab es eine getrennte Entwicklung: In der DDR wurden seit Mitte der 1960er-Jahre Studiengänge für Pflege eingerichtet, in der Bundesrepublik entstanden sie erst in den 1980er-Jahren. Seitdem wird in Fachhochschulen und Universitäten pflegerisches Wissen auf wissenschaftlichem Niveau systematisiert, weiterentwickelt und abgesichert.

Studiengänge an Fachhochschulen haben meist einen engeren Praxisbezug als Studiengänge an Universitäten. Das Studium ermöglicht nach sechs Semestern den *Bachelor*-Abschluss und nach vier weiteren Semestern den *Master*-Abschluss. Ein Universitätsstudium ist Voraussetzung für eine spätere *Promotion* (Erlangung der Doktorwürde) und *Habilitation* (Erwerb der Lehrberechtigung an Hochschulen). Studiengänge gibt es vor allem mit den Schwerpunkten Pflegemanagement, Pflegepädagogik und Pflegewissenschaft. Einige Studiengänge fokussieren darüber hinaus Themen wie z. B. die Gesundheitsförderung und tragen die entsprechende Thematik mitunter auch im Namen. Neben dem Vollzeitstudium werden Pflegestudiengänge auch als Fern-, berufsbegleitendes oder berufsintegriertes Studium angeboten.

Im Pflegeberufereformgesetz (> 2.1.5) und der dazugehörigen Ausbildungs- und Prüfungsverordnung (> 2.1.6) wurden die Rahmenbedingungen für die *hochschulische Pflegeausbildung* festgelegt.

Pflege als Gegenstand von Forschung und Wissenschaft

Die **Pflegewissenschaft** befasst sich mit dem Menschen, seinem Gesundheitszustand und seiner Interaktion mit der Umwelt. Sie entwickelt zum einen berufsspezifische Theorien, mit denen pflegerisches Handeln erklärt werden kann, zum anderen überprüft und verbessert sie die Effektivität von Pflegehandlungen.

Pflegetheorien und Pflegemodelle

Zur Berufskunde gehört auch das Wissen um berufsspezifische Theorien. Eine **Pflegetheorie** ist eine abstrakte und erklärende *Aussage* über „Pflege", d. h. über Pflegewissen, Pflegehandeln und die Beziehung zwischen dem Pflegenden und dem Pflegeempfänger. Die meisten Pflegetheorien wurden im angloamerikanischen Raum entwickelt, z. B. von Orem, Henderson oder Rogers. Die amerikanische Pflegewissenschaftlerin Afaf Meleis unterteilt die Pflegetheorien nach ihrem Ansatz in:
- **Bedürfnistheorien:** Sie setzen sich mit den Ursachen und der Einschätzung von Pflegebedürftigkeit auseinander und haben dabei die durch eine

Erkrankung veränderten Bedürfnisse des Menschen im Blick.
- **Interaktionstheorien:** Sie befassen sich mit der Beziehung zwischen Pflegendem und Pflegeempfänger.
- **Ergebnisorientierte Theorien:** Sie untersuchen den Erfolg von Pflege.
- **Humanistische Theorien:** Sie stellen das Fürsorgekonzept in den Mittelpunkt.

Pflegemodelle versuchen, Pflege theoretisch *anschaulich darzustellen.* Komplexe Zusammenhänge werden vereinfacht und komplizierte Abläufe strukturiert. Dem Lernenden erleichtern sie dadurch das Verständnis von Pflege. Pflegemodelle veranschaulichen,
- wie Pflegebedürftigkeit entsteht,
- welche Bedürfnisse der zu Pflegende hat,
- wie sich das Verhältnis zwischen Pflegendem und Pflegeempfänger gestaltet, welche Wechselbeziehung dabei entsteht.

Pflegeforschung und Pflegewissenschaft

Pflegeforschung ist die wissenschaftliche Auseinandersetzung mit dem Pflegewissen. Dieses Wissen, meist *Erfahrungswissen,* wird überprüft, korrigiert, ergänzt und verfeinert. Eine Methode der Pflegeforschung sind Studien, mit denen vorher aufgestellte *Annahmen* (Hypothesen) im Praxisversuch bestätigt oder widerlegt werden sollen. Pflegeforschung hat das Ziel, Pflegequalität zu sichern und zu verbessern.

Ein bekanntes Beispiel ist die Kälte- und Wärmeanwendung zur Dekubitusprophylaxe (Eisen und Föhnen). Dieses „Ritual", das bis in die 1980er-Jahre ausgeübt wurde, wurde in einer Studie systematisch analysiert. Dabei wiesen die Forscher nach, dass Eisen und Föhnen sogar gesundheitsschädigend ist.

Monika Krohwinkel betrieb von 1988 bis 1991 die erste Pflegeforschungsarbeit in Deutschland. In einer Langzeitstudie führte sie zunächst ein nach ihr benanntes Pflegemodell ein und untersuchte dann bei der Pflege von Schlaganfallpatienten dessen Auswirkungen. Dabei konnte sie aufzeigen, dass sich die Pflegequalität durch die Unterweisung in dem Pflegemodell merklich verbesserte.

Seit die Zahl der Studierenden in der Pflege deutlich gestiegen ist, gibt es eine ebenso rasch zunehmende Zahl von *Pflegeforschungsprojekten,* die unterschiedliche Sachverhalte wissenschaftlich untersuchen. Die Menge des mittels Forschungsarbeiten zusammengetragenen Wissens lässt eigentlich erst zu, von einer **Pflegewissenschaft** zu sprechen. Durch die Akademisierung der Pflege wurde ein wichtiger, erster Schritt getan.

Das Krankenpflegegesetz (> 2.1.1) räumt der Pflegewissenschaft für das Pflegehandeln einen höheren Stellenwert ein. Es fordert für die Pflegenden eine Ausbildung, die Kompetenzen entsprechend dem allgemein anerkannten Stand pflegewissenschaftlicher Erkenntnisse zur verantwortlichen Mitwirkung bei Heilung, Erkennung und Verhütung von Krankheiten vermittelt. Auch für die Ausbildungsziele „Evaluation der Pflege" sowie „Sicherung und Entwicklung der Qualität der Pflege" sind die Ergebnisse der Pflegewissenschaft und -forschung eine wichtige Grundlage.

2.4 Handlungsautonomie

Autonomie bedeutet Selbstständigkeit und Unabhängigkeit. Der Begriff autonomes Handeln oder **Handlungsautonomie** beschreibt ein selbstständiges, zielgerichtetes, planvolles, eigenverantwortliches und unabhängiges, also nicht weisungsgebundenes Handeln. Die wichtigste Voraussetzung für Handlungsautonomie ist *fachliche Kompetenz.* Sie wird durch Ausbildung, Berufserfahrung, Fortbildung, Weiterbildung oder Spezialisierung erworben und muss den aktuellen Entwicklungsstandards und wissenschaftlich begründeten Forschungsergebnissen immer wieder neu angepasst werden. Gesetze, Verordnungen und Berufsbilder legen fest, in welchen Bereichen Handlungsautonomie bei den einzelnen Berufsgruppen gefordert, erwünscht und erlaubt ist.

Im Rahmen der Professionalisierungsbestrebungen unternehmen die Pflegenden seit einigen Jahren große Anstrengungen, Handlungsautonomie für ihren Beruf zu erreichen. Sie bemühen sich darum, ihr Handlungsfeld näher zu definieren und spezifische Fachkompetenzen herauszuarbeiten. Das Ziel ist eine Abgrenzung gegenüber der ärztlichen Tätigkeit und den Aufgaben, die von anderen Berufsgruppen,

z. B. Physiotherapeuten, übernommen werden. Der Wunsch nach Handlungsautonomie ist gerechtfertigt durch:
- **Fachliche Kompetenz:** Die Ausbildung vermittelt den Pflegefachkräften die Grundkenntnisse. Durch Berufserfahrung und Teilnahme an Fortbildungsveranstaltungen gewinnen sie Sicherheit und Selbstständigkeit. Sie sind in der Lage, Pflegemaßnahmen kompetent, eigenverantwortlich, planvoll, zielgerichtet und angepasst an die Erkrankung, Behinderung und seelische Verfassung des Patienten durchzuführen. Weiterbildungen, z. B. in der Intensivpflege, und Spezialisierung verändern und erweitern das Aufgabengebiet der Pflegefachkräfte.
- **Pflegewissenschaft- und -forschung** (➤ 2.3.2) dient der wissenschaftlichen Absicherung pflegerischer Kompetenz und verfolgt damit ebenfalls das Ziel, Handlungsautonomie zu erreichen.
- **Rechtliche Grundlagen:** Trotz eigener fachlicher Kompetenz sind Teile der pflegerischen Tätigkeit rechtlich gesehen an ärztliche Anordnungen gebunden. Das Pflegeberufereformgesetz übergibt bei der Definition der Ausbildungsziele die Erhebung und Feststellung des Pflegebedarfs sowie die Planung, Organisation, Durchführung und Dokumentation der Pflege in die Eigenverantwortung der Pflegefachkräfte. Auch die Durchführung ärztlich veranlasster Maßnahmen im Rahmen der Mitwirkung soll als eigenständige Tätigkeit der Pflegefachkräfte erfolgen. Dadurch wird ihre Selbstständigkeit und Eigenständigkeit stärker als bisher in den Vordergrund gestellt. Die gesetzliche Forderung, während der Ausbildung die Pflege als eigenverantwortliche Aufgabe der Pflegefachkräfte zu vermitteln, ist ein bedeutender Schritt in Richtung Handlungsautonomie der Pflegeberufe. Ärztliche Tätigkeiten dürfen auf Pflegefachkräfte übertragen werden, man spricht von *Delegation*, wenn der Arzt sich davon überzeugt hat, dass die Pflegefachkraft aufgrund ihrer Qualifikation dazu in der Lage ist (➤ 4.3.2). Pflegefachkräften steht das Recht des fachlichen Vorbehalts zu. Gibt z. B. ein Arzt eine Anweisung, die den allgemein gültigen Pflegestandards widerspricht, kann die Pflegefachkraft die Durchführung ablehnen.

Advanced Nursing Practice (ANP)

Der Begriff Advanced Nursing Practice (ANP) bedeutet *Erweiterung der Pflegepraxis.* Er hat seinen Ursprung in den USA, wo in den 1970er-Jahren wegen der unzureichenden ärztlichen Versorgung in ländlichen Gebieten **Nurse Practitioner** eingesetzt wurden, die teilweise die pflegerisch-medizinische Grundversorgung der Patienten übernahmen. Entsprechend entschieden die Nurse Practitioner auch darüber, ob und wann ein Patient einem Arzt vorgestellt oder in ein Krankenhaus überwiesen werden musste.

Seit den 1970er-Jahren sind Nurse Practitioner in den USA etabliert und werden z. B. auch in Großbritannien, Skandinavien und den Niederlanden eingesetzt. Wie in den USA üblich, haben diese Pflegefachkräfte zunächst ein Hochschulstudium absolviert. Zusätzlich verfügen sie über ein spezialisiertes Expertenwissen bezüglich der Gesundheitsprobleme bei bestimmten Patientengruppen, z. B. Diabetikern, Schmerzpatienten und Demenzkranken, oder bezüglich eines bestimmten Fachgebiets, z. B. Operationsdienst, Funktionsdiagnostik oder Wundmanagement. Durch ihre Ausbildungslaufbahn sind Nurse Practitioner für eine größere Handlungsautonomie in ihrem jeweiligen Fachgebiet qualifiziert. Ebenso gehört die Übernahme von bestimmten diagnostischen und therapeutischen Tätigkeiten zu ihrem Aufgabenbereich. Die konkreten Aufgaben richten sich jeweils nach dem Fachgebiet und sind von Land zu Land unterschiedlich.

Im Gegensatz zu anderen Pflegestudiengängen, die ihren Schwerpunkt in den patientenfernen Bereichen Management, Lehre und Forschung haben, befasst sich ANP vorrangig mit der direkten pflegerischen Patientenversorgung. Zu den weiteren Einsatzgebieten von ANP gehört die Arbeit in der häuslichen Pflege mit Hausbesuchen, Beratungs- und Schulungsangeboten sowie die Krankheitsprävention.

Die **Charakteristika** der erweiterten spezialisierten Pflegepraxis (Advanced Nursing Practice) als autonomes Arbeitsfeld der Pflege sind nach Spirig und DeGeest:
- *Spezialisierung:* Die Einsatzgebiete für Nurse Practitioner finden sich dort, wo erweitertes und vertieftes Pflegewissen und selbstständiges Handeln erforderlich sind.

- *Erweiterung:* Ausweitung der Berufskompetenzen, um sich besser an die Bedürfnisse bestimmter Patientengruppen anpassen zu können.
- *Fortschritt:* Die Kombination aus Spezialisierung und Erweiterung hat das Ziel, die Pflege nachhaltig, zukunftsorientiert und breitflächig zu verbessern.

Bei der Zusammenarbeit zwischen Ärzten und Pflegefachkräften steht in Deutschland aus berufsrechtlicher Sicht die **Delegation,** also die Übertragung einer Aufgabe an eine dazu befähigte Person, im Vordergrund. Bei der Delegation führen die Pflegefachkräfte ärztliche Leistungen unter Aufsicht des zur Leistungserbringung verpflichteten Arztes durch. Der Arzt übernimmt die ärztliche und juristische Verantwortung. Die Delegationsfähigkeit einer ärztlichen Tätigkeit ist abhängig von der Komplexität und Gefährlichkeit der Aufgabe und der Qualifikation der Pflegenden. Der delegierende Arzt muss deshalb die Person, der er eine Aufgabe überträgt, sorgfältig auswählen, ihr genaue Anweisungen erteilen, die Durchführung überwachen und das Ergebnis kontrollieren.

Bei der Advanced Nursing Practice erbringen akademisch qualifizierte und spezialisierte Pflegeexperten ärztliche (heilkundliche) Leistungen bei denen sie eigenverantwortlich entscheiden und handeln, im Sinne der **Substitution,** also als Stellvertreter. Dazu gehört auch die komplette und selbstständige Ausgestaltung der übertragenen Aufgabe mit der entsprechenden fachlichen, wirtschaftlichen und haftungsrechtlichen Verantwortung.

Das **Pflege-Weiterentwicklungsgesetz** (PflWG) räumte 2008 den deutschen Krankenkassen erstmalig die Möglichkeit ein, in *Modellvorhaben* Tätigkeiten, die bisher nur von Ärzten durchgeführt wurden, auf Pflegefachkräfte zu übertragen (Substitution). Im März 2012 trat die vom Gemeinsamen Bundesausschuss (G-BA) beschlossene **Heilkundeübertragungsrichtlinie** in Kraft. Sie legt im Einzelnen fest, welche heilkundlichen Tätigkeiten im Rahmen von Modellvorhaben auf Gesundheits- und Krankenpfleger und Altenpfleger mit entsprechender Qualifikation übertragen werden dürfen. Die übertragenen Tätigkeiten müssen fachlich, wirtschaftlich und haftungsrechtlich von den Pflegefachkräften verantwortet werden. Die Stellung der Diagnose und Indikation sowie die Therapieplanung bleiben weiterhin ausschließlich Aufgaben des Arztes. In den Modellvorhaben arbeiten die Pflegefachkräfte auf der Ebene von Nurse Practitioners und können damit ihre erweiterten Qualifikationen und ihre Fähigkeit zu autonomem Handeln beweisen.

2.5 Berufliche Interessenvertretung in der Pflege

Das Grundgesetz gibt Arbeitnehmern und Arbeitgebern das Recht, sich in Koalitionen (= Vereinigungen, Bündnissen) zusammenzuschließen (➤ 7.3.1). Der Zusammenschluss erleichtert es, eigene Interessen zu vertreten und durchzusetzen. Pflegende können sich in einem *Berufsverband* (➤ 2.5.1) und/oder in einer *Gewerkschaft* (➤ 2.5.3) organisieren. Darüber hinaus gibt es Bestrebungen, eine eigene *berufsständische Kammer* (➤ 2.5.4) für die Pflege zu schaffen. Die Pflegenden könnten dann ihre beruflichen Belange selbst bestimmen.

2.5.1 Berufsverbände in Deutschland

Ein Berufsverband setzt sich aus Mitgliedern einer Berufsgruppe zusammen. Wichtige **Aufgaben** der Berufsverbände für Pflegeberufe sind:
- Eigenständigkeit der Pflegeberufe fördern
- Interessen der Pflegenden in Politik und Gesellschaft vertreten
- Bei der Gesetzgebung (Anhörung) mitwirken
- Qualität von Pflegeleistungen sichern
- Einsatz für angemessene Arbeitsbedingungen der Pflegenden

Die Mitgliedschaft im Berufsverband ist freiwillig, verpflichtet aber zur Zahlung eines Mitgliedsbeitrags. Das **Leistungsangebot** der meisten Berufsverbände umfasst:
- Beratung zu Problemen fachlicher Art
- Beratung in Fragen des Arbeits- oder Tarifrechts
- Informationen zu aktuellen Berufsfragen, oft durch eine Fachzeitschrift
- Berufshaftpflichtversicherung, beruflicher Rechtsschutz
- Fort- und Weiterbildungsangebote, Kongresse

Für Pflegende gibt es eine Vielzahl von konfessionsgebundenen und konfessionsunabhängigen Berufsverbänden mit unterschiedlichen Mitgliederzahlen. Die größten, im gesamten Bundesgebiet vertretenen Berufsverbände sind der *Deutsche Berufsverband für Pflegeberufe* (DBfK), der *Deutsche Pflegeverband* (DPV) und die *Arbeitsgemeinschaft Deutscher Schwesternverbände und Pflegeorganisationen* (ADS). Pflegeverbände, die Mitglied im Deutschen Caritasverband und im Diakonischen Werk sind, setzen sich besonders für die christlichen und ethischen Werte in der professionellen Pflege ein. Die speziellen Berufsinteressen der Kinderkrankenpflege vertritt der *Berufsverband Kinderkrankenpflege Deutschlands* (BEKD) und die der Altenpflege der *Deutsche Berufsverband für Altenpflege* (DBVA).

Die Berufsverbände stehen teilweise in Konkurrenz zueinander und erschweren dadurch eine wirksame Interessensvertretung. Dem wirkt der *Deutsche Pflegerat* (Bundesarbeitsgemeinschaft Pflege- und Hebammenwesen, DPR) als Dachverband entgegen, in den die einzelnen Berufsverbände ihre Vertreter entsenden. Er ist damit Ansprechpartner für die Politik, der mit einer einheitlichen Stimme die Interessen der professionell Pflegenden in Deutschland vertritt.

2.5.2 Internationale Berufsverbände

Der Weltbund für Krankenschwestern und Krankenpfleger (*International Council of Nurses,* ICN) ist die älteste und größte internationale berufsständische Organisation im Gesundheitswesen: Er wurde bereits 1899 gegründet und hat zurzeit mehr als 128 angeschlossene nationale Berufsverbände. Heute ist der DBfK Mitglied im ICN. Seit seinem Bestehen setzt sich der ICN weltweit ein für eine Verbesserung der Gesundheitsdienste und der gesundheitlichen und pflegerischen Versorgung der Menschen aller Völker sowie für die Anerkennung der Rolle der Pflege im Gesundheitswesen. Besondere Schwerpunkte der Arbeit sind die professionelle Pflegepraxis, die Grund-, Fort- und Weiterbildung in der Pflege sowie die Festlegung und der Erhalt ethischer Grundsätze und Menschenrechte (➤ 2.2.1). Alle vier Jahre veranstaltet der ICN einen internationalen Kongress, auf dem sich Pflegende aus aller Welt treffen und austauschen.

Weitere internationale Berufsorganisationen im Bereich der Krankenpflege sind die *Europäische Krankenpflegevereinigung* (European Nursing Group, ENG), der *Europäische Pflegeverband* (PCN), der *Katholische Weltbund für Krankenpflege* (International Catholic Committee of Nurses and Medico-Social Assistants, CICAMS), der *Ökumenische Bund von Schwesternschaften* und Verbände der *Diakonie* sowie die *Liga der Rotkreuzgesellschaften*.

2.5.3 Gewerkschaften

Zu Gewerkschaften schließen sich Arbeitnehmer meist verschiedener Berufsgruppen zusammen. Im Unterschied zu den Berufsverbänden liegt der Schwerpunkt gewerkschaftlicher Arbeit stärker auf der tarifpolitischen Interessenvertretung: Sie vertritt ihre Mitglieder beim Aushandeln und Abschließen von Tarifverträgen (➤ 7.3.2) und organisiert, wenn nötig, auch Streiks. Für den Mitgliedsbeitrag bietet die Gewerkschaft Rechtsschutz und Beratung in Arbeitsfragen sowie die Schulung von Betriebs- und Personalräten an.

Viele Pflegende sind im öffentlichen Dienst beschäftigt und deshalb Mitglied in der *Vereinten Dienstleistungsgewerkschaft* (ver.di). Diese größte Gewerkschaft für Dienstleistungsberufe ist 2001 aus dem Zusammenschluss von fünf Einzelgewerkschaften entstanden, u. a. aus der *Gewerkschaft Öffentlicher Dienst, Transport und Verkehr* (ÖTV).

2.5.4 Kammern

Kammern wie Industrie- und Handelskammer, Ärzte- oder Anwaltskammer sind die traditionellen Organisationen selbstständiger Berufe. Der Staat überträgt ihnen das Recht und die Macht, berufsinterne Dinge selbst zu regeln. Dies geschieht unter der Annahme, dass die Berufsangehörigen selbst über das nötige Wissen verfügen, um z. B. *Berufszulassungen* zu erteilen oder zu entziehen, die *Berufsausübung* zu überwachen, *Gebührenordnungen* festzulegen, *Prüfungen* abzuhalten oder bei Streitigkeiten als *Schiedsstelle* zu fungieren. Die Einrichtung der Kammern ist Landesrecht. Alle Berufsangehörigen sind zahlungspflichtige Zwangsmitglieder.

2015 nahm in Rheinland-Pfalz die bundesweit erste Pflegekammer ihre Arbeit auf. Dort werden jetzt alle Berufsangehörigen der (Kinder-)Kranken- und Gesundheitspflege und der Altenpflege als Mitglieder erfasst. Auch Berlin, Schleswig-Holstein und Niedersachsen haben sich für die Einrichtung einer Pflegekammer entschieden. In anderen Bundesländern werden die Gründungsvoraussetzungen für Pflegekammern noch diskutiert, aber nicht mehr grundlegend abgelehnt. Langfristig eröffnen die Pflegekammern in den Bundesländern den Weg zur Gründung einer Bundespflegekammer. Im September 2017 konstituierte sich auf Beschluss des Deutschen Pflegerats die Gründungskonferenz der Bundespflegekammer.

Wiederholungsfragen

1. Welche Berufe gehören zu den Pflegeberufen?
2. Wodurch werden das Ausbildungsziel, der genaue Inhalt und der Ablauf der Ausbildung für die Pflegeberufe geregelt?
3. Was versteht man unter Kompetenz? Welche Kompetenzen sind neben dem Fachwissen für den Pflegeberuf erforderlich?
4. Welche der folgenden Aufgaben übernimmt eine Pflegefachkraft eigenverantwortlich und welche führt sie im Rahmen der Mitwirkung aus?
   a. Erhebung und Feststellung des Pflegebedarfs
   b. Anleitung von zu pflegenden Menschen in der individuellen Auseinandersetzung mit Gesundheit und Krankheit
   c. Durchführung ärztlich veranlasster Maßnahmen
   d. Einleitung lebenserhaltender Sofortmaßnahmen bis zum Eintreffen des Arztes
   e. Evaluation der Pflege
   f. Maßnahmen der medizinischen Diagnostik
   g. Entwicklung der Qualität der Pflege
   h. Maßnahmen in Krisen- und Katastrophensituationen
   i. Dokumentation der Pflege
5. Wo sind die ethischen Grundregeln für Pflegende im Sinne einer Berufsethik formuliert? Nennen Sie die Grundlagen ethischer Handlungen und Entscheidungen im Umgang mit kranken Menschen.
6. Erklären Sie den Unterschied zwischen Fort- und Weiterbildung. Welche Weiterbildungsmöglichkeiten werden für Gesundheits- und Krankenpfleger angeboten?
7. Was ist ein Berufsverband und welche Aufgaben hat er? Welche Leistungen können von einem Berufsverband erwartet werden?
8. Nennen Sie drei Beispiele für Berufsverbände, die die Interessen der Gesundheits- und Krankenpfleger vertreten.

KAPITEL 3
Der Pflegeberuf als Teil des Gesundheitswesens

3.1 Aufbau und Aufgaben des Gesundheitswesens

Das Gesundheitswesen teilt sich in folgende Bereiche:
- **Öffentliches Gesundheitswesen** mit den *Gesundheitsbehörden* aller Ebenen; diese widmen sich hauptsächlich dem Gesundheitsschutz, der Gesundheitspflege, der Überwachung von Gesundheitseinrichtungen und der gesundheitlichen Gesamtsituation sowie der Seuchenbekämpfung.
- **Krankenhauswesen** mit verschiedenen Trägern und Behandlungsschwerpunkten; in diese Gruppe gehören auch die (teil)stationären Pflegeeinrichtungen.
- **Bereich der ambulanten Versorgung** durch niedergelassene Ärzte und Pflegende, die kranke und pflegebedürftige Menschen betreuen und Vorsorge- bzw. Früherkennungsmaßnahmen durchführen.

Das oberste gemeinsame Ziel aller im Gesundheitswesen tätigen Einrichtungen hat die WHO wie folgt festgelegt: „Gesundheit ist nicht nur das Freisein von Krankheiten, sondern der Zustand des vollständigen körperlichen, geistigen, psychischen und sozialen Wohlbefindens."

3.1.1 Internationale Gesundheitsbehörden

Weltgesundheitsorganisation (World Health Organization, WHO)

Am 7. April 1948 wurde die WHO als Sonderbehörde der United Nations Organization (UNO) gegründet. Ihr Hauptsitz ist in Genf, außerdem gibt es noch sechs weitere Regionalbüros, das für Europa zuständige sitzt in Kopenhagen. Die Organe der WHO sind die *Vollversammlung*, die die Beschlüsse fasst, der *Exekutivrat*, der die Beschlussdurchführung überwacht, und das *Sekretariat*, das die Regionalbüros verwaltet und beaufsichtigt.

Die WHO hat zum Ziel, die Gesundheit der Völker aller Länder zu schützen und zu fördern. Sie bearbeitet fast alle international wichtigen Gesundheitsfragen und unterstützt die Regierungen beim Aufbau und der Weiterentwicklung ihres Gesundheitswesens. Wichtige Aufgaben sind:
- Infektionskrankheiten und Seuchen bekämpfen, weltumfassender Gesundheitswarndienst
- Alle suchterzeugenden Arzneimittel und Rauschgifte kontrollieren
- Internationale Standardisierung von Heilmitteln
- Medizinische Forschung fördern und koordinieren
- Weltweite Förderung der Ausbildung und Fortbildung von Personal für das Gesundheitswesen, vor allem in den Entwicklungsländern

An jedem Jahrestag der Gründung findet der *Weltgesundheitstag* statt, der jeweils einem für alle Länder bedeutsamen gesundheitspolitischen Thema gewidmet ist.

Europarat und Europäische Union (EU)

In Europa befassen sich Europarat und EU neben ihren vielfältigen Aufgaben im Wirtschafts- und Sozialbereich auch mit Gesundheitsfragen. Der 1949 gegründete **Europarat** hat 47 gesamteuropäische Mitgliedsstaaten und seinen Sitz in Straßburg. Er passt die Erkenntnisse, Richtlinien und Normen der WHO an die politischen und wirtschaftlichen Verhältnisse der Mitgliedsländer an und gibt grundsätzliche Empfehlungen und Rechtsgrundlagen für die Durchführung. Wichtige Aufgaben sind:
- Berücksichtigung der Gesunderhaltung des Menschen bei Stadt- und Landesplanung, Luftreinhaltung, Lärmbekämpfung und Arbeitsplatzgestaltung

- Zusammenarbeit beim Austausch von Blut und Blutprodukten und bei Organspenden und Organtransplantationen
- Erstellung von Leitlinien für eine optimale Gesundheitsversorgung
- Verhaltensregeln für die medizinische Forschung

Die **Europäische Union** (> 1.2.3) bemüht sich um eine einheitliche Rechtssituation im Gesundheitswesen. Schwerpunkte dabei sind:
- Gegenseitige Anerkennung von Prüfungszeugnissen und Diplomen
- Arzneimittel- und Lebensmittelrecht
- Freies Niederlassungsrecht und freier Dienstleistungsverkehr für Heil- und Heilhilfsberufe

Innerhalb der EU befassen sich die Gesundheitsminister der Mitgliedsstaaten bei ihren regelmäßigen Treffen mit Gesundheitsfragen, z.B. mit Programmen zur Bekämpfung und erfolgreichen Behandlung von Krebs oder Aids.

3.1.2 Gesundheitsbehörden auf Bundesebene

Bundesministerium für Gesundheit (BMG)

Die oberste Gesundheitsbehörde auf Bundesebene ist das **Bundesministerium für Gesundheit.** Die Arbeit des Ministeriums, das für viele Politikfelder zuständig ist, konzentriert sich auf die Erarbeitung von Gesetzesentwürfen, Rechtsverordnungen und Verwaltungsvorschriften. Zu seinen zentralen Aufgaben im Bereich des Gesundheitswesens zählen:
- Erhalt der Leistungsfähigkeit der gesetzlichen Kranken- und Pflegeversicherung (> 6.3.2, > 6.3.5)
- Weiterentwicklung der Qualität und Wirtschaftlichkeit des Gesundheitswesens
- Stärkung der Patienteninteressen
- Prävention, Gesundheitsschutz, Krankheitsbekämpfung und Biomedizin
- Sicherung der Qualität der medizinischen und pflegerischen Versorgung durch Berufsgesetze für die Ausbildung in den medizinischen Berufen
- Vorschriften für Herstellung und Verkehr von Arzneimitteln und Medizinprodukten
- Sicherheit von biologischen Arzneimitteln und Blutprodukten
- Prävention der Drogen- und Suchtgefahren
- Entwicklung neuer Versorgungsstrukturen, z.B. für chronisch oder psychisch Kranke
- Unterstützung der Forschung
- Mitgestaltung der europäischen und internationalen Gesundheits- und Sozialpolitik

Das BMG wird von Kommissionen, Fachausschüssen, Beiräten, z.B. *Bundesgesundheitsrat,* und den im Folgenden genannten selbstständigen Bundesoberbehörden bei seiner Arbeit beraten und unterstützt.

Bundesoberbehörden

Die Gesundheitsbehörden auf Bundesebene überwachen die Einhaltung der erlassenen Gesetze. Aufgrund ihrer Erfahrungen und Forschungstätigkeit schlagen sie neue Gesetze vor und beraten bei Gesetzesvorlagen (> 1.6). Gesetze auf dem Gebiet des Gesundheitswesens werden teilweise vom Bundestag, teilweise aber auch von den Länderparlamenten erlassen. Im Einzelnen richtet sich dies nach der Zuständigkeitsverteilung.

Bundesinstitut für Infektionskrankheiten und nicht übertragbare Krankheiten (Robert Koch-Institut, RKI)

Das Robert Koch-Institut ist die zentrale Einrichtung der Krankheitsüberwachung und -prävention. Seine Aufgaben umfassen:
- Erkennung, Verhütung und Bekämpfung von Krankheiten, insbesondere von Infektionskrankheiten
- Epidemiologische Untersuchungen von Krankheiten sowie deren Dokumentation, Information und Meldepflicht

Bundesamt für Verbraucherschutz und Lebensmittelsicherheit

Die Aufgaben des Bundesamts für Verbraucherschutz und Lebensmittelsicherheit umfassen:
- Lebensmittelsicherheit, Lebensmittelkontrollen und Verbraucherinformation
- Überwachung und Zulassung von Bedarfsgegenständen, Kosmetika, Textilien, Spielzeug, Futtermitteln,

Tierarzneimitteln, Pflanzenschutzmitteln und gentechnisch veränderten Organismen

Bundesinstitut für Risikobewertung (BfR)

Der gesundheitliche Verbraucherschutz ist auch die Hauptaufgabe des 2002 gegründeten Bundesinstituts für Risikobewertung.

Bundesinstitut für Arzneimittel und Medizinprodukte (BfArM)

Die Aufgaben des Bundesinstituts für Arzneimittel und Medizinprodukte umfassen:
- Bewertung, Registrierung und Zulassung von Arzneimitteln auf der Grundlage analytischer, pharmakologischer und klinischer Prüfungen
- Überwachung des Verkehrs mit Betäubungsmitteln (Bundesopiumstelle)
- Zentrale Risikoerfassung sowie Durchführung von Maßnahmen zur Risikoabwehr bei Medizinprodukten

Paul-Ehrlich-Institut (PEI)

Die Aufgaben des Paul-Ehrlich-Instituts umfassen die Entwicklung, Bewertung und Sicherheit von Seren, Impfstoffen und Blutzubereitungen.

Bundeszentrale für gesundheitliche Aufklärung (BZgA)

Die Aufgaben der Bundeszentrale für gesundheitliche Aufklärung umfassen:
- Erarbeitung von Richtlinien zur praktischen Gesundheitserziehung und Gesundheitsaufklärung
- Koordination dieses Bereichs und Ausbildung des dazu erforderlichen Personals
- Gestaltung und Abgabe von Informations- und Aufklärungsmaterialien, die z. T. auch kostenlos erhältlich sind

Deutsches Institut für Medizinische Dokumentation und Information (DIMDI)

Der Aufgabenbereich des Deutschen Instituts für Medizinische Dokumentation und Information ist die Erfassung, Auswertung und Speicherung aller in- und ausländischen Informationen aus dem Gebiet der Medizin und ihrer Randgebiete.

3.1.3 Gesundheitsbehörden der Bundesländer

Landesbehörden

Auf Länderebene liegt die oberste Zuständigkeit für Gesundheitsfragen bei einem *Ministerium* (in den Stadtstaaten beim *Senatsamt*), das meistens neben diesem Bereich noch verwandte Gebiete, z. B. Arbeits- und Sozialrecht, behandelt. Die wichtigsten Aufgaben dieser Gesundheitsbehörden sind:
- Durch entsprechende Verwaltungsvorschriften für die Durchführung der vom Bund erlassenen Gesetze sorgen
- Vorbereitung und Beratung von Gesetzen, die auf Landesebene erlassen werden dürfen
- Aufsicht über nachgeordnete Dienststellen
- Aufsicht über Krankenhäuser
- Überwachung des Arzneimittelverkehrs
- Überwachung der Berufstätigkeit von ärztlichen und nicht ärztlichen Heilberufen und teilweise Mitwirkung bei den Prüfungen nicht ärztlicher Heilberufe

Medizinaluntersuchungsämter sind meist für einen Regierungsbezirk zuständig. Ihr Aufgabenbereich ist die infektiologische Diagnostik sowie die Überwachung und Förderung der Umwelt- und Krankenhaushygiene.

Gesundheitsämter

Gesundheitsämter sind die untersten Gesundheitsbehörden des öffentlichen Gesundheitsdienstes. Die Bundesländer haben auf Landesebene ein *Gesetz über den Öffentlichen Gesundheitsdienst* erlassen. Dabei wurden die Grundvorstellungen bewahrt und den aktuellen Bedürfnissen und der derzeitigen Situation im Gesundheits- und Krankheitsbereich angepasst. In einigen Ländern sind die Gesundheitsämter staatliche Dienststellen, in anderen Teil der Kommunalverwaltung.

Das Gesundheitsamt leistet die praktische Arbeit des staatlichen Gesundheitsdienstes in der Bevölkerung.

Der Leiter des Gesundheitsamts ist der *Amtsarzt*, dem medizinisches Fachpersonal, Sozialarbeiter und Verwaltungspersonal zur Seite stehen. Die wichtigsten Aufgabenbereiche des Gesundheitsamts sind:
- Beobachtung der Gesundheitsverhältnisse im Bezirk und Überwachung der Einhaltung von Gesundheitsgesetzen. Meldepflichtige Erkrankungen müssen gemäß Infektionsschutzgesetz dem zuständigen Gesundheitsamt angezeigt werden.
- Überwachung von in Gesundheitsberufen tätigen Personen, Arztpraxen, Krankenhäusern und ähnlichen Einrichtungen, Rettungsdiensten sowie des Leichen- und Bestattungswesens.
- Aufsicht über Apotheken und den Verkehr mit Arzneimitteln und Giften.
- Sicherung und Überwachung der allgemeinen Hygiene, der Wasser-, Gewerbe-, Umwelt- und der Lebensmittelhygiene.
- Bekämpfung und Verhütung übertragbarer Krankheiten. Dieser Bereich umfasst auch Impfungen, geeignete Desinfektionsmaßnahmen und die Überwachung von Bakterienträgern.
- Gesundheitsfürsorge: Mütterberatung, schul- und jugendärztlicher Dienst, Fürsorge bei bestimmten Erkrankungen und bei Behinderungen und ggf. weitere aktuelle Angebote des jeweils zuständigen Gesundheitsamts.
- Amts-, gerichts- und vertrauensärztliche Tätigkeit, Erstellen amtsärztlicher Zeugnisse.
- Gesundheitsförderung und -erziehung der Bevölkerung, Aufklärung, Beratung, z. B. Beratungsstellen bei Alkoholkrankheit, Drogenabhängigkeit, Aids und psychischen Erkrankungen.

Beim Gesundheitsamt erfolgt meist nur eine Beurteilung und Beratung. Weitere ärztliche Maßnahmen werden durchgeführt, wenn sie für die Erfüllung der Aufgabenbereiche unerlässlich sind, z. B. Röntgen der Lunge, Stuhluntersuchung auf Bakterien, Impfungen.

3.1.4 Rechtliche Grundlagen für Krankenhäuser

Nach § 2 des Krankenhausfinanzierungsgesetzes (KHG) sind Krankenhäuser „Einrichtungen, in denen durch ärztliche und pflegerische Hilfeleistung Krankheiten, Leiden oder Körperschäden festgestellt, geheilt oder gelindert werden sollen oder Geburtshilfe geleistet wird und in denen die zu versorgenden Personen untergebracht und verpflegt werden können". Eine Krankenhausaufnahme ist erforderlich, wenn die Schwere der Krankheit es nicht mehr zulässt, zu Hause oder ambulant behandelt zu werden. Das Krankenhaus zeichnet sich weiterhin dadurch aus, dass spezialisierte, technisch-apparative Untersuchungen und Behandlungen vorgenommen werden können. Außerdem kommen spezielle wissenschaftliche Erkenntnisse zu den praktischen ärztlichen und pflegerischen Erfahrungen hinzu.

Da die Häufigkeit der Erkrankungen, die einen Krankenhausaufenthalt erfordern, und die Schwierigkeiten bei der Erkennung und Behandlung der verschiedenen Krankheiten sehr unterschiedlich sind, gibt es verschiedene Krankenhausarten. Nach ihrer Aufgabenstellung kann man die Krankenhäuser einteilen in:

Allgemeine oder Akutkrankenhäuser

Allgemeine oder Akutkrankenhäuser nehmen Patienten auf, die wegen einer akuten Erkrankung eine stationäre Behandlung benötigen. Sie sind in der Regel für einen bestimmten Einzugsbereich entsprechend dem Krankenhausbedarfsplan vorgesehen, die Verweildauer der Patienten ist meist kurz. Akutkrankenhäuser lassen sich weiter nach ihrer Bettenzahl und den verfügbaren Fachabteilungen unterteilen in:
- **Krankenhäuser der Grund- und Regelversorgung** verfügen meist über die drei Hauptfachrichtungen Innere Medizin, Chirurgie und Gynäkologie/Geburtshilfe und eine Intensivstation. Dazu sind die erforderliche apparative und laborchemische Ausstattung und das entsprechende Fachpersonal vorhanden. Oft werden noch andere Fachbereiche, z. B. HNO-, Augen- oder Kinderheilkunde, über ein *Belegarztsystem* abgedeckt. Zu dieser Gruppe gehören auch **Fachkrankenhäuser** mit nur einer Fachrichtung, z. B. Kinderheilkunde oder Orthopädie und Unfallchirurgie.
- **Schwerpunktkrankenhäuser** haben ca. 400–500 Betten und neben den Hauptfachrichtungen weitere Fachabteilungen, z. B. Urologie, Kinderheilkunde, Orthopädie und Unfallchirurgie, Psychiatrie oder Geriatrie. Sie können umfangreichere

Labor- und apparative Untersuchungen durchführen und verfügen über besondere Funktionseinrichtungen, z. B. Strahlentherapie.
- **Zentralkrankenhäuser** sind Krankenhäuser der Maximalversorgung und erreichen eine Bettenzahl bis zu 1 000. Es sind nahezu alle Fachrichtungen vertreten und die Innere Medizin oder die Chirurgie in der Regel in Teilgebietsfachabteilungen, z. B. Thoraxchirurgie, Hämatologie, Kardiologie, Nephrologie, aufgeteilt. Auch das Labor und die apparative Diagnostik sind eigene große Fachabteilungen mit gesonderter fachärztlicher Leitung. Mit sämtlichen, meist hoch spezialisierten Fachdisziplinen, der größten Bettenzahl (bis zu 2 000) und nach neuesten wissenschaftlichen Erkenntnissen ausgestattet, stehen die **Universitätskliniken** an der Spitze der Zentralkrankenhäuser. Eine wichtige Aufgabe der Zentralkrankenhäuser ist die Ausbildung des medizinischen Fach- und Pflegepersonals in der angegliederten Universität und den Berufsfachschulen.

Sonderkrankenhäuser

Sonderkrankenhäuser nehmen nur bestimmte Patientengruppen oder Patienten mit speziellen, meist chronischen Erkrankungen auf. Beispiele sind psychiatrische Krankenhäuser, Kurkrankenhäuser, Rehabilitationskliniken, Suchtkliniken, Gefängniskrankenhäuser.

Krankenhausergänzende Einrichtungen

Hierzu zählen Tageskliniken, Nachtkliniken, Krankenheime, Nachsorgekliniken, die häufig den Krankenhäusern angegliedert sind. Sie stehen den Patienten, die nur noch eine teilweise stationäre Betreuung benötigen, zur Verfügung und entlasten dadurch die Krankenhäuser.

Belegkrankenhäuser

Der Träger des öffentlichen oder privaten Krankenhauses sorgt für die Unterbringung, Verpflegung und pflegerische Betreuung des Patienten und für die Ausstattung der Klinik. Die ärztliche Leistung wird von einem **Belegarzt** erbracht, d. h. einem in eigener Praxis tätigen, niedergelassenen Arzt. Er rechnet mit dem Patienten gesondert ab. Das Belegarztsystem ist wichtig für Krankenhäuser der Grund- und Regelversorgung, die dadurch weitere Fachbereiche ohne allzu großen Mehraufwand abdecken können. Außerdem ist es erforderlich für Fachärzte, die viele Erkrankungen ihres Fachgebiets nur mit kleineren operativen Eingriffen behandeln können, z. B. Gynäkologen, HNO-Ärzte und Augenärzte.

Trägerschaft und Krankenhausleitung

Der **Krankenhausträger** ist die für das Krankenhaus verantwortliche natürliche oder juristische Person. In der Bundesrepublik werden unterschieden:
- *Öffentliche Krankenhäuser:* Die Träger sind die Bundesländer, Landkreise und Städte. Beispiele: Universitätsklinik, Kreiskrankenhaus, städtisches Krankenhaus.
- *Frei-gemeinnützige Krankenhäuser:* Sie gehören religiösen, humanitären oder sozialen Vereinigungen oder häufig einem Verband der freien Wohlfahrtspflege an, z. B. Caritas, Diakonischem Werk, Deutschem Roten Kreuz, Arbeiterwohlfahrt, Deutschem Paritätischen Wohlfahrtsverband, Zentraler Wohlfahrtsstelle der Juden in Deutschland.
- *Private Krankenhäuser:* Sie müssen als Gewerbebetriebe von den zuständigen Behörden genehmigt werden und sind auf Gewinn ausgerichtet. Zunehmend werden Krankenhäuser, die bisher unter städtischer oder kommunaler Verwaltung standen, an private Träger verkauft oder in Eigenbetriebe umgewandelt, die selbst für ihre Wirtschaftlichkeit Verantwortung tragen.

Die **Krankenhausleitung** besteht bei öffentlichen und gemeinnützigen Häusern aus jeweils einem vom Träger ausgewählten
- Geschäftsführer, der die Gesamtverantwortung, insbesondere der finanziellen Seite des Krankenhauses, trägt,
- einem Ärztlichen Leiter bzw. Ärztlichen Direktor, der die Gesamtverantwortung für Diagnostik und Therapie trägt, und
- einem Pflegedirektor, der die Gesamtverantwortung für den Pflegedienst (➤ 3.3.1) trägt.

Diesen Personen sind – je nach Zuständigkeit – Ärzte, Pflegende, diagnostische und therapeutische Einrichtungen und deren Personal, Verwaltung, Technik, Küche und Versorgung unterstellt. Durch diese Regelung sind die Bereiche der ärztlichen Versorgung, der Krankenpflege und der Verwaltung nach außen hin deutlich abgetrennt; sie sind aber gemeinsam für das Wohl der Patienten, die Wirtschaftlichkeit und Qualität der Krankenhausarbeit verantwortlich.

Krankenhausfinanzierung

Die wirtschaftliche Sicherheit der Krankenhäuser wird durch das *Krankenhausfinanzierungsgesetz* (KHG) und das *Fallpauschalengesetz zur Neuordnung der Krankenhausfinanzierung* (FPG) geregelt. Eine bedarfsgerechte Versorgung der Bevölkerung mit leistungsfähigen, eigenverantwortlich wirtschaftenden Krankenhäusern soll gewährleistet werden – bei gleichzeitig sozial tragbaren Kosten.

Die Krankenhäuser sind durch öffentliche Fördermittel und die Einkünfte aus den Vergütungen für erbrachte Leistungen wirtschaftlich gesichert.

Öffentliche Fördermittel

Öffentliche Fördermittel werden nur an Krankenhäuser vergeben, die in den *Krankenhausbedarfsplan* bzw. in das Investitionsprogramm eines Landes aufgenommen sind. Sie werden gewährt für den Neubau, Umbau und Erweiterungsbau von Krankenhäusern sowie die Anschaffung und Wiederbeschaffung von medizinisch-technischen und anderen Ausstattungsgegenständen mit Ausnahme von Großgeräten.

Vergütungen für erbrachte Leistungen

Für die Finanzierung der Krankenhausleistungen wurde 2003 ein neues, diagnosebezogenes Vergütungssystem eingeführt – die **DRG-Fallpauschalen** (DRG = Diagnosis Related Groups). Ähnliche Diagnosen werden zu Fallgruppen zusammengefasst und unabhängig von der Verweildauer im Krankenhaus gleich vergütet. Die Abrechnung nach den DRGs soll den Krankenhäusern eine leistungsorientierte Vergütung sichern, die stationäre Verweildauer der Patienten auf das medizinisch erforderliche Maß reduzieren und den Qualitätswettbewerb zwischen den Krankenhäusern anregen. Seit 2004 ist die Abrechnung über das DRG-Fallpauschalensystem für alle Krankenhäuser gesetzlich vorgeschriebene Pflicht. Über die nach der Aufenthaltsdauer des Patienten berechneten tagesgleichen *Pflegesätze* wird nur noch in wenigen Teilbereichen der Medizin, z. B. aktuell noch in der Psychiatrie, abgerechnet. Nähere Regelungen über die Pflegesätze und weitere Entgelte finden sich in der *Bundespflegesatzverordnung* (BPflV).

Pflegesätze und Fallpauschalen sind „Benutzerkosten", die von den Patienten selbst oder ihren Kostenträgern (▶ 6.3.2) bezahlt werden. Mit dem Pflegesatz oder der Fallpauschale werden alle allgemeinen Krankenhausleistungen wie ärztliche Behandlung, Pflege, Versorgung mit Arzneimitteln, Unterkunft und Verpflegung anlässlich eines stationären Aufenthalts abgedeckt. Zu den Leistungen zählen auch alle vom Krankenhaus veranlassten Leistungen Dritter und die aus medizinischen Gründen notwendige Mitaufnahme von Begleitpersonen. Pflegesätze, Fallpauschalen und Sonderentgelte werden bei den Verhandlungen zwischen dem Krankenhausträger und den Krankenkassen für einen bestimmten Zeitraum, meist ein Jahr, festgelegt. Unter Berücksichtigung des Leistungsangebots, der tatsächlich erbrachten Leistungen, der voraussichtlichen Belegung, der Selbstkosten und eventuellen Mehrbelastungen, z. B. durch teurere Operationen, erhalten die einzelnen Krankenhäuser ein bestimmtes, situationsangepasstes *Budget* (Haushaltsrahmen, Wirtschaftsplan). Höhere Einkünfte oder zu geringe Einnahmen werden dann nur noch zu einem bestimmten Prozentsatz ausgeglichen, man spricht von *Deckelung*.

Kostendämpfung im Gesundheitswesen

Seit vielen Jahren versuchen die Regierungen durch immer neue Spargesetze und Verordnungen auf verschiedenen Wegen, die ständig wachsenden Kosten im Gesundheitswesen stabil zu halten und damit Beitragserhöhungen der Krankenkassen zu verhindern. Beispiele dafür sind:

Gesundheitsstrukturgesetz (GSG)

Das von 1992 bis 1997 gültige *Gesetz zur Sicherung und Strukturverbesserung der gesetzlichen Krankenversicherung* (Gesundheitsstrukturgesetz), dessen Regelungen in das **Neuordnungsgesetz über die gesetzlichen Krankenversicherungen** übernommen wurden, führte die oben beschriebene Abrechnung durch *Fallpauschalen* und *Sonderentgelte* und das im Voraus festgelegte *Budget* für die Krankenhäuser ein. Damit verbesserte sich die Verzahnung der ambulanten und stationären Patientenversorgung, weil die Krankenhäuser die Möglichkeit der ambulanten vorstationären und nachstationären Behandlung erhielten. Ins Krankenhaus eingewiesene Patienten dürfen jetzt auch ohne Unterkunft und Pflege zeitlich befristet auf die vollstationäre Behandlung vorbereitet werden. Nach der frühestmöglichen Entlassung kann eine zeitlich begrenzte nachstationäre Behandlung angeschlossen werden. Das Krankenhaus kann jetzt auch ambulante Operationen anbieten und über eine Fallpauschale mit der zuständigen Krankenkasse abrechnen. Im Bedarfsfall dürfen Krankenhäuser auch Notfall- und Spezialambulanzen einrichten, die ihre Vergütungen wie die niedergelassenen Vertragsärzte von der Kassenärztlichen Vereinigung (KV) erhalten.

Gesundheitsreformen

Als Weiterentwicklung des Gesundheitsstrukturgesetzes war zur Jahrtausendwende eine umfassende Gesundheitsreform geplant (Gesundheitsreform 2000), die aber im Bundesrat keine Zustimmung fand. Nur wenige Regelungen daraus wurden dauerhaft in die Sozialgesetzgebung übernommen: Das Globalbudget für die Gesamtausgaben der Krankenkassen ist jetzt unterteilt in Einzelbudgets für Ärzte, Zahnärzte, Arzneimittel und Krankenhäuser. Ein Finanzausgleich zwischen den Krankenkassen wurde angestrebt.

Im Rahmen der Agenda 2010 wurde am 1. Januar 2004 durch das **Gesetz zur Modernisierung der gesetzlichen Krankenversicherung** (GKV-Modernisierungsgesetz, GMG) eine umfassende strukturelle Veränderung zur Entlastung der gesetzlichen Krankenkassen und zur Verbesserung von Qualität, Wirtschaftlichkeit und Wettbewerbsfähigkeit des Gesundheitswesens in die Wege geleitet. Das Gesetz wurde erlassen, damit die Beitragssätze zur Krankenversicherung nicht weiter ansteigen und das Gesundheitswesen auf seinem heutigen Standard auch in Zukunft bezahlbar bleibt. Um dieses Ziel zu erreichen und die Lasten ausgewogen zu verteilen, fordert das Gesetz von allen Beteiligten – Patienten, Ärzten, Krankenkassen, Apothekern und Pharmaindustrie – einen Beitrag. Dies verdeutlichen die folgenden Kernpunkte der Gesundheitsreform:

- Patienten der gesetzlichen Krankenversicherung müssen Zuzahlungen leisten für Arzneimittel und Krankenhausaufenthalte (10 Euro pro Tag für maximal 28 Tage). Die Praxisgebühr für die ambulante medizinische und zahnmedizinische Versorgung wurde 2013 wieder zurückgenommen.
- Nicht mehr bezahlt werden bis auf wenige Ausnahmen rezeptfreie Arzneimittel, Brillen und Sehhilfen, Eingriffe zur Sterilisation, mehr als drei Versuche einer künstlichen Befruchtung sowie Sterbe- und Entbindungsgeld.
- Über Patientenquittungen und Preisinformationen können Patienten künftig mehr Einblick in die Kosten für die ärztlichen Leistungen erhalten.
- Den Versicherten wird über die Patienten- und Behindertenverbände ein Mitberatungsrecht bei den Entscheidungsprozessen der gesetzlichen Krankenversicherung eingeräumt. Auf Bundesebene wird ein *Patientenbeauftragter* die Anliegen der Patienten vertreten.
- Für rezeptpflichtige Arzneimittel gibt es Festbeträge und Rabattverträge mit den Krankenkassen. Nur noch patentgeschützte Neuentwicklungen von Arzneimitteln, die eine erkennbare therapeutische Verbesserung bringen, sind von der Festbetragsregelung ausgeschlossen. Die Preisbindung für nicht verschreibungspflichtige Arzneimittel wurde aufgehoben und der Versandhandel mit Arzneimitteln zugelassen.
- Die Krankenkassen müssen ihre Verwaltungskosten begrenzen und die Verwaltung straffen.

Ein weiterer wichtiger Schritt war das 2007 beschlossene **Gesetz zur Stärkung des Wettbewerbs in der gesetzlichen Krankenversicherung** (GKV-Wettbewerbsstärkungsgesetz). Dieses Gesetz ermöglichte die Einführung des Gesundheitsfonds (> 9.3.2).

3.1.5 Rechtliche Grundlagen für stationäre Pflegeeinrichtungen

In stationären Pflegeeinrichtungen sind Menschen, die wegen einer körperlichen, geistigen oder psychischen Einschränkung nicht in einer eigenen Wohnung leben können, dauerhaft stationär untergebracht und werden pflegerisch versorgt. Stationäre Pflegeeinrichtungen werden von den Kommunen, kirchlichen Trägern, karitativen Verbänden und zunehmend auch von privaten Pflegeanbietern betrieben. Viele Einrichtungen sind auf bestimmte Personengruppen spezialisiert, z. B. Altenpflegeheime oder Behindertenpflegeheime (➤ 3.3.1).

Stationäre Pflegeeinrichtungen sind der *Heimaufsicht* – in den meisten Bundesländern eine kommunale Behörde – unterstellt. Die rechtlichen Bedingungen regelt das SGB XI. Die Kosten für den Aufenthalt in einer stationären Pflegeeinrichtung werden anteilig über die Pflegeversicherung (➤ 6.3.5) entsprechend dem zugeteilten Pflegegrad finanziert.

Der *Medizinische Dienst der Krankenversicherung (MDK)* überprüft die Pflegequalität der stationären und ambulanten Pflegeeinrichtungen in regelmäßigen Abständen auch durch unangemeldete Kontrollen. Dabei wird der Pflegezustand der Pflegebedürftigen festgestellt und auf die Einhaltung der Pflegestandards und der gesetzlichen Vorgaben geachtet.

3.2 Verschiedene Berufe im Gesundheitswesen

Im Gesundheitswesen sind viele verschiedene Berufsgruppen gemeinsam tätig. Die Kenntnisse über die einzelnen Ausbildungswege und Berufsinhalte ermöglichen eine bessere Zusammenarbeit und gegenseitige Wertschätzung. Neben den *Heilberufen* (Arzt, Zahnarzt, Tierarzt und Apotheker) unterscheidet das Gesetz (Art. 74 Abs. 1 Nr. 19 GG) *Heilhilfsberufe*, z. B. Pflegeberufe, Hebammen, und *andere Heilberufe*, z. B. *Heilpraktiker*. Ausführliche Informationen sowie die Zulassungsbedingungen für die in diesem Kapitel beschriebenen Berufe finden sich in den jeweiligen Berufsgesetzen und den dazugehörigen Ausbildungs- und Prüfungsverordnungen.

Arzt

Ausbildung und Approbation

Die Ausbildung wird durch die *Approbationsordnung für Ärzte* geregelt. Sie umfasst das sechsjährige Studium der Humanmedizin an einer Universität, ein Krankenpflegepraktikum und eine Famulatur an Krankenhäusern oder bei einem niedergelassenen Arzt. Im letzten Studienjahr – dem **Praktischen Jahr** – erfolgt die praktische Ausbildung an einem dafür zugelassenen Lehrkrankenhaus. Nach erfolgreicher Beendigung des Medizinstudiums wird, falls keine Hinderungsgründe vorliegen, vom Staat die **Approbation** (Berufserlaubnis) erteilt. Damit kann der Arzt seinen Beruf selbstständig und eigenverantwortlich ausüben.

Promotion

Die Approbation berechtigt zum Führen der Berufsbezeichnung Arzt, aber nicht zum Führen des Titels „Dr. med.". Hierzu muss der Medizinstudent oder approbierte Arzt unter Betreuung eines Doktorvaters (Universitätsprofessor) als *Doktorand* eine wissenschaftliche Arbeit über ein vom Doktorvater vergebenes Thema anfertigen. Entspricht die Doktorarbeit den Anforderungen und sind die mündliche Prüfung (Rigorosum oder Disputation) und das Staatsexamen bestanden, wird der Doktorgrad von der Universität verliehen.

Weiterbildung

An die Berufsausbildung schließt sich die Weiterbildung zum **Facharzt** auf einem bestimmten Gebiet, z. B. Allgemeinmedizin, Innere Medizin, Kinderheilkunde, Dermatologie oder Orthopädie und Unfallchirurgie an. Je nach Fachrichtung dauert der inhaltlich vorgeschriebene Weiterbildungsgang zwischen vier und sechs Jahren. Außerdem gibt es die Möglichkeit, **Zusatzbezeichnungen** und **Qualifikationen,** z. B. Allergologie, Naturheilverfahren oder Tropenmedizin, durch vorgeschriebene Weiterbildungsmaßnahmen zu erwerben. Die Einzelheiten ergeben sich aus den *Weiterbildungsordnungen* und *Kammergesetzen,* die das gesamte ärztliche Standesrecht regeln.

Rechte, Pflichten und Aufgaben des Arztes

Die Berufsausübung des Arztes wird durch eine *Berufsordnung* geregelt. Die wichtigsten Grundsätze sind:
- Aufgabe des Arztes ist es, Leben zu erhalten, die Gesundheit zu schützen und wiederherzustellen sowie Leiden zu lindern.
- Der Arzt muss seinen Beruf gewissenhaft und nach den Geboten der Menschlichkeit ausüben.
- Er muss sich bei seinem Verhalten innerhalb und außerhalb des Berufs der Achtung und des Vertrauens würdig zeigen, die der ärztliche Beruf erfordert.
- Der Arzt muss sich über die neuen Erkenntnisse der medizinischen Wissenschaft fortbilden.
- Außer bei dringenden Notfällen, wo er zur Hilfeleistung verpflichtet ist, kann er die Behandlung eines Patienten ablehnen (> 5.3.2).
- Dokumentationspflicht: Der Arzt muss ordnungsgemäße Krankenunterlagen führen, die alle Befunde, Untersuchungsergebnisse, Therapien und teilweise auch Begründungen für das Vorgehen enthalten müssen (> 5.3.2).

Apotheker

Die Aufgaben des Apothekers sind die Herstellung und Abgabe von Arzneimitteln. Der Apotheker darf einfache medizinische Ratschläge erteilen und nicht rezeptpflichtige Arzneimittel empfehlen, aber die eigentliche Ausübung der Heilkunde steht ihm nicht zu. Pflicht des Apothekers ist es, die Rezepte und Rezepturen der Ärzte nochmals zu überprüfen und im Fall eines Fehlers das Arzneimittel nicht auszuhändigen oder anzufertigen, z. B. wenn ein nur für Erwachsene zugelassenes Arzneimittel versehentlich für einen Säugling verschrieben wurde. Die Ausbildung des Apothekers besteht aus einem Studium der Pharmazie und einer anschließenden praktischen Ausbildung in einer Apotheke. Auch der Apotheker braucht eine Approbation, um seinen Beruf ausüben zu dürfen.

Pflegeberufe

Außer den bereits in > 2 beschriebenen Berufen Gesundheits- und Krankenpfleger(in), Gesundheits- und Kinderkrankenpfleger(in), Altenpfleger(in) und Pflegefachfrau/Pflegefachmann gehören folgende Berufe zur Gruppe der Pflegeberufe:

Heilerziehungspfleger

Die Heilerziehungspfleger und -pflegehelfer kümmern sich beruflich um körperlich und geistig behinderte Menschen. Die Ausbildung zum staatlich anerkannten Heilerziehungspfleger ist in den einzelnen Bundesländern verschieden. In der Regel folgt auf eine dreijährige schulische Ausbildung mit kürzeren Praktika ein Anerkennungsjahr in einer Behinderteneinrichtung.

Familienpfleger

Der Familienpfleger übernimmt Aufgaben im Haushalt und bei der Betreuung der Kinder, wenn z. B. durch Krankheit oder Wochenbett die Mutter nicht dazu in der Lage ist, man spricht von *Familienhilfe*. Die Ausbildung zum Familienpfleger dauert zwei Jahre und endet mit der Abschlussprüfung. Es folgt ein Anerkennungsjahr, z. B. in einer Sozialstation, einer Jugend- und Kinderstation oder in der Behindertenhilfe.

Gesundheits- und Pflegeassistent

Die zweijährige duale Ausbildung zum Gesundheits- und Pflegeassistenten ist derzeit nur in Hamburg möglich und ersetzt dort die bisherigen Pflegehelferausbildungen. Sie qualifiziert zur Pflegeassistenz bei der Betreuung und Versorgung von Menschen aller Altersstufen. Ausbildung und Aufgabengebiete entsprechen denen der bisherigen Pflegehelferberufe. Einsatzgebiete sind alle Bereiche der Gesundheits-, Kranken-, Alten- und Familienpflege. Gesundheits- und Pflegeassistenten übernehmen die grundpflegerische Versorgung, unterstützen bei der Haushaltsführung und werden zur Betreuung und Beschäftigung eingesetzt.

Familiengesundheitspfleger

Im Anschluss an eine Pflege- oder Hebammenausbildung und eine mindestens zweijährige Berufserfahrung ist eine berufsbegleitende zweijährige

Weiterbildung in Familiengesundheitspflege möglich. Chronisch kranke, süchtige, pflegebedürftige und behinderte Menschen sowie Schwangere und Alleinerziehende insbesondere aus sozial benachteiligten Familien und Migrantenfamilien erhalten durch die Familiengesundheitspfleger einen besseren Zugang zum Gesundheits- und Sozialsystem. Familiengesundheitspfleger unterstützen und beraten bei der Alltagsbewältigung und in Krisensituationen.

Technischer Assistent in der Medizin (MTA)

Die technischen Assistenten in der Medizin (medizinisch-technische Assistenten) stellen eine wichtige Hilfe für den Arzt im Labor, bei der Funktionsdiagnostik und in der radiologischen Abteilung dar. Sie arbeiten in diesen Bereichen zwar im Auftrag und unter Aufsicht des Arztes, aber weitgehend selbstständig.

Die medizinisch-technischen Assistenzberufe sind unterteilt in:
- **Medizinisch-technischer Laboratoriumsassistent:** Der Aufgabenbereich umfasst die Durchführung von labordiagnostischen Untersuchungen in der klinischen Chemie, der Hämatologie, der Immunologie und der Mikrobiologie sowie die Hilfeleistung bei histologischen und zytologischen Untersuchungen.
- **Medizinisch-technischer Radiologieassistent:** Der Aufgabenbereich umfasst die Durchführung von Untersuchungsgängen in der radiologischen Diagnostik und anderen bildgebenden Verfahren sowie Mitwirkung bei der Strahlentherapie und der Nuklearmedizin.
- **Medizinisch-technischer Assistent für Funktionsdiagnostik:** Der Aufgabenbereich umfasst die Durchführung von Untersuchungsgängen, die den Funktionszustand des Nervensystems, der Sinnesorgane, der Muskulatur, des Herzens und der Blutgefäßdurchströmung sowie der Lungen darstellen, z. B. die Lungenfunktionsuntersuchung, das EKG oder das EEG.
- **Veterinärmedizinisch-technischer Assistent:** Der Aufgabenbereich umfasst die Durchführung von labordiagnostischen Untersuchungsgängen in der Lebensmittelanalytik, der Lebensmitteltoxikologie, der Spermatologie, der klinischen Chemie, Hämatologie, Immunologie und Mikrobiologie.

Pharmazeutisch-technischer Assistent (PTA)

Pharmazeutisch-technische Assistenten helfen in den Apotheken unter Aufsicht und nach den Bestimmungen der *Apothekerbetriebsordnung* beim Verkauf und der Herstellung der Arzneimittel mit.

Operationstechnischer Assistent (OTA)

Als Reaktion auf den Mangel an Pflegefachkräften im Operationssaal entstand das Konzept für den operationstechnischen Assistenten. Die meist dreijährige Ausbildung bereitet auf die speziellen Einsatzgebiete im Operationssaal oder vergleichbaren Abteilungen wie chirurgische Ambulanz oder Endoskopie vor. Operationstechnische Assistenten bereiten die Operationseinheit und den Patienten für den Eingriff vor. Sie assistieren während der Operation, betreuen den Patienten nach der Operation und kümmern sich um die hygienische Aufbereitung der Instrumente und der Operationseinheit.

Anästhesietechnischer Assistent (ATA)

Während operationstechnische Assistenten den chirurgischen Eingriff begleiten, unterstützen die anästhesietechnischen Assistenten den Anästhesisten bei der Narkose. Während der dreijährigen Ausbildung lernen sie, den Patienten auf die Narkose vorzubereiten, dem Anästhesisten während der Narkose zu assistieren und den Patienten im Aufwachraum zu betreuen. Auch die Überwachung, Kontrolle und Pflege der bei der Narkose eingesetzten technischen Geräte gehört zum Aufgabenbereich.

Masseur und medizinischer Bademeister

Aufgabe dieser Berufsgruppe ist es, durch Anwendung geeigneter Verfahren der physikalischen

Therapie, z. B. Massagen, Elektro-, Wasser- und Bäderbehandlungen, Hilfen zu geben zu:
- Heilung und Linderung von Krankheiten
- Wiederherstellung und Verbesserung der Arbeits- und Erwerbsfähigkeit
- Gesundheitsförderndem Verhalten
- Kurerfolg

In vielen Gebieten der Medizin, z. B. Unfallchirurgie und Orthopädie, Innere Medizin, haben Massagen und Bäder einen festen Platz bei der Vorsorge, im Behandlungsplan, bei der Nachsorge, der Rehabilitation und im Kurwesen.

Physiotherapeut

Der Beruf des Krankengymnasten wurde seit Inkrafttreten des Masseur- und Physiotherapeutengesetzes (MPhG) durch neu hinzugekommene Aufgaben zum neuen Berufsbild des Physiotherapeuten erweitert. Aufgabe dieses Berufsstands ist es, durch Anwendung geeigneter Verfahren der Physiotherapie in Prävention, kurativer Medizin, Rehabilitation und im Kurwesen Hilfen zur Entwicklung, zum Erhalt oder zur Wiederherstellung aller Funktionen im körperlichen und psychischen Bereich zu geben sowie bei nicht rückbildungsfähigen Körperbehinderungen Ersatzfunktionen zu schulen.

Ergotherapeut

Ergotherapeuten wollen durch ihre Tätigkeit
- körperlich und psychisch Kranke und behinderte Personen durch handwerkliche Beschäftigung und allgemeine geistige und psychische Anregung in ihrem Gesundungs- und Arbeitswillen fördern und
- die allgemeine Leistungsfähigkeit dieser Personen sowie gestörte Körperfunktionen durch gezielte Betätigungen wiederherstellen oder verbessern.

Eingesetzt werden sie in Rehabilitationszentren, Alten- und Pflegeheimen, Kinder- und Unfallkrankenhäusern, Nervenkliniken sowie Einrichtungen für geistig und körperlich Behinderte.

Logopäde

Die Hauptaufgabe der Logopäden ist die Behandlung von Stimm-, Sprech- und Sprachstörungen aller Art. Sie sind in Krankenhäusern, Arztpraxen, Rehabilitationszentren oder in eigener Praxis tätig.

Orthoptist

Orthoptisten arbeiten mit einem Augenarzt zusammen. Ihre Aufgabe ist es, bei der Vorbeugung, Feststellung und Behandlung von Störungen des ein- und beidäugigen Sehens, bei Schielerkrankungen, Sehschwächen und Augenzittern mitzuwirken.

Diätassistent

Im Zuge der diätetischen Behandlung und Prophylaxe von Übergewicht und Stoffwechselerkrankungen gewinnt dieser Berufszweig immer mehr an Bedeutung. Diätassistenten werden meist an großen Krankenhäusern und Kurkliniken eingesetzt, wo sie Diätformen zusammenstellen und die sachgemäße und schmackhafte Zubereitung überwachen. Für die Patienten führen sie Diätberatungen und Schulungen durch. Niedergelassene Ärzte beschäftigen Diätassistenten in ihrer Praxis zur Ernährungsberatung ihrer Patienten.

Medizinischer Fachangestellter (MFA)

Die in den Arztpraxen tätigen medizinischen Fachangestellten (früher Arzthelfer) haben folgende Aufgaben:
- Organisation des Praxisablaufs
- Verwaltungsarbeiten wie Buchführung, Abrechnung, Lagerpflege usw.
- Hilfe in der Sprechstunde bei Diagnostik und Therapie
- Pflege der Praxiseinrichtung und des Instrumentariums

Nicht nur in Arztpraxen und medizinischen Versorgungszentren, auch an Krankenhäusern, Kurkliniken und Einrichtungen des öffentlichen Gesundheitsdienstes werden MFAs zur Unterstützung der dort tätigen Ärzte beschäftigt.

Notfallsanitäter

Notfallsanitäter sind durch ihre Ausbildung befähigt, am Einsatzort die Lage einzuschätzen und die erforderlichen Maßnahmen einzuleiten. Sie entscheiden, ob ärztliche Hilfe angefordert werden muss, und führen bis zur Übernahme der Behandlung durch den Arzt lebensrettende Maßnahmen bei Notfallpatienten durch. Notfallsanitäter stellen die Transportfähigkeit des Patienten her und müssen während des Transports zum Krankenhaus die lebenswichtigen Körperfunktionen beobachten und aufrechterhalten. Im Rahmen der Mitwirkung dürfen sie ärztlich veranlasste und heilkundliche Maßnahmen eigenständig durchführen. Sie sind für die Einsatz- und Betriebsfähigkeit der Rettungsmittel verantwortlich.

Hebamme/Entbindungspfleger

Die Aufgaben der Hebamme bzw. eines Entbindungspflegers umfassen:
- Beratung der Schwangeren und Vorbereitung auf die Geburt
- Überwachung des Geburtsvorgangs vom Beginn der Wehen an
- Hilfe während der Geburt, Dokumentation des Geburtsverlaufs
- Versorgung des Neugeborenen
- Überwachung des Wochenbettverlaufs bei Mutter und Kind

Zur Leistung von Geburtshilfe sind außer in Notfällen nur Ärzte und Hebammen berechtigt. Bei jeder Geburt *muss* eine Hebamme oder ein Entbindungspfleger anwesend sein. Sie dürfen eine Geburt eigenverantwortlich allein leiten. Auftretende Komplikationen müssen sie rechtzeitig erkennen können und für erforderliche operative Maßnahmen einen Arzt hinzuziehen. Ein Arzt ist per Gesetz verpflichtet, dafür Sorge zu tragen, dass bei einer Entbindung eine Hebamme oder ein Entbindungspfleger hinzugezogen wird.

Podologe

Die Podologie ist die nicht ärztliche Heilkunde am Fuß. Podologen führen neben allgemeinen fußpflegerischen Maßnahmen auch medizinische Behandlungen durch und wirken bei der Prävention, Therapie und Rehabilitation von Fußerkrankungen mit. In Zusammenarbeit mit Ärzten behandeln sie Fußveränderungen bei orthopädischen, dermatologischen und internistischen Erkrankungen, z. B. Diabetes mellitus, Rheuma, arterieller Verschlusskrankheit, Gicht.

Heilpraktiker

Ein Heilpraktiker ist kein Arzt, und er hat keine Approbation. Er braucht aber eine staatliche Erlaubnis, um die Heilkunde unter diagnostischen und therapeutischen Einschränkungen eigenverantwortlich ausführen zu dürfen. Das seit 1939 bestehende *Heilpraktikergesetz* sieht keine spezielle Regelausbildung für den Heilpraktikerberuf vor. Jeder Heilpraktiker muss sich die erforderliche Sachkunde selbst aneignen. Private Heilpraktikerschulen bieten dafür Ausbildungsgänge an.

Um als Heilpraktiker zu arbeiten, wird eine *staatliche Erlaubnis* benötigt. Diese wird vom zuständigen Gesundheitsamt erteilt. Zuvor überzeugt sich der Amtsarzt durch eine staatlich geregelte Prüfung von den Kenntnissen und Fähigkeiten des Antragstellers (Heilpraktikerprüfung am Gesundheitsamt). Die Prüfung muss sicherstellen, dass die Ausübung der Heilkunde durch den Betreffenden keine Gefahr für die Gesundheit der Bevölkerung oder die ihn aufsuchenden Patienten bedeutet.

Einem Heilpraktiker ist *nicht* erlaubt,
- Heilkunde im Umherziehen auszuüben,
- Zahnheilkunde auszuüben,
- Geburtshilfe zu leisten, im Infektionsschutzgesetz genannte, übertragbare Krankheiten (➤ 8.5.1) zu behandeln,
- verschreibungspflichtige Arzneimittel und Betäubungsmittel zu verordnen (➤ 8.4.2) und
- die Anwendung von Röntgenstrahlen auf Menschen anzuordnen.

Die vom Heilpraktiker angewandten Methoden gehören in den Bereich der *Erfahrungsmedizin*. Das sind teilweise wissenschaftlich nicht begründbare Teile der Medizin wie Naturheilmethoden, Akupunktur, Homöopathie, Neuraltherapie, Chiropraktik, Irisdiagnostik oder Eigenblutbehandlung.

3.3 Stellung der Pflegeberufe im Gesundheitswesen

3.3.1 Arbeitsfelder der Pflege

Krankenhaus

Stationen und Fachabteilungen

Krankenhäuser haben je nach Einzugsbereich und Bettenzahl verschiedene medizinische Fachbereiche und Abteilungen (> 3.1.4, > Tab. 3.1). Entsprechend den medizinischen Fachbereichen und ihren Stationen gliedern sich auch die Bereiche der stationären Pflege. Jeder Fachbereich hat spezifische Anforderungen. Viele Pflegende entwickeln in der Ausbildung ein besonderes Interesse, z. B. für Chirurgie oder Innere Medizin, und bewerben sich nach dem Examen gezielt für diesen Fachbereich.

In der Regel sind die Pflegenden auf den Stationen im Früh-, Spät- und Nachtdienst eingesetzt. Unabhängig von der Arbeitsorganisation (> 3.3.2) bilden die Pflegenden einer Station ein **Team.** Echte Teamarbeit ist gekennzeichnet durch ein enges Zusammengehörigkeitsgefühl, ein gemeinsames Ziel, offene und ehrliche Kommunikation der Mitglieder sowie durch die Bereitschaft der Mitglieder, die individuellen Fähigkeiten ins Team einzubringen. Auch über die einzelnen Berufsgruppen hinaus ist die Zusammenarbeit auf einer Station von Teamgeist geprägt.

Funktionsbereiche

Zu den Funktionsbereichen zählen z. B. die Operationsabteilung, die Endoskopie, das Herzkatheterlabor, die Röntgenabteilung, die Ambulanzen und andere spezialisierte Einrichtungen der Diagnostik und Therapie. Dort arbeiten Pflegende zusammen mit Ärzten, Medizinisch-technischen Assistenten oder Medizinischen Fachangestellten in einem Team. Viele Funktionsbereiche haben außerhalb der regulären Dienstzeiten **Bereitschaftsdienst.** In dieser Zeit sind die Mitarbeiter jederzeit erreichbar. Zusatzqualifikationen (> 2.3) sind für viele Funktionsbereiche möglich und wünschenswert.

Pflegeeinrichtungen

Menschen, die wegen einer schweren körperlichen Behinderung, einer psychischen Erkrankung oder einer Demenz ihren Alltag nicht allein strukturieren und bewältigen können, benötigen ebenfalls eine Versorgung durch Pflegefachkräfte.

Ist eine stationäre Krankenhausbehandlung nicht mehr erforderlich und ist es den Angehörigen oder einem ambulanten Pflegedienst nicht möglich, den Pflegebedürftigen in der häuslichen Umgebung zu pflegen, stehen stationäre Pflegeeinrichtungen zur Verfügung. Im Gegensatz zu einer Station im Krankenhaus sind diese wohnlicher eingerichtet, sie vermitteln ein „Zuhausegefühl" und werden als *Wohnbereiche* bezeichnet. Auch spricht man in stationären Pflegeeinrichtungen weniger von Patienten,

Tab. 3.1 Aufbau eines Krankenhauses

Medizinische Fachbereiche sowie zugehörige Stationen und Funktionsbereiche						
Fachbereich *Innere Medizin* Gastroenterologie	Fachbereich *Innere Medizin* Kardiologie / Pulmologie	Fachbereich *Chirurgie* Unfallchirurgie	Fachbereich *Chirurgie* Viszeralchirurgie	Fachbereich *Gynäkologie* und Geburtshilfe	Fachbereich *Urologie*	Fachbereich *Anästhesie*
• Stationen Innere Medizin 1–5 • Endoskopie, EKG, Röntgen, Ultraschall, Herzkatheterlabor			• Stationen Chirurgie 1–5 • Operationsabteilung, Chirurgische Ambulanz	• Gynäkologische Station • Wöchnerinnen- und Neugeborenenabteilung • Kreißsaal	Urologische Station	• Intensivstation • Anästhesie-Abteilung • Schmerzambulanz

sondern von Bewohnern. Diese haben innerhalb des Wohnbereichs ein individuell mit persönlichen Gegenständen ausgestattetes Zimmer für sich oder ggf. gemeinsam mit einem weiteren Bewohner. Zusätzlich gibt es gemeinsame Aufenthalts- und Aktivitätsräume. Zu den Aufgaben der Pflegenden gehören neben der medizinischen Versorgung auch die soziale Betreuung, die Alltagsorganisation und -begleitung, die Anregung zu gemeinsamen Aktivitäten, die individuelle Beratung und Unterstützung sowie Hilfe bei der Konfliktbewältigung.

Durch die steigende Lebenserwartung und die veränderten Familienstrukturen werden Pflegeeinrichtungen zu einem stetig anwachsenden, personalintensiven Arbeitsfeld der Pflegefachkräfte.

Alten- und Pflegeheime

Alten- und **Pflegeheime** sind klassische stationäre Pflegeeinrichtungen. Sie betreuen rund um die Uhr alte und Menschen mit schwerer körperlicher, geistiger oder psychischer Behinderung. Innerhalb der Pflegeeinrichtungen findet eine zunehmende Spezialisierung mit unterschiedlichen Schwerpunkten statt: z. B. eigene Wohnbereiche für Menschen mit Demenz. Für eine zeitlich befristete Entlastung der pflegenden Angehörigen bieten viele Pflegeeinrichtungen auch Plätze zur *Kurzzeitpflege, Verhinderungspflege* (➤ 6.3.5) oder *Tages-* bzw. *Nachtpflege* an.

Betreutes Wohnen

Beim **betreuten Wohnen** mieten meist ältere Menschen, die sich noch weitgehend selbst versorgen können, eine barrierefreie Wohnung z. B. in einem Wohnstift. Bei Bedarf können die Bewohner Pflegewahlleistungen gegen Bezahlung zusätzlich in Anspruch nehmen. Diese Wohnform bietet soziale Kontaktmöglichkeiten, Sicherheit, Hilfe bei der Haushaltsführung und weitere Serviceleistungen für die selbstständige Lebensgestaltung an.

Palliativstation und Hospiz

Im Rahmen der Hospizbewegung sind an den Krankenhäusern **Palliativstationen** entstanden. Dort werden Menschen mit fortgeschrittenen, unheilbaren Krankheiten, z. B. Tumorerkrankungen, Aids oder neurologischen Erkrankungen, betreut. Ziel des stationären Aufenthalts ist es, die Symptome zu lindern, Schmerzfreiheit zu erreichen und die Lebensqualität zu verbessern. Therapie und Diagnostik werden in Absprache mit dem Patienten und nach dessen Wünschen durchgeführt.

Palliativstationen sind wohnlich eingerichtet und die einzelnen Patienten erhalten viel persönliche Zuwendung und Fürsorge. Die dort eingesetzten Pflegenden sind für diese Aufgabe besonders qualifiziert. Neben den medizinischen Maßnahmen ist die Pflege auf die Verbesserung der Lebensqualität und die Gestaltung eines würdevollen letzten Lebensabschnitts ausgerichtet.

Häufig ist nach einer begrenzten stationären Versorgung auch wieder eine Entlassung nach Hause möglich. Dort kann die weitere medizinische und pflegerische Betreuung von Angehörigen und einem Team der *spezialisierten ambulanten Palliativversorgung* fortgeführt werden.

Unheilbar Kranke können in ihrer letzten Lebensphase in einem **Hospiz** betreut werden. Die pflegerische Versorgung wird dort durch Sterbe- und Trauerbegleitung ergänzt.

Ambulante Pflege

Die kürzere Verweildauer im Krankenhaus, die veränderte Familien- und Altersstruktur in der Bevölkerung und der Wunsch der Patienten, so lange wie möglich in der gewohnten Umgebung zu verbleiben, erfordern eine Ausweitung des ambulanten Pflegedienstnetzes. Der Bereich ambulante Pflege hat dadurch einen wachsenden Bedarf an qualifizierten Pflegekräften. Zur praktischen Ausbildung in der Gesundheits- und Krankenpflege gehört nach der 2020 in Kraft tretenden Pflegeberufe-Ausbildungs- und Prüfungsverordnung (➤ 2.1.6) auch die ambulante Pflege von Menschen aller Altersgruppen in präventiven, kurativen, rehabilitativen und palliativen Gebieten. Um die häusliche Pflege zu erlernen, begleiten die Pflegeschüler während mindestens 400 der insgesamt 2 500 praktischen Ausbildungsstunden die Pflegenden der ambulanten Dienste bei der Pflege der Patienten in ihrer häuslichen Umgebung. Damit bereitet die Pflegeausbildung gleichzeitig auf eine spätere Berufstätigkeit im ambulanten Bereich vor.

Arbeitsrechtlich unterscheidet sich ein Angestelltenverhältnis bei einem ambulanten Pflegedienst kaum vom Arbeitsverhältnis im Krankenhaus. Anders als im Krankenhaus sind die Pflegenden der ambulanten Dienste bei ihrer Tätigkeit aber stärker auf sich allein gestellt. Dies erfordert häufig mehr Verantwortung, Selbstständigkeit und Entscheidungskraft.

Leitungs- und Führungsaufgaben

Stations- oder Wohnbereichsleitung

Ob Krankenhaus oder stationäre Pflegeeinrichtung, jede Station hat eine verantwortliche Leitung, die Stationsleitung (> Abb. 3.1) oder Wohnbereichsleitung (> Abb. 3.2). Sie bildet die unterste Stufe der sogenannten Managementebenen. Unterstützt wird sie von einer oder zwei Stellvertretungen. Beide besitzen in der Regel eine entsprechende Weiterbildung (> 2.3.1). Die Aufgaben der Stations- oder Wohnbereichsleitung sind vielfältig:

- Organisation des Arbeits- und Tagesablaufs der Station, Abteilung oder des Wohnbereichs.
- Dienstplangestaltung und Urlaubsplanung mit dem Ziel, der Zahl und Pflegeintensität der Patienten oder Bewohnern eine ausreichende Anzahl von Pflegenden gegenüberzustellen. Bei der Gestaltung des Dienstplans sind neben den Wünschen der Mitarbeiter eine Vielzahl arbeitsrechtlicher Vorschriften zu beachten, z. B. das Arbeitszeitgesetz (> 7.5.2).
- Ansprechpartner für Ärzte und Vorgesetzte.
- Kontrolle der Einarbeitung neuer Mitarbeiter und Beurteilung in der Probezeit.
- Überwachung der Hygiene- und Sicherheitsvorschriften.
- Überwachung des Material- und Arzneimittelverbrauchs einschließlich Bestellung und Bevorratung sowie der Instandhaltung der Geräte.

Seit der Druck der Kosteneinsparung auf die Krankenhäuser und Pflegeeinrichtungen immer mehr zunimmt, wird auch von den Stations- und Wohnbereichsleitungen zunehmend betriebswirtschaftliches Wissen und kostenorientiertes Management erwartet. Teilweise sind Stationsleitungen für mehrere Stationen oder Wohnbereiche zuständig, man spricht von *Abteilungsleitungen*. Der Unterschied zur Pflegedienstleitung ist dann mitunter fließend.

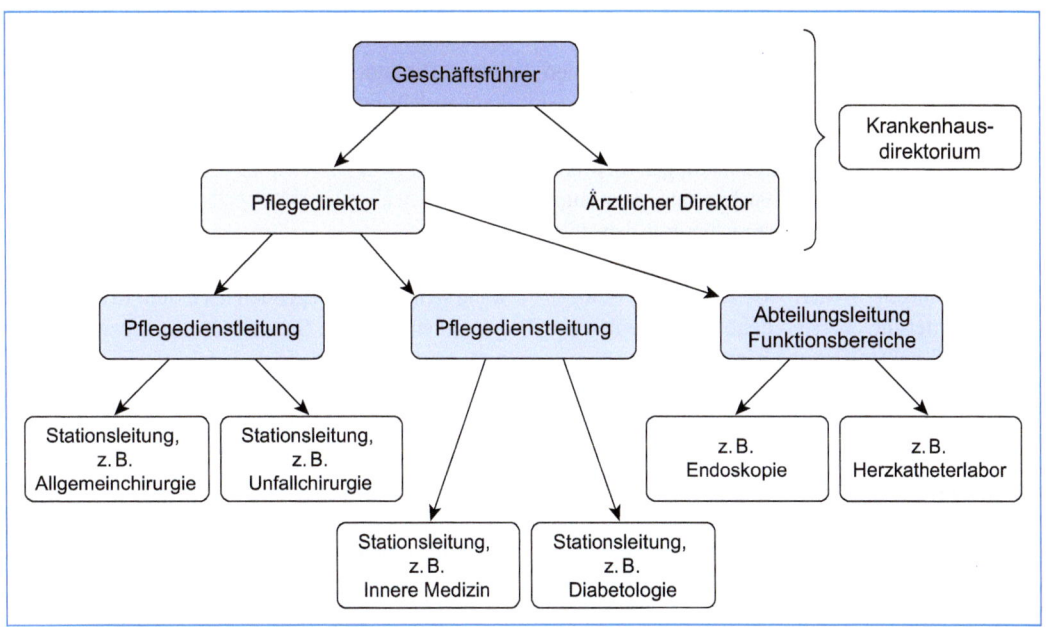

Abb. 3.1 Organigramm des Pflegedienstes im Krankenhaus [O199; L143]

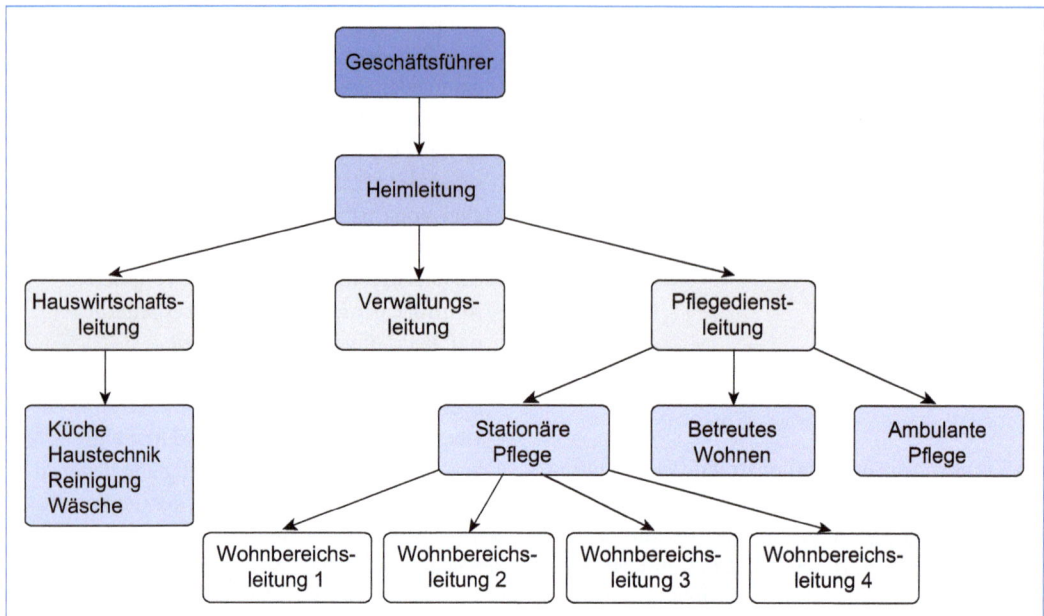

Abb. 3.2 Organigramm des Pflegedienstes in einer stationären Pflegeeinrichtung [L143]

Zur Leitung eines *ambulanten Pflegedienstes* gibt es Weiterbildungen, die u. a. darauf vorbereiten, eine betriebswirtschaftlich korrekte Buchführung zu erstellen.

Pflegedienstleitung

Große Krankenhäuser haben zwischen den Ebenen der Stationsleitungen und des Pflegedirektors sogenannte Pflegedienstleitungen (> Abb. 3.1). Sie sind Ansprechpartner für die Stationsleitungen mehrerer Stationen innerhalb eines Fachgebiets oder auch fachgebietsübergreifend. Absprachen mit dem Pflegedirektor leiten die Pflegedienstleitungen an die Stationsleitungen weiter. In Pflegeeinrichtungen wird mitunter die oberste Ebene im Pflegemanagement als Pflegedienstleitung bezeichnet.

Pflegedirektor

An der Spitze des Pflegedienstes steht der Pflegedirektor. Er trägt die Gesamtverantwortung für die Organisation des Pflegedienstes und entscheidet in der Regel über die Einstellung neuer Mitarbeiter im Pflegedienst. Auch der Bereich der Personalentwicklung durch innerbetriebliche Fort- und Weiterbildung und die Sicherstellung der gesetzlich geforderten Qualitätsstandards ist meist dem Pflegedirektor zugeordnet. In größeren Krankenhäusern sind ihm mitunter auch Stabstellen für bestimmte Aufgabengebiete zugeordnet, und teilweise delegiert der Pflegedirektor Aufgaben an die Pflegedienstleitungen. Zusammen mit dem Geschäftsführer und dem ärztlichen Direktor bildet der Pflegedirektor die Krankenhausleitung (> 3.1.4).

Aus-, Fort- und Weiterbildung

Für eine Tätigkeit in der Aus-, Fort- und Weiterbildung stehen den Pflegenden nach dem Krankenpflegeexamen folgende Spezialisierungen bzw. Qualifikationen offen:
- **Praxisanleiter:** Nach mindestens zweijähriger Berufserfahrung in Verbindung mit einer berufspädagogischen Zusatzqualifikation im Umfang von mindestens 200 Stunden unterweist und betreut der Praxisanleiter die Gesundheits- und Krankenpflege- oder Altenpflegeschüler während ihrer praktischen Ausbildung. Zu seinen Aufgaben gehört die Zusammenarbeit mit der Praxisbegleitung der Kranken- oder Altenpflegeschule,

die Anleitung der Pflegeschüler während ihrer praktischen Ausbildung und die Einarbeitung neuer Mitarbeiter.
- **Gesundheitspädagoge / Pflegepädagoge:** Das Studium der Pflege- oder Gesundheitspädagogik oder eine bereits anerkannte fachliche und pädagogische Weiterbildung qualifizieren zur Lehrtätigkeit an einer (Kinder-)Krankenpflegeschule, einer Altenpflegeschule oder in der innerbetrieblichen Fortbildung (IBF). Das Pflegeberufereformgesetz (> 2.1.5) fordert für Lehrkräfte, die zukünftig eingestellt werden, eine entsprechende Hochschulbildung.

3.3.2 Arbeitsorganisation der Pflege

Bei der täglichen Arbeitsorganisation gibt es für Pflegende eine Reihe vorgegebener Faktoren, die kurzfristig nicht beeinflusst werden können, z. B. bauliche Gegebenheiten, personelle Besetzung (Zahl und Qualifikation der Mitarbeiter), Abläufe, z. B. Operations- und Untersuchungstermine, sowie die Belegung (Zahl und Pflegebedürftigkeit der Patienten).

Pflegesysteme

Die Arbeitsorganisation der Pflege kann nach Tätigkeiten oder nach Patienten erfolgen:
- **Funktionspflege:** Eine bestimmte Tätigkeit, z. B. Blutdruck messen, wird von einer Pflegeperson bei allen Patienten verrichtet.
- **Bezugspflege (patientenzentrierte Pflege):** Alle pflegerischen Tätigkeiten bei einem Patienten werden von einer Pflegeperson verrichtet.

> Tab. 3.2 stellt die Funktions- und Bezugspflege gegenüber.

Je nach baulichen Gegebenheiten werden zudem unterschieden:
- **Zimmerpflege:** Ein Zimmer ist eine Pflegeeinheit, die von einer Pflegefachkraft versorgt wird.
- **Gruppenpflege:** Zwei bis drei Zimmer mit sechs bis acht Patienten bilden eine Gruppe, für die eine Pflegefachkraft zuständig ist.

Während die Bezugspflege auf Intensivstationen seit Jahrzehnten gängig ist, wird sie auch auf peripheren Stationen mehr und mehr angewandt. Die Vorteile der Funktionspflege können genutzt werden, indem z. B. die Stations- oder Schichtleitung bestimmte Aufgaben für alle Pflegefachkräfte übernimmt und diese dadurch entlastet, z. B. Essensanforderung, Material- und Medikamentenbeschaffung oder Verwaltungsaufgaben.

Primary Nursing

Eine noch intensivere Form der Bezugspflege ist Primary Nursing. Dieses Pflegesystem stammt aus den USA und wurde maßgeblich von *Marie Manthey* entwickelt. Es sieht vor, dass eine Pflegefachkraft als sogenannte Primary Nurse die Pflegeplanung für den Patienten vornimmt und während ihrer Arbeitszeit die Maßnahmen entsprechend durchführt. Ist die Primary Nurse nicht im Dienst, so führt eine

Tab. 3.2 Vor- und Nachteile funktioneller und patientenzentrierter Pflege

	Funktionspflege	Bezugspflege
Aus Sicht des Patienten	• Für jede Tätigkeit lernen sie eine neue Pflegeperson kennen • Wünsche und Informationen gehen verloren, wenn jede Pflegeperson eine andere Funktion hat	Engeres Vertrauensverhältnis zur Bezugspflegeperson
Zeitfaktor	• Zeitersparnis durch Routine • Zeitverluste durch erhöhten Koordinationsaufwand	Zeitersparnis durch Integration verschiedener Tätigkeiten in sinnvolle Abläufe
Anspruch an die Qualifikation	• Durch eine der Qualifikation entsprechende Zuordnung können Hilfskräfte sinnvoll eingesetzt werden • Durch Übernahme von „Lieblingsjobs" droht der Verlust der umfassenden Qualifikation	• Jede Pflegeperson muss alle Tätigkeiten beherrschen • Gute Möglichkeit, breit gefächerte Kenntnisse zu erhalten

sogenannte Associate Nurse die Pflegemaßnahmen nach den Angaben der Primary Nurse durch. Der Patient erfährt auf diese Weise eine größtmögliche Betreuungskontinuität. Da die Primary Nurse den Patienten möglichst regelmäßig auch selbst versorgen sollte, hängen Dienstplangestaltung und Zuordnung der Primary Nurse zu einem Patienten eng zusammen.

Pflegeprozess

Bei der Pflege ihrer Patienten treffen Pflegende viele Entscheidungen, die sich in der Frage zusammenfassen lassen: „Welche Pflege braucht ein Patient, und welche Pflege braucht er nicht?" Um diese Entscheidungen sicher zu treffen, hat sich der **Pflegeprozess** als Arbeitsmethode etabliert. Er umfasst je nach Modell vier oder sechs Schritte:
1. Pflegebedürftigkeit einschätzen:
   – Informationen sammeln
   – Pflegeprobleme und Ressourcen erfassen
2. Pflegearbeit planen:
   – Ziele festlegen
   – Maßnahmen planen
3. Pflege durchführen
4. Pflegeleistung bewerten bzw. beurteilen (Evaluation) und ggf. verändern

Für eine detaillierte Darstellung des Pflegeprozesses wird auf entsprechende Lehrbücher verwiesen.

3.3.3 Pflegequalität und Qualitätsmanagement

Pflegequalität

Seit 1987 wird *Qualität* nach der DIN EN ISO (**D**eutsche **I**ndustrie **N**orm – **E**uro **N**orm – **I**nternational **O**rganization for **S**tandardization) weltweit einheitlich definiert: „Qualität ist die Gesamtheit von Eigenschaften und Merkmalen eines Produkts oder einer Dienstleistung, die sich auf deren Eignung zur Erfüllung festgelegter oder vorausgesetzter Erfordernisse beziehen."

Übertragen auf die Pflege heißt dies, **Pflegequalität** ist die Übereinstimmung der tatsächlich geleisteten Pflege mit den dafür vorher bestimmten Kriterien. D. h., die in der Pflegeplanung festgelegten Ziele müssen durch die tatsächlich geleisteten Pflegemaßnahmen erreicht werden. Zur Veranschaulichung dient das folgende Beispiel.

BEISPIEL
Bei der Patientin Maria Meier wurde Diabetes Typ II diagnostiziert. In der Pflegeplanung wird vereinbart, dass sie bis zum Ende des Krankenhausaufenthalts die Blutzuckermessung und die Insulininjektionen selbstständig und sicher durchführen kann. In speziellen Schulungen und von den Pflegenden der Station wird die Patientin angeleitet. Kurz vor der Entlassung findet ein Gespräch mit Maria Meier statt, in dem alle noch offenen Fragen bezüglich der Insulintherapie geklärt werden und das Wissen der Patientin über ihre Erkrankung überprüft wird. Eine Pflegefachkraft lässt Frau Meier eine Blutzuckermessung und eine Insulininjektion selbstständig durchführen und dokumentiert, wie sicher die Patientin die Selbstkontroll- und Behandlungsmaßnahmen beherrscht. Die Betreuung von Frau Meier ist auch nach ihrer Entlassung aus dem Krankenhaus gewährleistet.

In der DIN-EN-ISO-Definition werden keine inhaltlichen Aussagen zur Pflegequalität getroffen. Es liegt in der Verantwortung der Leitung, die Qualitätsziele und die Qualitätspolitik festzulegen. Nach dem Konzept von Avedis Donabedian umfasst Pflegequalität folgende Dimensionen:
- **Strukturqualität:** organisatorische, personelle und sachliche Ausstattung, Aufbauorganisation, Zusammenarbeit mit anderen Berufsgruppen
- **Prozessqualität:** pflegerische Handlung mit dem Patienten, Ablauforganisation
- **Ergebnisqualität:** Gesundheits- und Zufriedenheitsgrad des betroffenen Menschen und Erreichen des vorher gesteckten Pflegeziels

Pflegewissenschaft und Pflegeforschung liefern aktuelle und differenzierte Beiträge zum Thema Pflegequalität. Die Betrachtungen reichen von der Klärung des Begriffs Pflege, dem Erstellen von Pflegestandards bis zur Überprüfung des Pflegewissens (➤ 2.3).

Qualitätsmanagement

Allen Qualitätsmanagementkonzepten liegt zugrunde, dass Pflege dem Wesen nach eine **Dienstleistung** ist. Mit dieser Charakterisierung ist immer eine Kunden- bzw. Patientenorientierung verbunden, d.h., der Patient mit seinen Bedürfnissen steht im Mittelpunkt der Planung, Handlung und Überprüfung der Leistung. Aufgabe des Qualitätsmanagements ist es, geeignete Instrumente für die Beurteilung der festgestellten Qualität *(Qualitätssicherung)* und die Verbesserung *(Qualitätsentwicklung)* zu entwickeln und zu koordinieren. Die Ziele, die Qualitätspolitik und die Verantwortungsbereiche werden festgelegt und überprüft. Überprüfung im Qualitätsmanagement ist dabei im Sinne von Steuern und weniger von Kontrolle zu verstehen und wird als Audit bezeichnet.

Qualitätsmanagement kann gemäß dem **PDCA-Zyklus** in folgenden Schritten durchgeführt werden (➤ Abb. 3.3):

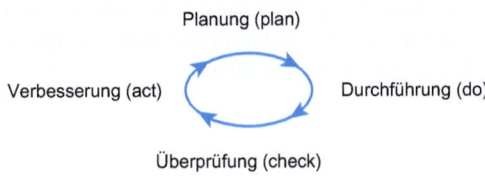

Abb. 3.3 Schematischer Kreislauf des Qualitätsmanagements [V492]

- Qualitätsplanung **(plan):**
  - Der Ist-Zustand wird ermittelt.
  - Rahmenbedingungen werden festgelegt.
  - Konzepte und Abläufe werden erarbeitet.
- Qualitätslenkung **(do):** Die in der Planungsphase gewonnenen Ergebnisse werden umgesetzt.
- Qualitätssicherung und -prüfung **(check):** Die Ergebnisse werden ausgewertet und überprüft.
- Qualitätsverbesserung **(act):** Die gewonnenen Informationen werden für Verbesserungs- und Optimierungsmaßnahmen eingesetzt.

Im Rahmen des Qualitätsmanagements innerhalb eines Krankenhauses oder einer Pflegeeinrichtung könnten *Ziele* aus folgenden Bereichen angestrebt werden:
- Standardisierung bestimmter Handlungs- und Arbeitsprozesse
- Optimierung von Kommunikationsstrukturen
- Erhalt oder Steigerung der Zufriedenheit der Patienten
- Motivation der Mitarbeiter
- Zielgerichtete Fort- und Weiterbildung aller Mitarbeiter

- Ausstattung und Gestaltung von Arbeitsräumen
- Analyse von (beinahe) entstandenen Fehlern

Die beim Qualitätsmanagement erarbeiteten Inhalte werden in einem **Qualitätshandbuch** dokumentiert, das für alle Mitarbeiter jederzeit zugänglich ist und neuen Mitarbeitern die Einarbeitung erleichtert. Es enthält die Ablauf- und Verfahrensanweisungen zu allen auf der Station oder in einer Abteilung des Krankenhauses erforderlichen Arbeitsgängen, z.B. Patientenaufnahme, Entlassungsmanagement, Vorbereitung von Untersuchungen. Das Qualitätshandbuch muss von den dafür verantwortlichen Personen stets auf dem aktuellen Stand gehalten werden.

Qualitätsmanagementsysteme

Als **Total Quality Management** (TQM) werden Konzepte bezeichnet, die alle Ebenen eines Unternehmens bei der Qualitätssicherung einbeziehen. Der Lenkungsausschuss der Gemeinschaftsarbeit der Deutschen Gesellschaft für Qualität e.V. definiert Total Quality Management wie folgt: „TQM ist eine auf der Mitwirkung aller ihrer Mitglieder beruhende Führungsmethode einer Organisation, die Qualität in den Mittelpunkt stellt und durch Zufriedenheit der Kunden auf langfristigen Geschäftserfolg sowie auf Nutzen für die Mitglieder der Organisation und für die Gesellschaft zielt."

Auf den Pflegebereich übertragen bedeutet dies, dass TQM die Mitwirkung und Verantwortung aller am Versorgungsprozess des Patienten (hier als Kunde bezeichnet) Beteiligten und durch alle Hierarchiestufen verlangt. Alle Mitarbeiter kennen ihre Funktion und Verantwortung für die Gesamtleistung des Unternehmens.

Ein im Gesundheitswesen häufig eingesetztes Modell für Qualitätsmanagement ist das **KTQ-Modell** (Kooperation für Transparenz und Qualität im Gesundheitswesen). Ein kompetenter Außenstehender *(Visitor)* stellt die Konformität oder Nichtkonformität mit den Anforderungen fest. Mittels eines Fragenkatalogs über Verfahrensweisen und Gegebenheiten des Unternehmens erfolgt eine Selbstbewertung aller Mitarbeiter. Anschließend führt der Visitor eine Fremdbewertung durch.

Hat ein Krankenhaus oder eine Arztpraxis ein Qualitätsmanagementsystem aufgebaut, kann es sich z.B. nach der ISO-Norm oder nach dem KTQ-Modell zertifizieren lassen. Ist die Zertifizierung nach dem jeweiligen System erfolgreich, erhält das Unternehmen ein **Zertifikat**. Ein Zertifikat ist ein Qualitätsmerkmal. Ein zertifiziertes Krankenhaus hat bei den Verhandlungen mit den Krankenkassen einen besseren Standpunkt. Auch die Patienten sind zunehmend mit dem Begriff „zertifiziert" vertraut und erkennen darin einen Qualitätsbeweis.

Gesetzliche Grundlagen

Aktuelle gesetzliche Regelungen fordern, dass Qualitätsmanagement zu einem festen Bestandteil der Organisationen des Gesundheitswesens wird:
- In §§ 135–139 SGB V – der gesetzlichen Krankenversicherung – wird die Sicherung der Qualität der Leistungserbringung im ambulanten und stationären Bereich verlangt.
- In § 112 Abs. 1 SGB XI – der Pflegeversicherung – spricht der Gesetzgeber die Verpflichtung zur Qualitätssicherung aus.
- Im Gesundheitsstrukturgesetz 2000 (> 3.1.4) wurden zugelassene Krankenhäuser, stationäre Vorsorgeeinrichtungen und stationäre Rehabilitationseinrichtungen verpflichtet, ein Qualitätsmanagement einzuführen und weiterzuentwickeln.
- Das 2004 in Kraft getretene Gesetz zur Modernisierung der gesetzlichen Krankenversicherung sieht den Aufbau eines Instituts zur Überprüfung der Qualität von medizinischen Leistungen vor. Durch die Schaffung des **Instituts für Qualität und Wirtschaftlichkeit im Gesundheitswesen** (IQWIG) wurde dem Rechnung getragen.
- Das Krankenpflegegesetz (> 2.1.1) und das Pflegeberufereformgesetz (> 2.1.5) zählen zu ihren Ausbildungszielen auch die Evaluation der Pflege sowie die Sicherung und Entwicklung der Qualität der Pflege.
- Kernziele des Pflegequalitätssicherungsgesetzes (PQsG) als Teil des SGB V sind Qualitätssicherung und -prüfung in Pflegeheimen und -diensten, angemessene Personalausstattung, Verbraucherschutz sowie die Zusammenarbeit des MDK mit der staatlichen Heimaufsicht (> 3.1.5).

Einführung eines Qualitätsmanagements

Grundvoraussetzungen für den Erfolg eines Qualitätsmanagements sind die Information und Einglie- derung der Mitarbeiter sowie die Bereitschaft jedes Einzelnen in der Einrichtung, sich selbst weiterzuentwickeln, seine Fähigkeiten optimal einzubringen und an einem umfassenden Verbesserungsprozess mitzuwirken. Die Mitarbeiter können sich in sogenannten Qualitätszirkeln für das Projekt engagieren und Ideen einbringen. Ein **Qualitätszirkel** ist eine auf Dauer angelegte Gruppe von Mitarbeitern, die eine vorgegebene Fragestellung zu lösen versucht. Alle Mitglieder des Zirkels sind – unabhängig von der Position innerhalb der Hierarchie der Einrichtung – gleichberechtigte Partner. Die Moderation übernimmt ein dafür ausgebildetes Mitglied der Gruppe. Qualitätszirkel schlagen eine Brücke zwischen den Mitarbeitern und dem für das Qualitätsmanagement steuernd Verantwortlichen.

Alle Mitarbeiter tragen verpflichtend das Konzept der wichtigsten qualitätssichernden Maßnahmen mit, indem sie sich z. B. mit den Inhalten des Qualitätshandbuchs vertraut machen.

Pflegestandards

Ein Mittel zur Qualitätssicherung und -weiterentwicklung in der Pflege ist die Einführung von Pflegestandards. Pflegestandards sind *eindeutige Handlungsanweisungen* für eine bestimmte Pflegehandlung oder Pflegesituation. Sie beschreiben in einzelnen, verständlichen und umsetzbaren Schritten die Pflegeziele, den Ablauf und die Begleitumstände der Pflegemaßnahme sowie die notwendigen Pflegemittel. Krankenhäuser erarbeiten ihre Pflegestandards entweder selbst oder passen bereits fertige Vorschläge für Pflegestandards den individuellen Gegebenheiten des Krankenhauses an. Verbindliche Pflegestandards für alle Pflegenden eines Krankenhauses sichern eine gleichbleibende Qualität der Pflege und verbessern die Möglichkeit zur Bewertung und Evaluation der Pflege.

Das **Deutsche Netzwerk für Qualitätsentwicklung in der Pflege** (DNQP) entwickelte zusammen mit dem Deutschen Pflegerat (> 2.5.1) und dem Bundesministerium für Gesundheit seit 1998 **Expertenstandards** zu folgenden Pflegethemen: Dekubitusprophylaxe, Entlassungsmanagement, Schmerzmanagement bei akuten und chronischen Schmerzen, Sturzprophylaxe, Harninkontinenz, chronische

Wunden und Ernährungsmanagement zur Sicherstellung und Förderung der oralen Ernährung. Weitere Expertenstandards zum Medikamentenmanagement, zur Pflege von demenziell Erkrankten und zur Erhaltung und Förderung der Mobilität sind in Bearbeitung.

Pflegeleitbild

In Organisationen, die ein Qualitätsmanagementsystem eingeführt haben, sind die Unternehmensziele in einem Leitbild als Grundlage für die Unternehmensführung zusammengefasst. Es zeigt den Mitarbeitern die Hauptziele und die Rahmenbedingungen für das Unternehmensgeschehen auf und verdeutlicht die gemeinsamen Werte und Zukunftsvorstellungen. Nach dem Motto „Wer wollen wir sein?" beschreibt es, wie ein Unternehmen sein Verhalten und sich selbst in der Öffentlichkeit darstellt.

Für den Bereich der Pflege kann ein Pflegeleitbild erstellt werden. Es legt fest, nach welchen Grundsätzen und mit welchem Anspruch die Pflege der Patienten geleistet wird, und stellt für alle Beteiligten dar, welche Pflege ein Patient der Einrichtung erwarten darf.

3.3.4 Zusammenarbeit der Pflege mit anderen Berufsgruppen

Dienstleistungen von guter Qualität (➤ 3.3.3) können in einem Krankenhaus oder einer Pflegeeinrichtung nur erbracht werden, wenn alle Abteilungen und Berufsgruppen entsprechend ihrer Qualifikation sinnvoll und mit gegenseitiger Wertschätzung zusammenarbeiten. Neben den bereits erwähnten Stationen, Fachabteilungen und Funktionsbereichen oder den Wohnbereichen können dies – je nach Art der Einrichtung – folgende weitere Abteilungen sein:

- **Notfallaufnahme** (Schockraum): Erstversorgung von schwer kranken und schwer verletzten Patienten, Untersuchung und Beurteilung von Patienten, die als Notfälle ohne Einweisung oder mit unklaren Beschwerden ins Krankenhaus kommen.
- **Spezialambulanzen:** Betreuung von ambulanten Patienten mit speziellen Erkrankungen, z. B. schwangeren Diabetikerinnen, Kindern mit Mukoviszidose oder Harninkontinenzpatienten.
- **Krankenhausapotheke:** Einkauf, Herstellung, Verwaltung, sachgerechte Lagerung, Bevorratung und einwandfreie Beschaffenheit der Arzneimittel, Betäubungsmittel und Verbandsmittel; Abgabe und Verteilung an die Stationen und Funktionsbereiche nach schriftlicher Anforderung.
- **Physiotherapie:** Mobilisierung und Muskelaufbau nach Operationen und Unfällen, Erhalt und Förderung der Motorik bei Pflegebedürftigen.
- **Ergotherapie und Logopädie:** Wiedererlernen von Alltagsfertigkeiten, Förderung der Feinmotorik, Entspannungstechniken, Gedächtnistraining, Sprach- und Sprechübungen.
- **Sozialdienst:** Betreuung von Patienten ohne Angehörige, Organisation von Anschlussheilbehandlung, Heim- und Pflegeplatz oder ambulante Sozialdienste zur Unterstützung der häuslichen Pflege, Beratung bei Todesfällen.
- **Seelsorge:** Von Kirchen beauftragte Priester, Diakone und Seelsorger betreuen vor allem Schwerkranke und Sterbende, unterstützen Angehörige, beraten in Glaubens- und Lebensfragen, die während einer Erkrankung an Bedeutung gewinnen, halten Gottesdienste und spenden Sakramente.
- **Patientenaufnahme, Pforte, Telefonzentrale:** Aufnahme der Patienten, Registrierung der Patientendaten, Abschluss der Behandlungsverträge, Kommunikations- und Informationsstelle für Patienten und Angehörige.
- **Verwaltung:** Zuständig für Abrechnungen, Buchhaltung, Einkauf und Personalwesen.
- **Bettenzentrale:** Wiederaufbereitung von Betten.
- **Transportdienst:** Transport von Patienten zu oder von Untersuchungen und Therapien, Transport von Medikamenten, Pflegematerialien, Instrumenten, Essen, Getränken und Abfall.
- **Zentralküche:** Essenszubereitung für Patienten und Personal, Lieferung des Essens, Zubereitung von Diätmahlzeiten, Ernährungs- und Diätberatung, Patientenschulung.
- **Hauswirtschaftlicher Dienst:** Organisation des Reinigungsdienstes, Reinigung, Pflege und Reparatur der Wäsche, Müllentsorgung.
- **Technischer Dienst:** Verantwortung für die Umsetzung des Medizinproduktegesetzes (➤ 8.6.1), Heizung-, Strom- und Wasserversorgung,

Instandhaltung von Sauerstoff- und Druckluftleitungen, kleine Reparaturen in diesem Bereich und an medizinisch-technischen Geräten.
- **Konsiliarärztlicher Dienst:** Für medizinische Fachbereiche, die nicht im Krankenhaus vorhanden sind, z. B. Dermatologie, Augenheilkunde, Psychiatrie oder Gynäkologie, kommen Fachärzte aus anderen Krankenhäusern oder Praxen zur Untersuchung und Behandlung.
- **Psychologischer Dienst:** Unterstützung von Patienten und Angehörigen bei der seelischen Bewältigung von schweren oder lebensbedrohlichen Erkrankungen, Krisenintervention, Supervision für Mitarbeiter, Konfliktlösungen, Hilfe zur Verarbeitung von psychischen Belastungen des Krankenhausalltags.
- **Betriebsärztlicher Dienst:** arbeitsmedizinische Betreuung aller Krankenhausmitarbeiter, Überwachung der Arbeitsschutzvorschriften, Durchführung von Einstellungs- und Kontrolluntersuchungen sowie der vorgeschriebenen Impfungen, sozialmedizinische Beratung.
- **Krankenhausergänzende Einrichtungen** für Patienten, Angehörige und Personal: Bücherei, Friseur, Verkauf von Zeitschriften und Lebensmitteln, Cafeteria.

Wiederholungsfragen

1. In welche Bereiche teilt sich das Gesundheitswesen?
2. Ordnen Sie den folgenden Gesundheitsbehörden eine der folgenden Aufgaben zu:
   Gesundheitsbehörden:
   a. Bundesministerium für Gesundheit
   b. Bundesinstitut für Infektionskrankheiten und nicht übertragbare Krankheiten
   c. Bundesamt für Verbraucherschutz und Lebensmittelsicherheit
   d. Bundesinstitut für Arzneimittel und Medizinprodukte
   e. Bundeszentrale für gesundheitliche Aufklärung
   f. Deutsches Institut für Medizinische Dokumentation und Information
   g. Gesundheitsamt
   Aufgaben:
   – Erfassung, Auswertung und Speicherung aller in- und ausländischen Informationen aus dem Gebiet der Medizin und ihrer Randgebiete
   – Gestaltung und Abgabe von Informations- und Aufklärungsmaterialien
   – Lebensmittelsicherheit, Lebensmittelkontrollen und Verbraucherinformation
   – Oberste Gesundheitsbehörde auf Bundesebene
   – Überwachung von in Gesundheitsberufen tätigen Personen, Arztpraxen, Krankenhäusern und ähnlichen Einrichtungen, Rettungsdiensten sowie des Leichen- und Bestattungswesens
   – Bewertung, Registrierung und Zulassung von Arzneimitteln
   – Erkennung, Verhütung und Bekämpfung von Krankheiten, insbesondere von Infektionskrankheiten
3. Wo finden Sie den Amtsarzt, um ein amtsärztliches Zeugnis zu erwerben?
4. Begründen Sie anhand des DRG-Fallpauschalensystems, weshalb der längere Aufenthalt für das Krankenhaus unwirtschaftlich ist.
5. Formulieren Sie die Aufgaben einer Stationsleitung für eine chirurgische Station.
6. Erläutern Sie die Funktionspflege. Nennen Sie Vor- und Nachteile dieses Pflegesystems.
7. Welche Vor- und Nachteile hat die Bezugspflege?
8. Erläutern Sie die Schritte des Pflegeprozesses.
9. Welche Bedeutung haben die Schritte „plan", „do", „check" und „act" in Bezug auf das Qualitätsmanagement?
10. Nennen Sie drei Anforderungen an ein Qualitätshandbuch.
11. Erklären Sie, welche Vorteile Pflegestandards haben.

KAPITEL 4 Strafrecht

4.1 Aufgaben des Strafrechts

4.1.1 Sanktionen

Angenommen, ein Staat reagiert nicht auf Fehlverhalten und Diebstähle, Körperverletzungen, ja sogar Morde werden nicht verfolgt und bestraft. In einer solchen Lage würde der Einzelne versuchen, sich selbst zu schützen und sich selbst sein vermeintliches Recht zu verschaffen. Der Staat zerfiele dabei mehr und mehr. Eine tatsächliche Herrschaft ginge nach dem Recht des Stärkeren auf Einzelne und Gruppen über, sie könnten schließlich tun, was sie wollten.

Ein Staat muss also zur Erfüllung seiner Schutzfunktion und zur Aufrechterhaltung seiner Wertordnung gewillt und in der Lage sein, auf Fehlverhalten zu reagieren. Doch nicht immer wird seine Wertordnung beeinträchtigt, und auch Beeinträchtigungen seiner Wertordnung können sowohl von den verletzten Rechtsgütern als auch von den betroffenen Personen her ganz verschiedener Art sein:

Die verletzten schutzwürdigen Interessen betreffen ausschließlich Regeln innerhalb einer meist kleineren Personengruppe, nicht aber die Allgemeinheit. Ein ausreichender Interessenausgleich lässt sich bereits durch eine Sanktionierung erreichen, die nur innerhalb dieser Gruppe Bedeutung hat.

BEISPIEL 1
Bei einem Fußballspiel grätscht der Altenpfleger Hans Huber einem allein auf den Torwart seiner Mannschaft zulaufenden Stürmer im Strafraum von hinten in die Beine. Der Stürmer verliert den Ball und stürzt; ein Tor fällt zunächst nicht. Doch der Schiedsrichter pfeift Elfmeter und zeigt Hans Huber die Rote Karte.

Die verletzten schutzwürdigen Interessen betreffen nur einzelne Personen und keine grundlegend wichtigen Rechtsgüter wie Leben, körperliche Unversehrtheit oder Eigentum. Außerdem lässt sich von der Art der verletzten Interessen her ein angemessener Ausgleich bereits auf wirtschaftlicher Ebene erzielen.

BEISPIEL 2
Der Inhaber einer Kfz-Reparaturwerkstatt führt aus Nachlässigkeit Wartungsarbeiten am Wagen eines Handelsvertreters nicht fristgerecht aus. Dieser versäumt deshalb einen Termin und hat einen Verdienstausfall von 500 Euro.

Im folgenden Beispiel werden schutzwürdige Interessen einer größeren Zahl von Personen verletzt. An der Unterbindung entsprechender Verhaltensweisen besteht ein erhebliches Interesse der Allgemeinheit, aber ohne dass dem Einzelnen oder der Gemeinschaft schwerwiegende Schäden drohen.

BEISPIEL 3
Der Inhaber der Werkstatt hat zu viel Arbeit angenommen. Noch um 21:00 Uhr prüft er im Hof einen Motor, was zu einer beträchtlichen Lärmentwicklung führt. Die Nachbarschaft fühlt sich gestört und ruft die Polizei zu Hilfe, die schon früher wegen solcher Vorfälle einschreiten musste.

Das betreffende Verhalten verletzt oder gefährdet besonders bedeutsame Rechtsgüter Einzelner oder der Allgemeinheit.

BEISPIEL 4
Der Inhaber der Werkstatt arbeitet zwar untertags und fristgerecht, aber so nachlässig, dass er einen leicht erkennbaren Fehler an den Bremsen eines Fahrzeugs übersieht. Dadurch fallen die Bremsen einen Tag später aus. Es kommt zu einem Unfall, bei dem der Kunde der Werkstatt und ein anderer Autofahrer erheblich verletzt werden.

Das **Beispiel 1** zeigt, dass staatliche Sanktionen nicht immer nötig sind. Denn ob Hans Huber die Regeln beim Fußballspielen einhält oder nicht, ob ein Elfmeter gegeben wird und ob Hans Huber als Folge seines Foulspiels nicht mehr weiter am Spiel teilnehmen darf, das interessiert den größten Teil der staatlichen Gemeinschaft nicht. Darüber hinaus sind auch Interessen der Gemeinschaft durch solche Vorfälle nicht betroffen. Vielmehr hat nur die betroffene Gruppe – die Fußballspieler – ein Interesse daran, dass ihr Spiel nach bestimmten Regeln abläuft und diese auch eingehalten werden. Das aber kann vom Grundsatz her schon durch Regelungen innerhalb der Gruppe, die auch nur für diese Geltung haben, erreicht werden. Die staatliche Gemeinschaft mischt sich in derartige Regelungsmechanismen nicht ein, und so sind auch die Sportgerichte nicht etwa staatliche Gerichte, sondern ausschließlich Organe der Fußballverbände, und ihre Entscheidungen haben auch nur dort Wirkung.

Allerdings muss der Staat darauf achten, dass innerhalb einer Gruppe sein grundlegendes Wertesystem nicht missachtet wird und bei Verstößen auch einschreiten. Hier die richtige Abgrenzung zu finden ist durchaus schwierig, was sich etwa an der Frage zeigt, inwieweit die Strafverfolgungsbehörden einschreiten sollen, wenn es durch grobes, vorsätzliches Foulspiel zu Körperverletzungen kommt.

Bei **Beispiel 2** sind nur *zivilrechtliche Schadensersatzansprüche* (> 5.2.1) sachgerecht. Betroffen sind in erster Linie schutzwürdige Interessen des Handelsvertreters: Er kann seinen Termin nicht wahrnehmen, verärgert womöglich einen Kunden und hat das Geld, das er benötigt, nicht verdient. Interessen der Allgemeinheit sind dagegen höchstens am Rande berührt: Zwar ist es auch für das Funktionieren des täglichen Lebens von Bedeutung, dass vertragliche Abreden eingehalten werden. Denn wenn dies massenhaft nicht mehr gewährleistet wäre, würde unser Alltag – mit der Folge schwerer wirtschaftlicher Schäden – nicht mehr planbar abgewickelt werden können. Solange aber – wie in Beispiel 1 – nur ein Einzelner „versagt", sind die Auswirkungen auf das Leben der Gemeinschaft nur untergeordnet. Gegenüber dem Handelsvertreter reicht es für den Ausgleich des Fehlverhaltens aus, wenn der Werkstattinhaber ihn so stellen muss, als habe er das Fahrzeug fristgerecht abgeliefert. Daraus ergibt sich, dass der Verdienstausfall des Handelsvertreters, der durch die verspätete Vornahme der Wartungsarbeiten entstanden ist, ausgeglichen werden muss. Das kann der Staat schon dadurch erreichen, dass er in seine Rechtsordnung zivilrechtliche Schadensersatzansprüche aufnimmt und für den Streitfall Gerichte (> 1.7.3, > Abb. 4.1) zu deren Durchsetzung einrichtet.

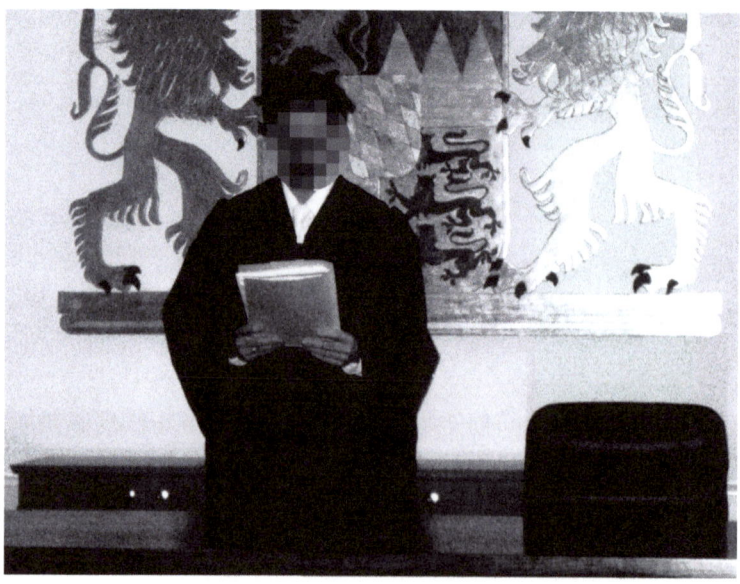

Abb. 4.1 Im Streitfall werden Gerichte zur Durchsetzung zivilrechtlicher Schadensersatzansprüche bestimmt [M149]

Die Interessen der Allgemeinheit werden dadurch indirekt ebenfalls gewahrt. Denn die Pflicht zur Zahlung von Schadensersatz wird – neben dem Konkurrenzdruck, der vom Markt ausgeht – den Werkstattinhaber dazu bringen, dass er zukünftig mehr darauf achtet, seine Zusagen einzuhalten. Auch wird so einer Tendenz zur „allgemeinen Schlamperei", die für die Allgemeinheit bedenklich werden könnte, entgegengewirkt. Damit reichen die Mittel des Zivilrechts (> 4.2) allein aus, um die staatliche Wertordnung zu wahren. Denn sie gleichen das Fehlverhalten angemessen aus und sind auch geeignet, es für die Zukunft zu verhindern. Die Verhängung einer staatlichen Kriminalstrafe, also einer Geld- oder Freiheitsstrafe, oder sonstiger staatlicher Sanktionen ist in solchen Fällen weder nötig noch angemessen.

Bei **Beispiel 3** ist dagegen eine *staatliche Sanktion* geboten. Denn hier wird ein größerer Kreis von Personen nicht unbeträchtlich belästigt. Neben der Unterbindung weiterer Lärmbelästigung durch die Polizei ist gerade wegen der Wiederholung der Vorfälle geboten, den Werkstattinhaber im *Allgemeininteresse* zur Rechenschaft zu ziehen. Andererseits führt das Verhalten des Inhabers noch nicht zu bleibenden Schäden bei den Betroffenen. Es wird deshalb ausreichen, dem Werkstattinhaber einen „Denkzettel" zu verpassen. Der Gesetzgeber sieht derartige Fälle als *Ordnungswidrigkeiten* an, die mit einer *Geldbuße* geahndet werden. Auf diese Weise kann für lästige Verhaltensweisen eine spürbare Sanktion festgesetzt werden, ohne dass durch die Verhängung einer Kriminalstrafe gleich eine Überreaktion erfolgen würde. Ordnungswidrigkeiten werden, wenn das Gesetz nichts anderes bestimmt, mit Geldbußen bis 1 000 Euro geahndet.

Bei **Beispiel 4** ist schließlich eine *Kriminalstrafe* angebracht. Betrachtet man im Vergleich zu den beiden anderen Fällen das verletzte Rechtsgut – die körperliche Unversehrtheit –, erkennt man hier die weitaus größere Beeinträchtigung geschützter Interessen. Dies betrifft zum einen die Geschädigten selbst: Sie haben nicht nur Geld verloren oder wurden durch Lärm belästigt, sondern sie wurden erheblich verletzt. Zum anderen ist auch die Allgemeinheit weitaus stärker beeinträchtigt: Denn es war nur eine Frage des Zufalls, wie viele Personen durch diesen Vorfall verletzt oder gar getötet wurden. Angesichts dieser Folgen und Gefahren ist hier eine Kriminalstrafe gegen den Werkstattinhaber die berechtigte Reaktion des Staates. Konkret müsste er wegen seiner fahrlässig verursachten Körperverletzung mit Geldstrafe oder sogar mit Freiheitsstrafe zwischen einem Monat und drei Jahren rechnen.

Zusammenfassend lässt sich sagen: Je nach Art und Schwere der Beeinträchtigung eines Rechtsguts kann und muss der Staat unterschiedlich reagieren. Als typische Sanktionsmöglichkeiten (> Abb. 4.2) kommen zivilrechtliche Ersatzansprüche, Geldbußen nach dem Ordnungswidrigkeitenrecht und Kriminalstrafen in Betracht.

4.1.2 Strafmündigkeit und Strafarten

WAS DENKEN SIE?
Fall
Die 17-jährige Sandra Schmidt, ihr 19-jähriger Bruder Sebastian und dessen 22-jähriger Freund Hans Huber bummeln beim Shoppen durch eine Fußgängerzone, als sie plötzlich neben einem Blumenkasten drei 50-Euro-Scheine liegen sehen. Schnell einigen sie sich darauf, dass jeder von ihnen einen dieser Scheine behalten darf, und stecken das Geld ein. Als sie erfahren, dass ihr Verhalten den Straftatbestand einer Unterschlagung (§ 246 StGB) erfüllt, fragen sie sich, welche Strafe sie wohl zu erwarten haben. Was meinen Sie?

Bestraft werden kann nur, wer strafmündig ist. Denn ohne Strafmündigkeit gibt es keine (strafrechtliche) Schuld (> 4.2.1). Bis zu einem Alter von 14 Jahren gilt man im deutschen Strafrecht als Kind und ist noch nicht strafmündig. Für die Altersgruppe zwischen 14 und 18 Jahren – die Jugendlichen – kann nur das Jugendstrafrecht angewandt werden, und für alle Täter, die 21 Jahre oder älter sind, gilt ausschließlich das Erwachsenenstrafrecht. Eine Sonderstellung nimmt dagegen die Altersgruppe von 18 bis 21 Jahren ein: In diesem Alter ist man Heranwachsender. Die Frage, ob man (noch) nach Jugendstrafrecht oder (schon) nach Erwachsenenstrafrecht belangt wird, richtet sich danach, ob die Tat und die Persönlichkeit des Täters noch jugendtypische Züge aufweisen – dann wird das Jugendstrafrecht angewandt – oder ob sie sich nicht wesentlich von einem Erwachsenen unterscheiden, sodass das Erwachsenenstrafrecht greift (> Abb. 4.3).

4 Strafrecht

Arten und Ziele von Sanktionen

Verletztes Rechtsgut	Art der Sanktion	Ziel der Sanktion
Regeln innerhalb einer abgeschlossenen Gruppe (etwa beim Sport)	Gruppeninterne Regelungen (beim Sport etwa Vorteile für Betroffene oder Sperren)	Einhaltung der Regeln innerhalb der Gruppe
Wirtschaftliche Interessen Einzelner oder kleiner Gruppen	Zivilrechtlicher Schadensersatz und Unterlassungsansprüche	Direkt: Schadensausgleich für Betroffene; Vermeidung weiterer Verstöße Indirekt: Durchsetzung der Rechtsordnung
Erhebliche wirtschaftliche oder sonstige Interessen Einzelner oder größerer Personengruppen unterhalb der Schwelle besonders bedeutsamer Rechtsgüter	Einstufung als Ordnungswidrigkeit (= „Verwaltungsunrecht"); Verhängung von Geldbußen	Einwirkung auf Betroffene (= Täter); Warnung der Allgemeinheit
Besonders bedeutsame Rechtsgüter Einzelner oder der Allgemeinheit	Kriminalstrafe (Geld- oder Freiheitsstrafe)	Spezialprävention Generalprävention Schuldausgleich

Abb. 4.2 Sanktionsarten und -ziele [L143]

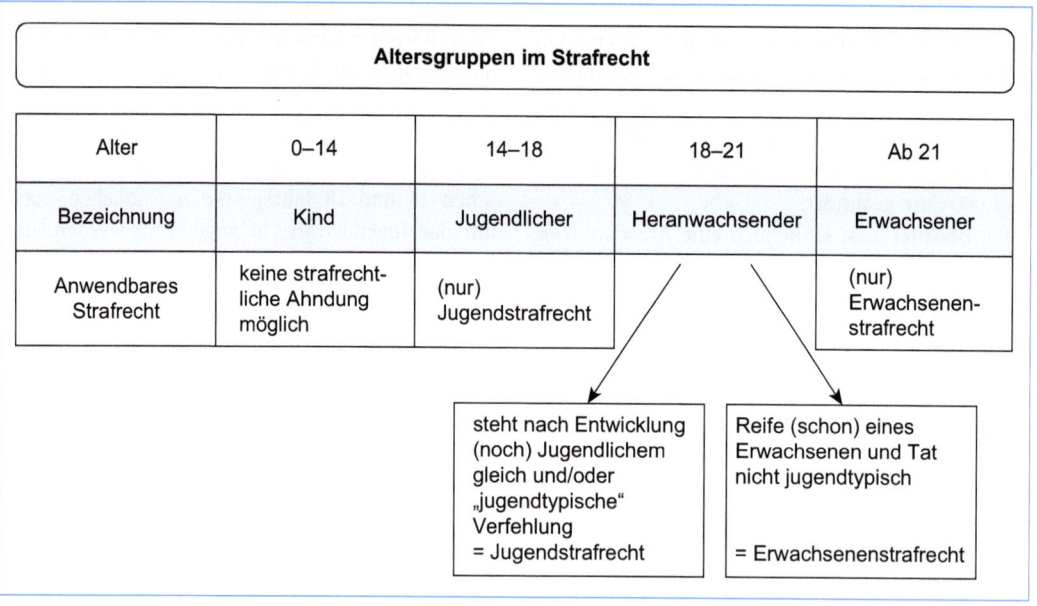

Abb. 4.3 Altersgruppen im Strafrecht [L143]

Das **Jugendstrafrecht** ist in erster Linie vom Erziehungsgedanken geprägt. Es kennt als Sanktionen *Erziehungsmaßregeln* (z. B. Weisungen zu gemeinnütziger Arbeit, Erziehungsbeistandschaft oder Heimunterbringung), *Zuchtmittel* (dies sind Verwarnungen in Form einer mündlichen Zurechtweisung, Auflagen wie etwa die Schadenswiedergutmachung und der Jugendarrest, der eine Form kurzfristigen Freiheitsentzugs darstellt) und schließlich die *Jugendstrafe*. Das Mindestmaß der Jugendstrafe beträgt 6 Monate, ihr Höchstmaß zehn Jahre. Bei Mord kann allerdings gegen Heranwachsende auf bis zu 15 Jahre Jugendstrafe erkannt werden. Eine Jugendstrafe bis zu zwei Jahren muss nicht vollstreckt werden, sondern kann zur Bewährung ausgesetzt werden.

Das **Erwachsenenstrafrecht** kennt nur die Geldstrafe, die Freiheitsstrafe und als sogenannte Nebenstrafe das Fahrverbot.

Eine **Geldstrafe** wird nach dem sogenannten Tagessatzsystem verhängt. Hierbei wird zunächst die Anzahl der Tagessätze festgelegt, die zwischen fünf und 360 liegt. Je schwerwiegender eine Tat ist, desto höher wird die Anzahl der Tagessätze sein. Die Höhe eines Tagessatzes liegt zwischen 1 Euro und 30 000 Euro. Sie orientiert sich am monatlichen Nettoeinkommen eines Täters und beträgt $\frac{1}{30}$ dieses Nettoeinkommens. Der Vorteil gegenüber Geldstrafen, die als fester Betrag – etwa 1 000 Euro – verhängt werden, liegt darin, dass die Strafe auch für den wohlhabenden Täter spürbar ist, weil er nicht nur einen kleinen Betrag „aus der Portokasse" zahlen muss, sondern ebenfalls sein Einkommen für einen bestimmten Zeitraum verliert.

Die **Freiheitsstrafe** kann zeitig oder lebenslang sein. Zeitige Freiheitsstrafen liegen zwischen einem Monat und 15 Jahren, wobei kurzfristige Freiheitsstrafen (unter sechs Monaten) nur unter besonderen Umständen verhängt werden dürfen. Bis zu zwei Jahren kann eine Freiheitsstrafe auch im Erwachsenenstrafrecht zur Bewährung ausgesetzt werden.

Mit der Nebenstrafe des **Fahrverbots** wird einmal einem Täter, der im Zusammenhang mit dem Führen eines Kraftfahrzeugs straffällig geworden ist, für die Dauer von einem bis zu sechs Monaten verboten, Kraftfahrzeuge auf öffentlichen Straßen zu führen. Ein Fahrverbot kann aber auch bei anderen Straftaten verhängt werden. Dies soll insbesondere dann geschehen, wenn dadurch die Verhängung oder Vollstreckung einer Freiheitsstrafe vermieden werden kann.

Im **Fall** muss Sandra Schmidt nach Jugendstrafrecht bestraft werden. Ist sie nicht vorbelastet, wird sie wohl mit einer Verwarnung davonkommen. Ihr Bruder Sebastian ist Heranwachsender, sodass sich das Gericht bei ihm zwischen Jugend- und Erwachsenenstrafrecht entscheiden muss, und für Hans Huber kommt nur Erwachsenenstrafrecht in Betracht. Wird das Verfahren nicht gegen eine Auflage eingestellt (> 1.7.3), so muss Hans Huber mit einer Geldstrafe in Höhe von etwa zehn Tagessätzen rechnen. Verdient er z. B. 1 500 Euro netto im Monat, so beträgt die Höhe eines Tagessatzes 50 Euro und die Unterschlagung des Geldes hat ihn 500 Euro gekostet.

4.1.3 Strafzwecke

Die oben dargestellten Beispiele zeigen, dass Sanktionen mehrere Ziele verfolgen: die Ahndung eines Fehlverhaltens, eine Einwirkung auf den einzelnen Betroffenen und eine Einwirkung auf die Allgemeinheit. Im Bereich des Strafrechts bezeichnet man diese Ziele als *Schuldausgleich*, *Spezialprävention* und *Generalprävention*. Einerseits sind all diese Strafzwecke nötig, weil nur durch die Anerkennung aller drei Strafzwecke ein ausreichend breiter Anwendungsbereich für das Strafrecht geschaffen wird. Andererseits begrenzt das Zusammenspiel dieser drei Strafzwecke den staatlichen Strafanspruch auf ein angemessenes Maß. Die folgenden Fälle zeigen dieses Zusammenwirken:

WAS DENKEN SIE?
Fall 1

Nach häufigen und üblen Beleidigungen durch seinen Nachbarn Huber hat sich bei Herrn Schulze eine solche Wut aufgestaut, dass er Herrn Huber auflauert und ihn von hinten mit einem Prügel niederschlägt. Herr Huber trägt eine Platzwunde am Kopf davon. Bei der einige Monate später stattfindenden Gerichtsverhandlung erklärt Herr Huber, er sei aus Angst in eine andere Stadt gezogen. Herr Schulze meint daraufhin, jetzt bestehe keine Gefahr mehr, dass er erneut gegen Herrn Huber tätlich werde. Deshalb sei eine Strafe gegen ihn nicht mehr nötig.

Im **Fall 1** tritt ein Strafzweck deutlich in den Hintergrund: Die Einwirkung auf den Täter zur Vermeidung einer künftigen Wiederholung von Straftaten, die sogenannte **Spezialprävention.** Diese verfolgt das Ziel, durch das „Übel" der Strafe beim Täter zu erreichen, dass er aus Angst vor neuer Strafe in Zukunft straffrei lebt. Wäre die Spezialprävention der einzige Strafzweck, dann hätte Herr Schulze mit seiner Ansicht recht. Denn nachdem Herr Huber in eine andere Stadt gezogen ist, besteht die Gefahr künftiger Beleidigungen und entsprechender Gegenreaktionen nicht mehr.

Eine Bestrafung von Herrn Schulze dient aber auch der Generalprävention und dem Schuldausgleich: **Generalprävention** bedeutet, dass bereits durch die Bestrafung eines gefassten Täters die Allgemeinheit davon abgehalten werden kann und soll, gleichartige Taten zu begehen. Denn wer entsprechende Absichten hat, soll von vornherein wissen, dass auch er bestraft werden würde. **Schuldausgleich** bedeutet, dass dem Täter für sein Verhalten gegenüber dem Opfer ebenfalls ein Nachteil zugefügt werden soll. Zur Erhaltung des Rechtsfriedens wird diese Aufgabe allein dem Staat übertragen.

Das Vorliegen dieser beiden anderen Strafzwecke führt im **Fall 1** dazu, dass auf eine Bestrafung nicht verzichtet werden kann. Denn Streitigkeiten zwischen Nachbarn sind häufig. Ihre gewaltsame Austragung wird auch dadurch verhindert, dass die Allgemeinheit die dafür drohende Strafe kennt. Und würde man Herrn Huber zumuten, Herrn Schulzes Schläge einfach hinzunehmen, so könnte dies Herrn Huber womöglich zu privaten Racheakten reizen. Somit ist es durchaus berechtigt, Herrn Schulze zu bestrafen. Das Fehlen eines Strafzwecks (vgl. hierzu die Ausführungen zu Fall 2) und die vorangegangene Provokation durch Herrn Huber werden aber die Höhe der Strafe reduzieren.

WAS DENKEN SIE?
Fall 2

Diebstähle in Selbstbedienungsläden nehmen immer mehr zu. Um dieser Entwicklung zu begegnen, setzt ein neues Gesetz als Mindeststrafe für Diebstahl ein Jahr Freiheitsstrafe fest. Ist das mit den geltenden Strafzwecken vereinbar?

Im **Fall 2** kommen zunächst alle drei Strafzwecke zum Tragen: Die Allgemeinheit soll durch die Strafdrohung abgeschreckt werden (Generalprävention) und der einzelne, gefasste Täter soll durch die Strafe beeindruckt und von Wiederholungen abgehalten werden (Spezialprävention). Schließlich dient die Strafe auch zum Ausgleich für die im Diebstahl liegende Schuld (Schuldausgleich). Darüber hinaus besagt das Zusammenspiel der drei Strafzwecke aber auch, dass für die Höhe einer Strafe nicht nur die Gesichtspunkte aus dem Strafzweck herangezogen werden dürfen, der für die höchste Strafe sprechen würde. Vielmehr kommt es auf das Zusammenspiel aller Strafzwecke an: Hier würde die *Generalprävention* für sich gesehen die vorgesehene Mindeststrafe durchaus rechtfertigen. Denn ein Jahr Freiheitsstrafe als Mindeststrafe würde viele Täter von Diebstählen abhalten. Eine so hohe Strafe würde aber den *Schuldgehalt* vieler Taten weit übersteigen. Auch zur Einwirkung auf die einzelnen Täter wäre sie oft nicht notwendig. Durch das Zusammenwirken der verschiedenen Strafzwecke werden deshalb nicht nur die Aspekte der Generalprävention herangezogen, sondern auch Gesichtspunkte, die, wie z. B. fehlende Vorstrafen des Täters oder geringer Wert der Diebesbeute, für eine niedrige Strafhöhe sprechen. Eine Mindeststrafe von einem Jahr für Diebstahl würde verhindern, dass diese Umstände im Einzelfall angemessen berücksichtigt würden und wäre deshalb unverhältnismäßig hoch.

WAS DENKEN SIE?
Fall 3

Frau Maier empfindet bei Ladendiebstählen kein Unrecht. Sie meint, vom Leben benachteiligt zu sein. Das dürfe sie dadurch ausgleichen, dass sie hin und wieder etwas Schönes ohne Bezahlung mitnehme. Obwohl sie bereits mehrfach gefasst und mit Geldstrafen sowie – bei der letzten Tat – mit einer Freiheitsstrafe von zwei Monaten auf Bewährung belegt worden ist, setzt sie ihr Verhalten unverändert fort. Nunmehr wird gegen sie wegen des Diebstahls eines Lippenstifts im Wert von 7,99 Euro eine Freiheitsstrafe von vier Monaten ohne Bewährung verhängt.

Obwohl der Wert der Diebesbeute gering ist, ist im **Fall 3** die verhängte Strafe angemessen. Denn hier sprechen alle drei Strafzwecke für eine durchaus strenge Strafe: Der Wert des gestohlenen Lippenstifts (7,99 Euro) ist zwar nur gering. Die Schuld der Tat erhöht sich aber dadurch, dass Frau Maier fortlaufend stiehlt und selbst von der Drohung einer zur Bewährung ausgesetzten Freiheitsstrafe unbeeindruckt bleibt. Im Rahmen der Spezialprävention bedeutet dies, dass jetzt versucht werden muss, sie durch den Vollzug einer Freiheitsstrafe von zukünftiger Straffälligkeit abzuhalten. Die Generalprävention schließlich erfordert in solchen Fällen, dass der Allgemeinheit ein entschlossenes Entgegentreten gegen wiederholte Straftaten signalisiert werden muss.

Als Ergebnis lässt sich festhalten: Das Zusammenspiel der Strafzwecke erfordert Strafe schon dann, wenn auch nur einer der Strafzwecke erfüllt ist. Umgekehrt begrenzt es die Höhe der Strafe nach oben hin, weil es auch die für den Täter sprechenden Umstände angemessen zum Tragen kommen lässt.

4.1.4 Strafe und Maßregel – die sogenannte Zweispurigkeit

Neben den Strafen kennt das Strafrecht die **Maßregeln der Besserung und Sicherung.** Hierbei handelt es sich um die Unterbringung in einem psychiatrischen Krankenhaus, die Unterbringung in einer Entziehungsanstalt zur Überwindung eines Alkohol- oder anderen Suchtmittelmissbrauchs, die Sicherungsverwahrung, das Berufsverbot, die Führungsaufsicht und die Entziehung der Fahrerlaubnis.

WAS DENKEN SIE?
Fall 1

Gerhard Gruber hat drei Bauernhöfe in Brand gesetzt. In der Hauptverhandlung wird festgestellt, dass er wegen Geisteskrankheit nicht schuldfähig war. Kann ihm das Gericht trotzdem die Freiheit entziehen?

Fall 2

Mit sieben meist einschlägigen Vorstrafen steht Konrad Kurz, der auch wegen Raubes schon dreimal zu Freiheitsstrafen von drei Jahren und mehr verurteilt worden ist und neben der Verbüßung dieser Strafen auch weitere Jahre seines Lebens im Gefängnis verbracht hat, wieder einmal vor Gericht: Diesmal hat er einen Tankwart mit einer Schusswaffe bedroht und konnte so die Tageseinnahmen von 1 200 Euro rauben. Unbeeindruckt von dem Verfahren tut er noch während der laufenden Verhandlung kund, nach Verbüßung seiner Haftstrafe weiter von entsprechenden Straftaten leben zu wollen. Wie kann das Gericht die Allgemeinheit vor derart hartnäckigen Kriminellen schützen?

Fall 3

Wolfgang Winter hat in angetrunkenem, aber noch voll schuldfähigem Zustand zwei Polizeibeamte beleidigt. Vor Gericht stellt sich heraus, dass er in erheblichem Maß alkoholkrank ist. Die Staatsanwaltschaft beantragt darauf die Unterbringung in einer Entziehungsanstalt. Hat der Antrag Aussicht auf Erfolg?

Im **Fall 1** kann Gerhard Gruber wegen seiner Brandstiftung nicht bestraft werden, denn er ist schuldunfähig (§ 20 StGB). Trotzdem muss man ihm zum Schutz der Allgemeinheit seine Freiheit entziehen können. Für solche Fälle sind Maßregeln vorgesehen. Sie erfordern im Gegensatz zur Strafe keine Schuld und ermöglichen auf diese Weise den Schutz der Allgemeinheit vor schuldunfähigen Straftätern. Herr Gruber wird in einem psychiatrischen Krankenhaus untergebracht.

Strafe und Maßregel stehen bei solchen Taten also letztlich parallel nebeneinander: Gegen den schuldfähigen Täter kann zur Sicherung der Allgemeinheit und um auf ihn einzuwirken die angemessene Kriminalstrafe verhängt werden. Beim schuldunfähigen Täter kann durch den Maßregelvollzug die Allgemeinheit gesichert und – womöglich – auf den Täter eingewirkt werden.

Fall 2 zeigt eine Sachlage, bei der die Maßregel die Strafe ergänzt: Wegen des schweren Raubes muss gegen Konrad Kurz eine Freiheitsstrafe von mindestens fünf Jahren verhängt werden. Bei der Vielzahl seiner einschlägigen Vorstrafen wird die konkrete Strafe sogar noch deutlich höher ausfallen. Aber auch ein so hohes Strafmaß reicht auf Dauer zum Schutz der Allgemeinheit nicht aus, wenn von einem Täter wie Konrad Kurz nach dem Ende der Freiheitsstrafe erneut weitere schwere Straftaten zu erwarten sind. Die Möglichkeiten der Strafe stoßen hier an ihre Grenzen und müssen in Fällen wiederholter Schwerkriminalität durch die *Maßregel der Sicherungsverwahrung* ergänzt werden. Sie ermöglicht bei Schwerkriminellen, insbesondere auch bei Sexualstraftätern, einen weiteren Freiheitsentzug, um erneute Straftaten nach der Strafverbüßung zu verhindern. Die „Wegnahme" der Freiheit ist dann nicht mehr nur Folge einer Straftat, sondern auch vorbeugendes Mittel gegen ihre erneute Begehung.

Im **Fall 3** hat der Antrag keine Aussicht auf Erfolg. Zwar wäre es sinnvoll, Wolfgang Winter zu therapieren. Der Grundsatz der Verhältnismäßigkeit verbietet diese Anordnung aber, weil die Gefahr weiterer erheblicher Straftaten unter Alkohol nicht festgestellt ist. Eine Maßregel darf also nie verhängt werden, wenn sie nicht durch die Erwartung weiterer, erheblicher Straftaten notwendig ist. Gegen Wolfgang Winter kann hier nur, da er schuldfähig war, eine Geldstrafe wegen Beleidigung verhängt werden.

Zusammenfassend lässt sich sagen: Maßregeln der Besserung und Sicherung sind *als Ergänzung* zu Strafen dort notwendig, wo Täter nicht schuldfähig sind oder wo eine Strafe allein zu einem angemessenen Schutz der Allgemeinheit oder zur Einwirkung auf den Täter nicht ausreicht. Sie dürfen aber nicht als reine staatliche Vorsorgemaßnahme verwendet werden, wenn eine nachhaltige Gefahr für die Allgemeinheit durch den Betroffenen nicht festgestellt werden kann.

4.2 Strafbarkeit

Unter welchen Voraussetzungen ist ein Verhalten strafbar?

4.2.1 Tatbestandsmäßigkeit, Rechtswidrigkeit und Schuld

WAS DENKEN SIE?
Fall 1
Immer wieder erzählt Mike Müller im Freundeskreis von einem Geschehen, das er im Oktober 2016 „hautnah" miterlebt hatte: Nach einem Auffahrunfall auf einer Autobahn sei ein LKW-Fahrer in seinem Führerhaus eingeklemmt gewesen. Als dann die Feuerwehr gekommen sei und neben einigen anderen Personen auch ihn aufgefordert habe, wegzugehen und mehr Platz für den Einsatz einer Rettungsschere zu machen, habe er sich geweigert. Schließlich, so meint er, sehe man „so etwas ja nicht alle Tage", und der Umstand, dass ihn dann ein Polizeibeamter an der Jacke gepackt und unsanft weggezogen habe, sei auch nicht in Ordnung gewesen.

Als ihm einer seiner Freunde sagt, er solle froh sein, dass er nicht noch wegen Behinderung hilfeleistender Personen bestraft worden sei, meint Mike Müller, das sei damals „zum Glück" noch nicht möglich gewesen. Ist diese Ansicht richtig?

Fall 2
Ein Kunde des Juweliers Ludwig Lehner entpuppt sich plötzlich als Räuber, der eine Pistole zieht. Anstatt seinen Schmuck herauszugeben, greift Ludwig Lehner seinerseits zur Waffe und schießt dem Räuber in die Hand. Kann Herr Lehner wegen Körperverletzung bestraft werden?

Im **Fall 1** kann Mike Müller nicht bestraft werden, da er keine Bestimmungen des Strafgesetzbuchs (StGB) in der im Oktober 2016 geltenden Fassung verletzt hat. Sein Auftreten als „Gaffer" war zwar sicherlich strafwürdig, aber eben im Strafgesetzbuch noch nicht enthalten. Damit fehlt die **Tatbestandsmäßigkeit** seines Verhaltens. Allein wegen der Strafwürdigkeit seines Verhaltens kann Mike Müller nicht belangt werden. Die Strafbarkeit eines Tuns muss nämlich festgelegt sein, *bevor* die Tat begangen wird. Ansonsten wäre nicht abzusehen, was bestraft werden kann. Jegliche Rechtssicherheit wäre genommen und die Gefahr gegeben, dass gerade derjenige für irgendein Verhalten bestraft wird, der aus irgendwelchen Gründen unliebsam ist. Der Grundsatz „keine Strafe ohne Gesetz" ist so wichtig, dass er sogar Verfassungsrang hat (Art. 103 II GG). Inzwischen hat der Gesetzgeber die hier dargestellte Strafbarkeitslücke geschlossen. Seit Ende Mai 2017 gibt es den Tatbestand der Behinderung von hilfeleistenden Personen (§ 323c Abs. 2 StGB), der ein Verhalten wie das von Mike Müller unter Strafe stellt (➤ 4.3.10).

Im **Fall 2** hat der Juwelier Lehner durch den Schuss in die Hand des Räubers zwar den Tatbestand der gefährlichen Körperverletzung (§ 224 StGB) erfüllt, dennoch wird auch er nicht bestraft werden. Zweite Voraussetzung für eine Strafbarkeit ist nämlich nach der Tatbestandsmäßigkeit die **Rechtswidrigkeit** eines Verhaltens. Hier durfte sich der Juwelier Lehner aber gegen den Überfall zur Wehr setzen. Sein Verhalten ist durch *Notwehr* (§ 32 StGB) gerechtfertigt. Neben der Notwehr gibt es noch eine Reihe weiterer Rechtfertigungsgründe wie den *rechtfertigenden Notstand*, die *Wahrnehmung berechtigter Interessen* und die *Einwilligung*. Sie werden im Zusammenhang mit einzelnen Straftatbeständen noch besprochen.

Dritte Voraussetzung der Strafbarkeit ist schließlich die **Schuld.** Nicht schuldfähig sind etwa Kinder (bis zu 14 Jahren), weil ihnen noch die Strafmündigkeit (> 4.1.2) fehlt, oder Personen mit tief greifenden Bewusstseinsstörungen wie etwa Geisteskranke oder Volltrunkene (§§ 19, 20 StGB).

Als Ergebnis lässt sich festhalten: Die Strafbarkeit hat drei Voraussetzungen – Tatbestandsmäßigkeit, Rechtswidrigkeit und Schuld.

4.2.2 Vorsatz und Fahrlässigkeit

In Veröffentlichungen über Straftaten wird teilweise von *Vorsatz*, z.T. aber auch von *Fahrlässigkeit* des Täters gesprochen. Das Gesetz sieht eine Strafbarkeit grundsätzlich nur für vorsätzliches Verhalten vor und verlangt für die Strafbarkeit der Fahrlässigkeit eine ausdrückliche Anordnung.

WAS DENKEN SIE?

Fall 1
Der 23-jährige Adrian Ammer findet Spaß daran, mit einem Luftgewehr Flaschen von einer Mauer zu schießen. Er weiß aber, dass hinter dieser Mauer ein Fußweg verläuft und Passanten durch Glassplitter verletzt werden könnten. Obwohl er damit rechnet, dass es zu einem solchen Vorfall kommen könnte, setzt er seine Zielübungen fort. Eines Tages treffen Glassplitter eine vorbeigehende Frau und verletzen sie im Gesicht. Wird Adrian Ammer Ihrer Meinung nach wegen vorsätzlicher oder nur wegen fahrlässiger Körperverletzung bestraft werden?

Fall 2
Der Gesundheits- und Krankenpfleger Ernst Engelhardt arbeitet auf einer Station mit schwer pflegebedürftigen Patienten. Obwohl der verantwortliche Stationsarzt eine auch Ernst Engelhardt bekannte Anweisung erlassen hat, aus Sicherheitsgründen Patienten nur zu zweit zu mobilisieren, will er eine Patientin allein mobilisieren. Er ist sich sicher, dass schon nichts passieren wird. Eine plötzliche Bewegung der Patientin führt aber dazu, dass sie ihm entgleitet und zu Boden stürzt. Dabei bricht sie sich den Arm. Hat Ernst Engelhardt durch sein Verhalten eine vorsätzliche oder fahrlässige Körperverletzung begangen?

Im **Fall 1** wird es zu einer Bestrafung wegen vorsätzlicher Körperverletzung kommen. **Vorsatz** bedeutet, dass ein Täter mit *Wissen* und *Wollen* einen Tatbestand verwirklicht. Dabei muss diese Verwirklichung aber nicht sein endgültiges Ziel sein; es genügt schon, wenn er einen entsprechenden Erfolg nur bewusst hinnimmt. Adrian Ammer wusste, dass durch seine Schüsse Passanten von Glassplittern verletzt werden könnten. Mit diesem „Erfolg" war er auch einverstanden, wie die Weiterführung seiner „Zielübungen" gezeigt hat.

Im **Fall 2** wird Ernst Engelhardt wegen fahrlässiger Körperverletzung belangt werden. **Fahrlässigkeit** bedeutet, dass der Täter an die Folgen seines Verhaltens entweder gar nicht gedacht hat oder dass er davon ausgegangen ist, dass sie nicht eintreten würden. Es muss ihm aber bei seinen Fähigkeiten erkennbar gewesen sein, welche Folgen sein Verhalten mit sich bringen konnte. Ernst Engelhardt hat die Möglichkeit eines Unfalls zwar bedacht, er wollte aber – das ist der Unterschied zu Fall 1 – auf keinen Fall, dass sich die Patientin verletzt. Er war sich nach seiner Einschätzung sicher, dass er sie ohne Schaden mobilisieren könnte. Deshalb hat er *keine* vorsätzliche Körperverletzung begangen. Ihm ist aber vorzuwerfen, dass die Möglichkeit eines Unfalls für ihn erkennbar war und dass dieser Unfall bei Beachtung der Sicherheitsbestimmungen vermeidbar gewesen wäre. Dies begründet den Vorwurf fahrlässigen Verhaltens.

Gerade im medizinischen und pflegerischen Bereich bestehen beim Umgang mit Geräten vielfältige Gefahren. Sie können durch die Beachtung von Unfallverhütungsvorschriften (> 8.6.4) und Bedienungsanleitungen vermieden werden. Passiert doch etwas, so kann sich in der Regel nur derjenige Bedienstete erfolgreich gegen den Vorwurf fahrlässigen Verhaltens zur Wehr setzen, der diese Bestimmungen beachtet hat.

4.2.3 Täterschaft und Teilnahme

Das Strafrecht kennt verschiedene Formen der Beteiligung an einer Straftat. Sie untergliedern sich in *Täterschaft, Anstiftung* und *Beihilfe*. **Täter** ist, wer selbst einen Tatbestand (> 4.2.1) erfüllt. Handeln zwei oder mehrere Personen gemeinsam, so sind sie **Mittäter,** wenn von jedem von ihnen das Gelingen der Tat abhängt und alle diese Tat wollen. **Beihilfe** ist gegeben, wenn ein Beteiligter in untergeordneter Weise zum Gelingen der Tat eines anderen beiträgt.

BEISPIEL
Während Udo Ufer in ein Geschäft einbricht, passt sein Freund Franz auf der Straße auf, dass sich keine Passanten nähern. Falls doch jemand kommt, soll er Udo durch einen Pfiff warnen.

Hier leistet Franz nur Hilfe zum Diebstahl seines Freundes.

Anstiftung schließlich bedeutet, dass eine bisher noch nicht zu einer Tat entschlossene Person durch eine andere zur Tatbegehung veranlasst wird.

BEISPIEL
Herr Müller vermutet, dass Herr Schmidt seiner Freundin nachstellt. Aus Eifersucht will er Herrn Schmidt eine „Abreibung" verpassen, fühlt sich aber selbst zu schwach dazu. Deshalb bringt er durch das Versprechen, 200 Euro zu zahlen, seinen Bekannten Bernd dazu, Herrn Schmidt zu verprügeln.

Hier hat Herr Müller seinen Bekannten Bernd zur vorsätzlichen Körperverletzung angestiftet.

4.2.4 Tatverwirklichung durch Handeln und Unterlassen

In den bisher geschilderten Fällen hat der Täter den „Erfolg" seines Verhaltens immer durch eine Handlung herbeigeführt. Wie der folgende Fall zeigt, kann ein strafbarer Erfolg aber auch dadurch herbeigeführt werden, dass jemand einfach nichts tut.

WAS DENKEN SIE?
Fall 1
Ein Arzt ist mit seinem Auto auf dem Weg nach Hause und freut sich auf das Abendessen mit seiner Frau. Er kommt als erster Fahrer zum Ort eines schweren Verkehrsunfalls, bei dem zwei Personen erheblich verletzt worden sind. Obwohl er den Unfall bemerkt, fährt er weiter. Einer der Verletzten stirbt später. Hätte der Arzt ihm geholfen, hätte er überlebt. Ein Bekannter sagt dem Arzt daraufhin, er müsse mit einem Verfahren wegen Totschlags rechnen. Sein Rechtsanwalt meint, er könne nur wegen unterlassener Hilfeleistung bestraft werden. Wer hat Ihrer Meinung nach recht?

Fall 2
Eine Gesundheits- und Krankenpflegerin hat die Betreuung einer Frau übernommen, die auf die regelmäßige Gabe von bestimmten Tabletten angewiesen ist. Eines Tages erbricht die Frau die soeben eingenommenen Medikamente. Obwohl die Gesundheits- und Krankenpflegerin weiß, dass die Tabletten für ihre Patientin lebensnotwendig sind, gibt sie ihr die Medikamente nicht nochmals. Sie ekelt sich vor dem Erbrochenen, das sie erst entfernen müsste. Aufgrund der nicht verabreichten Medikamente stirbt die Frau kurz darauf. Wie ist Ihrer Ansicht nach die Gesundheits- und Krankenpflegerin zu bestrafen?

Im **Fall 1** hat der Arzt nichts *getan,* was zum Tod des Verletzten beigetragen hätte. Er hat aber durch sein **Unterlassen** die entscheidende Todesursache gesetzt. Denn hätte er dem Verletzten geholfen, wäre dieser nicht gestorben. Grundsätzlich gibt es beim Unterlassen eines gebotenen Verhaltens nur eine spezielle Strafnorm: Die unterlassene Hilfeleistung (§ 323c Abs. 1 StGB), deren Einzelheiten in ➤ 4.3.9 behandelt werden.

In Ausnahmefällen wird derjenige, der unterlässt, so gestellt, als ob er seinen „Erfolg" durch eine Handlung herbeigeführt hätte. Dann nimmt er eine sogenannte Garantenstellung ein und wird so bestraft, als ob er gehandelt hätte. **Garantenstellungen** ergeben sich aus sogenannten *Überwacherpflichten.* Hier wird an die Verantwortlichkeit einer Person für bestimmte Gefahrenquellen angeknüpft. Das können etwa die allgemeine Verkehrssicherungspflicht, die Einstandspflicht für ein eigenes vorangegangenes und Gefahren hervorrufendes Verhalten sowie freiwillig oder aus einer beruflichen Stellung übernommene Pflichten zur Beaufsichtigung Dritter sein. Weiterhin ergeben sich Garantenstellungen aus *Beschützerpflichten.* Sie rühren vor allem aus enger familiärer Verbundenheit oder aus sonstigen engen Lebensgemeinschaften, aus Gefahrengemeinschaften oder aus einer beruflich oder freiwillig übernommenen Schutzpflicht her.

Die Annahme einer Garantenstellung ist immer an enge Voraussetzungen gebunden. Soll sich eine

Überwacher- oder Beschützerstellung z. B. auf einen Beruf begründen, so genügt es etwa bei Ärzten oder Pflegefachkräften nicht, dass jemand diesen Beruf hat. Vielmehr muss die infrage stehende Unterlassung gerade bei der Ausübung dieser beruflichen Tätigkeit erfolgt sein. Im täglichen Leben gilt auch für Ärzte und Pflegefachkräfte nur die allgemeine Verpflichtung zur Hilfeleistung.

Im **Fall 1** kann der Arzt daher nur wegen unterlassener Hilfeleistung bestraft werden. Die Rechtsordnung kann also die soziale Pflicht zur Hilfsbereitschaft nur eingeschränkt durch den Druck von Sanktionen unterstützen. Das mag einmal damit zusammenhängen, dass der Hang zum Wegschauen früher weniger stark ausgeprägt war und damit eine Strafbarkeit unterlassener Hilfeleistung nicht so wichtig war. Man muss aber auch sehen, dass ein vorsätzliches Wegschauen nur schwer zu beweisen ist und dass eine Strafbarkeit immer auf besonders bedeutsame Fälle von Fehlverhalten beschränkt bleiben sollte. Anders ist die Situation im **Fall 2**. Hier hatte die Gesundheits- und Krankenpflegerin eine Betreuungspflicht gerade aus ihrem Beruf heraus. Das begründet für sie gegenüber ihrer Patientin eine Garantenstellung. Das Unterlassen der Gesundheits- und Krankenpflegerin wird so angesehen, als hätte sie die Patientin getötet. Eine Bestrafung wird hier wegen Totschlags durch Unterlassen erfolgen.

4.2.5 Vorbereitung, Versuch und Vollendung

In den bisherigen Fällen war der „Erfolg" immer eingetreten, man spricht von der Vollendung einer Tat. Wie aber sieht es mit der Strafbarkeit aus, wenn eine Tat nicht gelingt oder wenn sie nur bis zur Vorbereitung gelangt?

WAS DENKEN SIE?
Fall 1
Anton Alt und Norbert Neumann verabreden in einer Gaststätte, in der nächsten Woche eine Bank am Ort zu überfallen. Alt soll zwei Pistolen besorgen, Neumann einen Fluchtwagen. Ihr Gespräch ist aber von einem anderen Gast belauscht worden, der sie anzeigt. Können Alt und Neumann, die die Pistolen und den Fluchtwagen noch nicht besorgt haben, nur für ihren Plan bestraft werden?

Fall 2
Stefan Schwedler ist eifersüchtig auf den kräftigen Klaus Kühn, der ihm die Freundin ausgespannt hat. Er lauert Klaus Kühn deswegen auf und will ihm mit der Faust ins Gesicht schlagen. Dieser erkennt jedoch die Absicht von Stefan Schwedler und hält dessen Arm fest, ehe Stefan Schwedler, der gerade zum Schlag ausgeholt hat, ihn treffen kann. Kann Stefan Schwedler wegen versuchter Körperverletzung bestraft werden?

Im **Fall 1** machen sich Anton Alt und Norbert Neumann allein wegen ihrer Verabredung strafbar. Zwar ist diese Verabredung nur die Vorbereitung des Banküberfalls. Unter **Vorbereitung** versteht man alle Handlungen, die zum späteren Tatterfolg beitragen sollen, ohne dass durch die Ausführung allein aber schon unmittelbar mit der Tat begonnen würde.

Für die Strafbarkeit ist in diesem Fall die Unterteilung der Straftaten in *Verbrechen* und *Vergehen* ausschlaggebend. **Verbrechen** sind danach alle Straftaten, die im Regelfall mit einer Freiheitsstrafe von mindestens einem Jahr geahndet werden. Alle anderen Taten sind **Vergehen**. Die Verabredung zur Tat, wie sie hier erfolgt ist, steht nur bei Verbrechen wie einem Banküberfall unter Strafe.

Im **Fall 2** hat sich Stefan Schwedler wegen seiner versuchten Körperverletzung bereits strafbar gemacht. Ein **Versuch** liegt vor, wenn ein Täter unmittelbar zur Herbeiführung eines Tatterfolgs ansetzt oder wenn er einzelne Tatteile sogar schon verwirklicht hat (§ 22 StGB). Auch hier spielt die Unterscheidung zwischen Verbrechen und Vergehen eine Rolle: Der Versuch eines Verbrechens ist stets strafbar; der Versuch eines Vergehens nur bei einer ausdrücklichen gesetzlichen Anordnung (§ 23 StGB). Auch im Fall der vorsätzlichen Körperverletzung, die Stefan Schwedler begehen wollte, enthält das Gesetz – wie fast bei jedem Vergehen – eine solche Anordnung.

Folgendes lässt sich festhalten: Der Gesetzgeber behandelt die Straftaten nach ihrer Schwere; je schwerer eine Tat ist, desto früher beginnt die Strafbarkeit.

4.3 Wichtige Straftatbestände für die professionelle Pflege

4.3.1 Körperverletzung, ärztlicher Eingriff und Aufklärungspflicht

Körperverletzung ist vorsätzlich (§ 223 StGB) und fahrlässig (§ 229 StGB) strafbar. Schreitet die Staatsanwaltschaft zu ihrer Verfolgung nicht ohnehin von Amts wegen ein, so kann der Geschädigte eine Strafverfolgung selbst durch die Stellung eines Strafantrags einleiten.

Eine **Körperverletzung** begeht, wer einen anderen körperlich misshandelt oder gesundheitlich schädigt. Darunter fallen alle Handlungen, die die körperliche Unversehrtheit beeinträchtigen oder durch die Krankheiten herbeigeführt werden. Seine große Bedeutung für den Bereich der Medizin gewinnt der Tatbestand der Körperverletzung durch den ärztlichen Eingriff.

WAS DENKEN SIE?

Fall 1

Ein Patient wird mit einem drohenden Blinddarmdurchbruch ins Krankenhaus eingeliefert. Obwohl er noch bei klarem Bewusstsein ist, wird er ohne weiteres Gespräch operiert. Ist das Verhalten der Ärzte strafbar?

Fall 2

Ein Patient befindet sich wegen einer drohenden Versteifung seines Kniegelenks in ärztlicher Behandlung. Der Arzt rät schließlich zu einer Operation. Er informiert seinen Patienten zuvor über die Art der Durchführung sowie die Risiken. Um den etwas schmerzempfindlichen Patienten nicht zu „verunsichern", verschweigt ihm der Arzt jedoch, dass er auch nach einer erfolgreichen Operation etwa drei Monate beim Gehen noch starke, stechende Schmerzen empfinden wird. Der Patient meint nun, sein Einverständnis sei unwirksam und der Arzt habe sich strafbar gemacht. Ist das zutreffend?

Fall 3

Ein Patient wird bewusstlos in ein Krankenhaus eingeliefert. Nach kunstgerechter Durchführung einer Notoperation erstattet er gegen die Ärzte Anzeige wegen Körperverletzung. Haben sich die Ärzte strafbar gemacht?

Fall 4

Ein afrikanisches Elternpaar sucht eine Klinik auf, um die Genitalien ihrer acht Jahre alten Tochter beschneiden zu lassen. Zu ihrer Überraschung erfahren die Eltern von dem hinzugerufenen Arzt, dass ein derartiger Eingriff in Deutschland nicht erlaubt ist. Ist diese Auffassung zutreffend?

Im **Fall 1** haben sich die Ärzte nach Auffassung der Rechtsprechung auch dann strafbar gemacht, wenn die Operation kunstgerecht durchgeführt worden ist. Denn die Rechtsprechung sieht im Gegensatz zu Auffassungen in der Wissenschaft *jeden,* auch den *kunstgerechten* ärztlichen Eingriff als Körperverletzung an. Dasselbe gilt für die Verabreichung von Medikamenten, jedenfalls dann, wenn diese gesundheitsbeeinträchtigende Nebenwirkungen haben. Nach der Definition der **körperlichen Misshandlung** kommt es dabei nicht darauf an, wie intensiv die Beeinträchtigung der körperlichen Unversehrtheit ist. Schon die einfache Blutentnahme erfüllt den Tatbestand der Körperverletzung.

Die Strafbarkeit des kunstgerechten ärztlichen Eingriffs entfällt nur dann, wenn er **gerechtfertigt** oder **entschuldigt** ist. Der wichtigste Rechtfertigungsgrund ist die **ausdrückliche Einwilligung** des Patienten. Folgende Punkte sind dabei zu beachten:

- Eine *wirksame* Einwilligung setzt grundsätzlich *Geschäftsfähigkeit* (➤ 5.1.2) voraus. Bei einem Kind müssen also die Eltern die entsprechende Erklärung abgeben. Ausnahmen von diesem Grundsatz gibt es aber bei Jugendlichen im Alter von etwa 16 bis 18 Jahren. Sie können trotz ihrer noch beschränkten Geschäftsfähigkeit wirksam einwilligen, wenn sie eine genügende Einsichtsfähigkeit in die Bedeutung des Eingriffs haben.
- Aus Beweisgründen sollte die Einwilligung stets *schriftlich* festgehalten und vom Patienten *unterschrieben* werden.
- Verweigern Eltern missbräuchlich ihre Einwilligung, so kann ihnen insoweit das Sorgerecht entzogen werden. Bei einer lebensbedrohlichen Situation kann unter dem Gesichtspunkt des *rechtfertigenden Notstands* mit dem Eingriff auch schon begonnen werden, ehe der Sorgerechtsentzug wirksam wird.

- Die Einwilligung setzt immer eine *ausreichende Aufklärung* voraus. Auf die näheren Einzelheiten wird bei der Besprechung von **Fall 2** eingegangen.

Neben der ausdrücklichen Einwilligung gibt es noch die **mutmaßliche Einwilligung,** die im Rahmen von **Fall 3** näher besprochen wird.

Im **Fall 1** liegt die Strafbarkeit auf der Hand: Die Ärzte hätten den Patienten auf jeden Fall fragen müssen, ob er überhaupt operiert werden will. Da sie dies nicht getan haben, fehlt eine Einwilligung, die ihre Strafbarkeit aufheben könnte.

Fall 2 behandelt die **Aufklärungspflicht** des Arztes. Sie beinhaltet im Grundsatz, dass ein Patient zumindest in groben Zügen über eine geplante Behandlung oder Untersuchung unterrichtet werden muss und dass ihm auch die wesentlichen Risiken mitgeteilt werden müssen. Wie weit die Aufklärung im Einzelnen geht, hängt von vielen Umständen ab, wie etwa der Belastbarkeit des Patienten, seinen Fragen und der Dringlichkeit der geplanten Maßnahme. Fehlt eine Aufklärung, so ist eine dennoch erteilte Einwilligung des Patienten ohne Bedeutung. Sie vermag dann die Strafbarkeit des Eingriffs nicht aufzuheben. Aus Gründen der Beweisbarkeit sollte auch der Inhalt der Aufklärung schriftlich festgehalten werden. Im konkreten Fall hat sich der Arzt tatsächlich strafbar gemacht. Die Operation war nicht dringlich, sodass er ausführlich hätte aufklären müssen. Er durfte sich auch nicht darüber hinwegsetzen, dass sein Patient wegen seiner Schmerzempfindlichkeit womöglich die trotzdem sinnvolle Operation verweigert hätte. Denn auch eine unvernünftig erscheinende Entscheidung wird vom Selbstbestimmungsrecht eines Patienten geschützt.

Wichtig ist weiterhin, dass eine Aufklärung rechtzeitig erfolgt. Der Patient muss genügend Zeit haben, sich die Sache noch einmal durch den Kopf gehen zu lassen, ehe es tatsächlich zum Eingriff kommt. Bei operativen Eingriffen – ausgenommen solchen, die besonders dringlich sind – muss spätestens am Vortag der Operation aufgeklärt werden. Schließlich muss die Aufklärung für den Patienten auch verständlich sein, was in der Praxis vor allem dann zu Problemen führt, wenn ausländische Patienten der deutschen Sprache nicht oder nur wenig mächtig sind.

Im **Fall 3** haben sich die Ärzte trotz fehlender Einwilligung nicht strafbar gemacht. Der Eingriff war durch die **mutmaßliche Einwilligung** gerechtfertigt. Denn bei einem nicht mehr ansprechbaren Patienten darf die Behandlung durchgeführt werden, die der Patient bei vernünftiger Betrachtung vermutlich wünschen würde. Entschuldigungsgründe, wie etwa der Irrtum, spielen beim ärztlichen Eingriff für die Frage der Strafbarkeit dagegen keine wichtige Rolle.

Der **Fall 4** spricht mit der aktuellen Diskussion über die Zulässigkeit von Beschneidungen nicht nur die Frage an, in welchem Umfang eine Einwilligung in die Verletzung des eigenen Körpers überhaupt wirksam erteilt werden kann. Vielmehr zeigt der Fall zusätzlich auch das Spannungsverhältnis zwischen dem Anspruch von Kindern auf körperliche Unversehrtheit und dem Recht der Eltern auf religiöse Erziehung ihrer Kinder.

Die Grenze für die Wirksamkeit einer Einwilligung in die Verletzung der körperlichen Integrität liegt dort, wo ein solcher Eingriff nach allgemeiner Anschauung als sittenwidrig angesehen wird. In sittenwidrige Eingriffe kann nach § 228 StGB nämlich nicht wirksam eingewilligt werden. So dürfte ein Arzt einem Patienten auch bei dessen Einverständnis nicht die Hand amputieren, wenn der einzige Zweck dieser Maßnahme darin liegen würde, dass der Patient dann Geldleistungen einer Versicherung in Anspruch nehmen kann.

Auch die Rechtslage zur Lösung des konkreten Beispiels der Beschneidung ist in der Bundesrepublik eindeutig: Eine Beschneidung der weiblichen Genitalien wird als sittenwidrig angesehen. Jeder Arzt, der dennoch eine solche Beschneidung vornehmen würde, würde wegen Körperverletzung bestraft. Die **Sittenwidrigkeit** dient hier also dazu, auch religiöse Überzeugungen auf ihre Vereinbarkeit mit den Grundprinzipien der deutschen Rechtsordnung zu überprüfen und ihnen ggf. die Anerkennung zu verweigern. Geschieht dies, stellt die deutsche Rechtsordnung den Anspruch eines Kindes auf körperliche Unversehrtheit über das Recht seiner Eltern auf eine religiöse Erziehung ihres Kindes. Die Rechtsordnung verweigert dadurch der stellvertretend für das Kind abgegebenen Einwilligung die Anerkennung. Dagegen ist die Beschneidung männlicher Kinder aus religiösen Gründen in Deutschland gestattet (§ 1631d BGB).

Zusammenfassend lässt sich sagen: Der ärztliche Eingriff ist nach Ansicht der Rechtsprechung auch bei kunstgerechter Durchführung eine Körperverletzung. Eine Strafbarkeit wird vor allem durch eine ausdrückliche Einwilligung des Patienten ausgeschlossen, die eine ausreichende Aufklärung durch den Arzt voraussetzt.

4.3.2 Delegation ärztlicher Tätigkeiten

WAS DENKEN SIE?

Fall 1

Beschwerden im Ellenbogen eines Patienten hat der Arzt Dr. Kluge aus Fahrlässigkeit falsch als sogenannten Tennisarm diagnostiziert. Er verordnet eine entsprechende Behandlung, die seine hierfür ausgebildete Helferin durchführt. Dadurch werden beim Patienten weitere Schäden verursacht. Als es deswegen zu strafrechtlichen Ermittlungen gegen Dr. Kluge kommt, möchte seine Helferin wissen, ob auch sie sich strafbar gemacht hat.

Fall 2

Der ausgebildete Gesundheits- und Krankenpfleger Werner Weiß zeigt an ärztlichen Tätigkeiten großes Interesse und hat sein Geschick in dieser Hinsicht mehrfach bewiesen. In einer personell sehr stark angespannten Situation führt Werner Weiß auf ärztliche Anweisung einen kleinen operativen Eingriff durch, bei dem ihm ein schwerer Fehler unterläuft. Kann er deshalb strafrechtlich zur Verantwortung gezogen werden?

Jeder Arzt lässt in der täglichen Praxis in mehr oder minder großem Umfang Aufgaben von Hilfspersonen erledigen: Das Ausdrucken eines Rezepts durch die Fachangestellte, die Blutdruckmessung, die Durchführung von Tests oder auch die Verabreichung von Injektionen sind Beispiele. Aber auch in den Heimen führen Pflegekräfte vielfach medizinische Aufgaben wie die Medikamentengabe oder auch den Verbandwechsel aus. Nähere Ausführungen dazu, welche Tätigkeiten delegiert werden dürfen, finden sich in dem Kapitel über Arbeitsrecht (> 7.2).

Es ist naheliegend, dass ein Arzt wie auch die Heimleitung bei solchen Delegationen auch eine strafrechtliche Verantwortlichkeit trägt. Sie geht einmal dahin, dass derartige Tätigkeiten nur im erlaubten Umfang delegiert werden. Zum anderen hat der Arzt oder die Heimleitung für eine ordnungsgemäße Qualifikation und Überwachung der Hilfskräfte Sorge zu tragen. In rechtlicher Hinsicht bezeichnet man diese Anforderungen als **Anordnungsverantwortung.**

Aus Sicht der Ausführenden stellt sich diese Frage anders, nämlich nach ihrer eigenen – strafrechtlichen – Verantwortlichkeit. Hier gelten folgende Grundsätze:

- Ärztliche Hilfspersonen dürfen darauf vertrauen, dass dem Arzt eine wirksame Einwilligung für die angeordnete Behandlung erteilt wurde. Nur dann, wenn sie wissen, dass diese Einwilligung nicht besteht, machen auch sie sich strafbar.
- Die wichtigste strafrechtliche Grenzziehung stellt der Begriff des sogenannten **Übernahmeverschuldens** dar: Darunter versteht man, dass ärztliche Hilfspersonen im Rahmen einer Behandlung nur diejenigen Tätigkeiten übernehmen dürfen, für die sie ausgebildet sind und für die sie die notwendigen Fachkompetenzen besitzen. Halten sie diese Grenzen ein und führen sie die Behandlung ordnungsgemäß durch, machen sie sich auch dann nicht strafbar, wenn sich die Behandlung im Ergebnis als verfehlt erweist. Die Verantwortung hierfür trifft *ausschließlich* den Arzt.

Anders ist es hingegen, wenn Hilfspersonen die ihnen übertragenen Tätigkeiten fehlerhaft ausführen. Das wäre etwa der Fall, wenn eine Pflegefachkraft entgegen einer Anordnung ein Reizstromgerät zu stark einstellt und dadurch beim Patienten Verbrennungen hervorruft. Die ärztliche Hilfsperson trägt also die Verantwortung dafür, dass sie die ihr übertragene Tätigkeit richtig ausführt. Diese Pflicht bezeichnet man als **Durchführungsverantwortung.**

Eine eigene strafrechtliche Verantwortlichkeit ärztlicher Hilfspersonen besteht aber auch, wenn sie, selbst auf Weisung eines Arztes, Tätigkeiten außerhalb ihres Ausbildungsbereichs ausführen. So muss etwa jede ärztliche Hilfsperson wissen, dass ihr operative Eingriffe untersagt sind. Dabei spielt es keine Rolle, ob dieser Eingriff ordnungsgemäß oder fehlerhaft ausgeführt wird. Eine Strafbarkeit wegen Körperverletzung besteht in beiden Fällen, da für die ärztliche Hilfsperson klar erkennbar ist, dass sie nicht operieren darf und auch ein Arzt ihr derartige Weisungen nicht erteilen darf.

Im **Fall 1** hat sich die Helferin somit nicht strafbar gemacht. Denn sie hat auf ärztliche Weisung eine Tätigkeit übernommen, für die sie ausgebildet war. Damit trifft sie keine weitere Verantwortlichkeit. Im **Fall 2** ist die strafrechtliche Verantwortlichkeit des Gesundheits- und Krankenpflegers Weiß offensichtlich: Operative Eingriffe darf er unabhängig davon, ob sie Erfolg haben oder nicht, und unabhängig davon, ob ein Arzt ihn entsprechend anweist oder nicht, in keinem Fall vornehmen.

4.3.3 Rechtliche Problematik von Aids

WAS DENKEN SIE?

Fall 1

Hubert Hoffmann ist HIV-positiv und weiß dies auch. Seiner neuen Freundin verschweigt er diesen Umstand auch dann noch, als sich die Beziehung weiter verfestigt. Es kommt zum ungeschützten Geschlechtsverkehr, bei dem sich die Frau zum Glück nicht ansteckt. Trotzdem erstattet sie, als sie alles erfährt, Anzeige gegen ihn. Hat sich Herr Hoffmann strafbar gemacht?

Fall 2

In einem Krankenhaus wird nach einem Unfall ein bislang unbekannter, aber ansprechbarer Patient eingeliefert. Er ist damit einverstanden, dass ihm zur Bestimmung seiner Blutgruppe vor der Operation Blut abgenommen wird. Ohne Absprache wird die Blutprobe auf HIV untersucht. Ist dieses Verhalten der Ärzte strafbar?

Strafrechtliche Fragen werfen HIV-Infektionen in zweierlei Richtung auf:
1. Macht sich derjenige strafbar, der durch sein Verhalten diese Krankheit überträgt?
2. Des Weiteren ist zu klären, welche Schutzmaßnahmen von *ärztlicher* Seite gegen eine Infektion durch die Patienten getroffen werden dürfen und müssen. Formuliert man „von ärztlicher Seite", so schließt diese Formulierung ärztliches Hilfspersonal und Pflegende keineswegs aus, sondern vielmehr ein. Denn für den Schutz der Gesundheit derjenigen Personen, die zusammen mit ihm oder nach ihm mit dem Patienten in Berührung kommen, ist der Arzt ebenfalls verantwortlich.

Frage eins stellte sich, als HIV-positive Personen, die wie im **Fall 1** von ihrem Zustand wussten, mit einem *nicht aufgeklärten* Partner ungeschützt Geschlechtsverkehr ausübten. Hier hat die Rechtsprechung bereits die Infektion des Partners, ohne dabei auf den Ausbruch von Aids Rücksicht zu nehmen, als gefährliche Körperverletzung gewertet. Kommt es zu keiner Übertragung, so wird wegen *versuchter* gefährlicher Körperverletzung bestraft. Diese Rechtsprechung beruht darauf, dass beim ungeschützten Geschlechtsverkehr regelmäßig die Gefahr einer Ansteckung besteht.

Fall 2 zeigt eine täglich auftretende Problematik: die vorsorgliche Untersuchung einer Blutprobe auf HI-Viren. Das Infektionsrisiko für alle mit der Versorgung von Patienten betrauten Berufsgruppen lässt sich in dieser Richtung nur dann sachgerecht beherrschen, wenn man im Wissen um die Ansteckung eines Patienten die notwendigen Schutzmaßnahmen trifft – soweit sie nicht generell getroffen werden. Deshalb ist es sicherlich sachgerecht, zumindest bei der Behandlung von Patienten aus sogenannten Risikogruppen (Prostituierte, Homosexuelle und Drogenabhängige) und bei Eingriffen mit der Gefahr von Blutkontakt, zuvor einen entsprechenden Test durchzuführen.

Umstritten ist, ob eine nur allgemein erteilte Einwilligung eines Patienten zur Untersuchung oder Behandlung die Durchführung eines HIV-Tests einschließt. Das Selbstbestimmungsrecht eines Patienten bezieht sich zwar in erster Linie auf die Entscheidung, ob er einen Eingriff überhaupt vornehmen lässt. Eine wirksame Einwilligung erfordert aber darüber hinaus auch, dass ein Patient über alle wesentlichen Gesichtspunkte seiner Behandlung informiert wird, die für einen „verständigen Betroffenen" von Bedeutung sein können. Dennoch gibt es in Rechtswissenschaft und Rechtsprechung derzeit keine einheitliche Meinung darüber, ob ein Patient grundsätzlich auch über die geplante Untersuchung einer Blutprobe auf HIV vorab unterrichtet werden muss. Während die Befürworter einer derartigen Unterrichtungspflicht auf das Selbstbestimmungsrecht des Patienten verweisen, bringen ihre Gegner vor, dass ein Arzt über die Einzelheiten von Routinetests nicht im Detail informieren müsse. Sei die HIV-Untersuchung einer Blutprobe medizinisch veranlasst, so sei sie deshalb bereits durch die allgemein erteilte Einwilligung zur Entnahme einer Blutprobe zu Untersuchungszwecken gedeckt. Weigert sich ein

Patient allerdings, einen HIV-Test durchführen zu lassen, so ist der Arzt seinerseits berechtigt, jede nicht lebensnotwendige Behandlung zu verweigern. Denn man kann von ihm nicht verlangen, unnötig ein tödliches Risiko einzugehen.

Zu einer Strafbarkeit des Arztes wegen Körperverletzung wird es bei Fällen wie hier bei der derzeit unklaren Rechtslage nur dann kommen, wenn der betroffene Patient bei einem Hinweis auf den HIV-Test seine Einwilligung zur Entnahme einer Blutprobe tatsächlich verweigert hatte. Mit dem Risiko, dass ein heimlich auf HIV untersuchter Patient dies behauptet, muss ein Arzt bei einer derartigen Vorgehensweise freilich rechnen. Abschließend sei darauf hingewiesen, dass die ärztlichen Hilfspersonen im Bereich des HIV-Tests kein eigenes strafrechtliches Risiko tragen: Bei einer entsprechenden Anweisung des Arztes dürfen sie sich darauf verlassen, dass der Patient diesem gegenüber eingewilligt hat.

4.3.4 Freiheitsberaubung

Auf den ersten Blick scheint der Tatbestand der **Freiheitsberaubung** (§ 239 StGB) in erster Linie den beruflichen Alltag in der Altenpflege zu betreffen und mit der Krankenpflege wenig zu tun zu haben. Man denkt zunächst einmal an den alten, weitgehend bewegungsunfähigen Menschen, der vor dem Sturz aus seinem Bett geschützt werden muss, oder an den Dementen, dessen Weglaufen es zu verhindern gilt. Doch bei der Behandlung Schwerkranker, vor allem aber im Umgang mit psychisch Kranken treten auch in der Krankenpflege immer wieder Probleme aus diesem Bereich auf. Denn die Unterbringung und Betreuung (> 8.1) dieses Personenkreises ist oft mit Eingriffen in deren Freiheit verbunden. Stichworte hierzu sind – wie auch in der Altenpflege – die *Fixierung von Patienten,* das *Abschließen von Zimmern* oder auch das *Anbringen von Bettgittern* oder *Vorsatztischen.*

§ 239 StGB schützt die persönliche *Fortbewegungsfreiheit.* Somit gibt es dort keine Probleme, wo diese Fortbewegungsfreiheit aus gesundheitlichen Gründen nicht besteht: Auch wenn sich ein Patient nicht selbstständig fortbewegen kann, kann es notwendig sein, ihn durch Bettgitter oder Fixierung vor einem Sturz aus dem Bett zu bewahren. Dies ist rechtlich ohne Weiteres erlaubt und – unter dem Gesichtspunkt ärztlicher Fürsorgepflicht – mitunter sogar geboten.

BEISPIEL
Die 97-jährige Martha Maier ist seit mehreren Monaten vollständig bettlägerig und bewegungsunfähig. Regelmäßig wird sie von den Pflegekräften der Altenpflegeeinrichtung, in der sie lebt, umgebettet, um einen Dekubitus zu vermeiden. Die Altenpflegerin Sabine Schmidt macht sich Sorgen, dass die alte Dame zu nahe am Bettrand positioniert werden könnte und durch einen dummen Zufall aus dem Bett fallen könnte. Ohne weitere Rückfragen bringt sie deshalb am Bett von Frau Maier ein Bettgitter an.

Das Beispiel zeigt einen Fall, in dem zwar keine Straftatbestände verwirklicht werden, das Verhalten der Altenpflegerin aber trotzdem sehr problematisch ist: Frau Maier kann sich nicht mehr eigenständig fortbewegen und daher nicht „Opfer" einer Freiheitsberaubung werden. Ihr gegenüber kann also dieser Tatbestand nicht erfüllt werden. Dennoch ist das Vorgehen von Frau Schmidt abzulehnen: Einmal wird ihr die präzise Kenntnis fehlen, wann eine Freiheitsberaubung vorliegen kann und wann nicht. Schon deshalb sollte sie nicht eigenmächtig handeln. Im Übrigen sind derartige Entscheidungen Sache der Stations- oder Abteilungsleitung, die keinesfalls durch ein eigenmächtiges Vorgehen übergangen werden dürfen. Frau Schmidt hätte also auf jeden Fall ihr Anliegen dort vorbringen müssen.

Problematisch werden Fixierung und Unterbringung in einer *geschlossenen Abteilung,* aber auch das Anbringen von Bettgittern, wenn sie gegen den Willen eines bewegungsfähigen Patienten erfolgen. Für die Notwendigkeit, den Willen des Patienten zu beachten, kommt es nicht auf dessen Geschäftsfähigkeit (> 5.1.2) an, sondern nur auf dessen Fähigkeit, seinen *natürlichen Willen zur Ortsveränderung* umsetzen zu können. Dadurch beziehen sich viele Fragen im Bereich der Freiheitsberaubung auf psychisch Kranke und ältere Menschen mit Verwirrtheitszuständen.

Die damit verbundenen Rechtsfragen sind noch nicht vollständig geklärt: Einigkeit besteht aber darüber, dass eine Unterbringung in einer geschlossenen Abteilung den Tatbestand der Freiheitsberaubung erfüllt. Sie bedarf deshalb, um die Rechtswidrigkeit aufzuheben, stets richterlicher Genehmigung.

Einig ist man sich auch, dass eine kurzfristige, medizinisch gebotene Fixierung, die den Tatbestand ebenfalls erfüllt, bei einem aktuell eintretenden Bedarf durch den zuständigen Arzt oder die Pflegeleitung einer Pflegeeinrichtung *ohne richterliche Genehmigung* angeordnet werden darf, weil in solchen Fällen ein **rechtfertigender Notstand** (> 4.3.1) vorliegt. Als zeitliche Grenze für die Notwendigkeit einer richterlichen Genehmigung hat das Bundesverfassungsgericht 2018 in einer Entscheidung, die zwar im Fall eines strafrechtlich Untergebrachten ergangen ist, aber allgemein gelten dürfte, eine Fixierungsdauer ab 30 Minuten angesehen.

BEISPIEL
Der 81-jährige Heinz Huber, Bewohner einer Altenpflegeeinrichtung, war bislang mobil und geistig vollständig orientiert. Nach einem operativen Eingriff sind die Nachwirkungen der Narkose noch nicht vollständig abgeklungen. Dennoch wird er vom Krankenhaus entlassen und soll sich in der Altenpflegeeinrichtung vollständig auskurieren. Erschrocken bemerkt der Altenpfleger Bernd Brummer am nächsten Abend, dass Herr Huber ohne Schuhe, nur mit einem Schlafanzug bekleidet bei starkem Regen in den Garten läuft und dort stehen bleibt. Binnen Kurzem ist Herr Huber vollständig durchnässt und zittert vor Kälte. Nur widerwillig lässt er sich von Bernd Brummer in sein Zimmer zurückbringen und dort versorgen. Bernd Brummer berichtet den Vorfall sofort der noch anwesenden Pflegedienstleitung, die anordnet, Herrn Huber über Nacht in seinem Zimmer einzuschließen. Durfte diese Maßnahme getroffen werden?

Auch diese Maßnahme – das Einsperren von Herrn Huber – ist unter dem Gesichtspunkt eines rechtfertigenden Notstands erlaubt. Denn dem Entzug der Freiheit steht gegenüber, dass Herr Huber so vor schwerwiegenden gesundheitlichen Schäden geschützt wird, und dieses Rechtsgut der körperlichen Unversehrtheit ist in der konkreten Situation höher zu bewerten.

Derartige Anordnungen müssen aber auf den Einzelfall bezogen sein und müssen – auch für nur kurzzeitige Fixierungen – zumindest *einmal pro Tag erneuert werden*. Aber auch solche Maßnahmen bleiben im Ergebnis nicht ohne richterliche Überprüfung. Diese muss *nachträglich* beantragt werden, und nur dann, wenn sie erteilt wird, ist die Freiheitsberaubung endgültig nachträglich gerechtfertigt. Um einen wirksamen Rechtsschutz für die Betroffenen zu sichern, hat das Bundesverfassungsgericht in der oben genannten Entscheidung auch angeordnet, dass in der Zeit zwischen 6:00 Uhr und 21:00 Uhr ein richterlicher Bereitschaftsdienst bestehen muss.

Die Anbringung von Bettgittern oder das Verschließen eines Zimmers werden ähnlich wie eine Fixierung zu sehen sein, also bei einer kurzfristig auftretenden Notwendigkeit von dem verantwortlichen Arzt oder der Pflegedienstleitung angeordnet werden dürfen. Bei einer vorhersehbar länger dauernden Notwendigkeit ist eine vorherige gerichtliche Genehmigung notwendig, und eine länger dauernde, aber nicht zuvor genehmigte Maßnahme dieser Art ist ebenfalls nachträglich genehmigen zu lassen. Im Fall des Herrn Huber (das Einschließen im Zimmer hat sich ja über mehrere Stunden erstreckt) ist daher am nächsten Morgen der zuständige Richter zu verständigen, der dann darüber entscheiden muss, ob das Einschließen nachträglich für rechtmäßig erklärt wird.

Für die nicht ärztlichen Berufsgruppen gilt auch hier, dass die Gefahr eigener Strafbarkeit nur bei eigenmächtigem Handeln oder bei der Befolgung offensichtlich rechtswidriger Weisungen gilt. In sonstigen Fällen trifft sie keine eigene Verantwortung. Generell sind aber Maßnahmen, die die Bewegungsfreiheit des Menschen nicht einschränken, zu bevorzugen.

4.3.5 Gewalt gegen Pflegebedürftige

Dieser Abschnitt hat nicht nur mit Strafrecht und Straftatbeständen zu tun. Dennoch wird er wegen des Sachzusammenhangs vor allem zur Thematik der Freiheitsberaubung an dieser Stelle behandelt. Die entsprechenden Fragestellungen werden in der Praxis die Krankenpflege wohl nur selten, dafür aber die Pflege von alten und behinderten Menschen umso mehr betreffen.

WAS DENKEN SIE?
Fall
Die Altenpflegerin Hanna Herbst ist schlechter Stimmung: Wieder einmal hat einer der Bewohner des Pflegeheims, der 93-jährige inkontinente Walter Wolf, an seiner Inkon-

tinenzhose manipuliert. Als er aufsteht, ergießt sich ein wesentlicher Teil des Urins aus dem Hosenbein in einer übel riechenden Spur auf den Boden, und Hanna Herbst weiß, was jetzt auf sie zukommt: Herrn Wolf säubern, ihn neu anziehen und den Boden wischen.

Tief verärgert beschließt sie, dafür zu sorgen, dass Herr Wolf wenigstens bis zum Ende ihrer Schicht nicht mehr an seine Inkontinenzhose kommt. Mit den Worten „Jetzt lernst du mal, dich sauber zu halten, du altes Schwein" drückt sie den Oberkörper von Herrn Wolf plötzlich auf das Bett, greift seine Hände und fesselt sie mit Kabelbinder auf beiden Seiten ans Bettgestell. Danach verlässt sie das Zimmer. Herr Wolf versucht in den folgenden Stunden verzweifelt, sich von seinen Fesseln zu befreien, und bekommt dadurch blutige Striemen an seinen Handgelenken. Welche Folgen drohen Hanna Herbst, und wie können Ihrer Ansicht nach solche Vorkommnisse verhindert werden?

Es liegt auf der Hand, dass Hanna Herbst sich in erheblichem Umfang strafbar gemacht hat: Ihre Äußerungen gegenüber Herrn Wolf erfüllen den Tatbestand der Beleidigung, seine Fesselung stellt sich als Freiheitsberaubung (> 4.3.4) dar, und die Verletzungen an den Handgelenken werden Hanna Herbst zumindest als fahrlässige Körperverletzung (> 4.3.1) zugerechnet werden. In arbeitsrechtlicher Hinsicht hat sie ohne jeden Zweifel eine fristlose Kündigung (> 7.1.5) erwirkt. Ferner wird Herrn Wolf, wenn er diesen Anspruch verfolgt, ein Schmerzensgeld zuerkannt werden, und für etwaige Behandlungskosten der Verletzungen an den Handgelenken kann die Krankenversicherung von Herrn Wolf bei ihr Regress nehmen.

All diese Sanktionen sind, hat ein solcher Vorfall einmal stattgefunden, richtig und notwendig. Viel besser aber ist es natürlich, derartige Ausraster zu *verhindern*. Die Mittel und Wege hierzu sind vielfältig und verschiedenartig, und sie alle zu besprechen würde den Rahmen dieses Abschnitts sprengen. Einige wenige Punkte sollen aber erwähnt werden:

- Wichtig ist es, dass Kollegen und Vorgesetzte hin- und nicht wegschauen. Verhält sich ein Kollege gegenüber Pflegebedürftigen unhöflich, schimpft er im internen Kreis über die Maßen über bestimmte Personen, gibt es „kleine" Grenzüberschreitungen wie ein vielleicht zu festes Zupacken? Dann ist es sinnvoll und notwendig, den Betreffenden anzusprechen.
- Aus- und Weiterbildung müssen die hier aufgezeigten Problembereiche ansprechen und Lösungsansätze vermitteln. Wichtig ist vor allem auch, dass sich Mitarbeiter trauen, über ihre Probleme und Aggressionen zu sprechen.
- Angehörige, aber auch berufsmäßige Betreuer sollten wachsam sein, wenn sich Pflegebedürftige plötzlich verändern oder verschließen. Manchmal sind traumatische Erlebnisse wie das im Fall genannte die Ursache solcher Verhaltensänderungen.

4.3.6 Urkundenfälschung

WAS DENKEN SIE?
Fall
Zu den Aufgaben des Gesundheits- und Krankenpflegers Siegfried Steiger zählt es, im Rahmen der Pflegedokumentation aufzuzeichnen, zu welchem Zeitpunkt er dem auf der Station liegenden Patienten Max Müller welche Medikamente verabreicht hat. Eines Abends vergisst Siegfried Steiger, Herrn Müller ein bestimmtes Mittel zu verabreichen, und trägt in die Patientenakte auch nur die übrigen Medikamente, die Herr Müller bekommen hat, ein. Wie immer unterzeichnet er die entsprechende Spalte mit seinem Namenskürzel. Nachdem es wegen des fehlenden Medikaments bei Herrn Müller in der folgenden Nacht zu Komplikationen gekommen war, fordert der zuständige Arzt über den Stationsleiter bei Siegfried Steiger die Patientenakte von Herrn Müller an. Auf dem Weg zum Arzt bemerkt Siegfried Steiger, dass das entsprechende Medikament nicht eingetragen ist, und erinnert sich auch daran, es nicht verabreicht zu haben. Um sein Versagen zu vertuschen, trägt er das Medikament in der Akte nach. Der Vorfall wird bekannt und führt zur Kündigung von Siegfried Steiger. Bei der Aushändigung seiner Papiere wird ihm gesagt, er habe ein Strafverfahren wegen Urkundenfälschung zu erwarten. Ist diese Ansicht richtig?

Wegen **Urkundenfälschung** (§ 267 StGB) wird bestraft, wer zur Täuschung im Rechtsverkehr eine unechte Urkunde herstellt oder eine echte Urkunde verfälscht oder solche Urkunden gebraucht. Unter Rechtsverkehr sind alle rechtlich relevanten Lebensvorgänge zu verstehen. Da die Pflegedokumentation auch dazu dient, im Streitfall die Durchführung oder eben Unterlassung pflegerischer Maßnahmen nachzuweisen, stellt ihre „inhaltliche Umgestaltung" eine Täuschung im Rechtsverkehr dar.

Im **Fall** stellte Siegfried Steiger zwar keine **unechte** Urkunde her oder machte von einer solchen Gebrauch. Denn darunter versteht man alle Handlungen, die auf einen anderen als den wahren Aussteller hinweisen sollen, was aber nicht geschah. Es liegt aber eine **Fälschung** einer echten Urkunde vor: Darunter versteht man jede Handlung, durch die eine dazu nicht berechtigte Person den Aussagegehalt einer Urkunde ändert. Siegfried Steiger war ursprünglich zur Führung der Patientenakte von Herrn Müller berechtigt, denn er war derjenige, der dort Eintragungen vorzunehmen hatte. Hätte er also am Abend, obwohl er Herrn Müller das entsprechende Medikament *nicht* gegeben hatte, in die Akte eingetragen, er habe dies getan, so wäre dies zwar inhaltlich unrichtig und von der beruflichen Ethik her völlig unverantwortlich gewesen, eine Strafbarkeit aber wäre *nicht* eingetreten. Durch die Forderung des Arztes, ihm die Patientenakte auszuhändigen, verlor Stefan Steiger aber seine Berechtigung zu Eintragungen oder Änderungen in diese Akte. Jetzt war er Nichtberechtigter, veränderte aber den Inhalt dieser Urkunde und machte sich damit tatsächlich wegen Urkundenfälschung strafbar.

4.3.7 Tötungsdelikte, Selbstmord und Sterbehilfe

Sterbehilfe ist in den letzten Jahren wieder ein Thema für die deutsche Politik geworden. Das hängt vor allem mit dem verstärkten Auftreten der *kommerziellen Sterbehilfe* zusammen, die geschickt Lücken des geltenden Strafrechts nutzte und bei der oft hohe Geldsummen von Sterbewilligen gefordert wurden. Dem soll nunmehr der neue § 217 StGB begegnen, der eine gewerbliche oder auch nur geschäftsmäßige (geschäftsmäßig ist alles, was jemand mit der Absicht einer späteren Wiederholung vornimmt) Unterstützung des Selbstmords einer anderen Person unter Strafe stellt. Der Grundsatz, dass in Deutschland der (fehlgeschlagene) Selbstmord – einen gelungenen Selbstmord kann ohnehin niemand mehr bestrafen – und die Hilfe dazu straffrei sind, gilt seither für die Unterstützung des Selbstmords einer anderen Person nur noch teilweise.

Neben Mord, Totschlag, fahrlässiger Tötung und der Tötung auf Verlangen (§ 216 StGB) stellt das deutsche Strafrecht damit teilweise auch die Unterstützung eines Selbstmords (§ 217 StGB) unter Strafe. Der Selbstmord selbst und die nicht gewerbs- oder geschäftsmäßige Hilfe hierzu sind dagegen weiterhin straffrei. Das führt bei der Sterbehilfe zu einer Reihe schwieriger Fragen.

WAS DENKEN SIE?

Fall 1

Ein 90-jähriger, rüstiger Rentner will sterben. Er bittet seinen Sohn, ihm eine große Menge Schlafmittel zu besorgen, und nennt auch den Zweck. Mithilfe der selbst eingenommenen Mittel begeht der Rentner Selbstmord. Macht sich der Sohn strafbar?

Fall 2

Von kleineren körperlichen Gebrechen abgesehen ist die 72-jährige Mathilde Müller gesund. Aufgrund ihrer schweren Depressionen sieht sie in ihrem Leben aber keinen Sinn und denkt oft an Selbstmord. Eines Tages liest sie eine Kleinanzeige in der Tageszeitung. Hinter den Worten „Alt, einsam, was hat mein Leben noch für einen Sinn?" verbirgt sich eine kommerzielle Organisation für Sterbehilfe. Nach Zahlung eines hohen Geldbetrags vermittelt ihr diese Organisation den Kontakt zu einem im Ausland praktizierenden Arzt. Der stellt ihr ein Rezept für ein Schmerzmittel aus, das bei entsprechender Überdosierung tödlich ist. In dem betreffenden Land ist die Verschreibung des Mittels erlaubt. Mathilde Müller begeht mithilfe dieses Schmerzmittels Selbstmord. Haben sich die Beteiligten strafbar gemacht?

Fall 3

Eine 85-jährige Frau liegt seit Anfang 2019 mit schwersten Hirnschädigungen im Koma. Zwei Jahre vorher hatte sie in einem Gespräch mit ihrem Sohn – noch bei klarem Bewusstsein – geäußert, sie wolle in einem solchen Fall unbedingt sterben. Darf der behandelnde Arzt, wenn jede Möglichkeit zur Besserung aus medizinischer Sicht ausgeschlossen ist, die weitere künstliche Ernährung dieser Patientin einstellen?

Fall 4

Ein 88-jähriger Mann ist unheilbar an Krebs erkrankt. Er ist nicht mehr ansprechbar und leidet an starken Schmerzen. Mit seinem Tod ist in wenigen Tagen zu rechnen. Um seine Schmerzen spürbar zu mildern, entschließt sich der behandelnde Arzt, ihm in hoher Dosierung ein starkes Schmerzmittel zu spritzen. Er weiß, dass dadurch neben einer nachhaltigen Linderung der Schmerzen eine so erhebliche Belastung des Organismus eintreten kann, dass der alte Mann früher als ohne die Beibringung des Mittels sterben kann. Der Fall tritt ein. Hat sich der Arzt wegen Totschlags strafbar gemacht?

Fall 5

Nach einem Autounfall ist eine junge Frau bei klarem Bewusstsein, aber ab dem Hals abwärts querschnittsgelähmt. Nachdem sie mehrere Jahre als Pflegefall gelebt hat, bittet sie einen guten Bekannten, ihr ein tödliches Gift einzuflößen. Er erfüllt ihre Bitte, die Frau stirbt. Hat sich der Bekannte Ihrer Meinung nach strafbar gemacht?

Die Rechtsprechung grenzt **Selbstmord** und **Tötung auf Verlangen** danach ab, ob der Getötete seinen Tod selbst herbeigeführt hat (Selbstmord) oder ob die entscheidende Todesursache durch einen anderen gesetzt worden ist (Tötung auf Verlangen).

Aktive Sterbehilfe liegt überall dort vor, wo jemand die entscheidende Ursache zum Tod eines anderen Menschen durch eine Handlung, z. B. das Einflößen von Gift, setzt. **Passive Sterbehilfe** ist gegeben, wenn die entscheidende Ursache für den Tod eines anderen Menschen durch das Unterlassen gebotener Handlungen gesetzt wird. Auch der Abbruch einer künstlichen Ernährung oder einer lebenserhaltenden Behandlung wird als Unterlassen der für die Zukunft nötigen Maßnahmen gewertet.

Im **Fall 1** ist der Sohn also nicht strafbar. Er hat seinem Vater nur die Schlafmittel besorgt. Eingenommen – das war der entscheidende Schritt zum Tod – hat sie der Vater selbst. Der Vater hätte sich auch, hätte ihm sein Sohn die Schlafmittel nicht besorgt, mithilfe anderer Personen das Notwendige verschaffen können. Auch der neue § 217 StGB ändert an diesem Ergebnis nichts, weil der Sohn weder gewerbs- noch geschäftsmäßig gehandelt hat, als er seinem Vater für diesen einzigen Fall das notwendige Schlafmittel besorgte.

Anhand von **Fall 2** wird die Problematik kommerzieller Sterbehilfe offenkundig: Mathilde Müller begeht eindeutig Selbstmord, sodass bislang die Unterstützungshandlungen hierzu nicht strafbar waren. Macht man sich deutlich, dass es aufgrund der schweren Depression von Mathilde Müller zweifelhaft ist, ob sie überhaupt eine eigenverantwortliche Entscheidung treffen konnte, und wie viel Geld mit der Vermittlung des notwendigen Mittels verdient wird, dann erkennt man die Verwerflichkeit solcher „Hilfen". Nach der nunmehr geltenden Rechtslage sind alle Beteiligten, also sowohl die im Rahmen der Sterbehilfeorganisation Verantwortlichen als auch der ausländische Arzt, in Deutschland nach § 217 StGB strafbar.

Fall 3 zeigt die Grenzen zur weiterhin erlaubten, *passiven* Sterbehilfe: Im September 1994 hat der Bundesgerichtshof entschieden, dass bei Patienten, die unheilbar im Koma liegen, ein zum Tode führender Behandlungsabbruch erlaubt sein kann. Die Einstellung der weiteren Behandlung wird dabei – ebenso wie das Abstellen lebenserhaltender Maschinen in einer für den Betroffenen unumkehrbar aussichtslosen Lage – nicht als Handlung, sondern als Unterlassung – nämlich der Fortführung der Behandlung – gesehen. Mit diesem juristischen Kunstgriff wird eine Strafbarkeit der so handelnden Ärzte vermieden. Voraussetzung dafür ist allerdings eine mutmaßliche Einwilligung des Patienten. Dafür muss unter Anlegung strenger Maßstäbe insbesondere festgestellt werden, welche Entscheidung er zu einer Zeit gewünscht hätte, in der er noch bei klarem Verstand war. Das kann dazu führen, dass die weitere Ernährung eingestellt oder die Maschine abgestellt werden darf.

Der Sachverhalt im **Fall 4** wurde im Jahr 1996 entschieden. Hier geht es darum, ob bei einem unheilbar Kranken eine gewisse Lebensverkürzung hingenommen werden kann, wenn sie der Preis ist, um weitere unerträgliche Schmerzen zumindest wesentlich abzumildern. Der Bundesgerichtshof bejahte diese Frage. Danach darf der Arzt eine solche Behandlung durchführen, ohne sich strafbar zu machen. Voraussetzung ist, dass dies dem wirklichen oder mutmaßlichen Willen des Patienten entspricht.

Im **Fall 5** konnte sich die junge Frau das Gift nicht selbst beibringen. Sie war auf die Handlungen ihres Bekannten angewiesen. Somit liegt eine Tötung auf Verlangen vor, die strafbar ist. Diese Rechtslage führt dazu, dass eine *aktive* Hilfe zum Sterben gerade bei Personen in einem hilflosen Zustand vielfach nicht durchgeführt werden kann, ohne sich dadurch selbst strafbar zu machen. Die Gründe für diese Handhabung sind vielfältiger Natur: Sie sind einerseits auf die Erfahrungen mit der Tötung „unwerten Lebens" im Nationalsozialismus zurückzuführen.

Derartige Missbräuche sollen auch durch ein entsprechendes Rechtsbewusstsein über den Wert des Lebens verhindert werden. Zum anderen wird die Gefahr eines Missbrauchs umso größer, je leichter Sterbehilfen zugelassen werden. Andererseits kann es nicht Aufgabe eines Arztes sein, in einer medizinisch ausweglosen Situation mithilfe einer modernen Apparatemedizin gewisse körperliche Funktionen und damit das Leben zu erhalten. Dem trägt man aber nur dadurch Rechnung, dass in einer solchen Lage das Unterlassen lebensverlängernder Maßnahmen und ggf. auch der Abbruch einer weiteren Behandlung als zulässig erachtet werden.

Um dem einzelnen Arzt in dieser rechtlich und ethisch schwierigen Lage wenigstens einige zuverlässige Anhaltspunkte zu geben, hat die Bundesärztekammer Grundsätze zur ärztlichen Sterbebegleitung erlassen. Ihr Text kann über die Internetseite der Bundesärztekammer abgerufen werden.

4.3.8 Schwangerschaftsabbruch

Für das Recht des **Schwangerschaftsabbruchs** (§ 218 StGB) wurde mit dem *Schwangeren- und Familienhilfeänderungsgesetz* aus dem Jahr 1995 die nunmehr geltende Regelung geschaffen. Kernpunkt dieser Reform ist, dass das Bundesverfassungsgericht seit dieser Zeit für einen wirksamen Schutz des ungeborenen Lebens keine Strafverfolgung des Schwangerschaftsabbruchs mehr fordert.

> **WAS DENKEN SIE?**
> **Fall 1**
> Als Gustav Gruber seine Freundin immer heftiger sexuell bedrängt, nimmt diese Zuflucht zu der Ausrede, sie könne keine Empfängnisverhütung durchführen. Gustav Gruber meint, das könne sie auch nachholen. Seine Freundin ist dagegen der Ansicht, Maßnahmen zur Empfängnisverhütung nach dem Geschlechtsverkehr seien bereits Abtreibung. Wer hat recht?
>
> **Fall 2**
> Bei einer Untersuchung in der 15. Schwangerschaftswoche erkennt der Arzt, dass eine Fortführung der Schwangerschaft die zukünftige Mutter in Lebensgefahr bringen würde. Ist ein Abbruch der Schwangerschaft gerechtfertigt?
>
> **Fall 3**
> Die in sehr schlechten wirtschaftlichen Verhältnissen lebende Sabine Schulz ist in der siebten Woche mit dem vierten Kind schwanger. Sie entschließt sich nach langem Überlegen, das Kind nicht auszutragen. Unter welchen Voraussetzungen kann sie einen Schwangerschaftsabbruch vornehmen?

Das geltende Recht unterscheidet zwischen Schwangerschaft und Empfängnis.
- **Schwangerschaft:** Zeitraum von der abgeschlossenen *Nidation* (Einnistung des befruchteten Eis in die Gebärmutter) bis zum Beginn der Presswehen. Dann beginnt nach den Regeln des Strafrechts das Leben.
- **Empfängnisverhütung** sind alle Maßnahmen, die vor dem Abschluss der Nidation den Beginn einer Schwangerschaft verhindern. Dabei kommt es nicht darauf an, ob diese Maßnahmen vorbeugend vor einem Geschlechtsverkehr oder erst danach vorgenommen werden.

In rechtlicher Hinsicht sind fast alle Maßnahmen zur Empfängnisverhütung erlaubt. Im **Fall 1** hat Gustav Gruber also recht. Trotzdem bleibt ein derartiges Verhalten natürlich äußerst fragwürdig.

Fall 2 zeigt die grundlegende Weichenstellung beim heute geltenden Strafrecht: Der Schwangerschaftsabbruch ist grundsätzlich rechtswidrig. Lediglich bei zwei Sachlagen – dieser Fall zeigt eine davon – ist der Schwangerschaftsabbruch gerechtfertigt:
- Ein Abbruch darf mit Einwilligung der Schwangeren – hier übrigens ohne Einhaltung bestimmter Fristen – vorgenommen werden, wenn durch eine Fortsetzung der Schwangerschaft für sie Lebensgefahr oder die Gefahr einer schwerwiegenden Beeinträchtigung des körperlichen oder seelischen Gesundheitszustands besteht und diese Gefahr nicht anders abgewendet werden kann.
- Außerdem ist ein Abbruch nicht rechtswidrig, wenn die Schwangere – was durch einen Arzt bestätigt sein muss – Opfer eines Sexualdelikts geworden ist und die Schwangerschaft mit hoher Wahrscheinlichkeit von dieser Tat herrührt. Hier ist aber eine Frist von höchstens zwölf Wochen ab der Empfängnis einzuhalten.

Mit dem **Fall 3** werden schließlich die Voraussetzungen aufgezeigt, unter denen der Schwangerschaftsabbruch zwar rechtswidrig, aber trotzdem für

die Schwangere und den Arzt straffrei bleibt. Hierzu bestehen folgende Voraussetzungen:
- Die Schwangere muss den Abbruch verlangen.
- Ein Arzt muss den Abbruch vornehmen.
- Seit der Empfängnis dürfen nicht mehr als zwölf Wochen vergangen sein.
- Die Schwangere muss mindestens drei Tage vor dem Eingriff eine Beratung durch eine anerkannte Beratungsstelle durchgeführt haben und dies dem Arzt durch eine Bescheinigung nachgewiesen haben.

Bei der eben genannten Beratung soll die Schwangere auch über diejenigen Regelungen unterrichtet werden, mit denen der Gesetzgeber anstelle einer Strafverfolgung das ungeborene Leben so weit als möglich schützen möchte. Dabei handelt es sich um folgende Bestimmungen:
- Strafrechtliche Regelungen sollen verhindern, dass eine Schwangerschaft durch Druck von außen abgebrochen wird. Deshalb wird wegen *Nötigung in einem besonders schweren Fall* (§ 240 StGB) mit Freiheitsstrafe von mindestens sechs Monaten bestraft, wer eine Schwangere durch empfindliche Drohungen oder Gewaltanwendung zum Abbruch zwingt. Wegen *Verletzung der Unterhaltspflicht* (§ 170 StGB) macht sich strafbar, wer seine Unterhaltspflicht gegenüber einer Schwangeren in verwerflicher Weise verletzt und dadurch einen Schwangerschaftsabbruch herbeiführt.
- Weiter soll die Schwangere bei der Beratung über die ihr zustehenden Hilfen informiert werden, wenn sie das Kind austrägt. Ebenso soll sie bei der Geltendmachung der ihr zustehenden Ansprüche unterstützt werden. Dabei ist vor allem wichtig, dass Frauen, die ihr Kind zur Welt bringen, bei der Vergabe öffentlich geförderter Wohnungen bevorzugt werden. Und unabhängig davon, ob sie mit dem Vater des Kindes verheiratet ist oder nicht, hat eine Mutter für eine Dauer von frühestens vier Monaten vor dem errechneten Geburtstermin und für mindestens drei Jahre nach der Geburt einen Unterhaltsanspruch gegen den Kindesvater (§ 1615 l BGB), wenn von ihr im Hinblick auf die Pflege und Erziehung des Kindes eine Erwerbstätigkeit nicht erwartet werden kann.
- Schließlich darf die Durchführung des Schwangerschaftsabbruchs *nicht* von der Krankenkasse bezahlt werden. Die Schwangere erhält die Mittel zur Bezahlung jedoch nach einem besonderen Gesetz, wenn das für sie persönlich verfügbare monatliche Nettoeinkommen 1 142 Euro (Stand: 2018) nicht übersteigt und ihr auch kein kurzfristig und zumutbar verwertbares Vermögen zur Verfügung steht.

4.3.9 Aussetzung und unterlassene Hilfeleistung

WAS DENKEN SIE?

Fall 1

Fall 1 aus dem Kapitel „Tatverwirklichung durch Handeln und Unterlassen" (➤ 4.2.4).

Fall 2

Angenommen, der Arzt aus Fall 1 sei nicht auf dem Weg nach Hause, sondern zu einem lebensgefährlich erkrankten Patienten gewesen, dessen Versorgung dringlich war. Durfte er dann Ihrer Ansicht nach weiterfahren, ohne sich strafbar zu machen?

Fall 3

Der Gesundheits- und Krankenpfleger Kurt Klein hat Dienst auf der Intensivstation. Laut Anweisung des verantwortlichen Arztes hat er einen nach einem Unfall lebensgefährlich verletzten Patienten ständig zu überwachen. Nur so kann frühzeitig auf eine Verschlechterung des Gesundheitszustands reagiert werden. Kurt Klein, der ein begeisterter Fußballfan ist, will jedoch das Endspiel der Europameisterschaft nicht versäumen. Er begibt sich für rund zwei Stunden in einen Fernsehraum und lässt den Patienten allein. Der Patient erleidet zum Glück keine zusätzlichen Schäden. Hat Kurt Klein sich trotzdem strafbar gemacht?

Im **Fall 1** hat sich der Arzt „nur" wegen unterlassener Hilfeleistung (§ 323c Abs. 1 StGB) strafbar gemacht. Aber auch diese Vorschrift hat eine Reihe von einschränkenden Tatbestandsmerkmalen, die im Folgenden näher dargestellt werden:
- Das Gebot, Hilfe zu leisten, greift zunächst nur bei bestimmten Gefahrenlagen ein. Dies sind:
  – **Unglücksfälle:** Darunter versteht man *plötzlich* eintretende Ereignisse, die eine Person oder Sache zumindest in erhebliche Gefahr bringen oder die schon zu einem Schadenseintritt geführt haben müssen. Hieran knüpfen

wichtige Abgrenzungen an: Eine bereits bestehende Krankheit ist *kein* Unglücksfall. Ein Arzt, der einen Kranken nicht behandelt, macht sich dadurch also grundsätzlich auch noch nicht strafbar. Der *plötzliche* Beginn einer Krankheit, z. B. die Verletzung durch einen Unfall wie im **Fall 1**, ist aber ein Unglücksfall. Dasselbe gilt für eine plötzlich auftretende, akute Verschlechterung eines Krankheitsbilds. Weiter muss die drohende oder eingetretene Schädigung erheblich sein. Endet z. B. ein Unfall mit einer harmlosen Verstauchung des Handgelenks, durch die die Handlungsfähigkeit des Betroffenen nicht eingeschränkt wird, so muss ihm aus strafrechtlicher Sicht niemand helfen.

- **Gemeine Gefahr oder Not:** Darunter versteht man, dass den Interessen der Allgemeinheit erhebliche Gefahren oder Beeinträchtigungen drohen müssen. Als Beispiel kann die drohende Überschwemmung einer Stadt durch Hochwasser genannt werden.

- Weiter muss die Hilfeleistung *erforderlich* und ohne eigene Gefährdung oder Verletzung wichtiger Pflichten *zumutbar* sein.
  - Das Merkmal der **Erforderlichkeit** ist einfach zu verstehen: Hilfe muss überhaupt noch möglich und außerdem notwendig sein. Sowohl im **Fall 1** als auch im **Fall 2** ist diese Voraussetzung erfüllt.
  - Letztes Merkmal ist die **Zumutbarkeit.** Hier wird eine Abwägung der betroffenen Interessen vorgenommen. Niemand muss eine erhebliche eigene Gefährdung auf sich nehmen. Man muss also weder riskante Rettungsversuche wagen noch sich in unnötige Gefahren begeben. Ist z. B. nachts auf einer Landstraße unklar, ob wirklich ein Unfall vorliegt oder ob er nur vorgetäuscht ist, so muss man nicht anhalten. Es genügt, wenn man die nächste Möglichkeit zur Verständigung von Polizei oder Rettungsdienst nutzt. Weiter muss niemand wichtige eigene Pflichten zurückstellen. Während im **Fall 1** das Abendessen unwichtig ist, entfällt für **Fall 2** an dieser Stelle die Strafbarkeit des Arztes. Denn die Versorgung seines eigenen Patienten, die er übernommen hat, ist genauso wichtig wie die der Unfallopfer.

Im **Fall 3** führt ein anderer Tatbestand zur Strafbarkeit des Kurt Klein. Er war dafür verantwortlich, dass durch ständige Überwachung die Gefahren für den lebensgefährlich Verletzten so gering wie möglich gehalten wurden. Wer eine solche hilflose Person im Stich lässt, wird allein deswegen nach § 221 StGB (**Aussetzung**) bestraft. Hilflos ist jeder Mensch, der in der konkreten Situation nicht fähig ist, sich wirksam selbst zu helfen. Auf welcher Ursache diese Hilflosigkeit beruht, ist nach dem Wortlaut des Gesetzes gleichgültig. Hauptsächlich hat *Hilflosigkeit* ihre Ursachen freilich in sehr geringem Alter, also bei Babys und Kleinkindern, in Gebrechlichkeit, hochgradiger Trunkenheit, den Folgen einer Drogeneinnahme oder schwerer Krankheit.

Als Ergebnis lässt sich festhalten: Bei Unglücksfällen besteht im Unterschied zur Krankheit für jedermann die Pflicht, nach besten Kräften die zumutbare Hilfe zu erbringen. Durch den Tatbestand der Aussetzung tritt eine weitergehende Strafbarkeit für Ärzte und Pflegende ein, die einen Hilflosen verlassen.

4.3.10 Schutz vor „Gaffern"

WAS DENKEN SIE?
Fall
Sie erinnern sich noch an Mike Müller (Fall 1, > 4.2.1)? Im Sommer 2018 wird er wieder Zeuge eines Unfalls: In der Stadt missachtet ein Radfahrer eine rote Ampel, wird von einem Auto erfasst und bleibt blutüberströmt auf der Straße liegen. Immerhin kümmern sich sofort einige Passanten um ihn, sodass eine Erstversorgung gesichert ist. Mike Müller erinnert sich daran, dass er Helfer nicht behindern sollte. Um aber trotzdem ein „gutes Foto" vom Unfallopfer machen zu können, klettert er kurzerhand auf einen am Straßenrand stehenden Baum und zückt sein Handy von oben. Als er wieder herunterklettert, wird er zu seiner Überraschung von der inzwischen eingetroffenen Polizei festgenommen. Zu Recht?

Die Sensationssucht bei Unglücksfällen hat in den letzten Jahren nicht mehr hinzunehmende Ausmaße erreicht. Einmal war es das Bestreben, alles ohne jede Rücksicht auf die notwendigen Hilfeleistungen so nahe wie möglich erleben zu können, zum anderen wurde nicht nur alles fotografiert, sondern über das

Internet auch noch so schnell und weit wie möglich verbreitet.

Der Gesetzgeber hat inzwischen reagiert und diese nicht mehr hinzunehmenden Verhaltensweisen unter Strafe gestellt: Nach § 323c Abs. 2 StGB macht sich strafbar, wer bei einer der von § 323c Abs. 1 erfassten Situationen Personen behindert, die Dritten Hilfe leisten oder Hilfe leisten wollen. Damit ist jegliche Behinderung von Hilfsmaßnahmen, unabhängig davon, wer Hilfe leistet, unter Strafe gestellt.

Über das Recht am eigenen Bild hinaus, aus dem sich zivilrechtliche Abwehransprüche ergeben, werden Menschen nunmehr durch den neuen Tatbestand der „Verletzung des höchstpersönlichen Lebensbereichs durch Bildaufnahmen" (§ 201a StGB) unter anderem auch mit dem Mittel des Strafrechts dagegen geschützt, dass sie jemand ohne oder gegen ihren Willen in einer hilflosen Lage fotografiert. Strafbar ist im Übrigen nicht nur die Anfertigung solcher Fotos, sondern auch ihre Weiterverbreitung, etwa durch das Teilen in sozialen Netzwerken.

Mike Müller hat sich also durch sein Verhalten strafbar gemacht.

4.3.11 Schweigepflicht, Melderecht und Meldepflicht

Alle wissen im Grundsatz, dass für Ärzte, ihre Gehilfen und in der Krankenpflege Tätige eine Schweigepflicht besteht. Das Gesetz ordnet diese Pflicht zusammen mit den Verschwiegenheitspflichten anderer Berufsgruppen dem Tatbestand der **Verletzung von Privatgeheimnissen** (§ 203 StGB) zu. Der Gesetzgeber hat bei dieser Bestimmung auch auf die zunehmende Auslagerung von Aufgaben auf Dritte und auf die zunehmende Digitalisierung reagiert und durch eine Reform im Jahr 2017 auch diese Personenkreise der Verschwiegenheitspflicht unterworfen.

Die **Verschwiegenheitspflicht** (Schweigepflicht) verfolgt zwei Ziele: Zum einen soll sich der Patient anvertrauen können, ohne befürchten zu müssen, dass seine Informationen anderen Personen bekannt werden. Zum anderen hat auch der Staat Interesse an dieser Verschwiegenheit: Denn häufig ist nur durch vollständige Information des Arztes eine zutreffende Diagnose und Behandlung möglich.

Würde der Patient aus Angst, gewisse Dinge könnten weiterverbreitet werden, den Arzt nur unvollständig informieren, so würden vielfach Heilungschancen vertan. Als Folge würden erhebliche volkswirtschaftliche Schäden entstehen.

WAS DENKEN SIE?

Fall 1

In einem kleinen Ort wird eine Gesundheits- und Krankenpflegerin von ihrer Nachbarin angesprochen: „Heute habe ich Herrn Schmitz mit einem Gipsbein auf deiner Station gesehen. Hat er sich das Bein gebrochen?" Die Gesundheits- und Krankenpflegerin erzählt daraufhin, dass Herr Schmitz einen komplizierten Schienbeinbruch habe und womöglich nie mehr richtig laufen könne. Hat sie gegen ihre Schweigepflicht verstoßen?

Fall 2

Roland Ritter hat in angetrunkenem Zustand einen anderen Wagen angefahren und schwer beschädigt. Sein eigenes, nicht mehr fahrbereites Auto hat er an der Unfallstelle zurückgelassen. Er selbst begibt sich in ein nahe gelegenes Krankenhaus, um seine Verletzungen behandeln zu lassen. Die Polizei vermutet, dass sich Roland Ritter im Krankenhaus befindet, und ruft dort an. Ein um Rat gefragter Arzt entscheidet schließlich, dass der Polizei keine Auskunft gegeben werde. Zu Recht?

Fall 3

Roland Ritter ist alsbald nicht mehr ansprechbar. Nun ruft eine Frau an, die sich als seine Mutter ausgibt. Was darf Ihrer Meinung nach der Anruferin mitgeteilt werden?

Fall 4

Dr. Schulz ruft seinen Studienkollegen Dr. Maier an, der in einem anderen Krankenhaus beschäftigt ist. Im Rahmen eines Fachgesprächs erzählt er ihm, dass er zurzeit auch Frau Gruber, eine frühere Mitschülerin, behandelt. Sie sei medizinisch ein hochinteressanter Fall. Durfte Dr. Schulz diese Angaben seinem Studienkollegen gegenüber machen?

Fall 5

Ein Privatpatient zahlt seinem Arzt das in Rechnung gestellte Honorar nicht. Nach mehreren Mahnungen erhebt der Arzt schließlich Klage. In der Klagebegründung legt er die durchgeführte Behandlung im Einzelnen dar. Verstößt dies nicht gegen seine Schweigepflicht?

Fall 6

Bei der Morgenlektüre seiner Zeitung stockt Professor Gründlich der Atem: Ein Patient beschuldigt ihn in einem

Leserbrief völlig zu Unrecht eines schweren Behandlungsfehlers. Darf Professor Gründlich sich dagegen seinerseits mit einem Leserbrief zur Wehr setzen?

Fall 7

Ein Kinderarzt stellt bei einem kleinen Jungen mehrfach Blutergüsse am ganzen Körper fest. Die Eltern erzählen, ihr Kind sei gestürzt. Dies erklärt nach Ansicht des Arztes aber nicht das Verletzungsbild. Er hat den Verdacht, dass der Junge schwer misshandelt wird. Darf oder muss der Arzt die Polizei oder das Jugendamt informieren?

Fall 8

Die Fernwartung seiner EDV-Anlage hat der bekannte Sportarzt Dr. Klein der EDV-Dienstleisterin Monika Frei überlassen, ohne sie zur Verschwiegenheit zu verpflichten. Bei einer dieser Wartungen klickt sich Monika Frei aus Neugier in die Patientendatei eines Nationalspielers ein. Was sie dort vorfindet, ist so interessant, dass sie sich diese Informationen kopiert und sie an eine Zeitung verkauft. Nachdem in einem Artikel Details über den Gesundheitszustand dieses Nationalspielers veröffentlicht worden sind, wird der „Datenklau" aufgedeckt. Haben sich Dr. Klein und Monika Frei strafbar gemacht?

Verletzung der Schweigepflicht

Im **Fall 1** hat die Gesundheits- und Krankenpflegerin ihre Schweigepflicht verletzt. Denn ein **Geheimnis** im Sinne des Gesetzes ist nicht nur die genaue Diagnose. Vielmehr fällt darunter alles, was nicht bereits bekannt ist und was bei vernünftiger Betrachtung auch nicht anderen bekannt werden soll. Dadurch ist schon die Tatsache ärztlicher Behandlung an sich ein Geheimnis. Im Fall von Herrn Schmitz wusste die Nachbarin zwar von sich aus von dem Krankenhausaufenthalt. Das war also kein Geheimnis mehr. Die genaue Diagnose kannte sie aber nicht. Durch deren Mitteilung hat die Gesundheits- und Krankenpflegerin ein Geheimnis gebrochen.

Weiteres Merkmal einer Verletzung der Schweigepflicht ist das **Offenbaren.** Dies bedeutet, dass ein Geheimnis einer anderen Person mitgeteilt oder sonst zugänglich gemacht wird. Dazu genügt es, wenn Dokumente zu Vorgängen, die unter die Schweigepflicht fallen, offen herumliegen und von Unberechtigten eingesehen werden können.

In den **Fällen 2 und 3** geht es darum, wann bestimmte Tatsachen nicht mehr als Geheimnis gelten. Im **Fall 2** muss die Polizei Roland Ritter möglichst bald finden. Nur dann kann sie die Abnahme einer Blutprobe in die Wege leiten, die noch einen Nachweis der Trunkenheit zum Unfallzeitpunkt ermöglicht. Man kann Roland Ritter auch nicht zubilligen, im Krankenhaus vor dem Zugriff der Polizei sicher zu sein. Denn sonst könnte jeder Straftäter unter dem Vorwand, sich behandeln lassen zu müssen, zu einem Arzt flüchten. Deshalb ist allein die Mitteilung, dass Roland Ritter sich in jenem Krankenhaus *aufhält*, keine Verletzung der Schweigepflicht. Es darf aber *nicht* mitgeteilt werden, dass er dort behandelt wird und weswegen dies geschieht.

Im **Fall 3** kann der Gesprächspartner im Krankenhaus nicht wissen, ob wirklich die Mutter von Roland Ritter anruft. Andererseits kann Roland Ritter selbst nicht mehr angeben, wer verständigt werden soll. Weder ihm noch seinen Angehörigen ist dadurch gedient, dass sie nicht erfahren können, ob und wo Roland Ritter in einem Krankenhaus liegt. Deshalb wird man in derartigen Situationen eine einfache Mitteilung an einen Anrufer, ob sich die gesuchte Person im Krankenhaus befindet, *nicht* als Verletzung der Schweigepflicht ansehen.

Fall 4 beschäftigt sich mit Mitteilungen, die sich schweigepflichtige Personen untereinander machen. Dr. Schulz durfte seine Mitteilungen über Frau Gruber nicht machen. Denn die Schweigepflicht gilt auch gegenüber anderen Ärzten. Sie darf nur dort durchbrochen werden, wo dies die Behandlung erfordert. Das ist z. B. bei Anweisungen an das Pflegepersonal oder bei Überweisungen der Fall. Werden aber Erfahrungen mit Kollegen ausgetauscht oder wissenschaftliche Veröffentlichungen vorgenommen, so ist dies nur in anonymer Form erlaubt.

Entbindung von der Schweigepflicht

Die ärztliche Schweigepflicht besteht im Interesse des Patienten und nicht im Interesse des Arztes. Deshalb kann der Patient die Schweigepflicht aufheben. Das hat in der Praxis erhebliche Bedeutung: Einerseits ist an Gerichtsverfahren zu denken, in denen die Aussage des Arztes zum Nachweis z. B. von Unfallverletzungen notwendig ist. Hier wird die entsprechende Erklärung zur Entbindung der Schweigepflicht oft erst in der Gerichtsverhandlung zu Protokoll gegeben. Andererseits ist der Gesundheitszustand eines Menschen für den Abschluss eines Arbeitsvertrags oder einer Versicherung oft von so großer Bedeutung, dass die andere Seite Einsicht in ärztliche Unterlagen haben will. In diesen Fällen kann die Information über den Gesundheitszustand, die faktisch Voraussetzung für das Zustandekommen des gewünschtes Vertrags ist, ebenfalls nur mithilfe einer Entbindung des Arztes von seiner Schweigepflicht erfolgen. Rein rechtlich gesehen ist eine Entbindung von der Schweigepflicht auch mündlich wirksam. Um aber nachweisen zu können, dass sie tatsächlich erfolgt ist, und sich selbst gegen den Vorwurf einer unbefugten Äußerung zu schützen, sollte der Arzt stets auf einer schriftlichen Erklärung bestehen.

Durchbrechen der Schweigepflicht

Die Fälle 5, 6 und 7 beschäftigen sich mit berechtigten Durchbrechungen der Schweigepflicht. Denn eine Strafbarkeit nach § 203 StGB besteht nur, wenn eine Offenbarung des Geheimnisses *unbefugt* erfolgt.

Fall 5 stellt die Wahrnehmung berechtigter *zivilrechtlicher* Interessen des Arztes dar. Denn zwangsweise kann er sein Honorar nur eintreiben, wenn er ein Zivilverfahren gegen seinen Patienten gewinnt. Das kann er aber nach den dafür geltenden Vorschriften nur, wenn er die durchgeführte Behandlung im Prozess genau darstellt.

Im **Fall 6** macht sich der Patient durch die Lügen, die er öffentlich über Professor Gründlich verbreitet, strafbar. Sein Verhalten stellt eine üble Nachrede dar. Dagegen darf sich Professor Gründlich zur Wahrung berechtigter Interessen zur Wehr setzen. Sein Leserbrief ist ein geeignetes Mittel.

Im **Fall 7** muss der Arzt nach § 4 des Gesetzes „zur Kooperation und Information im Kinderschutz" (**Kinderschutzgesetz**) das Jugendamt in einer derartigen Situation informieren. Ärzte, aber auch Pflegende und Angehörige vieler anderer Berufsgruppen, die beruflichen Verschwiegenheitspflichten unterliegen, müssen nach dieser jetzt bundesweit geltenden Regelung bei einem begründeten Verdacht auf eine erhebliche Vernachlässigung oder Misshandlung eines Kindes zunächst dessen Erziehungsberechtigte auf den Sachverhalt ansprechen. Bleibt dieser Versuch ohne Erfolg, so ist als nächster Schritt das zuständige Jugendamt zu informieren. Ist die Situation besonders kritisch – etwa bei schweren Verletzungen eines Kindes, bei Nichterreichbarkeit des Jugendamts oder bei fraglicher Identität der Betroffenen –, so ist unter dem Gesichtspunkt des befugten Handelns auch die direkte Information der Polizei erlaubt. Seit dem Inkrafttreten des Kinderschutzgesetzes sind die früher in diesem Bereich geltenden landesrechtlichen Regelungen aufgehoben.

Der **Fall 8** zeigt die Erweiterung der strafrechtlichen Schweigepflicht durch die gesetzlichen Neuregelungen des Jahres 2017: Dr. Klein hat selbst das Arztgeheimnis nicht verletzt. Aber er hat versäumt, seine Schweigepflicht auch dritten Personen (Monika Frei) aufzuerlegen, die mit der Schweigepflicht unterliegenden Unterlagen (der Patientendatei) in Berührung gekommen sind. Allein dieses Versäumnis führt dann, wenn dadurch das Geheimnis offenbart wird, zur Strafbarkeit von Dr. Klein. Neben ihm hat sich aber auch Monika Frei strafbar gemacht. Sie ist als Person, der im Rahmen ihrer Tätigkeit für einen Schweigepflichtigen ein Geheimnis bekannt geworden ist, schon allein durch diese Tatsache zur Verschwiegenheit verpflichtet. Die für Dr. Klein bestehende Notwendigkeit, sie darüber hinaus noch ausdrücklich zur Verschwiegenheit zu verpflichten, hat zwei Gründe: Einmal soll ihr so ihre Verschwiegenheitspflicht noch einmal ausdrücklich vor Augen geführt werden, und zum anderen soll das Entstehen einer Strafbarkeitslücke bei der originär schweigepflichtigen Person, hier dem Arzt Dr. Klein, verhindert werden.

Insgesamt lassen sich folgende Situationen zusammenfassen, bei denen die ärztliche **Schweigepflicht befugt durchbrochen (Melderecht)** werden darf:

- Der Arzt ist von der Schweigepflicht entbunden.
- Gesetzliche Bestimmungen erfordern oder erlauben die Meldung an bestimmte Stellen (vgl. Meldepflicht, unten).
- Eine Mitteilung ist durch Erfordernisse der Behandlung geboten.
- Eine Mitteilung ist zur Wahrung berechtigter eigener Interessen notwendig, z. B. Einklagen von Honoraren, Abrechnung gegenüber gesetzlichen Krankenkassen, Verteidigung gegenüber zu Unrecht erhobenen Vorwürfen.

- Eine Mitteilung ist zur Wahrung höherwertiger Rechtsgüter nötig. Höherwertig als die Schweigepflicht ist etwa der Anspruch eines Kindes auf Schutz vor Misshandlungen.

Die Schweigepflicht endet *nicht* mit dem Tod eines Patienten. Sie ist vielmehr ein höchstpersönliches Rechtsgut. Das bedeutet, dass nach dem Tod nicht einmal die Erben eine wirksame Entbindung von der Schweigepflicht aussprechen können. Vielmehr dauert sie über den Tod hinaus fort.

Wird die gesundheitliche Situation eines Verstorbenen aus irgendeinem Grund bedeutsam, etwa im Rahmen einer Erbrechtsstreitigkeit, so hat der Schweigepflichtige, wenn keine ausdrückliche Regelung über die Aufhebung der Schweigepflicht nach dem Tod getroffen war, den mutmaßlichen Willen des Verstorbenen zu erforschen. Geht dieser seiner Auffassung nach dahin, dass eine Offenbarung im Interesse des Verstorbenen liegt, so darf er Angaben machen, andernfalls nicht.

Verstöße gegen die Schweigepflicht werden nur auf Strafantrag (§ 205 StGB) verfolgt. Strafantrag darf derjenige stellen, zu dessen Lasten der Verstoß gegen die Schweigepflicht gegangen ist. Im Gerichtsverfahren wird die ärztliche Schweigepflicht durch ein *Zeugnisverweigerungsrecht* abgesichert. Es gilt aber nur dann, wenn die Schweigepflicht des Arztes nicht durch Entbindung aufgehoben ist. Trotz einer bestehenden Schweigepflicht kann ein Arzt übrigens aussagen. Diese Aussage muss im Prozess unter Umständen auch verwertet werden. Der Arzt riskiert allerdings, wegen Verletzung der Schweigepflicht bestraft zu werden.

Wer in einer Pflegeeinrichtung tätig ist, wird dagegen vom Tatbestand des § 203 StGB nicht erfasst. Fast immer wird ihm aber im Rahmen seines Arbeitsvertrags eine Schweigepflicht auferlegt, die der Verschwiegenheitspflicht des § 203 StGB vergleichbar ist. Verstöße gegen diese Pflicht können dann zwar keine strafrechtlichen Folgen, wohl aber Sanktionen nach dem Arbeitsrecht (➤ 7.1.4) nach sich ziehen.

Schließlich darf man nicht übersehen, dass auch die Datenschutz-Grundverordnung (DSGVO) zumindest indirekt zu einem der Schweigepflicht ähnlichen Schutz führt: Denn überall dort, wo das Wissen um Vorgänge in Dateien gesammelt wird – und das ist im Rahmen der heutigen Datenverarbeitung fast überall der Fall –, ist die Weitergabe von Daten genau geregelt und weitgehenden Einschränkungen unterworfen.

Meldepflicht

Schließlich soll noch kurz dargestellt werden, wann Meldepflichten Mitteilungen des Arztes erfordern. Hier ist vor allem an folgende Gesetze zu denken:
- Nach dem *Infektionsschutzgesetz* (➤ 8.5.1) sind bestimmte übertragbare Krankheiten sowie das Auftreten bestimmter Krankheitserreger dem zuständigen Gesundheitsamt mitzuteilen. Meist löst schon ein Krankheitsverdacht oder der indirekte Nachweis entsprechender Krankheitserreger die Mitteilungspflichten aus. Überwiegend müssen die Mitteilungen den Betroffenen namentlich bezeichnen; in den übrigen Fällen genügt zumindest zunächst eine anonymisierte Meldung.
- Geburt und Tod sind nach dem *Personenstandsgesetz* (➤ 8.8.1) mitzuteilen.
- Das Kinderschutzgesetz verpflichtet bei Verdacht der Vernachlässigung, der Misshandlung oder des Missbrauchs nach einer ohne Erfolg bleibenden Abklärung mit den zur Personensorge Berechtigten zu einer Meldung an das Jugendamt.
- Dagegen ist die früher nach dem Bundessozialhilfegesetz bestehende Pflicht zur Meldung bestimmter Behinderungen durch eine Hinweispflicht für Ärzte und Pflegende auf Beratungsmöglichkeiten nach dem SGB IX (➤ 6.4.1) ersetzt worden.

Zusammenfassend gilt zur Schweigepflicht:
- Ärzte, medizinische Fachangestellte sowie professionell Pflegende, die an der Seite von Ärzten arbeiten – also z. B. in Kliniken oder Praxen –, unterliegen einer Schweigepflicht. Über diesen Personenkreis hinaus gilt die Schweigepflicht auch für alle Dritten, die in die Abwicklung der Tätigkeit von Ärzten und Kliniken einbezogen sind.
- Sie umfasst alles, was diesem Personenkreis im Rahmen der beruflichen Tätigkeit bekannt wird und was für den Patienten nicht erkennbar belanglos ist.
- Eine Offenbarung ist jede Mitteilung an Dritte, die die betreffende Tatsache noch nicht kennen, auch wenn diese selbst schweigepflichtig sind.

- Die Verletzung der Schweigepflicht ist nur dann strafbar, wenn sie unbefugt erfolgt.
- Im Prozess ist die Schweigepflicht durch entsprechende Zeugnisverweigerungsrechte abgesichert.

4.4 Schutz der Pflegenden vor Übergriffen und Gewalt

4.4.1 Schutz vor sexuellen Übergriffen

WAS DENKEN SIE?
Fall
Die 22-jährige Gesundheits- und Krankenpflegerin Natascha Neu betreut auf ihrer Station den bekannten Fußballprofi Kevin Klein, den ein gegnerisches Foulspiel und der daraus herrührende Schien- und Wadenbeinbruch an das Bett gefesselt hat. Mit Ausnahme dieser Verletzung ist Kevin Klein aber gesund und handlungsfähig. Als Natascha Neu seinen Blutdruck überprüft, sagt er zu ihr: „Na, keine Lust auf gemeinsame Entspannung unter meiner Decke?" Als Natascha Neu auf diese Anzüglichkeit nicht eingeht, tätschelt Kevin Klein mehrmals ihren verlängerten Rücken. Nachdem sich Frau Neu dieses Verhalten nachhaltig verbittet, lässt Kevin Klein zunächst von ihr ab. Am nächsten Tag aber nutzt er eine passende Gelegenheit, seine Hand an ihr rechtes Knie zu legen und an ihrem Oberschenkel hochzufahren. Natascha Neu stößt ihn zurück.
Diskutieren Sie die Ursachen solcher Verhaltensweisen und überlegen Sie, welche Möglichkeiten es gibt, sie zu verhindern. In welchen Bereichen kann und muss mithilfe der Rechtsordnung eingegriffen werden?

Sexuelle Übergriffe und ihre Verhinderung sind auch innerhalb des Rechts ein vielschichtiges Thema. An dieser Stelle soll zunächst ein Aspekt herausgegriffen werden: Wie und in welchem Umfang werden Pflegende mit Mitteln des Strafrechts gegen sexuelle Übergriffe von Patienten geschützt?

Erwachsene werden heute durch das vor Kurzem reformierte Sexualstrafrecht relativ umfassend gegen unerwünschte sexuelle Handlungen und auch sexualbezogene Belästigungen geschützt: Wie schon früher sind sexuelle Handlungen strafbar, die mit Gewalt, unter Drohung mit gegenwärtiger Gefahr für Leib oder Leben oder unter Ausnutzung einer Lage, in der das Opfer der Einwirkung eines Täters schutz- und wehrlos ausgesetzt ist, vorgenommen werden. Nunmehr sind aber auch sexuelle Handlungen strafbar geworden, die allein gegen den erkennbaren Willen einer anderen Person oder unter Ausnutzung eines Überraschungsmoments erfolgen. Der Tatbestand des § 177 StGB, der bisher die *sexuelle Nötigung* und die *Vergewaltigung* umfasste, wurde um den sexuellen Übergriff erweitert. Um eine zu weit gehende Strafbarkeit zu vermeiden, hat der Gesetzgeber aber § 184h StGB beibehalten. Danach sind nur solche Verhaltensweisen eine sexuelle Handlung, die im Hinblick auf das jeweils geschützte Rechtsgut von einiger Erheblichkeit sind.

Neben diesem zentralen Tatbestand gibt es zwar auch noch weitere Straftatbestände im Sexualstrafrecht, die etwa dem Schutz vor der Ausnutzung von Abhängigkeitsverhältnissen dienen. Durch sie werden aber Personen wie Natascha Neu nicht geschützt. Natascha Neu wird aber – wie alle anderen auch – heute in ihrer sexuellen Selbstbestimmung neben den eben dargestellten Änderungen auch noch dadurch besser geschützt, dass der Gesetzgeber den **Straftatbestand der sexuellen Belästigung** (§ 184i StGB) neu geschaffen hat. Mit ihm werden vor allem sexualbezogene körperliche Berührungen unter Strafe gestellt, die früher nicht oder allenfalls als (tätliche) Beleidigung verfolgt werden konnten. Auch durch die oben erwähnte Bestimmung des § 184h StGB wird dieser neue Tatbestand im Übrigen nicht eingeschränkt.

Für Natascha Neu bedeutet das, dass ihr das Sexualstrafrecht gegen das oben dargestellte Verhalten von Kevin Klein weitgehend Schutz bietet. Zwar wird der Tatbestand der sexuellen Nötigung (§ 177 StGB) zunächst noch nicht eingreifen: Eine nur verbale „Anmache" erfasst dieser Tatbestand ebenso wie auch der Tatbestand der sexuellen Belästigung generell nicht. Ein solches Verhalten mag dumm und ungeschickt sein. Solange es aber noch keine Ehrverletzung darstellt – dann kann über den Tatbestand der Beleidigung dagegen vorgegangen werden – benötigt man den Schutz des Strafrechts noch nicht.

Das Tätscheln am Po stellt dagegen bereits eine *sexuelle Belästigung* dar, denn es betrifft Körperzonen, in denen eine Berührung durch nicht vertraute Personen unüblich ist. Zudem hat Natascha Neu durch ihr Schweigen auf Kevin Kleins verbale

Annäherungsversuche deutlich zu verstehen gegeben, dass ihr an näheren Kontakten zu ihm nicht gelegen war. Der am nächsten Tag erfolgende Griff ans Knie und das Hochfahren mit der Hand erfüllt dann bereits den Tatbestand des *sexuellen Übergriffs*, da hier eine nicht mehr nur unerhebliche sexuelle Handlung gegen den bereits zuvor ausdrücklich erklärten Willen der Betroffenen erfolgt ist.

Neben dieser strafrechtlichen Möglichkeit kann Natascha Neu von ihrem Arbeitgeber verlangen, dass er sie – ebenso wie bei einem entsprechenden Verhalten anderer Arbeitnehmer ihr gegenüber (➤ 7.1.3) – gegen solche Zudringlichkeiten wirksam schützt. Bezogen auf den Fall bedeutet dies, dass Kevin Klein zumindest auf eine andere Station verlegt oder sogar des Krankenhauses verwiesen werden muss.

4.4.2 Schutz vor Gewalt

WAS DENKEN SIE?
Fall
In der Notaufnahme eines Krankenhauses spielen sich in letzter Zeit nachts immer wieder bedrückende Szenen ab: Betrunkene wehren sich gewaltsam gegen ihre Versorgung oder die Abnahme von Blut, die Aufforderung zum Warten wird gegenüber dem Gesundheits- und Krankenpfleger mit wüsten Beschimpfungen, Bedrohungen und der Androhung von Schlägen beantwortet, und die Abholung einer weiblichen Familienangehörigen, die dringend einer weiteren Behandlung im Krankenhaus bedurft hätte, wird von den männlichen Mitgliedern ihrer Familie durch Niederschlagen des Arztes und eines Pflegers durchgesetzt.
Ärzte und Pflegepersonal verlangen vom Krankenhausträger daraufhin mit Nachdruck, zukünftig wirksam vor Gewalt geschützt zu werden. Wie kann das Ihrer Ansicht nach durchgesetzt werden?

Auf Beleidigungen, Drohungen, Nötigungen oder Körperverletzungshandlungen hat das Strafrecht durchaus Antworten: Die Tatbestände der Beleidigung, der Bedrohung, der Nötigung und diverse Körperverletzungsdelikte erlauben es, die Täter solcher Handlungen angemessen zu bestrafen. Überall dort, wo Straftaten nicht angemessen verfolgt werden (➤ 4.1.1), geht die staatliche Wertordnung allmählich verloren. Doch ist damit nur ein Teil des Problems gelöst. Denn viel besser als die Verfolgung und Ahndung einer Straftat ist es, diese von Anfang zu *verhindern*.

Das Strafrecht kann dieses Problem aus sich heraus jedoch nicht lösen, sondern nur Beiträge zur Lösung anbieten. Mithilfe des (zivilrechtlichen) **Gewaltschutzgesetzes** kann einer Person, die gegen eine andere gewalttätig war oder dies angedroht hat, neben einem Kontaktverbot auch das Verbot angeordnet werden, sich dieser Person über eine bestimmte Entfernung hinaus zu nähern. Verstößt der so Verpflichtete gegen diese Anordnung, macht er sich nach § 4 des Gewaltschutzgesetzes strafbar. Allerdings ist das Gewaltschutzgesetz auf die Schutzgewährung im *familiären Bereich* abgestellt und kann im Bereich des Krankenhauses nur den einen oder anderen gewaltbereiten Randalierer fernhalten, und das auch nur, wenn er dort nicht ärztlicher Versorgung bedarf.

Weitere Lösungsansätze für Gesundheits- und Pflegeeinrichtungen sind z. B. ein Pförtnerdienst mit einer konsequenten Ausübung des Hausrechts, Hausverbote – ein Verstoß dagegen ist dann als Hausfriedensbruch strafbar – oder auch der Einsatz eines Sicherheitsdienstes, der bereits dann einschreitet, wenn sich Ansätze der oben dargestellten Verhaltensweisen zeigen.

4.5 Jugendschutz im Strafrecht

Jugendliche sind während ihrer Entwicklung vielfachen Gefährdungen ausgesetzt. Diese sind vor allem durch die „Abnabelung" vom Elternhaus, durch eine noch mangelnde Festigung der Persönlichkeit und durch fehlende Erfahrung bedingt. Deshalb versucht der Gesetzgeber, sie durch verschiedene Strafbestimmungen besonders zu schützen. Diese Regelungen betreffen im Wesentlichen drei Bereiche: die geltenden Arbeitsschutzbestimmungen (➤ 7.5.5), eine angemessene Fürsorge und Erziehung sowie die sexuelle Selbstbestimmung. Im Einzelnen ist auf folgende Vorschriften hinzuweisen:

- Vorsätzliche Verstöße gegen Bestimmungen des Jugendarbeitsschutzgesetzes, die die Gesundheit oder Arbeitskraft des Jugendlichen gefährden, sind strafbar.

- Eine nachhaltige Verletzung der Fürsorge- und Erziehungspflicht, die die weitere Entwicklung des Jugendlichen gefährdet (§ 171 StGB), führt ebenso zur Strafbarkeit wie die Misshandlung Schutzbefohlener (§ 225 StGB).
- Am umfassendsten ist die sexuelle Entwicklung Jugendlicher geschützt: Einmal stellt der § 182 StGB generell bei bis zu 16-jährigen Jugendlichen die Ausnutzung von Zwangslagen oder der Unerfahrenheit unter Strafe, wenn sie durch Erwachsene erfolgt. Vor sexuellen Handlungen durch Eltern und Erzieher schützt § 174 StGB (sexueller Missbrauch von Schutzbefohlenen). Weiterhin gibt es Bestimmungen, die eine Förderung sexueller Handlungen Minderjähriger oder der Prostitution unter Strafe stellen.

Wiederholungsfragen

1. Nennen Sie drei Beispiele für Meldepflichten.
2. Woraus ergeben sich im Strafrecht Garantenpflichten?
3. Welche Voraussetzungen hat der Tatbestand der Aussetzung?
4. Nennen Sie die drei Strafzwecke.
5. Wann beginnt im strafrechtlichen Sinn die Schwangerschaft?
6. Nennen Sie drei Rechtfertigungsgründe und bilden Sie jeweils ein kurzes Beispiel für ihre Anwendung.
7. Nennen Sie vier Maßregeln der Besserung und Sicherung.
8. Was unterscheidet die Tötung auf Verlangen von der Beihilfe zum Selbstmord?
9. Welche wichtige Gruppe von Pflegenden unterliegt nicht der Schweigepflicht nach § 203 StGB?
10. Erklären Sie den Unterschied zwischen Vorsatz und Fahrlässigkeit.
11. Welche Bedeutung hat der Begriff des Übernahmeverschuldens im Strafrecht?
12. Nennen Sie drei Beispiele, durch die in der Altenpflege Freiheitsberaubung begangen werden kann.

KAPITEL 5 Zivilrecht

5.1 Grundlagen des Zivilrechts

5.1.1 Vertragsfreiheit und Gleichbehandlungsgrundsatz

Die Vertragsfreiheit zählt zu den wichtigsten Grundsätzen des Zivilrechts. Sie hat sowohl für den Abschluss als auch für den Inhalt von Verträgen Bedeutung. Wichtige Einschränkungen erfährt die Vertragsfreiheit jedoch durch das **Allgemeine Gleichbehandlungsgesetz** (AGG), das dem Gleichheitsgrundsatz aus Art. 3 GG (> 1.4) neben dem Arbeitsrecht (> 7) auch im allgemeinen Zivilrecht Geltung verschafft.

> **WAS DENKEN SIE?**
>
> **Fall 1**
> Im Anzeigenteil einer Zeitung wird eine hübsche, kleine Wohnung eines privaten Vermieters zu einem günstigen Mietpreis angeboten. Susanne Schmal, die sich gerade in einer Ausbildung zur Altenpflegerin befindet und deren Einkommen zur Zahlung der Miete ausreicht, sucht den Vermieter auf. Dieser weigert sich jedoch, ihr die Wohnung zu vermieten, und führt zur Begründung an, er möge junge Leute nicht. Durfte er mit dieser Begründung den Abschluss des Mietvertrags verweigern?
>
> **Fall 2**
> Herr Brommer und Herr Schmitz haben ein Leben lang zusammengelebt und sind sogar schon seit Jahren verheiratet, als sie im Alter von 77 und 75 Jahren in einem städtischen Altenheim für ihren Lebensabend ein Doppelzimmer beziehen wollen. Das wird ihnen jedoch unter Hinweis auf ihre Homosexualität verweigert. Ist diese Entscheidung zu Recht getroffen worden?
>
> **Fall 3**
> Herr Huber, ein Privatmann, bietet einen zwei Jahre alten Gebrauchtwagen mit einer Laufleistung von 25 000 km an. Herr Streng, der den Wagen zu einem normalen Preis kauft, hat dabei unterschrieben, dass jegliche Gewährleistung ausgeschlossen sei. Nach 200 km Fahrt hat das Auto einen schweren Motorschaden. Dessen Ursache war ein Materialfehler, den Herr Huber nicht kannte und auch als Laie nicht erkennen konnte. Dennoch meint Herr Streng, Herr Huber müsse den Wagen zurücknehmen. Der Materialfehler habe nämlich schon beim Kauf vorgelegen und für diesen Fall bestimme das BGB eine Rücknahmepflicht des Verkäufers. Hat Herr Streng recht?

Im deutschen Zivilrecht gilt das Prinzip **umfassender Vertragsfreiheit.** Es besagt im Grundsatz, dass jedermann der Abschluss von Verträgen freigestellt ist. Weiter gilt, dass die Vertragspartner selbst regeln können, wozu sie sich verpflichten. Nur soweit sie dies nicht tun, gelten ergänzend die gesetzlichen Bestimmungen. Diese Grundsätze werden aber von zahlreichen Ausnahmen durchbrochen, wie die Besprechung der drei Fälle zeigt:

Im **Fall 1** durfte der Vermieter tatsächlich den Abschluss des Mietvertrags verweigern. Unerheblich ist, dass Susanne Schmal in der Lage gewesen wäre, die Miete zu bezahlen. Ein privater Vermieter darf nämlich – auch als Folge seines Eigentumsrechts – frei entscheiden, an wen er vermieten will. § 19 Abs. 5 AGG nimmt deshalb auch die private Vermietung von Wohnraum regelmäßig von der Anwendung des Allgemeinen Gleichbehandlungsgesetzes aus.

Grenzen findet die **Abschlussfreiheit** allerdings durch den vor allem für lebenswichtige Leistungen bestehenden **Kontrahierungszwang** und das inzwischen vor allem durch das Allgemeine Gleichbehandlungsgesetz geregelte **Diskriminierungsverbot.** So hat der Mieter einer Wohnung, der seinen Strom bezahlt, einen Anspruch darauf, dass der zuständige Stromversorger ihn auch beliefert. Im **Fall 2** durfte Herrn Brommer und Herrn Schmitz die Aufnahme in ein Doppelzimmer eines Altenheims nicht unter Bezug auf ihre Homosexualität verweigert werden. Denn die sexuelle Orientierung eines

Menschen zählt neben Religion, Herkunft oder Rasse zu denjenigen Merkmalen, die bei zivilrechtlichen Massengeschäften nicht zum Nachteil eines Beteiligten berücksichtigt werden dürfen.

Ihre Grundlage finden diese Ausnahmen von der Abschlussfreiheit darin, dass die Grundrechte (> 1.4) über ihre sogenannte Drittwirkung auch die im Zivilrecht geltenden Grundsätze beeinflussen, was inzwischen auch ausdrücklich im **Allgemeinen Gleichbehandlungsgesetz** (AGG) verankert worden ist. Neben der sexuellen Orientierung eines Menschen sind auch Diskriminierungen etwa im Hinblick auf Rasse, Herkunft, Religion, Weltanschauung, Behinderung, Geschlecht oder Alter verboten. In der täglichen Praxis ergibt sich aber häufig das Problem, dass für eine gewollte Diskriminierung die unzulässige Begründung durch eine andere, unverfängliche ersetzt wird. Der Zugang zu einer Diskothek wird z. B. einem Menschen mit dunkler Hautfarbe nicht mehr aufgrund seiner Hautfarbe verwehrt, sondern weil seine Kleidung – danach darf unterschieden werden – angeblich nicht zum Stil der Diskothek passt. Die praktische Wirksamkeit des Allgemeinen Gleichbehandlungsgesetzes ist also beschränkt. Wichtiger ist, dass seine Existenz langfristig das Denken und die Einstellung der Menschen ändern wird.

Im **Fall 3** irrt sich Herr Streng. Zwar gibt das *Bürgerliche Gesetzbuch* (BGB) dem Käufer einer mangelhaften Sache auch einen Anspruch darauf, dass der Vertrag rückgängig gemacht wird. Der Gebrauchtwagen war tatsächlich bei Abschluss des Kaufvertrags mangelhaft, weil sein Motor schon damals den Materialfehler hatte, der dann kurz darauf zu dem vorzeitigen Motorschaden führte. Trotzdem kann Herr Streng das Fahrzeug nicht zurückgeben, da er mit Herrn Huber vereinbart hat, dass keine Gewährleistung besteht. Eine solche Vereinbarung in einem einzelnen Vertrag geht vor und schließt die Anwendbarkeit der gesetzlichen Regelungen aus. **Inhaltsfreiheit** bedeutet also vereinfacht ausgedrückt, dass jeder Vertragspartner selbst bestimmt, welche Rechte er dem anderen einräumt und wozu er sich selbst verpflichtet.

Allerdings sind der *Inhaltsfreiheit* weitaus engere Grenzen gesetzt als der *Abschlussfreiheit*. Hätte Herr Huber im **Fall 3** nämlich von dem Materialfehler gewusst, ihn aber Herrn Streng trotzdem verschwiegen, so müsste er sein Fahrzeug zurücknehmen. Denn Herr Huber hätte arglistig gehandelt. In diesem Fall ist ein Haftungsausschluss unwirksam (§ 444 BGB). Der Gesetzgeber lässt es nämlich nicht zu, einen Käufer bewusst zu täuschen. Insgesamt gesehen will der Gesetzgeber durch die Einschränkung der Inhaltsfreiheit von Verträgen erreichen, dass eine Seite nicht unangemessen benachteiligt wird und die Rechtsordnung nicht für gesetzeswidrige Zwecke missbraucht werden kann. Dem dienen zum einen zahlreiche Bestimmungen zum Schutz von Verbrauchern (> 5.6) im Bereich von Verbraucher- und Existenzgründerdarlehen, bei Teilzahlungs- und Leasingverträgen, bei der Vereinbarung allgemeiner Geschäftsbedingungen und schließlich bei Verträgen, die außerhalb von Geschäftsräumen geschlossen werden, und bei Fernabsatzverträgen.

Zum anderen sind alle Vereinbarungen nichtig, die gegen gesetzliche Verbote oder die guten Sitten verstoßen (§§ 134, 138 BGB). So hätte z. B. ein Vertrag keine Geltung, in dem sich die eine Seite verpflichtet, der anderen gestohlene Waren zu verkaufen.

5.1.2 Rechts- und Geschäftsfähigkeit, natürliche und juristische Personen

Die Rechtsordnung billigt nicht uneingeschränkt Handlungsfähigkeit zu.

WAS DENKEN SIE?

Fall 1

Eine alte, vermögende Frau errichtet formwirksam folgendes Testament: „Meine gierigen Nichten und Neffen, die meine nächsten Verwandten sind, bekommen nichts. Alleiniger Erbe meines Vermögens wird mein Papagei Paul." Nach ihrem Tod meint eine Nichte, der dumme Vogel könne gar nicht erben, deshalb werde sie schon etwas bekommen. Hat sie recht?

Fall 2

Der elfjährige Schüler Klaus ist äußerst lerneifrig. Ohne Kenntnis seiner Eltern bucht er bei einem privaten Anbieter einen Computerkurs, der ihn für mindestens ein Jahr zu monatlichen Zahlungen von 100 Euro verpflichtet. Sein Taschengeld beträgt pro Monat 20 Euro. Ist dieser Vertrag wirksam?

Fall 3

Zwei Bauunternehmer, die bislang sogenannte Einzelfirmen besitzen, für deren Verpflichtungen sie mit ihrem ganzen privaten Vermögen haften, wollen dieses Haftungsrisiko in Zukunft ausschließen. Was können sie dafür tun?

Einer der wichtigsten Grundbegriffe der Rechtsordnung ist die **Rechtsfähigkeit.** Sie bedeutet, dass jemand Träger von Rechten und Pflichten sein kann. Sie beginnt beim Menschen mit der *Vollendung* der Geburt und endet mit seinem Tod (§ 1 BGB). Aber nicht nur Menschen können rechtsfähig sein, sondern auch sogenannte **juristische Personen.** Darunter versteht man etwa eingetragene Vereine oder Aktiengesellschaften. Im **Fall 1** ist die Ansicht der Nichte, Papagei Paul könne nicht erben, richtig. Denn das Gesetz behandelt Tiere als Sachen. Sachen aber sind nicht rechtsfähig. Dennoch wird die Nichte nicht Erbin. Sie ist nämlich durch das Testament der alten Frau ausdrücklich enterbt worden (> 5.4.3).

Allein das Bestehen der Rechtsfähigkeit genügt aber noch nicht, um im Rechtsleben selbstständig handlungsfähig zu sein. Hinzukommen muss die **Geschäftsfähigkeit.** Darunter versteht man die Fähigkeit, seine rechtlichen Angelegenheiten selbst und wirksam vollziehen zu können. Bei der Geschäftsfähigkeit unterscheidet man drei Stufen:

1. *Geschäftsunfähig,* also nicht zu selbstständigen Handlungen im Rechtsleben fähig, sind
   - Kinder, die das 7. Lebensjahr noch nicht vollendet haben, und
   - Personen, deren freie Willensbestimmung nicht nur vorübergehend durch krankhafte Störung ihrer Geistestätigkeit ausgeschlossen ist.
2. *Beschränkt geschäftsfähig,* also nur zu Handlungen befugt, die für sie rechtlich ausschließlich günstig sind oder denen der jeweilige Vertretungsberechtigte zustimmt, sind Minderjährige zwischen sieben und 18 Jahren.
3. *Geschäftsfähig* sind alle übrigen *volljährigen* Personen. Volljährigkeit tritt mit Vollendung des 18. Lebensjahrs ein (§ 2 BGB).

Im **Fall 2** ist der Vertrag, den der Schüler Klaus abgeschlossen hat, zunächst *schwebend unwirksam.* Denn als Angehöriger der Altersgruppe zwischen sieben und 18 Jahren ist Klaus nur beschränkt geschäftsfähig. Er kann sich deshalb nicht wirksam dazu verpflichten, einem anderen Leistungen zu erbringen. Anders wäre es nur, wenn seine Eltern (beide!) der Buchung des Computerkurses zugestimmt hätten oder wenn er seine Verpflichtungen bereits mit seinem Taschengeld bezahlt hätte (§ 110 BGB). Diese Bestimmung, der sogenannte *Taschengeldparagraf,* will ermöglichen, dass Minderjährige allmählich den Umgang mit Geld in eigener Verantwortung lernen. Deshalb sind solche Verträge, die der Minderjährige aus Mitteln seines Taschengelds erfüllt, wirksam. Die schwebende Unwirksamkeit bedeutet aber auch, dass der von Klaus abgeschlossene Vertrag nicht grundsätzlich ohne Wirkung bleiben muss. Denn der Anbieter des Computerkurses kann von den Eltern eine nachträgliche Erklärung darüber fordern, ob sie das Geschäft ihres Sohnes billigen oder nicht. Halten die Eltern den Vertrag für sinnvoll, so können sie ihn genehmigen. Dadurch wird er wirksam. Die beschränkte Geschäftsfähigkeit eines Minderjährigen kann in Teilbereichen zu einer unbeschränkten gemacht werden. Der wichtigste Fall ist die Billigung eines Dienst- oder Arbeitsverhältnisses durch seinen gesetzlichen Vertreter. Dann ist der Minderjährige für die damit verbundenen Rechtsgeschäfte, z. B. Einrichtung eines Bankkontos, unbeschränkt geschäftsfähig (§ 113 BGB). Personen, die nicht oder nur beschränkt geschäftsfähig sind, können im Rechtsverkehr nur durch ihre gesetzlichen Vertreter wirksam handeln. Bei Kindern sind dies im Normalfall beide Elternteile. Nach einer Scheidung bleibt entweder ein gemeinsames Sorgerecht bestehen oder es wird durch das Familiengericht einem Elternteil allein übertragen (> 5.5.3).

Im **Fall 3** kommt schließlich das Wesen der *juristischen Personen* deutlich zum Ausdruck. Es handelt sich letztlich um Kunstgebilde, denen der Gesetzgeber im Rechtsverkehr Handlungsfähigkeit einräumen will, um vielfältige Ziele verwirklichen zu können. In diesem Fall werden die beiden Bauunternehmer ihre Firmen in eine *Gesellschaft mit beschränkter Haftung* (GmbH, > 9.5) einbringen. Nur diese GmbH wird dann nach außen die Geschäfte abschließen. Da nur noch sie Vertragspartner ist, haftet auch nur noch sie – von bestimmten Ausnahmefällen eines Haftungsdurchgriffs auf die Inhaber abgesehen. Das Privatvermögen der beiden Bauunternehmer wird damit geschützt. Auf den ersten Blick erscheint diese Gestaltungsmöglichkeit ungerecht. Man darf aber nicht vergessen, dass vielfach riskante und am Ende auch nützliche Geschäfte nur deshalb eingegangen werden, weil man diese Möglichkeiten der Haftungsbeschränkung hat. Ohne sie wäre das heutige, moderne Wirtschaftsleben nicht mehr vorstellbar.

Insgesamt lässt sich feststellen: Am Rechtsverkehr kann nur teilnehmen, wer rechtsfähig ist. Das sind vor allem natürliche und juristische Personen, daneben auch bestimmte Gesellschaften, Gemeinschaften und in bestimmten Bereichen das ungeborene Kind. Ein selbstständiges Auftreten setzt Geschäftsfähigkeit voraus, die bestimmten Personen jedoch fehlt oder ihnen nur eingeschränkt eingeräumt ist.

Das BGB definiert auch die Begriffe des Verbrauchers und des Unternehmers. Als *Verbraucher* wird jede natürliche Person behandelt, wenn sie Rechtsgeschäfte außerhalb ihrer gewerblichen oder selbstständigen beruflichen Tätigkeit vornimmt. *Unternehmer* sind alle natürlichen oder juristischen Personen und rechtsfähige Personengesellschaften, wenn sie in Ausübung ihrer gewerblichen oder selbstständigen beruflichen Tätigkeit handeln. Die hier vorgenommene Unterscheidung ist vor allem für die Anwendbarkeit vieler Vorschriften zum Schutz der Verbraucher (➤ 5.6) von großer Bedeutung.

5.1.3 Willenserklärung und Vertrag

WAS DENKEN SIE?

Fall 1

In einer am Montag erscheinenden Zeitungsanzeige bietet ein Fotogeschäft als Sonderangebot 99 Digitalkameras eines bestimmten Typs für 99 Euro pro Stück an. Franz Fröhlich, ein begeisterter Fotograf, liest die Anzeige und ruft sofort in dem Geschäft an. Er erklärt, eine der Kameras kaufen zu wollen, und bittet den Geschäftsinhaber, die Kamera für ihn bis zum Donnerstag zurückzulegen. Zuvor könne er leider wegen einer Geschäftsreise nicht kommen. Als ihm der Geschäftsinhaber mitteilt, er sei nicht bereit, eine Kamera zurückzulegen, antwortet Herr Fröhlich, das interessiere ihn nicht. Er habe soeben das Angebot des Geschäfts angenommen. Erhalte er die Kamera am Donnerstag nicht, besorge er sie sich anderweitig und fordere Ersatz für den Preisunterschied. Kann Franz Fröhlich seine Forderung tatsächlich durchsetzen?

Fall 2

In einem schriftlich abgeschlossenen Maklervertrag verpflichtet sich der Verkäufer eines Hauses, mit jedem vom Makler nachgewiesenen Interessenten, der den geforderten Preis bezahlen wolle, einen Kaufvertrag über das Haus abzuschließen. Falls er dies nicht tun werde, müsse er trotzdem die Maklerprovision zahlen. Genau diese Situation tritt ein. Kann der Makler seine Provision verlangen?

Es gibt **einseitige Rechtsgeschäfte** – hier führt, wie etwa bei einer Kündigung, eine Person durch eine einseitige Erklärung eine Rechtsfolge herbei – und **mehrseitige Rechtsgeschäfte** – hier sind mindestens zwei Personen beteiligt. Das Herbeiführen der Rechtsfolgen bezeichnet man als **Willenserklärung**.

Im **Fall 1** kann Franz Fröhlich keinen Ersatz für den Preisunterschied verlangen. Es fehlt an einer Willenserklärung des Inhabers des Fotogeschäfts und damit an einem Angebot des Inhabers. Denn Zeitungsanzeigen richten sich an einen Personenkreis, dessen Größe und Interesse nicht ohne Weiteres absehbar ist. Daher geht man davon aus, dass derjenige, der eine Anzeige erscheinen lässt, sich dadurch noch nicht binden will. Er will vielmehr nur sehen, wer seine Waren überhaupt kaufen möchte. Der Anruf von Herrn Franz Fröhlich ist deshalb erst das *Angebot*, einen Kaufvertrag über die Kamera abzuschließen. Der Inhaber nimmt dieses Angebot aber nicht an, was er im Rahmen der Abschlussfreiheit (➤ 5.1.1) jederzeit darf. Damit kommt ein Vertrag nicht zustande. Eine Pflicht zur Zahlung des Preisunterschieds als Schadensersatz entsteht nicht.

Dieser Fall verdeutlicht gleichzeitig das Wesen eines **Vertrags**: Er kommt durch zwei übereinstimmende Willenserklärungen zustande, die als *Angebot* und *Annahme* bezeichnet werden. Die Vertragspartner sind sich dann darüber einig, einen bestimmten rechtlichen Erfolg gemeinsam erreichen zu wollen. Ihre Rechte und Pflichten regeln sie entweder im Rahmen der Vertragsfreiheit selbst oder nehmen dafür die vorgegebenen Modelle des Gesetzes an. Selbstverständlich können auch mehr als zwei Personen einen Vertrag schließen, z. B. eine Gemeinschaftspraxis mehrerer Ärzte. Die übereinstimmenden Willenserklärungen müssen dann eben zwischen allen Vertragspartnern vorliegen. Noch etwas zeigt der Fall: Die Person, mit der ein Vertrag geschlossen werden soll, kann *anwesend* oder auch *nicht zugegen* sein, wenn das Angebot abgegeben wird. Im **Fall 1** hat Herr Fröhlich mit dem Geschäftsinhaber telefoniert. Das ist einem Angebot unter Anwesenden gleichgestellt, weil beide Personen unmittelbar Kontakt miteinander haben. Ein Angebot unter Anwesenden kann nur sofort angenommen werden, es sei denn, es wird im Einzelfall eine Überlegungsfrist vereinbart. Angebote gegenüber Abwesenden, z. B. eine schriftlich geäußerte Kaufabsicht, können nur in einer den Umständen nach angemessenen Frist angenommen werden.

Fall 2 zeigt auch das Problem der **Formfreiheit:** Grundsätzlich können Verträge formfrei, also mündlich, wirksam geschlossen werden. Auf die Bedeutung des Geschäfts seinem Wert nach kommt es dabei nicht an. Ein Kaufvertrag kann mündlich z. B. wirksam über eine Zeitung für 0,50 Euro ebenso wie über Möbel für 20 000 Euro abgeschlossen werden. Zur Beweissicherung empfiehlt sich aber bei allen bedeutenderen Geschäften die Schriftform. Eine Reihe von Vereinbarungen hält der Gesetzgeber allerdings für so bedeutend, dass er für ihre Wirksamkeit bestimmte *Formvoraussetzungen* geschaffen hat. So bedarf nach § 311b BGB ein Vertrag über den Kauf bzw. Verkauf eines Grundstücks notarieller Beurkundung. Neben der Beweissicherung will der Gesetzgeber dadurch vor allem eine hinreichende Beratung bei so bedeutenden Geschäften sichern. Aus diesem letzten Grund erhält der Makler hier auch keine Provision. Denn durch eine entsprechende Verpflichtung wäre der Verkäufer indirekt zum Vertragsschluss gezwungen, ohne dass ihn zuvor der Notar beraten hätte. Deshalb werden alle Vereinbarungen, die im Hinblick auf ein Grundstück auch nur indirekt einen Verkaufs- oder Kaufzwang auslösen könnten, denselben Formvorschriften wie der Grundstückskaufvertrag unterworfen.

Zusammenfassend gilt: Das Handeln im Rechtsverkehr geschieht durch Willenserklärungen, die gegenüber Anwesenden oder Abwesenden abgegeben werden können. Kann eine bestimmte Rechtsfolge nur durch übereinstimmende Willenserklärungen erreicht werden, spricht man von einem Vertrag.

5.1.4 Stellvertretung

WAS DENKEN SIE?
Fall
Die Altenpflegerin Elli Erber hat sich um eine Stelle in dem Altenpflegeheim „Sonnenschein Neuburg GmbH" beworben. Ihre Anstellung wird zu ihrer Überraschung von ihrem ehemaligen Klassenkameraden Manfred Müller vorgenommen, der, wie sie weiß, persönlich sehr wohlhabend ist. Manfred Müller, der Personalleiter ist, schließt den Arbeitsvertrag mit Elli Erber namens der „Sonnenschein Neuburg GmbH" ab. Einige Monate läuft alles gut, doch dann wird das monatliche Gehalt oft erst Wochen nach seiner Fälligkeit bezahlt. Elli Erber fragt sich, ob sie ihr Geld nicht auch von Manfred Müller verlangen könne, denn der habe ja schließlich den Arbeitsvertrag mit ihr unterschrieben. Was meinen Sie?

Nicht jede rechtsfähige Person kann selbst im Rechtsverkehr handeln. Geschäftsunfähige Menschen sowie in den meisten Fällen auch die beschränkt geschäftsfähigen (> 5.1.2) haben dafür einen **gesetzlichen Vertreter.** Auch die juristischen Personen bewirken ihre Rechtshandlungen mithilfe gesetzlicher Vertreter, z. B. dem Vorstand eines eingetragenen Vereins. Daneben gibt es eine **gewillkürte Vertretung.** Hier bevollmächtigt eine an sich handlungsfähige Person jemanden, für sie aufzutreten. Dieser Vertreter schließt dann die Rechtsgeschäfte im Namen des Vertretenen ab. Ihn selbst treffen die Wirkungen des betreffenden Rechtsgeschäfts nicht, wenn er ordnungsgemäß auf den Umstand der Vertretung hinweist und sich im Rahmen seiner Vollmacht hält.

Der **Fall** zeigt das Zusammenspiel beider Arten der Vertretung. Organ, also gesetzlicher Vertreter einer Gesellschaft mit beschränkter Haftung (GmbH), ist ihr Geschäftsführer. Er kann diese juristische Person nach außen vom Gesetz her weitgehend uneingeschränkt vertreten. Das schließt auch ein, dass er anderen Personen – etwa im Personalbereich – Vertretungsmacht für die GmbH erteilt. Dann können diese Personen in den entsprechenden Bereichen die GmbH gewillkürt vertreten. Manfred Müller hatte für den Personalbereich eine solche gewillkürte Vertretungsmacht. Damit treffen die Rechtsfolgen eines Vertrags, den er mit einem Arbeitnehmer für die „Sonnenschein Neuburg GmbH" abschließt, nur die GmbH. Er selbst hat aus diesem Vertrag weder Rechte noch Pflichten, sodass Elli Erber ihr Gehalt nicht von Manfred Müller verlangen kann.

5.2 Schadensersatzrecht

5.2.1 Allgemeine Voraussetzungen einer Haftung

Nicht jede Pflichtverletzung führt zu einem Schaden, und nicht jeder Schaden führt zu einer Haftung. Diesen wichtigen Grundsatz muss man sich verdeutlichen, wenn man sich näher mit dem Schadensersatzrecht befassen will.

Ein Schaden kann *materieller* oder *immaterieller* Natur sein oder auch beide Komponenten beinhalten: Unter einem **materiellen Schaden** versteht man jeglichen wirtschaftlichen Nachteil, also jeden Vermögensnachteil.

BEISPIEL
Claudia ist bei ihrer Freundin Anna zum Kaffee eingeladen. Beim Aufstehen stößt Claudia die Kaffeekanne (Wert: 40 Euro), deren Eigentümerin Anna ist, zu Boden. Dadurch zerbricht die Kaffeekanne.

Hier ist ein materieller Schaden entstanden. Denn das Vermögen von Anna ist um den Wert der Kaffeekanne, also in Höhe von 40 Euro, vermindert worden. Dieser Schaden wird Anna durch Zahlung einer entsprechenden Geldsumme ersetzt; man spricht von **Schadensersatz.**

Unter einem **immateriellen Schaden** versteht man jeden Schaden, der nicht in einem Vermögensnachteil besteht, also z. B. die Zufügung von Schmerzen oder nachhaltigen psychischen Beeinträchtigungen.

BEISPIEL
Die Kaffeekanne aus o. g. Beispiel übersteht den Sturz vom Tisch unbeschadet, aber nur deshalb, weil sie Anna auf die Zehen ihres rechten Fußes fällt. Damit aber nicht genug: Neben einigen blauen Flecken, die Folge dieses Geschehens sind, wird dabei auch ein Gelenk an ihrer dritten Zehe gebrochen. Anna erleidet erhebliche Schmerzen.

Hier ist Anna kein materieller Schaden entstanden. Denn die Kaffeekanne bleibt heil, und damit verändert sich im Bestand ihres Vermögens nichts. Anna hat aber Schmerzen erlitten; dies ist ihr immaterieller Schaden. Ein solcher immaterieller Schaden wird, wenn er mehr als nur unerheblich ist, durch eine *billige Entschädigung* in Geld ausgeglichen. Diese Geldzahlung bezeichnet man als **Schmerzensgeld** (§ 253 Abs. 2 BGB).

Ein Ereignis kann auch materielle und immaterielle Schäden gleichzeitig hervorrufen. Dann gibt es Schadensersatz und Schmerzensgeld nebeneinander.

BEISPIEL
Die Kaffeekanne, die Claudia vom Tisch stößt, zerbricht beim Sturz und verursacht zusätzlich noch den Bruch des Gelenks an Annas Zehen.

Schließlich ruft nicht jede Pflichtverletzung zwangsläufig einen Schaden hervor. Fehlt es am Schaden, dann bekommt der von einer Pflichtverletzung Betroffene auch keinen Schadensersatz, weil er ja weder materielle noch immaterielle Einbußen hat.

BEISPIEL
Claudia stößt die Kaffeekanne beim Aufstehen zu Boden. Die Kaffeekanne trifft aber weder Anna, noch erleidet sie sonstige Schäden.

Der Eintritt eines Schadens führt aber auch nicht zwangsläufig zu einer Haftung. Vielmehr haftet grundsätzlich nur, wen ein *Verschulden* an der Herbeiführung des Schadens trifft. Darüber hinaus gibt es in einigen Bereichen – am wichtigsten ist in der Praxis die daraus herrührende Haftung des Halters eines Kraftfahrzeugs – noch eine *Gefährdungshaftung*, und schließlich kann man für bestimmte Eigenschaften auch eine *Garantie* übernehmen. Im Einzelnen bedeutet das:

- Das grundsätzlich für eine Haftung notwendige *Verschulden* kann *Vorsatz* oder *Fahrlässigkeit* sein (➤ 5.2.2). Während der Begriff des Vorsatzes im Zivil- und Strafrecht übereinstimmt, gibt es bei der Fahrlässigkeit einen wichtigen Unterschied: Während es im Strafrecht darauf ankommt, ob jemand nach seinen subjektiven Fähigkeiten die Folgen seiner Nachlässigkeit erkennen kann, gilt im Zivilrecht ein objektiver Maßstab: Es kommt darauf an, welche Fähigkeiten in einem bestimmten Sektor des Rechtsverkehrs – etwa im Straßenverkehr – vorausgesetzt werden. Auf das Vorliegen dieser Fähigkeiten dürfen die übrigen Teilnehmer am Rechtsverkehr vertrauen.

BEISPIEL
Der Altenpfleger Joachim Jaumann schlängelt sich mit seinem Motorroller durch den Großstadtverkehr. Immer wieder wird sein Weg von falsch parkenden Autos behindert, und bei einem besonders rücksichtslos abgestellten Sportwagen lässt sich Joachim Jaumann zu einem Tritt in die Fahrertür hinreißen. An die Beule „im Wert" von 1 000 Euro, die dabei entsteht, hat er durchaus gedacht.

Herr Jaumann haftet wegen **vorsätzlicher** Sachbeschädigung für diesen Schaden.

BEISPIEL
Joachim Jaumann hat noch wenig Fahrpraxis mit seinem Roller, und die erste Reifglätte an einem Novembermorgen überfordert ihn: Sein Roller gerät ins Rutschen und beschädigt ein geparktes Auto.

Seine mangelnden Fahrkünste als Anfänger schützen Joachim Jaumann nicht davor, für den Schaden einstehen zu müssen. Denn ein Rollerfahrer – und das ist der objektive Maßstab bei der hier vorliegenden **Fahrlässigkeit** – muss sein Fahrzeug so gut beherrschen, dass auch bei Reifglätte niemand zu Schaden kommt.

BEISPIEL
Joachim Jaumann hat seinen Roller regelmäßig zu den vorgeschriebenen Inspektionen gebracht. Dennoch entsteht eines Tages bei einer Fahrt plötzlich ein Getriebeschaden, der zum Blockieren des Antriebsrads führt. Jochen Jaumann gerät, ohne dass man ihm dies vorwerfen kann, ins Schleudern und rammt ein geparktes Auto, an dem hoher Sachschaden (3 000 Euro) entsteht.

In diesem Beispiel erleidet eine andere Person einen Schaden, ohne dass man dem Verursacher Vorsatz oder Fahrlässigkeit – der Roller war regelmäßig gewartet worden – vorwerfen kann. Dennoch gibt es für den Geschädigten keine Haftungslücke, weil jetzt die **Gefährdungshaftung** eingreift.

BEISPIEL
Der Gebrauchtwagenhändler Norbert Neuner will den Kunden, der sich für ein drei Jahre altes und 65 000 km gelaufenes Auto interessiert, überzeugen. So schreibt er schließlich in den Kaufvertrag: Garantie für das einwandfreie Funktionieren von Motor und Getriebe für zwei Jahre ab Kauf, maximal bis 150 000 km. 14 Tage später, der Kunde ist gerade einmal 800 km mit dem Auto gefahren, kommt es zu einem vollständigen Motorschaden. Ursache war ein Materialfehler an einem Kolben des Motors, der bis dahin weder für diesen Fahrzeugtyp bekannt war noch von Herrn Neuner erkannt werden konnte.

Obwohl ihn hier weder Verschuldens- noch Gefährdungshaftung treffen, muss Herr Neuner aufgrund seiner Garantie für den Schaden am Motor in vollem Umfang einstehen.

5.2.2 Vertragliche Schadensersatzansprüche

Ein Vertrag wird zur Erreichung eines bestimmten Ziels abgeschlossen (➤ 5.1.3). Kauft jemand bei einem Händler Möbel, so will er die Möbel und der Händler das Geld dafür bekommen. Erfüllt ein Vertragspartner seine Pflichten nicht, kann man die entsprechende Leistung notfalls mit einer Klage durchsetzen. Was aber ist mit den sonstigen Folgen, die ein vertragswidriges Verhalten haben kann?

WAS DENKEN SIE?
Fall 1
Rechtzeitig bevor zum 15. Januar die Betriebserlaubnis für sein altes Gerät endgültig ausläuft, vereinbart der Radiologe Dr. Alt mit einer Firma die Lieferung eines neuen Geräts an ihn, das bis spätestens zu diesem Datum betriebsbereit sein muss. Trotzdem liefert die Firma das neue Gerät so spät, dass Dr. Alt es erst ab dem 19. Januar einsetzen kann. In der Zwischenzeit musste er seine Praxis schließen, wodurch ihm ein Einnahmeausfall von 20 000 Euro entstand. Muss die Firma an Dr. Alt diese 20 000 Euro zahlen?

Fall 2
Der 40-jährige Arnold Aumann lässt sich in der Praxis des praktischen Arztes Dr. Ludwig gegen Tetanus impfen. Die Impfung wird mittels einer Injektion durchgeführt. Diese Tätigkeit überträgt Dr. Ludwig auf seine Helferin Frau Neu. Diese trifft bei der Impfung aus vermeidbarer Nachlässigkeit – sie hat eine entsprechende Ausbildung – einen Nerv. Arnold Aumann, der jetzt zwar wirksam gegen Tetanus geschützt ist, kann dadurch einige Tage kaum noch sitzen und seinen Beruf als selbstständiger Taxifahrer nicht ausüben. Da Frau Neu kein Vermögen hat, möchte Herr Aumann von Dr. Ludwig 500 Euro Verdienstausfall. Besteht dieser Anspruch?

Fall 3
Der Gesundheits- und Krankenpfleger Ferdinand Fischer möchte in einem Kaufhaus eine neue Stereoanlage kaufen. Doch er kommt gar nicht in die betreffende Abteilung: Kurz hinter dem Eingang liegt seit über einer Stunde eine Bananenschale, auf der er ausrutscht und zu Fall kommt. Dabei zerreißt seine neue Hose im Wert von 80 Euro. Als er diese Summe vom Kaufhaus haben möchte, weist man ihn darauf hin, dass er mangels Vertrags keine Ansprüche habe. Ist diese Meinung richtig?

Im **Fall 1** muss die Firma an Dr. Alt **Schadensersatz** wegen des Lieferverzugs bezahlen. Denn nach den Bestimmungen des BGB muss derjenige, der schuldhaft einen Vertrag nicht oder nicht ordnungsgemäß erfüllt, dem anderen Teil den dadurch entstehenden Schaden bezahlen. Der andere Teil ist dabei so zu stellen, als ob der Vertrag ordnungsgemäß erfüllt worden wäre. Bei pünktlicher Lieferung hätte Dr. Alt nach dem 15. Januar wieder arbeiten können und entsprechende Einnahmen gehabt. Dieser Ausfall ist ihm auszugleichen. Allerdings muss sich Dr. Alt von den fehlenden 20 000 Euro an Einnahmen diejenige Summe abziehen lassen, die er durch die Schließung seiner Praxis erspart hat. Das werden in erster Linie die Kosten für den laufenden Betrieb seines Geräts sein. Zwei Bestimmungen sind im Zusammenhang mit dem Schadensersatzanspruch besonders interessant:

- Häufig hat der Geschädigte Schwierigkeiten, die *Höhe* seines Schadens, aber auch die ersparten Aufwendungen genau nachzuweisen. Dieses Problem stellt sich z. B. auch bei dem Verdienstausfall von Dr. Alt, da er weder Anzahl noch Umfang der ausgefallenen Behandlungen genau beweisen kann. Hier hilft § 287 der *Zivilprozessordnung* (ZPO), der dem Gericht eine Schätzung des Schadens erlaubt.
- Im **Fall 1** war ein genauer Liefertermin bestimmt. Dann tritt der sogenannte **Verzug**, der einen Schadensersatzanspruch gibt, allein durch die Überschreitung dieses Termins ein. Fehlt eine solche Vereinbarung, muss man den Vertragspartner erst zur Leistung mahnen, um den Verzugseintritt herbeizuführen. Eine Ausnahme gilt für Ansprüche auf Geld, bei denen der Schuldner 30 Tage nach Fälligkeit und Zugang einer Rechnung automatisch in Verzug kommt. Gegenüber Verbrauchern gilt dies allerdings nur, wenn sie auf diese Folge eines Zahlungsverzugs ausdrücklich hingewiesen worden sind.

Fall 2 unterscheidet sich in entscheidenden Punkten vom vorangegangenen: Die geschuldete Leistung, die Impfung gegen Tetanus, ist pünktlich erbracht worden. Und der Vertragspartner von Arnold Aumann, Dr. Ludwig, hat die Injektion gar nicht selbst gegeben. Das führt zu zwei weiteren Problemen: Schadensersatzansprüche entstehen nicht nur, wenn die geschuldete Leistung Fehler aufweist. Sie entstehen auch, wenn eine Seite ihre sogenannten **Nebenpflichten** verletzt. Nebenpflicht bei einer Impfung ist unter anderem, so zu impfen, dass keine unnötigen nachteiligen Folgen entstehen. Nach dem Sachverhalt des Falls wäre es Frau Neu möglich gewesen, bei sorgfältigem Vorgehen den Nerv nicht zu treffen. Die Verletzung einer Nebenpflicht liegt also vor. Dr. Ludwig hat selbst nicht schuldhaft gehandelt. Denn seine Helferin hatte eine entsprechende Ausbildung, sodass er ihr die Durchführung der Impfung übertragen durfte. Sie ist zur Erfüllung der Verpflichtungen des Arztes, nämlich zum Impfen, tätig. In der Sprache des Gesetzes ist sie **Erfüllungsgehilfin** (§ 278 BGB). Dadurch muss Dr. Ludwig für ihr Verschulden einstehen. Er muss Herrn Aumann den Verdienstausfall bezahlen.

Im **Fall 3** ist zwar die Ansicht richtig, dass noch kein Vertrag abgeschlossen sei. Denn Ferdinand Fischer hat durch Betreten des Kaufhauses allein noch kein Angebot auf Abschluss eines Kaufvertrags abgegeben. Erst recht würde es noch an einer Annahme fehlen. Dennoch tritt eine *Schadensersatzhaftung* der Inhaber des Kaufhauses aus sogenanntem *Verschulden bei Vertragsschluss* ein. Schon der engere Kontakt zweier zukünftiger Parteien, der sich im Vorfeld eines Vertragsabschlusses ergibt, führt zu dieser Haftung. Denn Ferdinand Fröhlich kann die Stereoanlage nur erwerben, wenn er das Kaufhaus betritt. Dadurch ist er aber den dort herrschenden Gefahren ausgesetzt. Im Fall 3 hat der dafür verantwortliche Angestellte des Kaufhauses seine *Verkehrssicherungspflicht* verletzt. Denn der Eingangsbereich ist durch die dort liegende Bananenschale gefährlich geworden. Die Beseitigung dieser Gefahrenquelle ist schuldhaft unterblieben, weil innerhalb einer Stunde eine Überprüfung des Bereichs und eine Beseitigung der Schale zumutbar gewesen wären. Ebenso wie im vorangegangenen Fall wird auch bei dieser Haftung das Verschulden der Erfüllungsgehilfen ihrem *Geschäftsherrn* – nämlich dem Kaufhaus – zugerechnet.

Aus diesen Fällen wird deutlich: Bei einer schuldhaften Verletzung vertraglicher Pflichten wird für den daraus entstehenden Schaden umfassend gehaftet. Die Haftung gilt für Haupt- und Nebenpflichten, für Pflichtverletzungen des Vertragspartners und seiner Erfüllungsgehilfen gleichermaßen.

5.2.3 Deliktische Schadensersatzansprüche

Einen Schaden kann man nicht nur einem Vertragspartner, sondern auch einem beliebigen Dritten zufügen. Wie ist dann die Haftung geregelt?

WAS DENKEN SIE?

Fall 1

Der vierjährige Fritz entwischt in einem unbewachten Augenblick durch Überklettern des Zauns aus dem elterlichen Garten. Auf der Straße sieht er ein nicht abgesperrtes Kinderfahrrad, das er sofort benutzt. Da seine Fahrkünste mangelhaft sind, landet er in der Tür des Autos von Frau Schmid. Den Schaden in Höhe von 300 Euro möchte Frau Schmid von Fritz' Eltern erstattet bekommen. Erhält Frau Schmid ihr Geld?

Fall 2

Der Taxifahrer Arnold Aumann aus Fall 2 in ➤ 5.2.2 fragt sich, ob er von Dr. Ludwig oder dessen Helferin nicht auch ein angemessenes Schmerzensgeld verlangen könnte. Hat er derartige Ansprüche?

Verletzt jemand rechtswidrig und schuldhaft geschützte Rechtspositionen anderer, so muss er für den angerichteten Schaden haften. Das schreiben die Vorschriften des Deliktrechts im BGB vor. Voraussetzung dieser Haftung ist allerdings grundsätzlich die sogenannte **Deliktsfähigkeit** (§ 828 BGB). Einem Kind bis zur Vollendung des siebten Lebensjahrs fehlt sie immer. Bei fahrlässig herbeigeführten Unfällen mit Kraftfahrzeugen, Schienen- oder Schwebebahnen liegt diese Grenze bei zehn Jahren. Zwischen dem siebten und 18. Lebensjahr richtet sie sich im Rahmen der Einsichtsfähigkeit nach den Umständen des Einzelfalls. Eine gewisse Durchbrechung dieses Grundsatzes bringt § 829 BGB, der bei einem nicht deliktsfähigen, aber hinreichend vermögenden Schädiger eine Haftung aus Billigkeitsgründen vorsieht.

Im **Fall 1** wird Frau Schmid wahrscheinlich kein Geld bekommen: Fritz' Eltern haften nicht, weil sie ihre *Aufsichtspflicht* nicht verletzt haben. Auch ein vierjähriges Kind muss im eingezäunten Garten nicht ständig im Auge behalten werden. Fritz haftet nicht, weil er nicht deliktsfähig ist. Es bleibt also nur die Hoffnung auf § 829 BGB.

Fall 2 zeigt uns weitere wichtige Einzelheiten der deliktischen Haftung: Deliktische Ansprüche können *zusätzlich* zu den vertraglichen (➤ 5.2.2) bestehen. Allerdings ist bei der deliktischen Haftung die Einstandspflicht für Hilfspersonen eingeschränkt. Man kann sich für ihr Verhalten entlasten (§ 831 BGB), wenn man sie sorgfältig ausgesucht und überwacht hat. Hat also die fachlich ausgebildete Helferin Frau Neu bislang ordentlich gearbeitet, haftet Dr. Ludwig für ihr Verhalten nach Deliktsrecht nicht. Praktische Auswirkungen hat dies aber hier nicht: Der in § 253 BGB geregelte Schmerzensgeldanspruch gilt auch bei vertraglichen Ansprüchen, sodass Dr. Ludwig auch für das Schmerzensgeld aus dem Vertrag in Anspruch genommen werden kann, weil er insoweit immer für das Verhalten von Frau Neu haftet. Die Höhe des Schmerzensgelds wird bei dieser Art von unangenehmen, aber folgenlos heilenden Verletzungen wohl zwischen 200 und 300 Euro liegen.

➤ Abb. 5.1 gibt abschließend einen Überblick über die Grundlagen der Haftung.

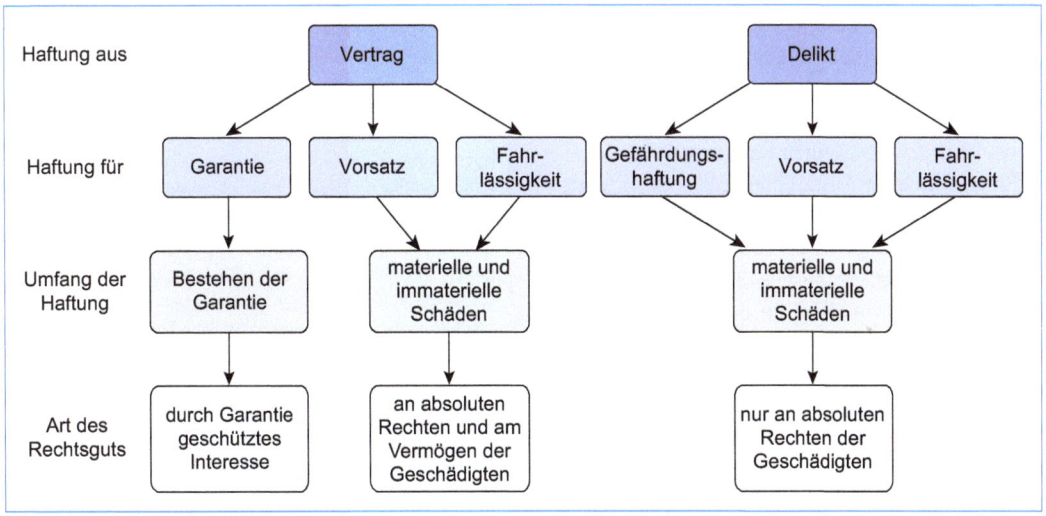

Abb. 5.1 Grundlagen der Haftung [L143]

5.3 Rechtsprobleme bei der Behandlung Kranker und Pflegebedürftiger

Rechtsbeziehungen, die bei der Behandlung Kranker und Pflegebedürftiger entstehen, weisen besondere Eigenarten auf. Als Schwerpunkt wird auf die Besonderheiten bei der Behandlung durch einen Arzt oder ein Krankenhaus eingegangen (➤ 5.3.1–5.3.5). Daneben sind aber auch der Heimvertrag (➤ 8.2.2) und Verträge etwa mit ambulanten Pflegediensten (➤ 5.3.6) kurz zu erwähnen.

5.3.1 Rechtsnatur des ärztlichen Behandlungsvertrags

Das Recht des ärztlichen *Behandlungsvertrags*, das lange Zeit durch die Rechtsprechung entwickelt wurde, wurde im Jahr 2013 in das BGB aufgenommen. Seitdem regeln die §§ 630a – 630h des BGB den Vertrag zwischen „Behandelndem und Patienten" (§ 630a Abs. 1 BGB). Von seiner Rechtsnatur her ist der Behandlungsvertrag fast immer ein **Dienstvertrag,** und über § 630b BGB wird auch, soweit im Recht des Behandlungsvertrags nicht Sonderregelungen getroffen sind, das Recht des Dienstvertrags für anwendbar erklärt. Dies gilt unabhängig davon, ob es sich um eine ambulante Behandlung in einer Arztpraxis oder um die Aufnahme in ein Krankenhaus handelt. Die Besonderheit des Dienstvertrags ist es, dass (nur) die *ordnungsgemäße Behandlung,* nicht aber der *Heilungserfolg* vom Arzt oder Krankenhaus geschuldet wird. Denn auf die Heilung selbst kann der Arzt keinen Einfluss nehmen.

Einzige wichtige Ausnahme, bei der ein Erfolg geschuldet wird und deshalb eine Einordnung als **Werkvertrag** erfolgt, ist die Erbringung rein technischer Leistungen. Praktische Bedeutung hat diese Unterscheidung vor allem im Bereich der Zahnprothetik. Der Unterschied liegt darin, dass bei einem Werkvertrag der Arzt für die ordnungsgemäße Brauchbarkeit seiner Leistung einzustehen hat. Müssen im Einzelfall noch zusätzliche Nebenleistungen wie die Verköstigung erbracht werden, beeinflussen sie die Rechtsnatur des Behandlungsvertrags nicht.

5.3.2 Pflichten des Behandlers

Die Pflichten, die sich aus einem Behandlungsvertrag ergeben, sind vielfältiger Natur. Sie insgesamt darzustellen würde den Rahmen dieses Buches sprengen. Deshalb wird die Darstellung an dieser Stelle auf die wichtigsten Pflichten des Behandlers beschränkt.

WAS DENKEN SIE?

Fall 1

Britta Berger war zweimal als Privatpatientin bei Zahnarzt Dr. Huber in Behandlung. Mit der Begleichung ihrer Rechnungen gab es beide Male erhebliche Schwierigkeiten: Einmal musste sie dreimal gemahnt werden, im zweiten Fall ließ sie sich sogar verklagen. Nun sucht sie Dr. Huber erneut auf, um sich Zahnstein entfernen zu lassen. Als sich Dr. Huber unter Hinweis auf die bisherigen Schwierigkeiten beim Bezahlen der Rechnungen weigert, sie zu behandeln, reagiert Frau Berger völlig uneinsichtig und meint, sie habe Anspruch auf die gewünschte Behandlung. Hat sie recht?

Fall 2

Die Hausärztin Dr. Petra Paulsen stuft die ihr seit Langem bekannte 83-jährige Patientin Mathilde Mai als wehleidig ein. Als Frau Mai wieder einmal in ihre Praxis kommt und über starke Schmerzen beim Atmen klagt, hört Dr. Paulsen ihre Patientin nicht einmal ab, sondern schickt sie wieder nach Hause mit den Worten: „Das wird nur eine Erkältung sein. Lassen Sie sich in der Apotheke etwas dagegen empfehlen." Tatsächlich hatte Frau Mai eine beginnende Lungenentzündung, die sie nur dank eines längeren Krankenhausaufenthalts überlebt. Sie möchte wissen, ob sie jetzt gegen ihre Ärztin Dr. Paulsen wenigstens ein Schmerzensgeld geltend machen kann.

Fall 3

Der niedergelassene Arzt Dr. Klein fürchtet vor allem eines: einmal für einen Kunstfehler zu haften. Um seinen Patienten den Nachweis zu erschweren, dokumentiert er seine Behandlungen äußerst unzureichend. Als schließlich ein Patient wegen eines angeblichen Kunstfehlers gegen ihn klagt, kann der vom Gericht eingeschaltete Sachverständige aus der vorgelegten Dokumentation keine Erkenntnisse gewinnen. Welche Folgen hat das?

Fall 4

Der Patient eines Hautarztes, der an einem ansteckenden Ausschlag leidet, nimmt die ihm verschriebenen Medikamente, obwohl er sie verträgt, nicht ein. Nach mehreren Mahnungen beendet der Hautarzt die Behandlung, obwohl sich das Krankheitsbild nicht gebessert hat. Durfte er das?

Fall 1 verdeutlicht, dass die Grundsätze der Abschlussfreiheit (> 5.1.1) auch im Arztrecht gelten. Weder ein Arzt noch ein Krankenhaus ist grundsätzlich verpflichtet, die Behandlung eines Patienten zu übernehmen. Allerdings erfährt dieser Grundsatz zahlreiche Durchbrechungen, die dann zu einer **Behandlungspflicht** führen:

- Notfall: Aus medizinischer Sicht kann nicht gewartet werden, bis der Patient eine andere Gelegenheit zur Behandlung findet.
- Unzumutbarkeit für den Patienten, einen anderen Arzt aufsuchen: Ist der Arzt in einem bestimmten regionalen Bereich der einzige „Anbieter" und kann ein Patient einen anderen Arzt nur unter unzumutbaren Schwierigkeiten aufsuchen, besteht ebenfalls Behandlungspflicht.
- Die Behandlungspflicht ist gegenüber Dritten vertraglich übernommen worden, z. B. ein Krankenhausträger verpflichtet sich gegenüber einer gesetzlichen Kasse, deren Mitglieder zu behandeln.

Standesrechtlich ist der Arzt allerdings gehalten, eine Behandlung nur aus sachlichen Gründen abzulehnen. Folgende Gründe können dafür in Betracht kommen:

- Schlechte Zahlungsmoral wie im **Fall 1**
- Auslastung der Praxis durch bereits in Behandlung befindliche Patienten
- Erkennbar mangelhaftes Vertrauensverhältnis bei früheren Behandlungen
- Wissens- oder Ausrüstungsstand, der für die vorgesehenen Maßnahmen nicht ausreicht

Wesentliche Pflichten

Welche Behandlung schuldet ein Arzt seinem Patienten nun? Die Antwort darauf gibt § 630a Abs. 2 BGB: Es ist, soweit nichts anderes vereinbart ist, der zum Zeitpunkt der Behandlung geltende, *allgemein anerkannte fachärztliche Standard* einzuhalten. Darunter ist Folgendes zu verstehen:

- Am Anfang der Behandlung steht die **Anamnese.** Der Arzt befragt also den Patienten zunächst, welche Probleme und Leiden ihn zu ihm führen. Der Anamnese folgt die **klinische Untersuchung.** Der Arzt wird jetzt den Patienten auf Unregelmäßigkeiten, z. B. eine erhöhte Körpertemperatur, befragen und untersuchen, die mit den subjektiv geäußerten Beschwerden in Zusammenhang stehen können. Darüber hinaus muss er natürlich auch auf andere Auffälligkeiten achten, die der Patient zeigt.
Mit der klinischen Untersuchung geht die Stellung der **Diagnose** einher. Um sie absichern zu können, sind oft noch weitere Untersuchungsschritte, etwa die Erhebung von Laborwerten, nötig.
Stellt der Arzt einen krankhaften Zustand des Patienten fest, prüft er die **Indikation** für eine bestimmte Behandlung. Eine Indikation kann *absolut* oder *relativ* sein.
    - *Absolut* bedeutet, dass es zu der notwendigen Behandlung keine Alternative gibt. Beispiel: Ein Blinddarm, der durchzubrechen droht, muss schnellstens operiert werden.
    - *Relativ* bedeutet, dass es mehrere Möglichkeiten gibt, auf eine Erkrankung zu reagieren. Beispiel: Ein Bandscheibenvorfall, der zwar Schmerzen, aber keine neurologischen Ausfälle verursacht, kann operiert werden. Der Patient kann aber auch versuchen, die Schmerzbeeinträchtigung durch Krankengymnastik zu beheben.
- Der nächste Schritt einer sachgerechten Behandlung, der auch schon bei Untersuchungsmaßnahmen, die mit Eingriffen verbunden sind, zu beachten ist, ist eine **ordnungsgemäße Aufklärung** des Patienten (> 4.3.1).
- Der Patient muss eine **wirksame Einwilligung** zu der vorgesehenen Behandlung geben (> 4.3.1).
- Nun muss der Arzt seinen Patienten **sachgerecht** behandeln. Das bedeutet, dass er die Regeln des anerkannten Facharztstandards einzuhalten hat. Er darf also, solange nichts anderes vereinbart ist, keine Außenseitermethoden anwenden und nicht unterhalb des Facharztstandards bleiben. Umgekehrt hat der Patient aber auch keinen Anspruch auf eine sogenannte optimale Versorgung, also z. B. auf eine besondere Operationstechnik, die etwa Narbenbildungen weitgehend vermeiden würde.
Kann ein Arzt den notwendigen Standard nicht bieten, so muss er seinen Patienten dort weiterbehandeln lassen, wo das möglich ist. Diagnostiziert z. B. der Hausarzt eine Blinddarmentzündung, darf er diese Operation nicht selbst durchführen, sondern muss den Patienten ins Krankenhaus überweisen.

- Der Arzt muss seine Behandlung – und zwar zeitnah zum Eingriff – **ausreichend dokumentieren.** Ausreichend bedeutet vor allem, dass ein anderer Fachkundiger anhand der Aufzeichnungen nachvollziehen kann, wie die Behandlung abgelaufen ist, also welche Operationsmethode z. B. angewandt worden ist. Seine Unterlagen hat er für die Dauer von zehn Jahren aufzubewahren (§ 630f. BGB). Der Patient hat grundsätzlich ein Recht auf Einsicht in seine Patientenakte (§ 630g BGB) und kann gegen Kostenerstattung auch Abschriften oder elektronische Kopien fordern. Damit soll abgesichert werden, dass ein Patient die notwendigen Informationen bekommt, um etwaige Behandlungsfehler abklären zu können. Nach dem Tod eines Patienten geht dieses Recht auf seine Erben und teilweise auch auf nächste Angehörige über, es sei denn, dass eine solche Möglichkeit zur Einsichtnahme nicht dem ausdrücklichen oder mutmaßlichen Willen des Patienten entspricht.
- Schließlich stellt sich die Frage, wann ein Behandlungsvertrag **endet** oder vom Arzt – der Patient kann zu jeder Zeit kündigen – **beendet werden darf.** Hier gibt es im Wesentlichen drei Fallgruppen:
  – Die vorgesehene Behandlung ist durchgeführt worden.
  – Der Patient handelt dem Behandlungsziel grob zuwider. Beispiel: Während einer Alkoholentziehung trinkt ein Patient heimlich Alkohol. Dann darf seine weitere Behandlung sofort abgebrochen werden.
  – Das Vertrauensverhältnis zum Patienten ist aus sonstigen Gründen nachhaltig gestört. Beispiel: Im Rahmen einer lang dauernden Zahnsanierung hat ein Patient mehrmals gegenüber der Zahnärztekammer unwahre Behauptungen über seinen Behandler abgegeben.

Für die Fälle 2, 3 und 4 bedeuten diese Grundsätze Folgendes:

Im **Fall 2** hat Frau Dr. Paulsen jegliche klinische Untersuchung ihrer Patientin unterlassen. Ein solches Verhalten stellt einen groben Behandlungsfehler dar, der im Verhältnis zwischen Arzt und Patienten zu einer Umkehr der Beweislast führt (§ 630h BGB). Das bedeutet für Frau Mai, dass jetzt nicht mehr sie beweisen muss, dass der weitere Verlauf ihrer Lungenentzündung auf einem Fehlverhalten ihrer Ärztin beruht. Vielmehr muss Dr. Petra Paulsen ihrerseits nachweisen, dass der Krankheitsverlauf von Frau Mai auch dann, wenn sie sie wie geboten untersucht und behandelt hätte, kein anderer als der tatsächliche gewesen wäre. Das wird ihr im Regelfall nicht gelingen, sodass Frau Mai sehr gute Chancen hat, ein Schmerzensgeld von ihrer Ärztin zu bekommen.

Im **Fall 3** meint Dr. Klein offenbar, durch eine unzureichende Dokumentation dem Patienten den Nachweis eines Kunstfehlers vereiteln zu können. Sein Verhalten kehrt sich nach der Gesetzeslage aber gegen ihn: Ist die Durchführung einer bestimmten Maßnahme nicht dokumentiert, so wird vermutet, dass sie auch nicht durchgeführt worden ist (§ 630h Abs. 3 BGB). Diese Vermutung kann Dr. Klein zwar widerlegen, aber dazu muss er beweisen, dass er die entsprechende Maßnahme doch vorgenommen hat. Doch das wird ihm angesichts seiner mangelhaften Unterlagen kaum mehr möglich sein.

Fall 4 zeigt schließlich einen Fall, in dem der Patient dem Behandlungsziel dadurch, dass er die notwendigen Medikamente nicht einnimmt, grob zuwiderhandelt. Daher durfte der Hautarzt seine Behandlung beenden.

Abschließend ist noch **eine Besonderheit für gesetzlich Versicherte** zu erwähnen: Ist ein gesetzlich Versicherter der Ansicht, dass er durch Arzt oder Krankenhaus fehlerhaft behandelt wurde und dadurch Schäden erlitten hat, kann er beim Medizinischen Dienst der Krankenkassen (MDK) eine Begutachtung seines Falls beantragen. Teilt der MDK seine Ansicht, wird das Gutachten für den Patienten kostenfrei erstellt. So erhält der Patient eine fundierte Grundlage für seine Entscheidung, ob ein Vorgehen gegen Arzt oder Krankenhaus Aussicht auf Erfolg hat.

5.3.3 Krankenhausaufnahmevertrag

WAS DENKEN SIE?
Fall

In einem kleinen Krankenhaus wird den Patienten keine Gelegenheit zur Verwahrung ihres Geldes gegeben. Man weist nur allgemein auf die bestehende Diebstahlsgefahr hin. Dennoch hat Herr Wehner, Patient dieses Krankenhauses, in seiner Nachtischschublade einen Betrag von 100 Euro deponiert. Stefan Sauer, ein im Krankenhaus angestellter und in Geldnöten befindlicher Gesundheits- und Krankenpfleger, stiehlt diesen Betrag. Haftet das Krankenhaus gegenüber Herrn Wehner für den Verlust des Geldes?

Beim Krankenhausaufnahmevertrag muss man zwischen dem *totalen Krankenhausaufnahmevertrag* und dem *gespaltenen Arzt-Krankenhaus-Vertrag* unterscheiden. Im ersteren Fall bestehen vertragliche Beziehungen nur zum Krankenhausträger. Dieser schuldet dem Patienten alle Leistungen, also ärztliche Behandlung, Pflege, Unterbringung, Verpflegung und eine sachgerechte Organisation des gesamten Krankenhausbetriebs. Die Ärzte, Pfleger und sonstigen Hilfspersonen, die diese Leistungen in Person erbringen, sind alle Erfüllungsgehilfen des Krankenhausträgers und haben deshalb selbst zum Patienten keine vertraglichen Beziehungen.

Beim gespaltenen Arzt-Krankenhaus-Vertrag gibt es dagegen zwei verschiedene Verträge: Einen mit dem Arzt über dessen Leistungen, die er im Krankenhaus erbringt. Man bezeichnet einen solchen Arzt als Belegarzt (> 3.1.4). Der zweite Vertrag besteht mit dem Krankenhaus, das Pflege, Unterbringung, Verpflegung, geeignete Organisation sowie ggf. ergänzende ärztliche Leistungen schuldet. Das führt dazu, dass zwischen Patienten und Arzt direkte vertragliche Beziehungen bestehen, während die übrigen Leistungen wiederum nur der Krankenhausträger schuldet.

Für das Pflegepersonal haben beide Varianten den Vorteil, dass sie nicht in direkten vertraglichen Beziehungen zum Patienten stehen. Damit wird sie in aller Regel nur die deliktische Haftung (> 5.2.3) treffen, die aber nur Fehler der Pflegenden in ihrem eigenen Verantwortungsbereich oder Fehlverhalten aus dem „allgemeinen Leben" wie etwa kriminelle Handlungen erfasst. Unberührt hiervon bleibt freilich der arbeitsvertragliche Regressanspruch (> 7.1.4), den ein Krankenhausträger gegen die bei ihm angestellten Ärzte oder Pflegekräfte haben kann, wenn diese durch ein Fehlverhalten einen Schaden verursachen, für den der Krankenhausträger gegenüber dem Patienten auf vertraglicher Basis haftet.

Im **Fall** wird der Krankenhausträger einmal vertraglich, nämlich aus einem Organisationsverschulden heraus, haften. Denn es ist allgemein bekannt, dass die Diebstahlgefahr in Krankenhäusern hoch ist (viel Publikumsverkehr, gute Zugänglichkeit der Zimmer, häufige Abwesenheit der Patienten etc.). Dem kann nur dadurch begegnet werden, dass den Patienten eine Aufbewahrungsmöglichkeit für ihre Wertsachen bereitgestellt wird, die ein Mindestmaß an Sicherheit gegen unbefugten Zugriff bietet. Diese Pflicht trifft den Krankenhausträger im Rahmen der Organisation der Unterbringung der Patienten. Es wird also zumindest ein abschließbares Fach im Schrank oder eine ähnliche Einrichtung angeboten werden müssen. Der Umstand, dass dies unterlassen wurde, führt bereits zur (vertraglichen) Haftung des Krankenhausträgers. Allerdings wird sich Herr Wehner unter Umständen ein Mitverschulden deshalb zurechnen lassen müssen, weil er einen relativ hohen Geldbetrag ungesichert aufbewahrt hat, und deshalb gegenüber dem Krankenhausträger nicht den vollen Betrag durchsetzen können.

Eine vertragliche Haftung für den Diebstahl, den Stefan Sauer begangen hat, aus der Einstandspflicht für seine Erfüllungsgehilfen trifft den Krankenhausträger hingegen nicht. Denn Diebstahl gehört nicht zu den Dienstpflichten von Herrn Sauer, und nur für deren Nicht- oder Schlechterfüllung haftet der Krankenhausträger im Rahmen seiner Haftung für seine Erfüllungsgehilfen vertraglich. Herr Sauer selbst haftet gegenüber Herrn Wehner für seinen Diebstahl aus Delikt. In diesem Rahmen kann er Herrn Wehner auch kein Mitverschulden vorwerfen, sodass er von ihm auf jeden Fall den vollen Geldbetrag fordern kann.

5.3.4 Privat- und Kassenpatienten

Patienten können Privatpatienten oder Kassenpatienten sein. **Privatpatienten** sind Personen, die nicht in einer gesetzlichen Krankenkasse versichert sind, z. B. Beamte und Angehörige freier Berufe, oder die für die betreffende Behandlung Leistungen ihrer gesetzlichen Krankenkasse nicht erhalten oder nicht in Anspruch nehmen. Der letztere Fall liegt auch vor, wenn ein Kassenpatient trotz Aufforderung seine Versicherungskarte nicht vorlegt. Privatpatienten schließen ihren Behandlungsvertrag selbst mit dem Arzt oder Krankenhaus ab. Die Vergütung, die sie für ihre Behandlung bezahlen müssen, richtet sich nach den jeweiligen Gebührenordnungen für Ärzte und Zahnärzte und nach den von den Krankenhäusern festgesetzten Pflegesätzen (> 3.1.4).

Kassenpatienten sind alle bei einer gesetzlichen Krankenkasse versicherten oder mitversicherten Personen (> 6.3.2), die deren Leistungen durch Vorlage der Versicherungskarte in Anspruch nehmen. Kassenpatienten müssen Arzt oder Krankenhaus nicht direkt bezahlen. Vielmehr hat die jeweilige Krankenkasse mit Ärzten und Krankenhäusern Vereinbarungen getroffen, die deren Vergütung regeln. Seine „Zahlungspflicht" erfüllt ein Kassenpatient durch seine monatlichen Krankenkassenbeiträge. Der Kassenpatient hat aber einen eigenen Anspruch auf Behandlung. Die näheren Einzelheiten hierzu finden sich im Sozialrecht.

Unterschiede zwischen Privat- und Kassenpatienten ergeben sich vor allem durch die Möglichkeit der Privatkassen, bestimmte Risiken auszuschließen oder nur zu höheren Beiträgen zu versichern. Lediglich für einen Basistarif, der Leistungen wie die gesetzliche Krankenversicherung bietet, besteht ein Zwang zum Vertragsabschluss zu bestimmten Tarifen. Einen weiteren Unterschied stellt der Anspruch des Privatpatienten auf freie Krankenhauswahl dar.

5.3.5 Rechtsbeziehung zwischen Patienten, Arzt, Krankenhaus und Krankenkasse

Die wichtigsten Regelungen im Überblick (> Abb. 5.2):
- Wird ein *Privatpatient* bei einem Arzt oder in einem Krankenhaus behandelt, so entstehen keine vertraglichen Beziehungen des Arztes oder Krankenhauses zu der privaten Krankenkasse. Der Privatpatient bezahlt seine Arzt- oder Krankenhausrechnung selbst und reicht sie bei seiner Versicherung ein. Rechtlich möglich und bei Krankenhausaufenthalten üblich ist es aber, dass der Privatpatient seine Ansprüche an den Krankenhausträger abtritt, der dann direkt mit der Krankenkasse abrechnet.
- Einen *Kassenpatienten* darf nur ein Arzt oder Zahnarzt mit Kassenzulassung behandeln. Der

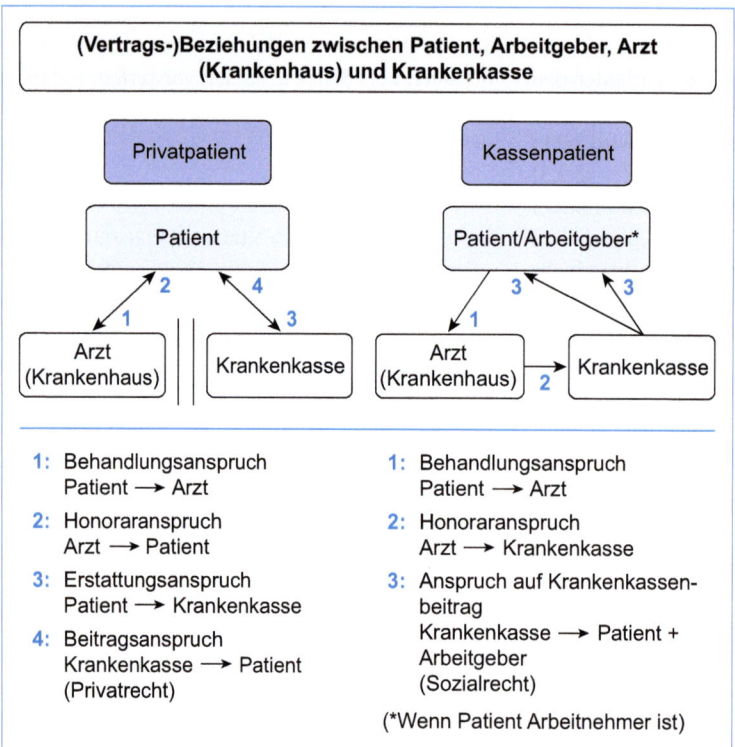

Abb. 5.2 (Vertrags-)Beziehungen zwischen Patienten, Arbeitgeber, Arzt, Krankenhaus und Krankenkasse [L143]

Honoraranspruch des Arztes entsteht direkt gegen die betreffende Krankenkasse und wird durch Vorlage der *Versicherungskarte* nachgewiesen. Über die Zulassung als Kassenarzt (➤ 6.1) regeln die Krankenkassen die ärztliche Versorgung. Nach den Bestimmungen des Gesundheitsstrukturgesetzes können sie dabei Bewerber nicht nur auf bislang schlechter versorgte Gebiete verweisen, sondern die Zulassungen auch zahlenmäßig begrenzen.
- Eine Krankenhausbehandlung von Kassenpatienten erfolgt mit Ausnahme von Notfällen nur in den *Vertragskrankenhäusern.* Das sind diejenigen Krankenhäuser, die mit der betreffenden gesetzlichen Krankenkasse entsprechende vertragliche Regelungen getroffen haben.

5.3.6 Verträge mit Pflegediensten und -einrichtungen

Ein Vertrag zwischen einem zu pflegenden Menschen und einem Pflegedienst oder ein Vertrag über die Betreuung z. B. in einer Tagespflegeeinrichtung hat in erster Linie dienstvertraglichen Charakter (➤ 5.3.1). Allerdings sind auf ihn die Regeln des ärztlichen Behandlungsvertrags ausdrücklich **nicht** anwendbar.

Soweit pflegebedürftige Menschen im Rahmen dieser Pflege zeitweise (außerhalb ihres Wohnbereichs) untergebracht werden, sind Teile des Wohn- und Betreuungsvertragsgesetzes (WBVG) anwendbar (➤ 8.2.2). Im Übrigen findet das Dienstvertragsrecht Anwendung und wird je nach den Umständen des Einzelfalls noch durch Elemente des Geschäftsbesorgungsvertrags oder auch des Mietrechts (etwa bei der Überlassung von Medizinprodukten durch den Pflegedienst) ergänzt.

Geschuldet wird vom Pflegebedürftigen in erster Linie die Bezahlung der erbrachten Dienste und vom Pflegedienst eine sachgerechte Durchführung der Pflegemaßnahmen, eine ordnungsgemäße Dokumentation (hier gibt es durchaus Parallelen zum ärztlichen Behandlungsvertrag) und die Einhaltung von Schutzpflichten etwa bei der Ausgestaltung von Räumlichkeiten zur zeitweisen Unterbringung zu pflegender Personen.

5.4 Grundzüge des Erbrechts

5.4.1 Grundbegriffe

Der Fall des Papageis Paul (➤ 5.1.2) hat gezeigt, dass Tiere nicht erben können.

WAS DENKEN SIE?
Fall 1
Familie Müller, bestehend aus Herrn Müller, Frau Müller und der fünfjährigen Beate Müller, lebt im sogenannten gesetzlichen Güterstand der Zugewinngemeinschaft. Irgendwelche Verfügungen von Todes wegen sind nicht vorhanden. Als sich Herr Müller im Dezember mit seinem Auto auf eine Dienstreise begibt, ist Frau Müller im siebten Monat schwanger. Herr Müller verunglückt auf dieser Reise tödlich. Er hatte ein Vermögen von etwa 100 000 Euro. Außerdem hatte er für den Todesfall zugunsten seiner Frau eine Risikolebensversicherung über 50 000 Euro abgeschlossen. Wer wird Erbe von Herrn Müller? Fällt die Lebensversicherung auch in die Erbschaft?

Fall 2
Der 13-jährige Schüler Klaus hat – handschriftlich ge- und unterschrieben – ein Testament errichtet. Darin heißt es: „Im Falle meines Todes erbt der Tierschutzverein München e. V. mein gesamtes Vermögen." Kurz darauf stirbt Klaus bei einem Unfall. Erbt der Tierschutzverein Ihrer Ansicht nach?

Mit dem Tod einer Person (Erbfall) geht deren Vermögen als Ganzes **(Erbschaft)** auf eine oder mehrere Personen, die *Erben,* über (§ 1922 BGB). Diese Gesetzesbestimmung besagt vor allem eines: Vererbt werden nicht einzelne Gegenstände wie etwa ein Haus, sondern vererbt wird die gesamte Vermögensposition des Verstorbenen. Das Gesetz bezeichnet diesen Verstorbenen als *Erblasser.* Wichtig ist, dass neben dem Aktivvermögen auch die Schulden eines Erblassers zur Erbschaft gehören. Der Erbe, der eine Erbschaft annimmt, haftet für diese Schulden mit seinem eigenen Vermögen. Um diese Folge zu verhindern, kann ein Erbe die Erbschaft entweder ausschlagen oder seine Haftung auf das vorhandene Aktivvermögen des Erblassers beschränken.

Fall 1 zeigt eine wichtige Besonderheit: Es ist möglich, bestimmte Vermögenswerte aus der Erbschaft herauszuhalten. Unter anderem kann dies durch sogenannte Verträge zugunsten Dritter auf den Todesfall hin geschehen. Das bedeutet, dass nach der vertraglichen Vereinbarung eine Leistung, die mit dem Tod des Erblassers fällig wird, unmittelbar einer bestimmten Person zufällt. Risikolebensversicherungen auf den Todesfall, die einen bestimmten Bezugsberechtigten nennen, sind ein typisches Beispiel. Die Lebensversicherung von Herrn Müller fällt nicht in die Erbschaft, sondern steht unmittelbar seiner Frau zu.

Wer wird aber nun im **Fall 1** Erbe? Das hängt zunächst davon ab, ob die gesetzliche oder die gewillkürte Erbfolge eintritt. Dabei ist zu beachten, dass die gewillkürte Erbfolge der gesetzlichen vorgeht. **Gewillkürte Erbfolge** bedeutet, dass der Erblasser durch Testament oder Erbvertrag selbst regelt, wer sein Erbe wird (➤ 5.4.3). Die **gesetzliche Erbfolge** gibt vor, wer Erbe wird (➤ 5.4.2). Sie gilt aber nur dann, wenn keine gewillkürte Regelung getroffen ist oder wenn diese aus irgendwelchen Gründen unwirksam ist. Da im **Fall 1** weder Testament noch Erbvertrag vorhanden sind, greift die gesetzliche Erbfolge.

Bei verheirateten Erblassern ist zu beachten, in welchem **Güterstand** sie zum Todeszeitpunkt gelebt haben. Neben *Gütertrennung* und *Gütergemeinschaft*, die Ehegatten ausdrücklich vereinbaren müssen, ist die sogenannte *Zugewinngemeinschaft* (➤ 5.5.2) der gesetzliche Güterstand. Er gilt automatisch, wenn die Ehegatten keinen der beiden anderen Güterstände vereinbart haben. Die **Zugewinngemeinschaft** besagt, dass die Vermögensbereiche beider Ehegatten grundsätzlich getrennt bleiben. Bei Beendigung der Ehe bekommt dann aber von dem „Mehrgewinn" des einen Ehegatten der andere die Hälfte. Endet eine Ehe nicht durch Scheidung, sondern durch Tod, so kommt der Zugewinnausgleich des Familienrechts nicht zum Tragen. Um aber dem überlebenden Ehegatten auch gegenüber den Erben eine Art Zugewinnausgleich zu geben, erhöht das Gesetz bei gesetzlicher Erbfolge den Erbteil des überlebenden Ehegatten um ¼ (§§ 1371, 1931 BGB) oder bestimmt in gewissen Fällen, dass der überlebende Ehegatte sogar allein erbt (§ 1931 BGB).

Im **Fall 1** werden Frau Müller als Ehefrau und die fünfjährige Beate als Kind des Erblassers gesetzliche Erben. Dabei ist unerheblich, dass Beate wegen ihres Alters noch geschäftsunfähig ist. Entscheidend für die Fähigkeit, Erbe zu werden, ist nur die Rechtsfähigkeit (➤ 5.1.2). Schließlich erbt auch das noch ungeborene Kind. Das Gesetz bestimmt für den Erbfall, dass ein zum Todeszeitpunkt schon gezeugtes Kind einem lebenden Kind gleichgestellt wird (§ 1923 BGB). Die Anteile *(Erbquoten)*, welche den einzelnen Erben zufallen, sind in ➤ 5.4.2 aufgeführt.

Fall 2 zeigt eine weitere wichtige Einzelheit: Der Tierschutzverein könnte zwar durchaus Erbe sein, denn als eingetragener Verein ist er eine „juristische Person" und damit rechtsfähig. Der 13-jährige Schüler Klaus kann aber noch kein wirksames Testament errichten. Er ist wegen seines Alters (unter 16 Jahren) noch nicht **testierfähig.** Daher tritt nach seinem Tod die gesetzliche Erbfolge ein. Erbe wird somit nicht der Tierschutzverein, sondern der nach der gesetzlichen Regelung nächste Verwandte.

Ein weiterer Punkt ist noch zu erwähnen: Wie am Anfang dieses Kapitels ausgeführt wurde, geht das Vermögen als Ganzes auf den Erben über. Wie ist es nun, wenn der Erblasser jemandem einen bestimmten Gegenstand zukommen lassen will? Hierfür bietet das Gesetz die *Teilungsanordnung* oder das *Vermächtnis*. Bei der **Teilungsanordnung** regelt der Erblasser, wie die Erben die Nachlassgegenstände untereinander aufteilen sollen. Bei einem **Vermächtnis** wird der dadurch Begünstigte *nicht* Erbe. Er erhält aber das Recht, von dem Erben einen bestimmten Gegenstand, nämlich sein Vermächtnis, zu fordern.

5.4.2 Gesetzliche Erbfolge

Die gesetzliche Erbfolge (➤ Abb. 5.3) bestimmt sich nach den sogenannten *Ordnungen*. Dabei wird zwischen Erben erster, zweiter, dritter, vierter und fernerer Ordnung unterschieden. Erben erster Ordnung sind die *Abkömmlinge* des Erblassers (§ 1924 BGB) – seine Kinder, Enkel, Urenkel usw. Erben zweiter Ordnung sind die Eltern des Erblassers und deren Abkömmlinge (§ 1925 BGB) – die Geschwister des Verstorbenen und deren Kinder. Für die Erben der dritten Ordnung wird auf die Großeltern des Erblassers zurückgegriffen. Die weiteren

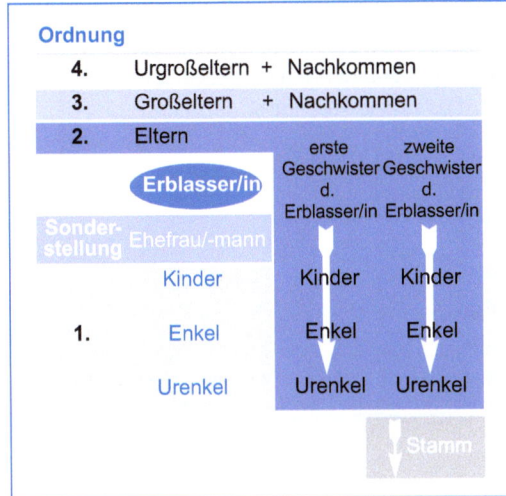

Abb. 5.3 Die gesetzliche Erbfolge [V229]

Ordnungen bestimmen sich nach den noch früheren Generationen.

Innerhalb der Ordnungen gilt der Grundsatz, dass die Besetzung einer vorangehenden Ordnung alle nachfolgenden ausschließt. Sind in einer Ordnung mehrere Verwandte vorhanden, so bilden sie *Stämme*. Jeder Stamm erbt dann zu gleichen Teilen. Innerhalb eines Stammes schließt die frühere Generation die spätere aus.

Ehegatten erben neben Erben der ersten Ordnung zu ¼ und neben Erben der zweiten Ordnung zu ½ (§ 1931 BGB). Haben der Erblasser und sein Ehegatte allerdings in *Zugewinngemeinschaft* (> 5.5.2) gelebt, erhöht sich dieser Anteil jeweils um ¼.

WAS DENKEN SIE?

Fall 1

Zurück zum Fall der Familie Müller (> 5.4.1, Fall 1): Wie hoch sind die Quoten der einzelnen gesetzlichen Erben?

Fall 2

Herr Gruber, der am 1.2.2019 verstarb, war im Güterstand der Zugewinngemeinschaft mit seiner zum Todeszeitpunkt noch lebenden Frau Claudia verheiratet. Das Ehepaar hatte zwei Söhne, Michael und Markus, die beide Kinder haben: Michael den Sohn Anton, Markus die Töchter Monika und Sabine. Michael Gruber ist bereits 2017 gestorben. Die übrigen Abkömmlinge leben zum Zeitpunkt des Erbfalls. Wer wird zu welcher Quote Herrn Grubers gesetzlicher Erbe?

Im **Fall 1** wird Frau Müller Erbin zu ½. Denn Beate und das zum Todeszeitpunkt noch ungeborene Kind sind Erben erster Ordnung. Der gesetzliche Erbteil von ¼, der Frau Müller eigentlich neben ihren Kindern zustehen würde, erhöht sich aber durch die Zugewinngemeinschaft auf ½. Die beiden Kinder bilden zwei Stämme der ersten Ordnung und erben zu je ¼.

Im **Fall 2** sind ebenfalls Abkömmlinge, also Erben erster Ordnung vorhanden. Frau Gruber erbt wegen der Zugewinngemeinschaft wie Frau Müller ½. Der Sohn Michael Gruber bildet, obwohl er vor seinem Vater gestorben ist, einen Stamm der ersten Ordnung. Da Michael Gruber mit Anton einen Sohn hat, der zum Zeitpunkt des Erbfalls lebt, besteht der Stamm weiter. An die Stelle des Sohnes Michael tritt der Enkel Anton. Den anderen Stamm bildet Markus Gruber. Er schließt als Angehöriger der vorangehenden Generation die Enkelkinder Monika und Sabine aus. Es werden also Erben: Frau Gruber zu ½, Anton und Markus Gruber zu je ¼.

5.4.3 Gewillkürte Erbfolge

WAS DENKEN SIE?

Fall

Herr Schmitz ist verheiratet und hat drei eheliche Kinder, jedoch nur zu seiner Tochter Susanne ein gutes Verhältnis. In seinem formwirksamen Testament verfügt er: „Mein gesamtes Vermögen geht allein an meine Tochter Susanne. Meine Frau und meine beiden Söhne sollen nichts bekommen." Gehen Frau und Söhne völlig leer aus?

Ein Erblasser kann grundsätzlich selbst bestimmen, wer sein Erbe werden soll. Der Weg dazu ist die gewillkürte Erbfolge. Er muss also entweder einen *Erbvertrag* schließen oder ein *Testament* errichten. Bei den Testamenten unterscheidet man die *ordentlichen* und die *außerordentlichen Testamente*. Bei letzteren handelt es sich um *Nottestamente* (> 5.4.4).
Ordentliche Testamente können als öffentliche Testamente vor einem Notar oder als eigenhändige Testamente (§ 2247 BGB) errichtet werden. Um die Gefahr von Fälschungen möglichst klein zu halten, gelten bei den eigenhändigen Testamenten allerdings strenge Formvorschriften: Sie müssen in

vollem Umfang handschriftlich geschrieben und natürlich auch unterschrieben sein. Daneben sollen sie Zeit und Ort ihrer Errichtung angeben. Eine Formerleichterung gibt es lediglich für *Ehegatten und eingetragene Lebenspartner:* Hier genügt es bei dem eigenhändigen Testament, dass es von einem der Ehegatten oder Lebenspartner ge- und unterschrieben ist. Der andere Partner muss dann lediglich noch unterschreiben (§ 2267 BGB). Dies gilt jedoch nicht für Verlobte oder Partner einer nicht ehelichen Lebensgemeinschaft.

Die Testierfreiheit im Rahmen der gewillkürten Erbfolge findet aber doch, wie der **Fall** von Herrn Schmitz zeigt, gewisse Grenzen aufgrund von *Sittenwidrigkeit, Testierverboten* und *Pflichtteilsrecht.* Sittenwidrig ist das Testament von Herrn Schmitz allerdings nicht. Es steht dem Erblasser frei, nur eines seiner Kinder zu bedenken und alle übrigen Angehörigen nicht Erbe werden zu lassen. **Sittenwidrig** wäre dagegen unter Umständen ein „Geliebtentestament": Hätte Herr Schmitz seine Geliebte, mit der ihn nur sexuelle Interessen verbanden, zur Alleinerbin eingesetzt und Frau und Kinder übergangen, so wäre dieses Testament nichtig gewesen.

Ein **Testierverbot** gibt es lediglich im Heimrecht: Beschäftigte in Heimen dürfen von den dort betreuten Personen nicht als Erben eingesetzt werden. Der Grund für diese Regelung liegt auf der Hand: Würde es diese Schranke nicht geben, so wäre die Versuchung, eine gute Betreuung nur gegen eine Erbeinsetzung zu gewähren, sehr naheliegend. Sittenwidrigkeit und Testierverbote bilden also nur eine äußerste Grenze.

Weitaus wichtiger ist das Pflichtteilsrecht. Hier akzeptiert der Gesetzgeber zwar die gewollte Erbeinsetzung. Alleinige Erbin des Herrn Schmitz wird also seine Tochter Susanne. Bei nahen Angehörigen soll diesen am Vermögen des Erblassers aber ein gewisser wirtschaftlicher Anteil verbleiben. Deshalb haben diese nahen Angehörigen über das **Pflichtteilsrecht** einen Anspruch gegen den Erben: Er beträgt die *Hälfte* des Wertes des gesetzlichen Erbteils.

Angenommen, dass eine Zugewinngemeinschaft bestand und Herr Schmitz ein Vermögen von 60 000 Euro besaß, bedeutet dies: Seine Frau wäre Erbin zu ½ gewesen und seine Kinder hätten je ⅙ geerbt, wenn die gesetzliche Erbfolge gegolten hätte. Von diesen Erbteilen beträgt der Pflichtteilswert je die Hälfte. Frau Schmitz bekommt über den Pflichtteil von ihrer Tochter Susanne also ¼ des Vermögens. Das sind 15 000 Euro. Die beiden Söhne erhalten je $\frac{1}{12}$. Das sind je 5 000 Euro.

5.4.4 Nottestamente

WAS DENKEN SIE?
Fall

Aufgrund eines außergewöhnlich heftigen Gewitters sind in den Bayerischen Alpen alle Verkehrsverbindungen zu einem Ort unterbrochen. Der dort ansässige Notar sowie der Bürgermeister und sein Vertreter befinden sich wegen eines Grundstücksgeschäfts gerade in der Kreisstadt. Zu diesem Zeitpunkt wird Florian Fleiner, dessen Haus von einer Gerölllawine verschüttet wurde, in das Krankenhaus eingeliefert. Er hat bisher noch kein Testament errichtet und kann, da beide Arme gebrochen sind, auch nicht mehr schreiben. Seine Verletzungen sind insgesamt lebensgefährlich; er ist allerdings bei klarem Bewusstsein. Wie kann er noch testieren?

Im vorliegenden Fall ist nur noch die Errichtung eines **Dreizeugentestaments** (➤ Abb. 5.4) möglich (§ 2250 Abs. 2 BGB). Damit soll auch noch in außergewöhnlichen Situationen eine Testamentserrichtung erfolgen können. Wegen des Ausnahmecharakters wird ein derartiges Testament drei Monate nach seiner Errichtung ungültig, wenn der Erblasser dann noch lebt *und* wieder normal testieren kann. Für die Errichtung eines Dreizeugentestaments müssen folgende Voraussetzungen erfüllt sein:

- Der Erblasser muss testierfähig sein. Ist jemand bewusstlos oder durch seine Erkrankung geschäftsunfähig, kann er dieses Testament nicht mehr errichten.
- Der Erblasser muss sich in so naher Todesgefahr befinden, dass er vor seinem Tod weder einen Notar erreichen noch ein Nottestament vor dem Bürgermeister errichten kann. Gleichzusetzen mit dem voraussichtlichen Todeszeitpunkt ist der Zeitpunkt, zu dem voraussichtlich Testierunfähigkeit eintritt.

Bei der Errichtung eines Dreizeugentestaments gelten strenge *Formvorschriften,* deren Beachtung zur Vermeidung von Haftungsansprüchen dringend anzuraten ist:

Niederschrift zum Dreizeugentestament

Krankenhaus
Neustadt/Bayern
Dauer der Aufnahme: 18.30 – 19.00 Uhr

Neustadt, den 4.2.2018

Anwesend:
1. Als Testierender Herr Ferdinand Fischer
2. Als Zeugen:
   a) Krankenschwester Ulrike Meier, Postplatz 5, Neustadt
   b) Krankenschwester Anke Auer, Bahnstraße 7, Neustadt
   c) Krankenpfleger Karl Müller, Stadtplatz 2, Neustadt

Herr Ferdinand Fischer, geboren am 20.1.1960 in Neustadt, wohnhaft am Alten Markt 3, Neustadt, ausgewiesen durch den deutschen Personalausweis Nr. 8877000975, wurde heute gegen 18.00 Uhr mit schweren Verletzungen eingeliefert. Mit dem Eintritt des Todes von Herrn Fischer ist nach seiner und der Überzeugung aller Zeugen zu rechnen, ehe in anderer als in dieser Form ein Testament errichtet werden kann. Herr Fischer ist bei klarem Bewusstsein. Zweifel an seiner Testierfähigkeit bestehen nicht. Herr Fischer ist wegen des Bruchs beider Arme nicht mehr in der Lage, diese Erklärung zu unterschreiben.

Seinen letzten Willen erklärte Herr Fischer in deutscher Sprache wie folgt: »Meine alleinige Erbin soll meine Ehefrau Renate Fischer sein.«

Vorstehende Niederschrift wurde Herrn Fischer im Beisein aller Zeugen laut vorgelesen und von ihm uneingeschränkt gebilligt.

Genehmigt und unterschrieben:

(Ulrike Meier)   (Anke Auer)   (Karl Müller)

Abb. 5.4 Niederschrift eines Dreizeugentestaments [M149]

- Während der gesamten Dauer des Testiervorgangs sind *ständig* mindestens *drei* Zeugen anwesend. Der Austausch von Zeugen ist nicht erlaubt. Denn dann wäre genau gegen das Gebot der ständigen Anwesenheit verstoßen.
- Alle Zeugen beherrschen die Sprache, in der der Erblasser seine Erklärung abgibt.
- Die Person des Erblassers sowie die der Zeugen muss genau festgestellt werden.
- Die Testierfähigkeit des Erblassers ist festzustellen.
- Die Besorgnis der nahen Todesgefahr ist festzustellen.
- Der Inhalt der Erklärung des Erblassers und die Feststellung der *vorgenannten* Punkte sind in eine *Niederschrift* aufzunehmen.
- Aus der Niederschrift sollen sich Zeit und Ort ihrer Aufnahme ergeben.
- Die so aufgenommene Niederschrift ist dem Testierenden durch einen Zeugen oder eine dritte Person *vorzulesen*. Es genügt nicht, nur das Diktat des Testierenden laut zu wiederholen, bevor die gesamte Niederschrift fertig ist.
- Der Testierende genehmigt den Inhalt seiner Erklärung vor *allen* Zeugen.

- *Danach* muss dieses vermerkt werden. Dann wird die Erklärung von allen Zeugen und vom Testierenden unterschrieben. Kann der Testierende nicht mehr unterschreiben, so ist dies zu vermerken.

5.5 Familienrecht

5.5.1 Namensrecht

Im Zusammenhang mit einer Heirat wird immer wieder die Frage angesprochen, wie der künftige **Familienname** lauten darf. Früher musste eine Frau den Namen des Mannes annehmen. Diese Regelung war aber mit dem Grundsatz der Gleichberechtigung nicht vereinbar. Deshalb dürfen Ehegatten nach dem jetzt geltenden Namensrecht entweder den Geburtsnamen des Mannes oder den der Frau oder ihren jeweils zum Zeitpunkt der Eheschließung geführten Namen zum Ehenamen bestimmen (§ 1355 BGB). In diesem Fall kann der andere Ehegatte seinen Geburtsnamen oder den zur Zeit der Eheschließung geführten Namen dem Ehenamen voranstellen oder anfügen. Führt er bereits einen Doppelnamen, so darf er dazu nur einen dieser Namen auswählen. So wird vermieden, dass übermäßig lange und nicht mehr verständliche Namen entstehen. Die Ehegatten können auch darauf verzichten, einen gemeinsamen Ehenamen zu bestimmen. In diesem Fall behält jeder Ehepartner seinen zur Zeit der Eheschließung geführten Namen nach der Eheschließung bei. Dieselben Grundsätze für die Namensführung galten bei der Begründung einer gleichgeschlechtlichen Lebenspartnerschaft, die bis Ende September 2017 möglich war.

Kinder erhalten den Ehenamen ihrer Eltern als **Geburtsnamen** (§ 1616 BGB). Führen die Eltern keinen Ehenamen, haben aber das gemeinsame Sorgerecht für das Kind, so müssen sie gegenüber dem Standesamt erklären, welchen ihrer beiden Namen das Kind als Geburtsnamen bekommen soll. Diese Erklärung gilt dann auch für alle weiteren Kinder dieser Eltern. Können sie sich nicht einigen, so muss notfalls das Familiengericht das Namensbestimmungsrecht auf einen Elternteil übertragen (§ 1617 BGB). Fehlt zum Zeitpunkt der Geburt eines Kindes ein gemeinsames Sorgerecht, so erhält das Kind den Namen desjenigen Elternteils, dem das Sorgerecht für das Kind (allein) zusteht (§ 1617a BGB).

5.5.2 Grundzüge des Scheidungs- und Unterhaltsrechts

WAS DENKEN SIE?
Fall

Hans Huber ist mit Hanna Huber verheiratet; sie haben zwei Kinder im Alter von fünf und neun Jahren. Hans Huber verdient mit seiner Ganztagstätigkeit 2 500 Euro, Hanna Huber arbeitet halbtags und verdient 1 000 Euro (jeweils netto). Als Hans Huber außereheliche Beziehungen eingeht, will Hanna Huber sich scheiden lassen. Sie meint, infolge des Verschuldens ihres Mannes werde das kein Problem sein. Auch müsse er doch für sie und die Kinder Unterhalt zahlen. Außerdem meint Hanna Huber, sie werde sicherlich an der Rente ihres Mannes und an seinem Vermögenszuwachs teilhaben. Ist diese Auffassung richtig?

Seit 1977 gilt für **Ehescheidungen** nicht mehr der Verschuldensgrundsatz. Einzig und allein entscheidend ist vielmehr die **Zerrüttung** einer Ehe. Ist sie eingetreten, wird geschieden. Für die Feststellung der Zerrüttung spielen die bisherige Zeit des Getrenntlebens der Ehegatten und die Frage, ob *übereinstimmend* die Scheidung gewollt ist, eine Rolle. Bei einer Trennung von weniger als einem Jahr soll im Regelfall noch nicht geschieden werden. Bei Trennungszeiten zwischen einem und drei Jahren *und* dem übereinstimmenden Scheidungsbegehren wird geschieden. Bei einer Trennung von mehr als drei Jahren geht dies in der Regel auch gegen den Willen des anderen Ehegatten. In obigem **Fall** entscheiden also die näheren Umstände, wann die Scheidung ausgesprochen wird.

Nach Beendigung der Ehe muss sich jeder Partner grundsätzlich selbst aus seinem Einkommen und Vermögen unterhalten. Nur wenn er das nicht kann, hat er einen **Unterhaltsanspruch.** Dabei müssen für die Nichtaufnahme von Arbeit jedoch wichtige Gründe wie etwa Kindererziehung vorliegen. Im Hinblick auf die sich verbessernden Möglichkeiten zur Kinderbetreuung ist ein geschiedener Ehepartner inzwischen aber schon bei einem relativ geringen Alter der Kinder zumindest zur Aufnahme einer

Teilzeittätigkeit verpflichtet. Hat ein Ehegatte aber, wie Hanna Huber, trotz der Kindererziehung und -betreuung während der Ehe gearbeitet, dann muss er dies erst recht grundsätzlich weiterhin tun. Eine Ausnahme gilt nur, wenn durch die Scheidung die Voraussetzungen – etwa Kinderbetreuung durch die Schwiegereltern – entfallen, die die Berufstätigkeit zuvor ermöglicht hatten. Hanna Huber wird also unabhängig davon, ob sie ihre Halbtagsstelle behalten oder sich wegen des schon erreichten Alters ihrer Kinder um eine andere Halbtagsstelle bemühen muss, nur einen *ergänzenden* Unterhaltsanspruch gegen ihren früheren Mann haben.

Die Höhe des Unterhaltsanspruchs richtet sich grundsätzlich nach den bisherigen Lebensverhältnissen, deren Zuschnitt jedem Partner so weit wie möglich erhalten bleiben soll. Dazu wird für jeden Ehegatten zunächst das sogenannte *bereinigte Nettoeinkommen* ermittelt. Das bedeutet, dass von seinem Bruttoeinkommen alle zwangsläufigen Belastungen wie Steuern, Sozialabgaben und Aufwendungen für die Ausübung der Arbeit abgezogen werden. Als nächster Schritt wird geprüft, ob Unterhaltsansprüche von Kindern zu erfüllen sind, Kosten für die Betreuung von Kindern, z. B. Kindergartengebühren, bestehen oder andere zwangsläufige Ausgaben vorhanden sind. Hat ein Ehepartner den Haushalt alleine geführt, so wird als sein Einkommen der Wert der Haushaltsführung angesetzt. Dafür zieht man als Bewertungsmaßstab in der Regel das Einkommen heran, das dieser Ehepartner in seiner zuletzt ausgeübten beruflichen Tätigkeit erzielt hat. Die so ermittelten Einkommen werden dann zusammengerechnet. Bei einem Ehepartner, der wie Hanna Huber neben der Haushaltsführung halbtags gearbeitet hat, wird man das Einkommen so ermitteln, dass man zum – bereinigten – Halbtagseinkommen noch die Hälfte des Werts der Haushaltsführung hinzurechnen. Von diesem gesamten Familieneinkommen soll jetzt jedem der bisherigen Ehepartner die Hälfte verbleiben. Erzielt er kein Einkommen durch Arbeit oder liegt ein entsprechendes Einkommen unter dieser Hälfte, so kann er von dem anderen Ehepartner grundsätzlich den Differenzbetrag als Unterhalt fordern. Voraussetzung ist aber, dass der andere Partner leistungsfähig ist, also so viel verdient, dass der eigene, notwendige Unterhalt ganz abgedeckt ist. Erst aus dem Einkommen oberhalb dieser Grenze muss er dann Unterhalt leisten.

Aus Billigkeitsgründen kann allerdings der Unterhaltsanspruch eines Ehegatten auf den angemessenen Lebensbedarf herabgesetzt werden. Das spielt aber vor allem bei hohen Einkommen und nicht bei Durchschnittsverdienern wie den Eheleuten Huber eine Rolle.

Da Hanna Huber vor ihrer Eheschließung in ihrem Beruf voll tätig war und damit 2 000 Euro an Einkommen erzielt hat, wäre ihr bereinigtes Nettoeinkommen aus Haushaltsführung und Beruf – unter Verzicht auf weitere Einzelheiten – mit 2 000 Euro (je 1 000 Euro aus Berufstätigkeit und Wert der Haushaltsführung) anzusetzen. Geht man bei Hans Huber davon aus, dass er für seine beiden Kinder 600 Euro Unterhalt zu zahlen und 100 Euro an beruflichen Unkosten zu tragen hat, so beträgt sein bereinigtes Nettoeinkommen 1 800 Euro. Damit liegt ein (bereinigtes) Familieneinkommen von 3 800 Euro vor, von dem jeder der beiden Ehegatten 1 900 Euro haben sollte. Da Hanna Huber aber nur 1 000 Euro verdient, kann sie von Hans Huber, soweit davon nicht dessen notwendiger Selbstbehalt betroffen ist, ergänzenden Unterhalt verlangen. Dieser wird sich freilich im Hinblick auf die eingeschränkte finanzielle Lage ihres Mannes nicht in Höhe von 900 Euro, sondern nur mit einem wesentlich geringeren Betrag realisieren lassen.

Kinder sind mit ihren Eltern in *gerader* Linie verwandt. Für Verwandte in gerader Linie besteht die Pflicht, sich gegenseitig Unterhalt zu leisten, soweit dies nötig ist. Hans Huber wird also seinen beiden Kindern Unterhalt zahlen müssen. Von ihrer Mutter Hanna Huber erhalten die Kinder dagegen, obwohl sie auch verdient, kein Geld. Sie kommt ihrer Unterhaltspflicht bereits durch die Erziehung nach.

Nach früherem Recht wurde mit einer Scheidung der Eltern das **Sorgerecht** für gemeinsame Kinder in der Regel auf einen Elternteil allein übertragen. Meist war dies, vor allem bei kleineren Kindern, die Mutter. Mit dem *Kindschaftsreformgesetz* hat der Gesetzgeber nun auch für das Sorgerecht weitreichende Änderungen getroffen: Auch im Fall einer Trennung oder Scheidung der Eltern soll das Sorgerecht für die Kinder nach Möglichkeit als gemeinsames fortbestehen (§ 1671 BGB). Nur bei Zustimmung des anderen Elternteils oder aus Gründen des Kindeswohls ist es jetzt noch möglich, die elterliche Sorge einem Elternteil allein zu übertragen.

Auch Ansprüche auf **Altersversorgung** aus der Ehezeit werden im Fall einer Scheidung aufgeteilt. Der Gesetzgeber geht davon aus, dass alle Tätigkeiten der Ehegatten – also Berufstätigkeit, Teilzeitarbeit oder Arbeit als Hausfrau – gleichwertig sind. Deshalb werden die Ansprüche auf Altersversorgung in zwei Hälften geteilt. Hat einer der Ehegatten tatsächlich höhere Ansprüche erworben, so wird die *Hälfte des Unterschiedsbetrags* an den anderen übertragen.

Hat ein Ehepaar in der sogenannten **Zugewinngemeinschaft** gelebt – diesen Güterstand sieht das Gesetz vor, wenn nichts anderes vereinbart wird –, so wird der Vermögenszuwachs der Ehepartner während der Ehezeit ausgeglichen. Ist das Vermögen des einen Ehegatten etwa um 15 000 Euro, das des anderen nur um 5 000 Euro gewachsen, so besteht ein Unterschied von 10 000 Euro. Von diesem Betrag muss der Ehegatte mit dem höheren Zuwachs dem anderen die Hälfte, hier also 5 000 Euro, zahlen. Damit ist das Vermögen beider Ehegatten im Ergebnis um denselben Betrag, nämlich 10 000 Euro, gestiegen.

5.5.3 Stellung der Eltern

Im Rahmen einer funktionierenden Ehe erziehen Eltern ihre Kinder gemeinsam. Die *elterliche Sorge* (§ 1626 BGB) umfasst sowohl die Personen- als auch die Vermögenssorge. Die **Personensorge** beinhaltet nicht nur die Regelung des Umgangs des Kindes. Unter sie fallen auch die Gesundheitsfürsorge – also die Gewährleistung ärztlicher Betreuung des Kindes –, die Erziehung im ethischen und religiösen Bereich und die Einübung des Sozialverhaltens. Die **Vermögenssorge** besagt, dass ein Kind zwar eigene Geldmittel haben kann, die Eltern jedoch zum Nutzen der Kinder darüber verfügen dürfen. Besonders bedeutsame Rechtsgeschäfte wie etwa Grundstücksgeschäfte für das Kind bedürfen einer gerichtlichen Genehmigung. Die elterliche Sorge dauert rechtlich so lange an, bis das Kind volljährig ist. Verständige Eltern gewähren ihren Kindern jedoch mit zunehmender Reife unabhängig von der Gesetzeslage zunehmend eigene Spielräume.

Eine wesentliche Änderung des *Kindschaftsreformgesetzes* betrifft die Eltern nicht ehelicher Kinder. Bisher war es so, dass das Sorgerecht für solche Kinder ausschließlich der Mutter zustand. Nunmehr wollte der Gesetzgeber vor allem die in nicht ehelichen Lebensgemeinschaften aufwachsenden Kinder bezüglich des Sorgerechts den ehelichen Kindern gleichstellen: Die Eltern eines nicht ehelichen Kindes können jetzt (§ 1626a BGB) eine sogenannte *gemeinsame Sorgerechtserklärung* abgeben. Dann üben sie das Sorgerecht für ihr Kind für die Zukunft nicht nur tatsächlich, sondern auch rechtlich gemeinsam aus. Auch bei einer Trennung wird dieses gemeinsame Sorgerecht dann grundsätzlich beibehalten. Nur unter den Voraussetzungen, die auch bei der Trennung oder Scheidung (➤ 5.5.2) von Eltern ehelicher Kinder gelten, kann das gemeinsame Sorgerecht beseitigt werden.

5.6 Schutz des Verbrauchers

WAS DENKEN SIE?

Fall 1

Brigitte Baumann hat bei einem Neuwagenhändler einer bekannten Marke einen vier Jahre alten Gebrauchtwagen erworben. Bei der Überprüfung des Fahrzeugs war ein Mitarbeiter des Händlers aber so nachlässig, dass er die falsche Größe eines Reifens nicht bemerkte. Als Folge kommt Brigitte Baumann ohne eigene Schuld wenige Tage nach Übernahme des Wagens mit dem Fahrzeug ins Schleudern und erleidet einen Totalschaden in Höhe von 8 000 Euro. Diesen Schaden will sie vom Händler ersetzt bekommen. Der aber weigert sich und verweist auf das „Kleingedruckte" im Kaufvertrag, wo es heißt: „Mit Ausnahme von Vorsatz ist jegliche Haftung für ein Verschulden des Verkäufers oder seiner Mitarbeiter ausgeschlossen." Hat Frau Baumann dennoch Aussicht auf Schadensersatz?

Fall 2

Ein Möbelhaus preist eine Wohnzimmereinrichtung einem nicht sehr zahlungskräftigen Käufer als einmalige Gelegenheit an: „Sie erhalten diese Einrichtung bei uns für nur 36 × 200 Euro." Weitere Informationen enthält das Angebot nicht. Der Käufer unterschreibt einen Vertrag, in dem er sich verpflichtet, ab dem nächsten Monat drei Jahre lang monatlich jeweils 200 Euro zu zahlen. Zwei Tage später sieht er die Einrichtung im Schaufenster des Möbelhauses wie folgt ausgezeichnet: „Der Preishit: Unser Barzahlungspreis – nur 6 000 Euro!" Nun rechnet er und findet heraus, dass er ja 7 200 Euro zahlen muss. Kommt er von dem Vertrag noch los, oder kann er die Einrichtung auch für 6 000 Euro, zu zahlen in 36 gleichen Raten, verlangen?

Fall 3

Zusammen mit ihrem neunjährigen Sohn Emil wollen Herr und Frau Schmidt die Informationsveranstaltung eines Gymnasiums besuchen. Noch vor dem Betreten des Gebäudes werden sie auf dem Schulgelände von dem Vertreter Gustav Gleich angesprochen: Den Übergang auf das Gymnasium werde der neunjährige Sohn Emil nur mit dem neuen Computerlernprogramm seines Verlags erreichen. Herr und Frau Schmidt zögern nicht lange und bestellen dieses Programm noch auf dem Schulgelände für „nur" 119,99 Euro. Am nächsten Tag finden sie in der Stadt ein wesentlich besseres Programm für 35 Euro. Können sie den ursprünglichen Kauf noch rückgängig machen?

Fall 4

Monika Müller ist im Internet auf einen gebrauchten PC aufmerksam geworden, den ein Händler vermeintlich günstig anbietet. Sie bestellt das Gerät per E-Mail, und es wird wenige Tage später auch geliefert. Schon in den ersten Tagen stellt sich heraus, dass der Computer wegen seiner vielen Mängel nicht einmal wenig Geld wert ist. Als sie eine Woche nach Erhalt entnervt ihren Freund fragt, ob sie den Computer nicht zurückgeben könne, meint dieser, das werde jetzt nicht mehr möglich sein. Hat er recht?

Fall 1 führt zu den **allgemeinen Geschäftsbedingungen (AGB).** Darunter versteht man alle Klauseln in Verträgen, die nicht ausgehandelt sind, sondern deren Geltung die eine Seite in einer Mehrzahl von Fällen von ihrem jeweiligen Vertragspartner fordert. Die große Bedeutung der allgemeinen Geschäftsbedingungen liegt zum einen in der Ausnutzung wirtschaftlicher Machtpositionen, die durch sie möglich wird, zum anderen vermag ihre Anwendung in einer ganzen Branche, die Situation der Kunden nachhaltig zu verändern: Verfügt ein Anbieter auf dem Markt über eine entsprechend starke Position, so kann er die Bedingungen seiner Verträge weitgehend diktieren. Seine Partner haben ja kaum eine Ausweichmöglichkeit. Durch die Verwendung allgemeiner Geschäftsbedingungen erhält er die Möglichkeit, seine Auffassung durch eine einmal getroffene Formulierung ohne weiteren Aufwand in allen zukünftigen Fällen zugrunde zu legen. Aber auch Frau Baumann, die bei einem von vielen Händlern kauft, hat keine Möglichkeit, einen Haftungsausschluss zu vermeiden. Denn er wird ihr, sobald er in der Branche üblich ist, bei jedem Händler begegnen. Um die ungünstige Position der Kunden, die sich daraus ergibt, zu ändern, gibt es gesetzliche Regelungen zum Recht der allgemeinen Geschäftsbedingungen (§§ 305–310 BGB). Im Kern besagen die Bestimmungen, dass ein Vertrag durch allgemeine Geschäftsbedingungen nicht zu weit von den gesetzlich vorgesehenen Regelungen abweichen darf. Bestimmte Klauseln, die für den betroffenen Vertragspartner besonders ungünstig sind, sind generell unwirksam. Unter diese Gruppe fallen auch alle Bestimmungen, die eine Haftung für das eigene Verschulden und das des Erfüllungsgehilfen auch bei grober Fahrlässigkeit ausschließen oder begrenzen. Da die Klausel des Autohändlers den Haftungsausschluss für alle Arten von Fahrlässigkeit und damit auch für grobe Fahrlässigkeit vorsieht, ist sie insgesamt unwirksam. Eine teilweise unzulässige Klausel in allgemeinen Geschäftsbedingungen – soweit sich die Klausel auf einfache Fahrlässigkeit bezieht, wäre sie grundsätzlich statthaft – wird nämlich nicht gerade noch so weit aufrechterhalten, wie es eben möglich ist. Vielmehr wird sie als insgesamt unwirksam behandelt, und an ihre Stelle treten die gesetzlichen Bestimmungen. Damit erhält Frau Baumann im Hinblick auf die mangelhafte Überprüfung des von ihr gekauften Autos ihren gesamten Schaden ersetzt.

Fall 2 zeigt die Probleme eines **Teilzahlungsgeschäfts:** Solche Verträge sieht der Gesetzgeber als besonders gefährlich für den Verbraucher. Denn gerade ein wirtschaftlich unerfahrener Kunde verliert leicht den Überblick. Er sieht nur die oft relativ niedrigen Teilzahlungsraten und nicht die gesamte Summe. Deshalb sieht § 507 BGB für Teilzahlungsgeschäfte eine Reihe von Schutzvorschriften vor:

- Der Vertrag muss schriftlich geschlossen werden.
- Im Vertrag müssen der *Barzahlungspreis,* der *Gesamtbetrag aller Teilzahlungsleistungen* (also eine etwaige Anzahlung, die Summe der einzelnen Raten einschließlich der Zinsen und weitere Kosten wie Bearbeitungsgebühren), *Betrag, Zahl* und *Fälligkeit der einzelnen Teilzahlungen,* der *effektive Jahreszins,* die Kosten einer etwa abgeschlossenen *Restschuldversicherung* und schließlich *etwaige Sicherheiten* angegeben sein.

- Fehlt auch nur eines dieser Erfordernisse, so kommt der Vertrag erst mit dem Vollzug des Geschäfts zustande. Geschuldet wird vom Verbraucher aber nur der Barzahlungspreis, was insbesondere beim Kauf wichtig ist. Der Verbraucher darf aber auch dann in Raten zahlen und muss diese Raten höchstens mit dem gesetzlichen Zinssatz – das ist der relativ niedrige Basiszinssatz nach Maßgabe des § 247 BGB – verzinsen.
- Schließlich kann ein Verbraucher derartige Teilzahlungsgeschäfte binnen zwei Wochen widerrufen. Diese Frist beginnt erst nach einer ordnungsgemäßen Belehrung.

Gewisse Erleichterungen für den Unternehmer sieht das Gesetz nur dort vor, wo Leistungen nur gegen Teilzahlung angeboten werden oder wo Prospekte mit entsprechenden Angaben vorliegen. Im **Fall 2** kann der Käufer seinen Vertragsschluss noch ohne Weiteres widerrufen. Selbst bei einer ordnungsgemäßen Belehrung wäre diese Frist noch nicht abgelaufen gewesen. Er kann sich das Zimmer aber auch liefern lassen und muss dann dafür nur 6 000 Euro in 36 gleichen Raten und einen geringen Aufschlag für den Basiszins bezahlen.

Die **Fälle 3 und 4** zeigen, welche Regelungen für den Widerruf von Verbraucherverträgen (§ 312 BGB) gelten, wenn diese außerhalb von Geschäftsräumen abgeschlossen werden (§ 312b BGB). Das sind vor allem die in **Fall 3** angesprochenen, sogenannten Haustürgeschäfte und die in **Fall 4** behandelten Fernabsatzverträge (§ 312c BGB), also etwa per Katalog, Telefon oder Internet getätigte Bestellungen. Bei **Haustürgeschäften (Fall 3)** will das Gesetz den Verbraucher gegenüber einem Unternehmer vor der mit solchen Geschäften regelmäßig verbundenen Gefahr der Überrumpelung schützen. Soweit nicht schon andere Schutzbestimmungen, wie etwa diejenigen für Teilzahlungsgeschäfte **(Fall 2)**, Anwendung finden, gibt das BGB in § 356 dazu dem Verbraucher ein Widerrufsrecht. Erfasst werden dadurch vor allem Verträge, bei denen das Entgelt auf einmal gezahlt wurde oder zu zahlen ist. Im Einzelnen gibt es folgende wesentliche Voraussetzungen für ein Widerrufsrecht:

- Der Vertrag muss eine entgeltliche Leistung eines *Unternehmers* für einen *Verbraucher* enthalten.
- Der Vertrag darf von seinem Inhalt her nicht von der Anwendbarkeit der Schutzbestimmungen ausgeschlossen sein (z. B. notariell beurkundete Erklärungen, ärztliche Behandlungsverträge oder Beförderungsverträge).
- Der Vertrag muss außerhalb von Geschäftsräumen zustande gekommen sein.
- Der Verbraucher darf nicht auf sein Verlangen zur Durchführung dringender Reparaturarbeiten zu Hause aufgesucht worden sein.
- Es darf sich **nicht** um ein Bargeschäft im Bereich bis zu 40 Euro handeln.

Damit findet dieses Gesetz vor allem auf das Ansprechen in Ladenräumen oder auf unbedeutende Bargeschäfte etwa auf Märkten keine Anwendung. Herr und Frau Schmidt aber haben ein Widerrufsrecht – das an diesem Tag für die Allgemeinheit geöffnete Schulgelände ist eine „öffentliche Verkehrsfläche" – und können den unüberlegten Kauf des Nachschlagewerks noch rückgängig machen. Ebenso wie bei Fernabsatzgeschäften haben sie dazu grundsätzlich 14 Tage Zeit, sodass am nächsten Tag die Widerrufsfrist noch problemlos gewahrt werden kann.

Fall 4 schließlich zeigt die Besonderheiten der in § 312c BGB geregelten **Fernabsatzverträge.** Auch hier sieht der Gesetzgeber ein gesteigertes Schutzbedürfnis der Verbraucher. Bei Fernabsatzverträgen beruht dieses Schutzbedürfnis vor allem darauf, dass der Verbraucher bei einem Kauf nach Katalog, per Telefon oder per Internet die Ware oder sonstige Leistung nicht vorab sehen und prüfen kann. Deshalb hat er auch bei derartigen Geschäften ein **Widerrufs-** oder **Rückgaberecht** von mindestens **zwei Wochen.** Diese Frist beginnt bei Kaufverträgen regelmäßig nicht vor dem Empfang der Ware. Monika Müller kann sich also noch vom Vertrag lösen. Sie kann dazu den Computer einfach zurückschicken oder aber ihren Widerruf in Textform, etwa durch eine Faxsendung, erklären. Eine Begründung ist nicht notwendig. Für die Wahrung der Widerrufsfrist ist die rechtzeitige Absendung des Widerrufs ausreichend. Die Kosten der Warenrückgabe trägt grundsätzlich der Käufer. Voraussetzung ist allerdings, dass er vom Unternehmer auf diese Pflicht korrekt hingewiesen worden ist.

Wiederholungsfragen

1. Nennen Sie fünf Voraussetzungen, die für die Errichtung eines wirksamen Dreizeugentestaments zu beachten sind.
2. Welche Art von Geschäften kann ein Verbraucher nicht widerrufen? Nennen Sie zwei Beispiele.
3. Wie hoch ist bei gesetzlicher Erbfolge die Erbquote eines Ehegatten, wenn er mit dem verstorbenen Ehepartner im Güterstand der Zugewinngemeinschaft verheiratet war und das Ehepaar drei gemeinsame Kinder hat?
4. Erklären Sie die Begriffe Abschluss- und Inhaltsfreiheit?
5. Nennen Sie drei Zielsetzungen des Allgemeinen Gleichbehandlungsgesetzes.
6. Wo liegt die Altersgrenze für die volle Geschäftsfähigkeit eines Menschen?
7. Ab welcher Altersgrenze ist ein Mensch testierfähig?
8. In welchen Bereichen sind Kinder bis zu einem Alter von zehn Jahren nicht deliktsfähig?
9. Nennen Sie drei wesentliche Pflichten eines Arztes im Rahmen eines Behandlungsvertrags.
10. Welche Art von Fehlern führt beim ärztlichen Behandlungsvertrag zu einer Umkehr der Beweislast?
11. Was geschieht mit der elterlichen Sorge nach einer Scheidung?
12. Was kennzeichnet die Gefährdungshaftung?

KAPITEL 6 Ordnung und soziale Sicherheit

6.1 Soziale Ordnung in der Bundesrepublik Deutschland

Schon am Anfang dieses Buchs wurde auf die Wechselwirkung zwischen Gesellschaft und Recht (> 1.1) hingewiesen. Ein wichtiger Teil in dieser Beziehung ist auch die soziale Ordnung eines Staates. **Soziale Ordnung** ist keineswegs ein feststehender Begriff. Am besten lässt sich festlegen, dass man darunter die Entwicklung und das Zusammenspiel der einzelnen Gruppen einer Gesellschaft und die zwischen ihnen stattfindende Konfliktlösung versteht.

Die soziale Ordnung einer Gesellschaft wird damit durch die geschichtliche und wirtschaftliche Entwicklung eines Landes geprägt: Ohne den Zweiten Weltkrieg hätte es in der Bundesrepublik die gesellschaftliche Gruppe der Vertriebenen und die damit verbundenen Fragen ihrer Integration in eine neue Heimat nicht gegeben. Ganz maßgeblich ist aber auch die wirtschaftliche Entwicklung: „Basiserfindungen" wie die Dampfmaschine, die Eisenbahn, der Computer und in jüngerer Zeit die Digitalisierung haben stets zunächst Phasen wirtschaftlichen Aufschwungs und damit verbundene gesellschaftliche Änderungen eingeleitet. Die Industrialisierung und der Ausbau des Verkehrsnetzes brachten den Übergang von der Agrar- zur Industriegesellschaft mit sich. Damit verbunden waren der (weitgehende) Wegfall der Großfamilie und der sozialen Absicherung, die sie geboten hatte. In den rasch wachsenden Städten bildete sich ein unter schlechten Lebensbedingungen leidendes Proletariat, das auf Dauer für den Fortbestand des damaligen Staates eine Gefahr gebildet hätte. Ein Teil der Lösung dieses Konflikts war „eine Revolution von oben", nämlich die Sozialgesetzgebung Bismarcks, die viele der damaligen Konflikte entschärfen konnte. Man darf in diesem Zusammenhang nicht übersehen, dass die Sozialgesetzgebung – über die Arbeitgeberbeiträge – auch der gesellschaftlichen Gruppe der Unternehmer erhebliche Belastungen aufbürdete und so zu einem Ausgleich in der Gesellschaft beitrug.

In unserer Zeit wird deutlich, wie die soziale Ordnung durch die Überalterung unserer Gesellschaft, die Globalisierung und die Digitalisierung beeinflusst wird: Die *Überalterung* der Gesellschaft führt dazu, dass die Finanzierung von Renten, Gesundheitsversorgung und Pflegeleistungen zunehmend schwieriger wird. Es wird deshalb notwendig sein, in der Gesellschaft zwischen Alt und Jung einen Ausgleich der Belastungen zu finden. Die *Globalisierung* führte zunächst, weil viele Leistungen in anderen Teilen der Welt deutlich billiger zu erhalten sind, in hohem Umfang zum Verlust von Arbeitsplätzen. Die „Arbeitslosen" wurden damit wieder zu einer bedeutenden sozialen Gruppe, ohne aber dass sich dieses Problem zunächst allein innerhalb der Gesellschaft lösen ließ. Die *Digitalisierung* vernichtet zwar ebenfalls Arbeitsplätze, schafft aber gleichzeitig auch zahlreiche neue. Zusammen mit der Globalisierung hat sie die wirtschaftliche Entwicklung vieler Schwellenländer nachhaltig gefördert, was wiederum das Problem der Arbeitslosigkeit in den letzten Jahren entschärfte.

Wie das Zusammenspiel und die Konfliktlösung – auch mit ihren Auswirkungen auf die Rechtsordnung – im Rahmen der sozialen Ordnung funktionieren, soll im Rahmen der folgenden Ausführungen am Beispiel der *Krankenpflege* dargestellt werden: Mit der Entwicklung der Industriegesellschaft und der modernen Medizin bildeten sich auf dem Gebiet der Krankenpflege fünf große gesellschaftliche Gruppen heraus: Die Versicherten, die Ärzte, die Pflegenden, die Krankenhausträger und die im Bereich der Arzneimittelversorgung Tätigen. Heute kann man das Entstehen einer sechsten Gruppe beobachten. Es sind diejenigen, die die Tätigkeiten der anderen fünf Gruppen im EDV-Bereich mehr oder minder stark unterstützen.

Pflichtversicherte

Im Bereich der Versicherten musste für einen großen Teil der Bevölkerung eine **Pflichtversicherung** (> 6.2.2) geschaffen werden. Das hatte mehrere Gründe: Zum einen hatte sich die Einsicht in die Notwendigkeit einer Krankenversicherung zur Zeit ihrer Einführung (1883) noch nicht bei allen Betroffenen durchgesetzt. Zum anderen war und ist nur ein geringer, wohlhabender Teil der Bevölkerung in der Lage, das Krankheitsrisiko finanziell selbst abzusichern. Je weiter die medizinische Entwicklung voranschreitet und damit immer schwerere Erkrankungen bei entsprechenden Kosten heilbar macht, desto weniger besteht diese Möglichkeit. Nur eine Pflichtversicherung kann bei einer Beitragsbelastung, die für den Einzelnen finanzierbar ist, den benötigten Gesamtbetrag an Mitteln erwirtschaften, um bei entsprechender Notwendigkeit auch hohe Kosten tragen zu können. Inzwischen setzt sich immer mehr die Überzeugung durch, dass Absicherungen gegen soziale Risiken für alle Teile der Bevölkerung unumgänglich sind. Deshalb gibt es im Bereich der Kranken- und Pflegeversicherung inzwischen zwar noch keine Pflichtversicherung, aber eine *Versicherungspflicht für alle*. Das bedeutet, dass diejenigen Teile der Bevölkerung, die nicht Mitglied der Pflichtversicherung sind, sich auf privater Basis gleichwertig versichern müssen. Auch für die Absicherung gegen Alter und Arbeitsunfähigkeit soll in der bis 2021 laufenden Legislaturperiode eine allgemeine Pflicht zur Absicherung geschaffen werden.

Die gesetzliche Krankenversicherung, die auch die Pflegekassen betreibt, ist – wie die anderen Pflichtversicherungen (> 6.2.2) auch – von ihrer grundsätzlichen Ausrichtung her nach dem *Solidaritätsprinzip* aufgebaut. Dieses Prinzip besagt, dass die Gemeinschaft der Versicherten für das Risiko des Einzelnen einsteht: Jeder Bürger wird verpflichtet, einkommensabhängig seine Beiträge (> Abb. 6.1) zu zahlen. Unabhängig von der Höhe des eigenen Beitrags, dem eingebrachten Risiko (etwa Vorerkrankungen) und unabhängig von den bisher geleisteten Beitragszahlungen steht allen die gleiche

Rentenversicherung	Krankenversicherung	Unfallversicherung	Pflegeversicherung*	Arbeitslosenversicherung
50 % (Arbeitgeber)	50 % (Arbeitgeber)	100 % (Arbeitgeber)	50 bis 72 % (Arbeitgeber)	50 % (Arbeitgeber)
50 % (Arbeitnehmer)	50 % (Arbeitnehmer)		28 bis 50 % (Arbeitnehmer)	50 % (Arbeitnehmer)

Gesetzliche Sozialversicherungen

* In der Pflegeversicherung verteilt sich der Beitrag wie folgt:
– Arbeitnehmer bis 23 Jahre und über 23 Jahre mit Kindern: Arbeitnehmer 50 %, Arbeitgeber 50 %.
– Arbeitnehmer über 23 Jahre ohne Kinder: Arbeitnehmer 54,5 %, Arbeitgeber 45,5 %.
– Rentner tragen die Kosten der Pflegeversicherung allein.
– In Sachsen höhere Anteile für Arbeitnehmer, weil dort kein Feiertag zur Gegenfinanzierung weggefallen ist: Arbeitnehmer 69,6 % bzw. Gruppe ab 23 Jahren ohne Kinder 72,3 %, Arbeitgeber 30,4 % bzw. 27,7 %.

Abb. 6.1 Übersicht über die Beiträge zu den gesetzlichen Sozialversicherungen [O199, L143]

medizinische Versorgung zu (Fürsorgeprinzip, ➤ 6.2.2). Dabei muss man aber beachten, dass zur Erhaltung der Leistungsfähigkeit der Versicherung in erster Linie die großen Lebensrisiken, z. B. Krebserkrankungen, abgesichert werden müssen und nicht lästige, aber ungefährliche Bagatellen wie ein Schnupfen. Um die Interessen der Versicherten angemessen zu wahren, sind die Krankenkassen als „ihre" Organisation nach dem *Selbstverwaltungsprinzip* errichtet worden: Die Krankenkassen können und müssen mit ihrem eigenen Geld wirtschaften. Das verhindert, dass andere staatliche Stellen dieses Geld für sachfremde Aufgaben verwenden. Zudem wird dadurch eine eigenständige, unabhängige Interessenvertretung der Versicherten möglich.

Die Entwicklung der vergangenen Jahre hat gezeigt, dass Pflichtversicherungen durch hohe Arbeitslosigkeit und einen strukturellen Rückgang sozialversicherungspflichtiger Tätigkeiten stark belastet werden. Anderseits ist die Inanspruchnahme der Versicherungen durch steigendes Alter, eine damit verbundene erhöhte Krankheitsanfälligkeit und durch die höheren Kosten verbesserter Medikamente und neuer ärztlicher Behandlungsmethoden deutlich gesteigert worden. Auch wollen gerade die gut verdienenden Gruppen der Gesellschaft häufig nicht Mitglied der Pflichtversicherung werden, weil sie der Ansicht sind, für einen verhältnismäßig hohen Beitrag keine ausreichende Gegenleistung zu erhalten.

Ein Ausgleich ist auf mehreren Wegen denkbar: Neben der Herbeiführung eines möglichst hohen Beschäftigungsniveaus bietet sich eine Heranziehung bislang nicht versicherungspflichtiger Personengruppen an. Allerdings darf nicht verkannt werden, dass dann natürlich auch diese Personen Leistungsansprüche haben werden – und zwar auch dann, wenn sie in Zukunft einmal weitaus schlechter verdienen sollten, sodass durch eine derartige Entscheidung auch die Ausgaben steigen werden. Eine andere Möglichkeit sind Einsparungen durch strukturelle Reformen, etwa die möglichst weitgehende Vermeidung von doppelt ausgeführten Untersuchungen, oder eine Reduzierung der Leistungen, die anderen Gruppen, z. B. den Arzneimittelherstellern, zufließen. So könnten Ausgaben, z. B. durch die verstärkte Verwendung von Generika, reduziert werden, was die Einnahmen der Arzneimittelhersteller entsprechend verringern würde. Auch die Fortschritte in der EDV bieten zahlreiche Chancen wie die Vermeidung von Doppeluntersuchungen durch entsprechendes Wissen aus der Gesundheitskarte, die Verhinderung von Missbräuchen bei der Abrechnung oder eine umfassende Erforschung von Krankheitsabläufen mit der Chance, diese zukünftig präventiv beeinflussen zu können. Die hierfür eingesetzten Gelder werden aber nicht insgesamt eingespart, sondern fließen zumindest teilweise den im EDV-Bereich Tätigen zu. Sind Entscheidungen bezüglich einer Stabilisierung des Solidaritätsprinzips entweder durch Konsens zwischen den gesellschaftlichen Gruppen oder aber auf politischem Weg gefallen, ist es Sache der zu erlassenden Gesetze, sie in geltendes Recht umzusetzen.

Ärzte

Ärzte können in unserem Gesundheitssystem ihre Leistung grundsätzlich auf zwei Arten anbieten: Erstens können sie als Angestellte in den Krankenhäusern arbeiten. Sie tragen dann kein unternehmerisches Risiko und keine Kosten, sind andererseits aber auch weisungsgebunden und haben nur eingeschränkte Verdienstmöglichkeiten. Die Durchsetzung ihrer Interessen erfolgt vor allem über den Marburger Bund und Gewerkschaften. Zweitens haben die Ärzte grundsätzlich *Niederlassungsfreiheit*. Sie können also eine eigene Praxis eröffnen und sind damit als Unternehmer am Gesundheitsmarkt tätig. Die damit entstehenden wirtschaftlichen Anreize und die damit verbundene Konkurrenzsituation sind marktwirtschaftlicher Natur. Allerdings haben die letzten Jahre auch gezeigt, dass eine zu große Dichte niedergelassener Ärzte das Erbringen unnötiger Leistungen fördert. Dies führt zu überhöhten Kosten für die Versicherten. Daher hat der Gesetzgeber die Möglichkeiten einer Zulassung als *Kassenarzt* – also für eine ärztliche Tätigkeit, die von den gesetzlichen Krankenkassen bezahlt wird – von einem entsprechenden Bedarf abhängig gemacht. Diese im Interesse vertretbarer Kosten sicherlich richtige Maßnahme hat aber wiederum Folgeentwicklungen: Eingeschränkte Berufschancen für junge Ärzte und ein Nachlassen des Konkurrenzdrucks sind nur zwei von ihnen. Vor allem angestellte Ärzte sind in letzter Zeit zunehmend unzufrieden mit ihren Arbeitsbedingungen und ihrer Einkommenssituation. Ein Ausgleich ihrer Interessen gegenüber den Sparzwängen etwa der Krankenhausträger ist bislang noch nicht gelungen. Eine Folge dieses ungelösten Konflikts ist eine zunehmende Abwanderung junger Ärzte ins Ausland, wo sowohl die Arbeitsbedingungen als auch die Bezahlung als deutlich besser eingestuft werden.

Ein weiteres Problemfeld sind die recht unterschiedlichen Einkommen und Belastungen innerhalb der niedergelassenen Ärzte. Bestimmte Fachrichtungen – etwa Hausärzte – werden zumindest in ländlichen Regionen als so unattraktiv angesehen, dass sich kein ausreichender Nachwuchs mehr findet. Eine Gegensteuerung wird unter anderem durch Förderprogramme versucht.

Mittel- und langfristig kann ein solcher nicht gelöster Konflikt zwischen sozialen Gruppen und innerhalb dieser Gruppen zu erheblichen strukturellen Problemen führen: Schon die Ausbildung in als wenig attraktiv eingestuften Berufen und Berufsfeldern wird gemieden und im Zusammenspiel zwischen einer zurückgehenden Zahl ausgebildeter Berufsanfänger und einem verstärkten Weggang ins Ausland kann ein nachhaltiger Ärztemangel entstehen.

Pflegende

Pflegende erbrachten ihre beruflichen Leistungen bis vor einiger Zeit fast ausschließlich als Arbeitnehmer. Mit der Einführung der Pflegeversicherung (➤ 6.3.5) hat sich das erheblich verändert: Pflegende bieten ihre Leistungen in ambulanten Pflegediensten als selbstständige Unternehmer an. Ebenso gibt es inzwischen freiberufliche Pflegende, die ihre Tätigkeit in wechselnden Einrichtungen gegen direkte Bezahlung und ohne ein Angestelltenverhältnis erbringen.

Die Gesamtsituation im Bereich der Pflege ist deutlich angespannt. Einer stetigen Vermehrung des Pflegebedarfs durch einen hohen Anteil alter und damit häufiger kranker Menschen in der Gesellschaft steht eine eher zurückhaltende Nachfrage nach einer beruflichen Tätigkeit im Bereich der Pflege entgegen. Die Gründe hierfür sind vielfältig und reichen von stetig erhöhten Arbeitsanforderungen über teilweise fehlendes soziales Ansehen bis hin zur Höhe der Bezahlung. Auch wenn die Bestrebungen von Gewerkschaften (➤ 2.5.3) und Berufsverbänden (➤ 2.5.1) sowie die (geplante) Einrichtung von Pflegekammern (➤ 2.5.4) schon zu deutlichen Verbesserungen geführt haben, hat dies insgesamt die Problematik noch nicht endgültig bewältigt. Abzuwarten wird auch sein, ob die generalistisch ausgerichtete Ausbildung in den Pflegeberufen (➤ 2.1.5) das Interesse an diesen Berufen oder zumindest an bestimmten Zweigen erhöhen wird.

Schließlich bleibt festzuhalten, dass sich das berufliche Verständnis der Pflegenden in den letzten Jahren stark verändert hat: Die Pflege versteht sich nicht nur als Gehilfe des Arztes, sondern als eigenständige Gruppe innerhalb des Gesundheitswesens (➤ 2).

Krankenhäuser und Pflegeeinrichtungen

Krankenhäuser (➤ 3.1.4) wurden – von meist kleinen Privatkliniken abgesehen – in der Bundesrepublik bis vor einiger Zeit überwiegend von den Bundesländern, von kommunalen Gebietskörperschaften und verschiedenen kirchlichen und gemeinnützigen Einrichtungen unterhalten. Damit war eine Abgrenzung zwischen Versicherten, den im Krankenhaus Beschäftigten und den Trägern der Krankenhäuser schon immer gegeben. Die jeweiligen Interessen wurden eigenständig gewahrt, und das Krankenhaus konnte nicht beliebig Geld ausgeben, sondern stand unter einem gewissen Zwang zur Wirtschaftlichkeit. Denn für Operationen und Pflegesätze (➤ 3.1.4) wurden nur bestimmte Beträge vonseiten der Krankenkasse erstattet, ein verbleibendes Defizit wurde jedoch regelmäßig vom Träger des Krankenhauses aufgefangen und damit letztlich aus Steuermitteln finanziert.

Weil diese Kosten auf Dauer zu hoch wurden, wurden in den letzten Jahren verstärkt Anstrengungen unternommen, die Wirtschaftlichkeit der Krankenhäuser zu verbessern (➤ 9.6.3). Daneben wird aber vor allem der Weg der Privatisierung beschritten: Krankenhäuser werden von privaten Trägern, die vertraglich die Einhaltung bestimmter Versorgungsleistungen garantieren müssen, betrieben. Man geht davon aus, dass die Gewinnerzielungsabsicht dieser privaten Träger die Wirtschaftlichkeit der Abläufe so sehr verstärken wird, dass allein mit der Bezahlung der medizinischen und pflegerischen Leistung durch die Krankenkassen nicht nur die Unkosten gedeckt sind, sondern für den Träger sogar ein Überschuss erzielt wird. Gelingt dieses Unterfangen auf Dauer, so kann der Staat und damit der Steuerzahler seine Zuschüsse für die früheren Defizite auf Dauer einsparen. Inzwischen muss man freilich erkennen, dass auch die Privatisierung keinen Königsweg darstellt.

Ähnlich wie bei den Krankenhäusern, aber nicht identisch, stellt sich die Situation bei den **Pflegeeinrichtungen** dar: Auch hier gibt es drei Interessengruppen, nämlich die Nutzer, die Beschäftigten und die Träger. Auch für die Pflege erstatten die Pflegekassen nur bestimmte (und beschränkte) Beträge, doch kann von den Nutzern leichter zusätzliches Geld – etwa über Investitions- und Verpflegungskosten – gefordert werden als in der Krankenversicherung. Insoweit versucht der Staat, durch gesetzliche Regelungen und Genehmigungsvorbehalte Auswüchse zumindest zu begrenzen.

Arzneimittel

Die Produktion und Entwicklung von **Arzneimitteln** (> 8.4.1) erfolgt durch private Unternehmen; auch die Verteilung ist über die Apotheken privatrechtlich organisiert. Dem Interesse dieses Personenkreises an möglichst hohen Gewinnen steht das Interesse der Kassen an einem möglichst geringen Aufwand für Medikamente gegenüber. Neben einem Wettbewerb, der sich unter den Arzneimittelherstellern vor allem durch die sogenannten Nachahmungsprodukte (Generika) entwickelt hat, haben sich folgende Instrumente zur Kostenbegrenzung herausgebildet:

- Durch eine Selbstbeteiligung der Patienten (Rezeptgebühr) versucht man, eine unnötige oder zu umfangreiche Inanspruchnahme zu verhindern.
- Durch preisliche Obergrenzen für die Übernahme der Medikamentenkosten durch die Krankenkassen sollen die Hersteller gezwungen werden, mit ihren Produkten bestimmte Preise nicht zu überschreiten.
- Bei wirkstoffgleichen Präparaten wird konsequent darauf geachtet, dass im Regelfall nur das jeweils günstigste Präparat verschrieben wird.

- Ärzte werden bei einer allzu sorglosen Verschreibungspraxis von den Krankenkassen in Regress genommen. Damit soll eine stärkere Prüfung der medizinischen Notwendigkeit erreicht werden.

Beschäftigte in der EDV

Noch lässt sich diese neue Gruppe im Gesundheitswesen nicht genau abgrenzen: Es gibt in allen fünf bislang genannten Gruppen, vor allem aber bei Krankenkassen und Krankenhäusern, zahlreiche Angestellte, die die jeweiligen Tätigkeiten in weiten Bereichen durch einen Einsatz der elektronischen Datenverarbeitung (EDV) unterstützen und organisieren. Zahlreiche Leistungen wie etwa Praxis- oder Abrechnungsprogramme für Ärzte werden aber auch durch externe, selbstständige Anbieter auf den Markt gebracht. Letztlich lebt die Datenverarbeitung im Gesundheitswesen von den Einsparungen und Mehreinnahmen, die sich mit ihrer Hilfe erreichen lassen, sodass ein Teil der insgesamt vorhandenen Mittel auf sie umverteilt wird.

Aus dieser beispielhaften Darstellung des Zusammenspiels vieler Interessen wird ersichtlich, welche Regelungsmechanismen innerhalb der sozialen Ordnung bestehen und wie sie aufeinander wirken.

6.2 Die Entwicklung der sozialen Sicherheit

6.2.1 Historische Wurzeln

Die Einrichtung der *gesetzlichen Sozialversicherungen* (> Abb. 6.2) begann in Deutschland gegen Ende des 19. Jahrhunderts. Der wesentliche Grund für ihre Notwendigkeit ist in den Folgen der Industrialisierung zu sehen. Denn die Entwicklung vom Agrar- zum Industriestaat führte zur Auflösung traditioneller Formen der Absicherung bei Alter, Krankheit oder fehlender Arbeit, wie sie bis dahin durch die Großfamilie, durch Leibgedinge (vertragliche Zusagen für die Versorgung der Eltern bei der Übernahme eines landwirtschaftlichen Anwesens) oder durch anderweitige Versorgungszusagen für Eltern

Träger der Sozialversicherung				
Kranken-versicherung	**Pflege-versicherung**	**Unfall-versicherung**	**Renten-versicherung**	**Arbeitsförderung**
Krankenkassen	Pflegekassen	Berufsgenossen-schaften	Deutsche Rentenversicherung	Bundesagentur für Arbeit
– Ortskrankenkassen – Innungskranken-kassen – Betriebskranken-kassen – Ersatzkassen – Landwirtschaftliche Krankenkassen – Knappschaft Bahn-See	– bei den Kranken-kassen	– Gewerbliche Berufsgenossen-schaften – Unfallver-sicherungskranken-kassen und -ver-bände der öffent-lichen Hand – Landwirtschaftliche Berufsgenossen-schaften – Feuerwehr-Unfallkassen	– Deutsche Renten-versicherung – Bund – Deutsche Renten-versicherung – Hessen[1] – Deutsche Renten-versicherung – Knappschaft – Bahn – See – Landwirtschaftliche Alterskassen	– Landesagentur für Arbeit – Arbeitsagentur

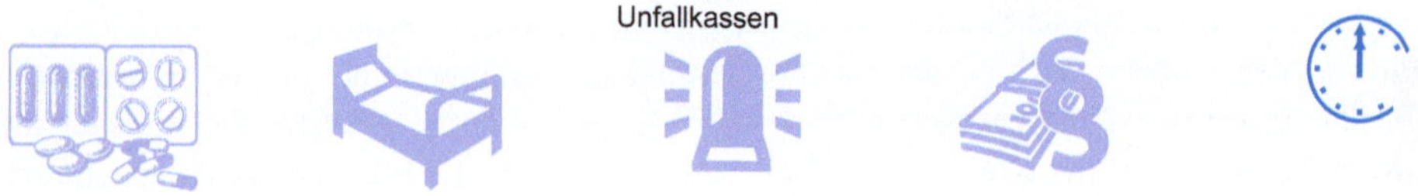

Abb. 6.2 Sozialversicherung [V229]
[1] Als Beispiel für einen jetzt gebietsbezogenen Träger

gegeben war. Auch die Bedeutung anderer Träger sozialer Dienste, z. B. Kirchen, Klöster, Stiftungen oder auch Armenhäuser, ging damals deutlich zurück. Hinzu kamen erste bedeutende medizinische Fortschritte, die die Lebenserwartung deutlich erhöhten. Andererseits verursachten sie aber teilweise auch Kosten, deren Aufbringung weiten Teilen der Bevölkerung nicht ohne Weiteres möglich war. Insbesondere auch zur Entschärfung der damit verbundenen sozialen Spannungen war der Staat gefordert, für die notwendige Absicherung bei Alter, Arbeitsunfähigkeit, Krankheit und Arbeitsunfällen zu sorgen.

Eine letzte Herausforderung auf dem Gebiet der sozialen Sicherheit ist die Absicherung der Pflege: Als Folge zahlreicher weiterer medizinischer Fortschritte ist die durchschnittliche Lebenserwartung stark angestiegen. Damit ist heute in einem weitaus größeren Umfang als früher für alte Menschen Pflege notwendig, deren Kosten viele Betroffene überforderten. Für die oben genannten vier Risiken waren in rascher Folge gesetzliche Regelungen getroffen worden, die 1995 durch die Pflegeversicherung ergänzt wurden:

- **1883** Einführung der gesetzlichen Krankenversicherung
- **1884** Einführung der gesetzlichen Unfallversicherung
- **1889** Einführung der gesetzlichen Alters- und Invaliditätsversicherung für Arbeiter
- **1911** Erweiterung der Rentenversicherung auch auf Angestellte
- **1927** Einführung der gesetzlichen Arbeitslosenversicherung
- **1995** Einführung der gesetzlichen Pflegeversicherung

Neben der Einführung der Pflegeversicherung gab es noch ein zweites wichtiges Projekt im Bereich der sozialen staatlichen Absicherung: Das weit verästelte Sozialrecht wurde in einem **Sozialgesetzbuch** (SGB) zusammengefasst. Dabei ist auch das gesamte Verwaltungsverfahren vereinheitlicht worden. Die Bedeutung dieser Gesetzgebung kann durchaus mit der Schaffung des Bürgerlichen Gesetzbuchs verglichen werden. Hinzu kommt, dass durch die Wiedervereinigung auch das gesamte Sozialversicherungsrecht der ehemaligen DDR angepasst werden muss. Hierzu gab und gibt es zahlreiche

Übergangsvorschriften, die im Folgenden nicht berücksichtigt sind. Auch sind die in diesem Kapitel genannten Grenzwerte, z. B. für die Beitragsbemessungsgrenze zur Rentenversicherung, auf die Verhältnisse in den alten Bundesländern abgestellt.

6.2.2 Prinzipien der sozialen Sicherheit

WAS DENKEN SIE?
Fall

In einer Krankenpflegeschule haben die Schüler ihre erste Gehaltsabrechnung bekommen. Unter Bezugnahme auf die aktuelle Schlagzeile in der Tagespresse „In Zukunft ist die Rente nur noch Basissicherung" fragt einer der Schüler, wozu er eigentlich die ganzen Abzüge für die Sozialversicherung zahle. Er sei weder alt noch krank und brauche deshalb weder Krankenkasse, Pflegeversicherung noch einen Rentenanspruch. Ein anderer Schüler entgegnet ihm, gerade in guten Tagen sei Vorsorge nötig und man müsse bei solchen Versicherungen die Lasten solidarisch auf möglichst viele Schultern verteilen. Wäre die Sozialversicherung tatsächlich verzichtbar?

Neben der *Pflichtversicherung* sind das *Versorgungs-* und das *Fürsorgeprinzip*, die allerdings in Teilbereichen – insbesondere bei der Rentenversicherung – von dem Grundsatz der Leistungsbezogenheit überlagert werden, weitere wichtige Grundsätze für die Ausgestaltung der sozialen Sicherheit. Bei den Auswirkungen der sozialen Sicherheit sind das Solidaritätsprinzip, das Subsidiaritätsprinzip und das Äquivalenzprinzip zu nennen. Im Einzelnen kommt diesen Grundsätzen die im Folgenden beschriebene Bedeutung zu.

Pflichtversicherung

Die Ausgestaltung sozialer Sicherungssysteme erfolgt fast immer als **Pflichtversicherung.** Das bedeutet, dass in den meisten Fällen die einzelnen Betroffenen nicht entscheiden können, ob sie einem solchen Sicherungssystem angehören wollen oder nicht. Vielmehr wird diese Frage durch eine Entscheidung des Gesetzgebers geregelt. Die Notwendigkeit zu einer Pflichtversicherung ergibt sich z. T. aus einer fehlenden Einsicht der Betroffenen in die bestehenden Risiken. Selbst dort, wo diese Einsicht vorhanden ist, wäre ohne Pflichtversicherung aber vielfach zu befürchten, dass der notwendige Versicherungsschutz aus wirtschaftlichen Gründen nicht gezeichnet würde. Als Folge würden sich bei einer Verwirklichung der entsprechenden Risiken hohe Belastungen der Allgemeinheit ergeben. Zudem lässt sich durch eine Pflichtversicherung erreichen, dass ein sehr großer Kreis von Versicherten zur Verfügung steht, wodurch sich die Risiken, die die einzelnen Versicherten mitbringen, in ihrer Summe immer stärker ausgleichen (> 9.3.1).

Inzwischen wird der Gedanke, dass möglichst alle sozialen Gruppen Versicherungsschutz haben sollen und dadurch die Belastungen der Allgemeinheit durch eine Einstandspflicht der Sozialhilfe gegenüber nicht Versicherten vermieden werden sollen, neben dem Mittel der Pflichtversicherung auch mit dem Mittel der Versicherungspflicht verfolgt. Aktuelle Beispiele hierfür sind die Pflegeversicherung und die Krankenversicherung: Hier besteht eine Versicherungspflicht nicht nur für die gesetzlich Versicherten, sondern es sind für diese Bereiche auch alle nicht versicherungspflichtigen Personen verpflichtet, eine private Kranken- und Pflegeversicherung abzuschließen (> 6.3.2, > 6.3.5). Auch für die Absicherung im Alter und bei Arbeitsunfähigkeit ist in der bis 2021 laufenden Legislaturperiode eine entsprechende Regelung geplant.

In obigem **Fall** trifft auf das Prinzip der Pflichtversicherung die These von der „Verteilung der Lasten auf möglichst viele Schultern" zu. Denn würde man dort, weil Pflege ganz überwiegend ja nur im höheren Alter nötig wird, etwa nur alle Personen ab 60 Jahren versichern, so wäre aus diesem Kreis ein viel größerer Prozentsatz pflegebedürftig als bei einem Einbezug auch der jungen Generation in den Kreis der Versicherten.

Versorgungsprinzip

Das **Versorgungsprinzip** besagt, dass derjenige, der eine soziale Leistung erhält, damit auch im notwendigen Umfang abgesichert sein soll. Am besten kann man dieses Prinzip am Beispiel der Rentenversicherung erklären: Eine Rente von 100 Euro monatlich wegen Alters oder Erwerbsunfähigkeit mag ein nettes Taschengeld sein, leben kann davon niemand.

Deshalb gibt es in der Rentenversicherung einige Regelungen, mit deren Hilfe vermieden werden soll, dass Ansprüche auf zu kleine Renten überhaupt entstehen können. Hier sind etwa die Notwendigkeit einer Mindestversicherungsdauer (mit jedem monatlichen Beitrag steigt der spätere Rentenanspruch) oder der Ausschluss kurzfristiger Beschäftigungen von der Versicherungspflicht zu nennen.

Fürsorgeprinzip

Das **Fürsorgeprinzip** beinhaltet, dass ein Versicherter unabhängig von seiner Leistung an die Versicherung im Versicherungsfall diejenige Leistung bekommt, mit der seine Problematik bewältigt werden kann. Dieses Prinzip gilt uneingeschränkt in der Krankenversicherung und lässt sich aus dem dortigen Bereich auch am besten erklären: Erkrankt ein junger, erst wenige Monate zu niedrigen Beiträgen versicherter Mensch an einer Krankheit, die nur mithilfe einer sehr teuren Operation überwunden werden kann, so bekommt er diese Behandlung. Das ist völlig unabhängig davon, dass er durch seine bisherigen (geringen) Beiträge noch keine vergleichbare finanzielle Gegenleistung erbracht hat.

Leistungsprinzip

Das Versorgungs- und das Fürsorgeprinzip ist allerdings teilweise durch das **Leistungsprinzip** überlagert. Eine Leistung im Rahmen der sozialen Sicherheit orientiert sich also nicht immer am notwendigen Bedarf, sondern z. T. auch daran, welche Leistungen der Versicherte seinerseits für die Versichertengemeinschaft erbracht hat. Dieses Prinzip gilt vor allem in der Renten- und in der Arbeitslosenversicherung: Je höher die Beiträge, die sich wiederum am Verdienst orientieren, eines Versicherten sind, desto höher sind Rente oder Arbeitslosengeld. Eine vollständige Verwirklichung des Versorgungs- und Fürsorgeprinzips – also z. B. eine einheitliche Rente für alle – würde hier zu unerwünschten Mitnahmeeffekten führen und zudem den Leistungswillen derjenigen, die für hohe Beiträge nur verhältnismäßig geringe Leistungen erhalten würden, nachhaltig schwächen.

Solidaritätsprinzip

Das **Solidaritätsprinzip** bedeutet, dass Leistungen der sozialen Sicherheit allein aufgrund der Versicherungspflicht und unabhängig von allen sonstigen Risiken gewährt werden. Es zählt zu den wichtigsten Grundsätzen, weil mit seiner Hilfe auch die „schlechten Risiken" eine Absicherung erhalten können, die ohne diesen Grundsatz entweder gar nicht oder zu nur sehr viel höheren Kosten (die dann häufig nicht aufgebracht werden könnten) möglich wäre: Leistungen etwa der Kranken- und Pflegeversicherung erhält zu dem üblichen Beitrag auch ein Versicherungspflichtiger, bei dem zu Beginn der Versicherungspflicht aufgrund von Vorerkrankungen schon absehbar ist, dass er diese Leistungen sehr bald benötigen und bis dahin noch keine nennenswerten Beiträge aufgebracht haben wird. Ebenso bleibt außer Betracht, wenn ein Versicherter eine Tätigkeit ausübt, durch die seine Gesundheit stärker als bei anderen Berufen gefährdet ist. Ganz anders werden diese Risiken in der privatrechtlich organisierten Lebensversicherung bewertet: Mit dem vorgeschädigten Bewerber würde die Versicherungsgesellschaft einen Vertrag überhaupt nicht schließen, und der von seiner Tätigkeit her stärker Gefährdete müsste zumindest deutlich höhere Beiträge bezahlen.

Auch die **Familienversicherung** beruht auf dem Solidaritätsprinzip: In der Kranken- und Pflegeversicherung sind z. B. Ehepartner oder Kinder, die kein wesentliches eigenes Einkommen haben, beitragsfrei mitversichert. In der Rentenversicherung erhalten überlebende Ehepartner, Halbwaisen oder Waisen Rentenleistungen, ohne selbst Beiträge einbezahlt zu haben. Finanziert wird dies (auch) dadurch, dass andere Versicherte, die diese Risiken nicht mitbringen, mit ihren Beiträgen diese Risiken mit absichern (müssen).

Subsidiaritätsprinzip

Das **Subsidiaritätsprinzip** besagt, dass Leistungen der sozialen Sicherheit nur dort gewährt werden sollen, wo eine eigene Absicherung nicht möglich ist. Seine angemessene Anwendung ist notwendig, um die Leistungsfähigkeit der sozialen Sicherungssysteme zu erhalten: Denn gewährt man Schutz auch gegen „kleine Risiken" wie z. B. einen Schnupfen, so entstehen dadurch in der Summe hohe Kosten für die Versichertengemeinschaft. Der Einzelne benötigt diesen Schutz aber nicht dringlich, weil er sich die entsprechenden Medikamente auch selbst ohne übermäßige Belastung kaufen kann. Zudem geht der Einzelne durch den Zwang, die entsprechenden Kosten selbst zu tragen, beim Erwerb entsprechender Medikamente kostenbewusster vor, als er dies tun würde, wenn er sich auf Rezept sein Medikament in der Apotheke kostenfrei abholen könnte. Um die Eigenverantwortung zu stärken, ist es notwendig, eine „Vollkaskomentalität" zu vermeiden und den Einzelnen durch die Versagung bestimmter Leistungen oder Leistungsteile daran zu erinnern, dass in erster Linie er für sich verantwortlich ist.

Im obigen **Fall** sprechen die drei Schlagworte Eigenvorsorge, Rente als Basissicherung und Zurückstellung staatlichen Eingreifens das Subsidiaritätsprinzip an. Darüber hinaus beziehen sie sich aber vor allem auf die zukünftigen Entwicklungen (➤ 6.2.3), die eine verstärkte Anwendung des Subsidiaritätsprinzips notwendig machen werden.

Äquivalenzprinzip

Das **Äquivalenzprinzip** beinhaltet, dass eine Leistung, die im Rahmen der sozialen Absicherung bezogen wird, den erbrachten Beiträgen des Versicherten jedenfalls weitgehend entspricht. Dieses Prinzip ist vor allem bei der Altersrente und dem Anspruch auf *Arbeitslosengeld I* (➤ 6.3.4) verwirklicht. Denn die Höhe des Anspruchs und beim Arbeitslosengeld I auch die Dauer des Anspruchs sind wesentlich von Höhe und Anzahl der zuvor vom Versicherten erbrachten Beiträge abhängig.

Soziale Absicherung

➤ Tab. 6.1 gibt einen zusammenfassenden Überblick, in welchen Fällen und in welchem Umfang das Erwerbseinkommen eines Arbeitnehmers durch die in der Bundesrepublik geltenden Regelungen abgesichert ist oder durch Lohnersatzleistungen abgedeckt wird.

Tab. 6.1 Schutz des Erwerbseinkommens durch soziale Absicherung

Ereignis	Schutz vorhanden	durch
Krankheit (mit Arbeitsunfähigkeit) bis zu sechs Wochen	ja	Entgeltfortzahlung
Volle Erwerbsminderung	ja	Erwerbsminderungsrente (Faktor 1,0; regelmäßig unbefristet)
Alter	ja	Altersrente
Tod	ja (für Hinterbliebene)	„große" Witwen- und Witwerrente; Halb- und Vollwaisenrente
Unfall (bei Arbeit und gleich gestellten Ereignissen)	ja	Übergangsgeld, Rentenansprüche
Krankheit (mit Arbeitsunfähigkeit) zwischen 7. und 78. Woche	teilweise	Krankengeld (Höhe maximal 90 % des Nettoentgelts)
Teilweise Erwerbsminderung	teilweise	Erwerbsminderungsrente (niedrig durch Faktor 0,5; regelmäßig befristet)
Tod	teilweise (für Hinterbliebene)	„kleine" Witwen- und Witwerrente (niedrig durch Faktor 0,25; befristet auf maximal zwei Jahre)
Verlust des Arbeitsplatzes	teilweise	Arbeitslosengeld I (Höhe maximal 60 / 67 % des Nettoentgelts; befristet)
Krankheit nach der 78. Woche	nein	–
Berufsunfähigkeit	nein	–
Unfall (außerhalb der Arbeit und gleich gestellter Ereignisse)	nein	–

6.2.3 Herausforderungen der Zukunft

Die Tragfähigkeit der heutigen Sozialversicherungen für die Zukunft wird überwiegend als fraglich angesehen. Das hat eine Reihe von Ursachen: Die Rentenversicherung wurde zum einen mit Leistungen für Personenkreise belastet, die wie z. B. deutsche Aussiedler aus Osteuropa nur wenige oder gar keine Beiträge eingezahlt haben. Durch die zunehmende Lebenserwartung müssen die Renten zudem immer länger bezahlt werden. In der Krankenversicherung verursachen der medizinische Fortschritt und die steigende Lebenserwartung ebenso wie in der Pflegeversicherung hohe Kosten, die in diesem Umfang nicht vorauszusehen waren. Die Arbeitslosenversicherung war lange Zeit durch eine anhaltend hohe Arbeitslosigkeit in Deutschland ebenfalls stark belastet.

Hauptsächlich aber bedroht die demografische Entwicklung die Tragfähigkeit der sozialen Absicherung: Denn die Menschen in Deutschland werden nicht nur älter, sondern es wird gleichzeitig auch die Zahl der jüngeren Menschen, die Beiträge vor allem zur Rentenversicherung zahlen, deutlich zurückgehen (> Abb. 6.3). Vor allem dadurch steht die Finanzierbarkeit der Renten aus dem laufenden Beitragsaufkommen – nach diesem Prinzip arbeitet die gesetzliche Rentenversicherung seit ihrer Gründung (> 6.3.1) – nachhaltig infrage. Auch der Kranken- und Pflegeversicherung drohen aus dieser Entwicklung erhebliche Einnahmeausfälle, denn die Altersversorgung ist meist niedriger als das Erwerbseinkommen, weshalb die Beiträge dieses Personenkreises deutlich geringer als die von Erwerbstätigen ausfallen.

Neben einer *Erhöhung der Altersgrenze* für den Renteneintritt, die die Zeitdauer des Bezugs und damit den Aufwand für die Rente vermindert, wird eine Lösung auch eine verstärkte *Anwendung des Subsidiaritätsgedankens* fordern: Allein die gesetzliche Rente wird zukünftig den bisherigen Lebensstandard beim Eintritt in den Ruhestand nicht mehr weitgehend sichern. Sie wird in Zukunft vielmehr nur eine Grundabsicherung für den Einzelnen gewährleisten können, der sich eine weitergehende Versorgung durch *eigene Leistungen* und nach Möglichkeit auch durch eine *betriebliche Altersversorgung* (sogenanntes Drei-Säulen-Modell) sichern muss. Daneben ist es für eine Entlastung der Sozialversicherung wichtig, dass die Arbeitslosigkeit so niedrig wie möglich gehalten werden kann und so das Beitragsaufkommen steigt. Auch wird in Erwägung zu ziehen sein, die Basis der Beitragserhebung – entsprechend der Entwicklung der Einkommensgrundlagen in der Gesellschaft – von der Anknüpfung nur an das

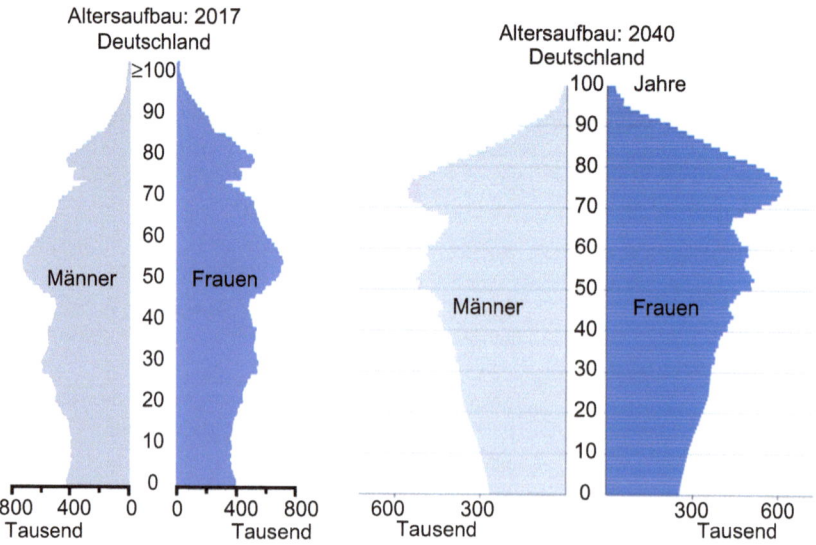

Abb. 6.3 Demografische Entwicklung in Deutschland [W193]

Einkommen aus Arbeit zu lösen und andere Einkunftsarten, etwa Zinsen, Mieterträge oder Erträge aus Aktiengeschäften, ebenfalls zur Finanzierung heranzuziehen. Derartige Lösungen lassen sich aber nicht einfach und schnell verwirklichen, sondern verlangen die Berücksichtigung vieler und schwieriger Details.

6.3 Gesetzliche Sozialversicherungen

6.3.1 Rentenversicherung

> **WAS DENKEN SIE?**
> **Fall**
> In Ihrer Stadt wird ein größeres Werk geschlossen. Die Presse berichtet, dass viele der älteren Beschäftigten keine Aussicht auf einen neuen Arbeitsplatz hätten. Sie hofften, frühzeitig in Rente gehen zu können. Einer Ihrer Freunde weiß von einer Hausfrau, die bei einem selbstverschuldeten Autounfall zum Pflegefall wurde. Er fragt sich, woher sie eine Versorgung erhalten kann. Hat dieser Personenkreis Anspruch auf eine gesetzliche Rente?

Die historische Entwicklung der **gesetzlichen Rentenversicherung** hatte zur Herausbildung verschiedener Zweige geführt. Das hing insbesondere damit zusammen, dass die Rentenversicherung für Arbeiter deutlich früher eingeführt worden war als die Rentenversicherung für Angestellte. Außerdem hatten sich für verschiedene Berufsgruppen, vor allem für die im Bergbau Beschäftigten, eigene Versicherungsträger herausgebildet. Die Leistungen, die die Versicherten jeweils erhielten und erhalten, unterschieden sich aber nicht. Inzwischen hat der Gesetzgeber den Aufbau der Rentenversicherung reformiert und die Bezeichnungen der einzelnen Versicherungsträger ebenfalls geändert. Während die Versicherten, die bis dahin schon Rente bezogen, bei ihrer Versicherung blieben, wurde ein Teil der aktiv Beschäftigten einem anderen Träger als bisher zugeordnet. Nun ist nicht mehr der Beruf des einzelnen Versicherten entscheidend, sondern es kommt darauf an, den vorhandenen Verwaltungsapparat möglichst gleichmäßig auszulasten.

Versicherte

Hier ist zunächst eine grundlegende Unterscheidung vorzunehmen: Es gibt *Pflichtversicherte* und *freiwillig Versicherte*. **Pflichtversichert** sind alle Arbeitnehmer, die gegen Entgelt – unabhängig von seiner Höhe – mehr als nur geringfügig beschäftigt sind. Als Arbeitnehmer gilt auch, wer sich in einem Berufsausbildungsverhältnis (Auszubildender oder Praktikant) befindet. Die Grenze der **geringfügigen Beschäftigung** wird nicht überschritten, wenn

- eine oder mehrere Tätigkeiten – ausgenommen hiervon sind Ausbildungsverhältnisse sowie einige weitere Beschäftigungsverhältnisse – ausgeübt werden, deren monatliches Entgelt regelmäßig die Geringfügigkeitsgrenze (2019: 450 Euro) nicht übersteigt, soweit der betreffende Arbeitnehmer sich von der Rentenversicherungspflicht befreien lässt. Für geringfügige Beschäftigungsverhältnisse, die zu Beginn des Jahres 2013 bereits bestanden haben und von der Rentenversicherungspflicht befreit waren, bleibt diese Befreiung erhalten. Zur Prüfung der Frage, ob diese Grenze überschritten wird, werden grundsätzlich die Entgelte aus *allen* Beschäftigungsverhältnissen addiert. Lediglich dann, wenn ein Arbeitnehmer auch eine nicht geringfügige Beschäftigung ausübt, wird eine zusätzlich ausgeübte geringfügige Beschäftigung nicht in diese Rechnung einbezogen. Es gilt also die Grundregel: Ein Nebenjob bis zur Geringfügigkeitsgrenze ist neben einem Hauptberuf nicht versicherungspflichtig, soweit sich der Arbeitnehmer befreien lässt.
- Eine Tätigkeit ist *nicht berufsmäßig* (Aushilfstätigkeit), wenn sie für längstens zwei Monate oder 50 Arbeitstage ausgeübt wird.

Neben den *Arbeitnehmern* sind auch verschiedene Gruppen von *Gewerbetreibenden* und *Selbstständigen* pflichtversichert, weil der Gesetzgeber bei ihnen von einer Schutzbedürftigkeit wie bei Arbeitnehmern ausgeht. Auch *Studenten*, die neben ihrem Studium einer mehr als geringfügigen Beschäftigung nachgehen, sind versicherungspflichtig geworden. Der Grund liegt darin, dass die Zeiten des Studiums für die Höhe des Rentenanspruchs unberücksichtigt bleiben. Ausgenommen von der Versicherungspflicht sind aber Praktikumstätigkeiten, die von der jeweiligen Studienordnung vorgesehen sind.

Auch für Landwirte besteht eine Pflicht zur Rentenversicherung, die gesetzlich allerdings eigenständig (siehe unten „Versicherungsträger") organisiert sind.

Dagegen sind Pflegende unter bestimmten Voraussetzungen in der Rentenversicherung versicherungspflichtig (> 6.3.5, Leistungsansprüche für Pflegepersonen). Alle übrigen Personen, z.B. Beamte, Hausfrauen, viele Gewerbetreibende und Selbstständige, sind versicherungsfrei. Eine **freiwillige Versicherung** ist allerdings den meisten versicherungsfreien Personen (Hauptausnahme: Beamte) möglich. Bei Beamten ist diese Möglichkeit nicht notwendig, da ihre Altersversorgung über den Pensionsanspruch geregelt ist. Weiterhin gibt es für eine Reihe von Selbstständigen (z.B. Ärzte oder Rechtsanwälte) berufsständische Versorgungswerke mit Mitgliedspflicht.

Im **Fall** war die verunglückte Hausfrau zumindest aktuell nicht versicherungspflichtig gewesen. Es ist aber denkbar, dass sie aus einer früheren Berufstätigkeit schon Anwartschaften in der Rentenversicherung begründet hatte. Darauf wird später noch eingegangen. Die Arbeitnehmer des Werks, das geschlossen worden ist, waren hingegen Mitglied der Rentenversicherung. Diese Mitgliedschaft dauert auch bei einer Arbeitslosigkeit fort.

Versicherungsträger

Träger der gesetzlichen Rentenversicherung sind die Deutsche Rentenversicherung Bund (früher: Bundesversicherungsanstalt für Angestellte), die Deutsche Rentenversicherung Knappschaft-Bahn-See (früher: Bundesknappschaft, Bundesbahn-Versicherungsanstalt und Seekasse) und – als Regionalträger – die Deutsche Rentenversicherung mit regionaler Zuständigkeit (früher: Landesversicherungsanstalten der Arbeiterrentenversicherung), die jeweils durch einen Namenszusatz angegeben wird. Daneben gibt es noch landwirtschaftliche Alterskassen mit regional gegliederter Zuständigkeit als Teil der Sozialversicherung für die in Landwirtschaft, Forsten und Gartenbau Tätigen. Die soziale Absicherung dieses Personenkreises, zu dem vor allem Landwirte gehören, ist von der gesetzlichen Struktur her allerdings eigenständig neben der eigentlichen Sozialversicherung geregelt.

Versicherungsfälle (Leistungsvoraussetzungen)

In erster Linie soll die Rentenversicherung die **Altersversorgung** nach dem Ausscheiden aus dem Erwerbsleben sichern:

- Grundfall ist die Altersrente nach Erreichen der gesetzlichen Altersgrenze. Diese früher bei 65 Jahren gelegene Grenze wird für die Geburtsjahrgänge ab 1947 schrittweise bis zum Geburtsjahrgang 1964 auf das 67. Lebensjahr angehoben. Erstmals ab 2012 konnten Versicherte nicht mehr mit der Vollendung des 65. Lebensjahrs in Rente gehen. Wer allerdings vor 1953 geboren ist und eine *Wartezeit von 45 Jahren* erfüllt hat, kann ohne Abschläge schon mit 63 Jahren in Altersrente gehen. Für die Geburtsjahrgänge 1953 – 1964 steigt diese Grenze allmählich auf die bereits früher geltende Grenze von 65 Lebensjahren an.
- Für *langjährig Versicherte,* die eine Wartezeit von mindestens 35 Jahren erfüllt haben, erlaubt das Gesetz den Bezug einer Altersrente weiterhin bereits nach Vollendung des 63. Lebensjahrs. Allerdings wird dann für die Geburtsjahrgänge ab 1949 die Höhe der Rente auf Lebenszeit für jeden Monat der Inanspruchnahme vor Erreichen der im jeweiligen Jahr geltenden Altersgrenze um einen bestimmten Abschlagsfaktor verringert. Dieser *Abschlagsfaktor,* der bei der Altersgrenze von 65 Jahren bei maximal 7,2 % lag, wird auf bis zu 14,4 % steigen. Wirtschaftlich gesehen führt dies dazu, dass sich viele Versicherte die vorgezogene Altersgrenze nicht mehr leisten können. Umgekehrt führt eine Inanspruchnahme des Rentenanspruchs erst nach Erreichen der jeweils geltenden Altersgrenze aber auch zu einer dauerhaften Erhöhung des Rentenanspruchs. Insgesamt gesehen werden über die jetzigen Regelungen ähnliche Ergebnisse wie mit der früher geltenden *flexiblen Altersgrenze* erreicht.
- Wer bei Vollendung des jeweiligen Alters als *Schwerbehinderter anerkannt* (> 6.4.1) ist und eine Wartezeit von mindestens 35 Jahren vorweisen kann, kann seine reguläre Altersrente jeweils zwei Jahre früher als die normale gesetzliche Altersrente uneingeschränkt in Anspruch nehmen. Nimmt ein Schwerbehinderter Rentenkürzungen in Kauf, so kann er seine Altersrente bereits bis zu drei Jahre vor dem oben dargestellten

Zeitpunkt in Anspruch nehmen. Die früher bei 60 Jahren (mit Kürzung) und 63 Jahren (ohne Kürzung) gelegenen Altersgrenzen für Schwerbehinderte steigen also parallel zu den Grenzen für die „normale" Altersrente auf 62 und 65 Jahre an.
- Für Personen, die vor dem Rentenbeginn *langfristig arbeitslos* waren, gibt es weitere Ausnahmeregelungen, die allerdings ebenfalls mit erheblichen Rentenabschlägen verbunden sind.
- Schließlich gibt es aus Gründen des Vertrauensschutzes für ältere Versicherte noch eine Reihe von Übergangsregelungen, die hier aus Platzgründen nicht dargestellt werden.
- Durch die seit 2017 in Kraft getretene „Flexi-Rente" soll zum einen der Übergang vom Erwerbsleben in die Rente flexibler gestaltet werden, zum anderen sollen die Anreize, über die gesetzliche Altersgrenze hinaus zu arbeiten, erhöht werden. Dies wird dadurch bewirkt, dass vor dem Erreichen der Regelaltersgrenze ein Arbeitseinkommen von jährlich 6.300 Euro auf bis dahin bezogene Renten (etwa aus einer Inanspruchnahme der gesetzlichen Altersgrenze) nicht angerechnet wird. Ein darüber hinaus gehender Verdienst wird nur in Höhe von 40 % mit der Rente verrechnet. Wer über die gesetzliche Regelaltersgrenze hinaus arbeitet, kann zudem im Gegensatz zum bisher geltenden Recht weiterhin Rentenbeiträge entrichten. Diese erhöhen dann ab dem Folgejahr die Höhe des Rentenanspruchs.

Die zweite Aufgabe der Rentenversicherung ist die Gewährung eines Schutzes bei einem *vorzeitigen Ausscheiden aus dem Berufsleben*. Früher wurde in diesem Bereich zwischen Berufsunfähigkeit und Erwerbsunfähigkeit unterschieden: **Berufsunfähig** war, wer in seiner Leistungskraft auf weniger als die Hälfte der Fähigkeiten eines gesunden Versicherten mit einem vergleichbaren Berufsbild herabgesunken war. Konnte dieser Betroffene keine zumutbare Tätigkeit mehr ausüben, hatte er einen Anspruch auf Rente wegen Berufsunfähigkeit. Dieser Anspruch ist aus Gründen des Vertrauensschutzes nur für ältere Versicherte erhalten geblieben.

Nach dem jetzt geltenden Recht gibt es einen Rentenanspruch nur noch wegen teilweiser oder voller Erwerbsminderung. Der Begriff der **vollen Erwerbsminderung** stimmt mit der bisherigen Erwerbsunfähigkeit überein: Voll erwerbsgemindert ist ein Versicherter, der auf dem allgemeinen Arbeitsmarkt nicht mindestens drei Stunden täglich erwerbstätig sein kann. Die **teilweise Erwerbsminderung** stellt im Gegensatz zur Berufsunfähigkeit nicht mehr auf die bisherige berufliche Qualifikation ab. Vielmehr entsteht ein Rentenanspruch nur noch dann, wenn ein Versicherter nicht mehr in der Lage ist, täglich mindestens sechs Stunden zu arbeiten.

Im **Fall** könnte die verunglückte Hausfrau einen Anspruch auf Rente wegen voller Erwerbsminderung haben. Voll erwerbsgemindert ist sie sicherlich, aber neben diesem Umstand muss sie noch weitere Voraussetzungen erfüllen: Sie muss nämlich eine Wartezeit von mindestens 60 Monaten erfüllt haben und sie müsste in den letzten fünf Jahren vor dem Eintritt der Erwerbsunfähigkeit wenigstens drei Jahre versicherungspflichtig beschäftigt gewesen sein. Erfüllt sie eine dieser Voraussetzungen nicht, dann hat sie auch keinen Rentenanspruch wegen ihrer Erwerbsminderung. Unerheblich wäre dagegen, dass die Erwerbsminderung durch ihr eigenes Verschulden eingetreten ist.

Dritte Aufgabe der Rentenversicherung ist der Schutz von *Hinterbliebenen*:
- *Witwen- oder Witwerrente* erhält ein überlebender Ehegatte, wenn der verstorbene Ehegatte zum Zeitpunkt seines Todes Rente bezogen hat oder wenn die entsprechenden *Wartezeiten* erfüllt sind oder als erfüllt gelten. Dabei werden eigene Erwerbs- oder Erwerbsersatzeinkommen des Berechtigten oberhalb einer jährlich neu bestimmten Grenze zu 40 % auf diesen Rentenanspruch angerechnet. Diese Grenze liegt beim 26,4-Fachen des aktuellen Rentenwerts und beträgt derzeit (2018) rund 845 Euro.
- *Erziehungsrente* erhält – bei Erfüllung einer Wartezeit von fünf Jahren aus seiner eigenen Rentenversicherung –, wer nach dem Tod des geschiedenen Ehegatten ein eigenes oder ein Kind des geschiedenen Ehegatten erzieht.
- *Waisen- oder Halbwaisenrente* erhalten die Kinder der Verstorbenen bis zur Vollendung des 18. Lebensjahrs, bei Berufsausbildung bis zur Vollendung des 25. Lebensjahrs.

Voraussetzung für einen Rentenbezug ist in jedem Fall die **Erfüllung der Wartezeiten.** Die wichtigsten Bestimmungen auf diesem Gebiet sind:
- Für den Bezug der *normalen Altersrente* und der *Erwerbsminderungsrente* müssen grundsätzlich mindestens 60 Kalendermonate Wartezeit vorliegen.

- Bei anderen Rentenarten wie etwa der Rente für langjährig Versicherte betragen die Wartezeiten bis zu 420 Kalendermonate (= 35 Jahre) oder sogar bis zu 540 Kalendermonate (= 45 Jahre) bei der abschlagsfreien „Rente ab 63".

Wartezeiten sind zunächst die *Beitragszeiten*. Darunter versteht man diejenigen Monate, in denen Pflichtbeiträge oder freiwillige Beiträge zur Rentenversicherung gezahlt worden sind. Den Beitragszeiten gleichgestellt sind die *Kindererziehungszeiten*. Dies sind für ab dem 1.1.1992 geborene Kinder die einem Elternteil zugerechneten Zeiten der Kindererziehung in den ersten drei Lebensjahren, wenn der Elternteil deswegen nicht oder nicht vollständig arbeitet. Dieser Elternteil wird dabei so gestellt, als ob er das Durchschnittseinkommen aller Versicherten erzielt hätte. Hieraus ergibt sich zurzeit (2018) ein monatlicher Rentenanspruch von etwas mehr als 96 Euro. Auf die längerfristigen Wartezeiten werden auch noch *Anrechnungszeiten*, die etwa für Zeiten der Arbeitsunfähigkeit durch Krankheit oder bestimmte Ausbildungen nach dem 17. Lebensjahr eingeräumt werden, und *Berücksichtigungszeiten*, die etwa für die Kindererziehung im Alter von drei bis zehn Jahren gewährt werden, angerechnet.

Daneben ist aber auch die *fiktive Erfüllung* von Wartezeiten möglich. Hierdurch sollen ungewöhnliche Risiken ausgeglichen werden. Wichtig ist einmal der Fall eines frühzeitigen Todes oder einer Verminderung der Erwerbsfähigkeit durch Arbeitsunfälle (> 6.3.3) oder Berufskrankheiten. Hier entsteht in der Regel ohne weitere Voraussetzungen ein Rentenanspruch. Auch wird der Fall abgedeckt, dass ein Versicherter in einem Zeitraum von bis zu sechs Jahren (dann wird er regelmäßig die Wartezeit von 60 Monaten erfüllt haben) nach Abschluss seiner Ausbildung aus einem anderen Grund stirbt oder eine volle Erwerbsminderung erleidet. Er erhält bereits dann einen Rentenanspruch, wenn er in den letzten zwei Jahren vor dem Schadensfall für mindestens ein Jahr Pflichtbeiträge geleistet hat.

Leistungsumfang

Sämtliche Leistungen (> Abb. 6.4) aus der Pflichtversicherung sowie ein Teil der freiwillig erworbenen Versicherungsansprüche sind vom Grundsatz her *dynamisiert*. Ihre Höhe wird dadurch regelmäßig der allgemeinen Einkommensentwicklung angenähert.

Die „Ausgangsrente", d.h. die Rente zu dem Zeitpunkt, zu dem der Versicherungsfall eintritt, wird unter Berücksichtigung folgender Faktoren berechnet:
- Entgeltpunkte unter Berücksichtigung des Rentenzugangsfaktors

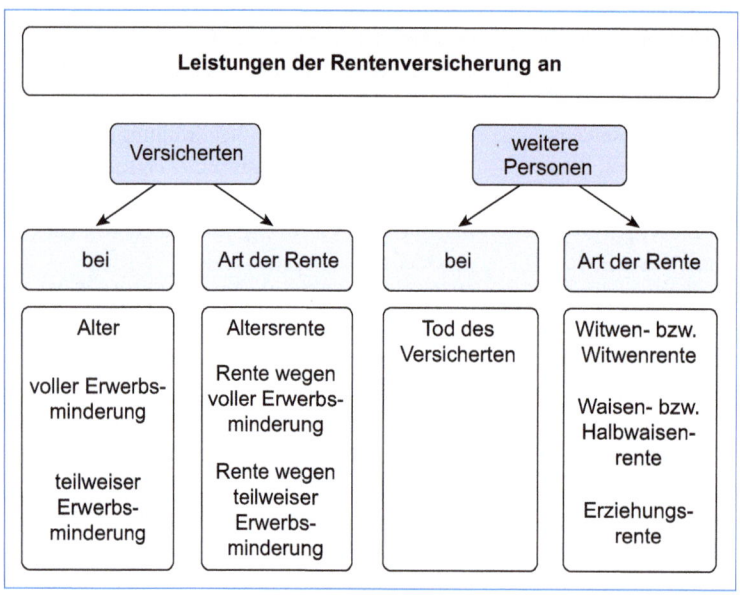

Abb. 6.4 Übersicht über die Leistungen der Rentenversicherung [L143]

- Aktueller Rentenwert unter Einbezug des sogenannten Nachhaltigkeitsfaktors
- Rentenartfaktor

Daraus ergibt sich die sogenannte *Rentenformel*. Sie lautet im Grundsatz wie folgt:

Rente = Entgeltpunkte × aktueller Rentenwert × Rentenartfaktor × Rentenzugangsfaktor

- **Entgeltpunkte** werden für jedes Jahr des Arbeitslebens bestimmt und ergeben sich aus dem persönlich erzielten Jahreseinkommen. Dieses wird mit dem durchschnittlichen Jahreseinkommen aller Versicherten verglichen. Entspricht das persönliche Jahreseinkommen exakt dem Durchschnitt, so wird genau ein Entgeltpunkt zuerkannt. Unterschreitet das persönliche Jahreseinkommen das Durchschnittseinkommen, so wird entsprechend weniger als ein Entgeltpunkt zuerkannt, bei einem Überschreiten entsprechend mehr. Für bestimmte beitragsfreie Zeiten wie die der Kindererziehung werden die Entgeltpunkte vorgegeben; hier wird unterstellt, dass der Durchschnittsverdienst erreicht worden wäre. Für die ersten drei Jahre einer beruflichen Ausbildung werden ebenfalls 100 % des Durchschnittseinkommens angerechnet. Damit soll der während einer Ausbildung typischerweise niedrige Verdienst ausgeglichen werden.
- **Aktueller Rentenwert:** Darunter versteht man den Betrag, um den ein Entgeltpunkt die Monatsrente (bei Rentenbeginn) erhöht. Der aktuelle Rentenwert liegt bei 32,03 Euro (Stand: 2018). Hat etwa jemand zu Rentenbeginn 50 Entgeltpunkte angesammelt, so hat er einen monatlichen Rentenanspruch von etwas mehr als 1 600 Euro. Der aktuelle Rentenwert wird jährlich der allgemeinen Einkommensentwicklung angepasst. Um die zunehmende Überalterung der Gesellschaft zu berücksichtigen, wird der aktuelle Rentenwert allerdings im Regelfall nicht mehr um den vollen Betrag der Nettolohnsteigerungen angehoben. Vielmehr wird durch den „Nachhaltigkeitsfaktor" der erhöhte Anteil von Rentenbeziehern im Verhältnis zu den aktiv tätigen Versicherungspflichtigen als zusätzlicher Minderungsfaktor herangezogen. Allerdings haben Pflichtversicherte die Möglichkeit, die sich daraus ergebenden Minderungen der Rente durch die *private Altersrente* auszugleichen.
- **Rentenartfaktor:** Durch ihn werden die Renten den unterschiedlichen Bedürfnissen angepasst.
  - Bei der *Altersrente* und der *Rente wegen voller Erwerbsminderung* beträgt dieser Faktor 1,0 und ändert daher die bisher gewonnenen Ergebnisse nicht.
  - Bei der Rente wegen *teilweiser Erwerbsminderung* beträgt der Faktor 0,5. Durch die so recht niedrige Rente soll für den betroffenen Personenkreis ein Anreiz geschaffen werden, die verbliebene Erwerbsfähigkeit so gut wie möglich auszunutzen.
  - Bei der „großen" *Hinterbliebenenrente* sorgt der Faktor 0,55 dafür, dass der überlebende Ehepartner 55 % des Rentenanspruchs des Verstorbenen erhält. Für Ehepartner, die am 31.12.2001 bereits miteinander verheiratet waren, bleibt es bei dem früheren Anspruch von 60 %. Bei jüngeren Ehepartnern geht der Gesetzgeber davon aus, dass nach den heutigen sozialen Verhältnissen in der Regel Mann und Frau eine eigenständige Alterssicherung aufbauen. Um Benachteiligungen durch die Kindererziehung zu vermeiden, erhalten Witwen und Witwer, die Kinder erzogen haben, Zuschläge zu ihrem Rentenanspruch. Einen Anspruch auf diese „große" Rente hat, wer bei Eintritt des Versicherungsfalls ein Alter erreicht hat, das höchstens 20 Jahre unter der aktuell geltenden gesetzlichen Rentenaltersgrenze liegt (2019: 45 Jahre und 9 Monate), erwerbsgemindert ist oder mindestens ein Kind bis zu 18 Jahren erzieht, das Anspruch auf Halbwaisenrente hat. Bei diesem Personenkreis geht der Gesetzgeber davon aus, dass die Aufnahme einer eigenen Erwerbstätigkeit im Regelfall nicht mehr zumutbar sein wird.
  - In den übrigen Fällen erhalten Witwen und Witwer dagegen nur die *„kleine" Rente,* bei der der Rentenartfaktor 0,25 ist. Die so sehr niedrig gehaltenen Renten sollen erreichen, dass der betroffene Personenkreis wieder erwerbstätig wird. Des Weiteren ist dieser Anspruch auf höchstens 24 Monate befristet.
  - Bei der *Vollwaisenrente* schließlich wird ein Faktor von 0,2, bei der *Halbwaisenrente* von 0,1 angesetzt.

– Eine weitere Besonderheit ist bei den geringfügigen Beschäftigungsverhältnissen zu beachten: Bezahlt der Arbeitgeber hier einen pauschalen Rentenbeitrag, so erhält der Versicherte hierfür Zuschläge zu seinen Entgeltpunkten. Diese fallen aber sehr niedrig aus.
- **Rentenzugangsfaktor:** Er sorgt dafür, dass die Rentenhöhe bei vorzeitiger Inanspruchnahme einer Rente abgesenkt und bei einem Rentenbeginn nach dem im Normalfall vorgesehenen Zeitpunkt erhöht wird. So wird etwa der Zugangsfaktor für eine Altersrente, die bereits ein Jahr vorzeitig in Anspruch genommen wird, von 1,0 so weit abgesenkt, dass der jeweils geltende prozentuale Abschlag erreicht wird.

Im Zusammenhang mit dem Leistungsumfang ist auch die **Beitragsbemessungsgrenze** von Bedeutung. Sie besagt, dass nicht in jedem Fall das gesamte Einkommen für die Berechnung der Sozialversicherungsabgaben herangezogen wird. Vielmehr bleibt besonders hohes Einkommen außer Betracht, weil bei dessen Berücksichtigung das Versorgungsprinzip (➤ 6.2.2) nicht mehr beachtet wäre. Denn die Rente hätte dann in bestimmten Fällen eine Höhe, die für die Sicherung eines angemessenen Lebensstandards gar nicht nötig wäre. Hinzu kommt, dass der Bezieher eines hohen Einkommens in der Regel zur Eigenversorgung fähig ist. Für 2018 liegt die Beitragsbemessungsgrenze in der Rentenversicherung bei einem Bruttoeinkommen von 6 500 Euro monatlich.

Wesentlich für die Rentenhöhe ist auch die **Versicherungsdauer**. Sie wird anhand der *Beitragszeiten*, der *Berücksichtigungszeiten*, der *Anrechnungszeiten* und der *Zurechnungszeiten* errechnet. Die größte praktische Bedeutung haben dabei die *Zurechnungszeiten*. Dies sind bei Eintritt von Erwerbsminderung oder Tod die zwischen dem Versicherungsfall (also dem Lebensalter, in dem Unfall oder Tod eintreten) und dem 60. Lebensjahr liegenden Zeiten. Der Versicherte wird dabei so behandelt, als habe er bis zu seinem 60. Lebensjahr alle Beiträge entrichtet. Damit will man erreichen, dass auch ein junger Versicherter eine ausreichende Rente bekommt. Denn würde man bei ihm nur die Beiträge berücksichtigen, die er tatsächlich geleistet hat, so wäre seine Rente zu niedrig. Damit würde sie ihre Lohnersatzfunktion nicht mehr erfüllen und das Versorgungsprinzip wäre nicht mehr gewahrt.

Beitragswesen

Finanziert wird die Rentenversicherung durch Beiträge, die grundsätzlich Arbeitnehmer und Arbeitgeber zu *gleichen* Teilen zu tragen haben und die sich aus einem bestimmten Prozentsatz des Bruttoeinkommens ergeben. Dieser Prozentsatz liegt im Augenblick (2018) bei 18,6 %. Gehaltsteile oberhalb der Beitragsbemessungsgrenze bleiben unberücksichtigt. Bei versicherungspflichtigen Arbeitsentgelten bis zu 325 Euro pro Monat im Rahmen von Ausbildungsverhältnissen trägt der Arbeitgeber die Beiträge allein. Innerhalb des sogenannten *sozialversicherungsrechtlichen Einstiegsbereichs* (Arbeitsentgelte von mehr als 450 bis zu 1.300 Euro pro Monat) wird der Arbeitnehmeranteil erst allmählich auf die Hälfte der gesamten Beitragsschuld angehoben. Der fehlende Teil aus dem Bereich des Arbeitnehmers wird mit Zuschüssen ausgeglichen. Der sozialversicherungsrechtliche Einstiegsbereich ersetzte die bis Ende 2018 geltende „Gleitzone", die eine Reduzierung der Beitragsschuld eines Arbeitnehmers nur in einem Einkommensbereich von mehr als 450 bis zu 850 Euro pro Monat vorgesehen hatte. Freiwillig Versicherte zahlen ihren gesamten Beitrag selbst.

Für versicherte nicht erwerbsmäßig Pflegende zahlt die Beiträge in vollem Umfang die Pflegeversicherung (➤ 6.3.5).

Private Altersvorsorge

Von ihrer Systematik her fällt die seit 2002 geltende *private Altersrente* in den Bereich einer freiwilligen Versicherung. Sie ist nicht staatlich organisiert, sondern wird im Rahmen der privaten Wirtschaft vor allem durch Banken und Versicherungen angeboten. Allerdings wird die private Altersrente sowohl *staatlich gefördert* als auch *überwacht*. Die Förderung geschieht durch Steuervorteile oder Zuschüsse, um einen Anreiz zur privaten Vorsorge zu geben. Die Überwachung erfolgt, um zu verhindern, dass die für die Altersversorgung gedachten Mittel den Berechtigten verloren gehen.

Notwendig wurde die private Altersrente durch Veränderungen in der Altersstruktur der Bevölkerung (➤ Abb. 6.3): Immer mehr Rentnern stehen immer weniger Beitragszahler entgegen. Damit muss langfristig das Rentenniveau gekürzt werden (aktueller Rentenwert). In erster Linie betrifft das jüngere Versicherte, die noch eine Reihe von Jahren vor ihrem Renteneintritt stehen. Dieser Personenkreis bekommt die Möglichkeit, die Kürzungen der staatlichen Rente durch private Vorsorge auszugleichen. Dazu können bis zu 4 % des jährlichen Einkommens in diese begünstigte private Vorsorge einbezahlt werden. Der entscheidende Unterschied zu erhöhten Beiträgen bei der gesetzlichen Rentenversicherung liegt bei dieser Lösung darin, dass der Arbeitgeber zu diesen Beiträgen der privaten Altersvorsorge nichts beitragen muss – das Solidarprinzip ist also aufgegeben.

Für die im **Fall** angesprochenen Probleme bedeuten diese Grundsätze Folgendes: Die Rentenversicherung ist nur sehr eingeschränkt in der Lage, durch einen vorzeitigen Rentenbezug zur sozialen Absicherung älterer Arbeitsloser beizutragen. Vor allem durch die lange Bezugsdauer dieses Personenkreises wären auf Dauer die finanziellen Möglichkeiten der Rentenversicherung überfordert. Auch das allgemeine Lebensrisiko der Erwerbsminderung kann die Rentenversicherung nicht für alle abdecken. Geschützt ist hier nur der Personenkreis, der im zeitlichen Zusammenhang mit dem Eintritt der Erwerbsminderung wenigstens überwiegend versicherungspflichtig war. Dann allerdings kommt es für den Rentenanspruch auf die Ursache der Erwerbsminderung nicht an. Hinterbliebene sollen schließlich vor allem dann Rentenansprüche haben, wenn für ihren Unterhalt ganz oder wenigstens überwiegend der Verstorbene aufgekommen war und aufgrund der persönlichen Situation die Aufnahme einer (vollen) eigenen Erwerbstätigkeit nicht zumutbar ist.

Ergänzende Grundsicherung

Neben der „klassischen" Rentenversicherung gibt es seit 2003 ein weiteres Instrument der Altersvorsorgung, das von seiner Systematik her allerdings eher der sozialen Absicherung zuzurechnen ist: die Grundsicherung. Die in den §§ 41–43 SGB XII geregelte **Grundsicherung** sieht vor, dass alle Personen, die die gesetzliche Altersgrenze erreicht haben oder voll erwerbsgemindert sind, im Wesentlichen die Leistungen zur Verfügung haben sollen, die einer vollen Hilfe zum Lebensunterhalt nach den Bestimmungen des Sozialhilferechts (➤ 6.4.2) entsprechen. In der Praxis wird deshalb auf Antrag bei allen Personen, die eine Rente bis zu etwa 850 Euro pro Monat beziehen, geprüft, ob sie mit ihren gesamten Einkünften – also etwa auch mit Zinsen, Mieteinkünften oder einem Einkommen aus einem Nebenerwerb – so viel Geld zur Verfügung haben, wie ihnen nach Sozialhilferecht zustehen würde. Ist das nicht der Fall, erhalten sie den Differenzbetrag zusätzlich nach den Regelungen über die Grundsicherung.

Der entscheidende Unterschied zur Sozialhilfe liegt darin, dass ein Rückgriff gegenüber Kindern – bei voll Erwerbsgeminderten auch gegenüber Eltern – nicht stattfindet, solange deren jährliches Gesamteinkommen 100 000 Euro nicht übersteigt. Leistungen der Grundsicherung gibt es aber, wie schon erwähnt, nicht von Amts wegen, sondern nur auf einen entsprechenden Antrag der Betroffenen und dann frühestens ab dem Monat der Antragstellung. Zielsetzung dieser gesetzlichen Regelung ist es zu vermeiden, dass gerade alte Leute aus Scham oder Rücksicht auf Angehörige von weniger Geld leben als ihnen aus der Sozialhilfe zustehen würde.

6.3.2 Krankenversicherung

Auch im Bereich der **Krankenversicherung** gibt es eine starke Aufspaltung der gesetzlichen Versicherer. Anders als im Bereich der Rentenversicherung hat dies im Bereich des Leistungsangebots aber auch praktische Auswirkungen.

WAS DENKEN SIE?
Fall

Der 35-jährige Angestellte Leo Lehner (Monatseinkommen: 3 600 Euro brutto) überschätzt sich gelegentlich. Obwohl er ein nur wenig erfahrener Bergsteiger ist, traut er sich bei einem Kurzurlaub in den Allgäuer Alpen auf einen Klettersteig – und stürzt an einer schwierigen Stelle ab. Es gelingt der Bergwacht, den schwer Verletzten zu bergen, und Leo Lehner überlebt den Unfall. Doch wird er auf Dauer ein Pflegefall bleiben. Ein Bekannter, der ihn im Krankenhaus besucht, meint, er werde keinerlei Leistungen der Krankenversicherung erhalten, denn seinen Unfall habe er durch grobe Fahrlässigkeit verursacht und in diesem Fall sowie auch für die Folgen einer Pflegebedürftigkeit müsse die Krankenkasse keine Leistungen erbringen. Hat der Bekannte recht?

Versicherte

Auch bei der gesetzlichen Krankenversicherung gibt es Pflichtversicherte und freiwillig Versicherte:

- **Pflichtversichert** sind vor allem folgende Personengruppen:
  - Arbeitnehmer, deren regelmäßiger Jahresverdienst die Versicherungspflichtgrenze nicht oder nicht lange genug überschreitet. Die Versicherungspflichtgrenze ist von der Beitragsbemessungsgrenze zu unterscheiden. Sie liegt 2018 bei monatlich 4 950 Euro. Beiträge müssen dagegen höchstens aus dem Einkommen bis zur Beitragsbemessungsgrenze von monatlich (2018) 4 425 Euro entrichtet werden.
  - Lehrlinge und Praktikanten, auch wenn ihr Monatsverdienst die Geringfügigkeitsgrenze nicht übersteigt.
  - Arbeitslose, die Leistungen der Bundesagentur für Arbeit erhalten.
  - Rentner.
  - Studenten.
- **Freiwillig** können sich fast alle übrigen Personengruppen bei einer gesetzlichen Krankenkasse versichern. Wichtig ist dabei vor allem, dass eine freiwillige *Weiterversicherung* nur im Anschluss an den Ablauf eines Pflichtversicherungsverhältnisses regelmäßig möglich ist.
- Die Ausnahmen von der Versicherungspflicht wegen *Geringfügigkeit* eines Beschäftigungsverhältnisses gelten hier ebenso wie bei der Rentenversicherung (➤ 6.3.1); ein Antrag auf Befreiung ist hier jedoch nicht notwendig.
- Die Absicherung von Beamten im Krankheitsfall schließlich ist auf andere Art geregelt: Beamte sind versicherungsfrei. Für Krankheitskosten, die sie als Privatpatient zunächst selbst tragen müssen, bekommen sie von ihrem Dienstherrn sogenannte *Beihilfeleistungen,* die einen bestimmten Prozentsatz der Rechnungen abdecken. Im Übrigen müssen sie sich selbst durch den Abschluss privater Krankenversicherungen absichern. Dieses System hält sich auch deshalb, weil es für den Staat kostengünstiger ist, als es Beiträge zu einer Pflichtversicherung der Beamten wären.
- Wichtig ist weiterhin, dass inzwischen alle in Deutschland ständig lebenden Personen, wenn sie nicht gesetzlich krankenversichert sind, zum Abschluss einer *privaten Krankenversicherung* verpflichtet sind.

Im **Fall** war Leo Lehner als Angestellter pflichtversichert, da sein Gehalt unterhalb der maßgeblichen Grenze lag.

Versicherungsträger

Träger der gesetzlichen Krankenversicherung sind Ortskrankenkassen, Innungskrankenkassen, Betriebskrankenkassen, landwirtschaftliche Krankenkassen, Angestellten-Ersatzkassen, Arbeiter-Ersatzkassen und die Knappschaft Bahn-See.

Versicherungsfälle (Leistungsvoraussetzungen)

Die gesetzliche Krankenversicherung kennt **vier Versicherungsfälle:** Krankheitsverhütung, Früherkennung von Krankheiten, Krankheit und Mutterschaft.

- Durch die **Krankheitsverhütung** soll bereits das Entstehen von Erkrankungen verhindert werden. Hintergrund der hier gewährten Leistungen ist, dass Vorsorge besser – und auch billiger – als Heilen ist.
- Die **Früherkennung von Krankheiten** soll vor allem Krebserkrankungen so frühzeitig aufdecken, dass noch gute Heilungsaussichten bestehen.
- Unter **Krankheit** versteht man einen regelwidrigen Körper- oder Geisteszustand, der ärztlicher Behandlung bedarf und/oder Arbeitsunfähigkeit zur Folge hat. Die Ursache einer Krankheit ist *unerheblich.* Auch Suchtleiden wie Alkohol- oder Drogensucht gelten als Krankheit. Voraussetzung für die Anerkennung eines Krankheitsfalls ist, dass der regelwidrige Zustand voraussichtlich behoben oder wenigstens spürbar gebessert werden kann. Deshalb erbringt die Krankenversicherung *keine* Leistungen für *Gebrechen,* auch wenn sie ständige Pflegebedürftigkeit zur Folge haben sollten.
- Durch die Anerkennung der **Mutterschaft** als Versicherungsfall werden Leistungen für Schwangerschaft, Geburt und Wochenbett möglich. Diese gesonderte Regelung war nötig,

weil eine normal ablaufende Schwangerschaft *keine* Krankheit darstellt. Neben den im Sozialgesetzbuch V (SGB V) hierzu enthaltenen Regelungen gilt ergänzend noch immer eine Bestimmung (§ 197) der Reichsversicherungsordnung (RVO). Gemeinsames Merkmal aller Versicherungsfälle ist ihre *vorübergehende* Natur. Dadurch unterscheidet sich die Krankenversicherung von anderen Versicherungen. Voraussetzung für eine Leistungspflicht ist in allen Fällen, dass das Versicherungsverhältnis zu Beginn des Versicherungsfalls bestanden hat. Ein Ende des Versicherungsverhältnisses während der Dauer eines Versicherungsfalls lässt dagegen den Leistungsanspruch grundsätzlich unberührt.

Im **Fall** wird Leo Lehner für die Ausheilung seiner Verletzungsfolgen Leistungen seiner Krankenversicherung erhalten. Denn der Umstand, dass er sich seine Verletzungen durch groben Leichtsinn zugezogen hat, ist für die Leistungspflicht der Krankenversicherung ohne Belang. Soweit er hingegen pflegebedürftig ist, also sein Zustand auf Dauer gesehen nicht mehr verbessert werden kann, muss die Krankenversicherung nicht eintreten. Allerdings wird er insoweit Leistungen der Pflegeversicherung (➤ 6.3.5) erhalten.

Leistungsumfang

Die Leistungen sind grundsätzlich auf das medizinisch notwendige Maß beschränkt. Sie werden in der Regel als Sachleistung erbracht. Das bedeutet, dass der Versicherte grundsätzlich (Ausnahmen sind etwa Zuzahlungen im Krankenhaus und für Medikamente) die Leistung in Anspruch nehmen kann, ohne direkt dafür zu bezahlen. Seine Bezahlung sind – indirekt – seine Beiträge, aus denen zusammen mit den Beiträgen anderer Versicherter die für ihn notwendigen Leistungen finanziert werden. Auf die im Gesetz enthaltenen Leistungen der gesetzlichen Krankenkassen hat der Versicherte im Fall ihrer medizinischen Notwendigkeit im Regelfall einen Rechtsanspruch. Die Krankenkassen haben aber einen gewissen Spielraum, zusätzliche Leistungen anzubieten, die sie dann unter Umständen auch nach Ermessen gewähren können. Zu den wichtigsten **Leistungsansprüchen** bei den einzelnen Versicherungsfällen gehören:

- Die wichtigsten Leistungen zur *Krankheitsverhütung* sind jährliche Zahnvorsorgeuntersuchungen (halbjährlich für Versicherte zwischen sechs und 18 Jahren) und medizinische Vorsorgeleistungen, durch die das Entstehen von Krankheiten verhindert werden soll.
- Im Rahmen der *Früherkennung von Krankheiten* bestehen ab einem bestimmten Lebensalter Ansprüche auf regelmäßige Vorsorgeuntersuchungen vor allem gegen Krebserkrankungen. Im Kindesalter gibt es zudem die neun sogenannten U-Untersuchungen zur Vorsorge einer altersgerechten Entwicklung.
- Bei *Krankheit* besteht Anspruch auf *Krankenhilfe* und Gewährung von *Krankengeld*. Die Krankenhilfe umfasst dabei Untersuchungen, ambulante und stationäre Heilbehandlung und – mit gewissen Ausnahmen – die Gewährung notwendiger Arznei- und Hilfsmittel.
- Das *Krankengeld* hat *Lohnersatzfunktion* und wird gewährt, wenn das reguläre Arbeitsentgelt bei einer Krankheitsdauer von mehr als sechs Wochen vom Arbeitgeber nicht mehr fortbezahlt wird (➤ 7.5.4).
- Bei *Mutterschaft* besteht ein Anspruch auf ärztliche Betreuung während der Schwangerschaft sowie bei und nach der Entbindung. Dieser Anspruch umfasst insbesondere auch die Durchführung der *regelmäßigen Vorsorgeuntersuchungen*. Ferner sind die nötigen Arznei- und Hilfsmittel, die Hilfe durch eine Hebamme und die Pflege für die Zeit des Wochenbetts zu gewähren. Schließlich besteht zum Ausgleich für den Bezug von Arbeitsentgelt Anspruch auf das sogenannte *Mutterschaftsgeld*.

Im **Fall** erhält Leo Lehner als Leistung von seiner gesetzlichen Krankenversicherung vor allem den Krankenhausaufenthalt mit der dort durchgeführten medizinischen Behandlung: Erst dann, wenn seine Verletzungen so weit als möglich geheilt sind und der dann erreichte Zustand auf Dauer nicht mehr verbessert werden kann, endet die Phase der Heilbehandlung. Daran schließt sich die Phase der Pflege an, für die aus der Pflegeversicherung Leistungen zu erbringen sind (➤ 6.3.5).

Selbstbeteiligungen

Zum Zweck der Kostendämpfung sind für die Versicherten schon lange bei einer Reihe von

Kosten **Selbstbeteiligungen** oder Kostenvorbehalte eingeführt worden. So besteht ein Anspruch auf Zahnregulierungen grundsätzlich nur bis zum 18. Lebensjahr. Die Krankenkasse übernimmt zunächst nur 80 % der Kosten bzw. bei zwei oder mehr Kindern unter 18 Jahren: 90 %. Die verbleibende Selbstbeteiligung wird erst dann an den Versicherten zurückbezahlt, wenn die Maßnahme erfolgreich abgeschlossen ist. Auf diese Weise soll verhindert werden, dass Zahnregulierungen vorzeitig grundlos beendet werden.

Bei den Arznei- und Verbandsmitteln sind solche für geringfügige Erkrankungen von der Erstattungsfähigkeit ausgeschlossen; der Versicherte muss sie also selbst zahlen. Im Übrigen gibt es für eine Reihe von Arzneimittelgruppen *Festpreise*. Dies bedeutet, dass der Versicherte bei der Wahl eines über der Grenze liegenden Medikaments den Differenzbetrag selbst zahlen muss. Weitere wichtige Selbstbeteiligungen sind:

- Zuzahlung bei Arzneimitteln in Höhe von 10 % des Preises, mindestens jedoch von 5 Euro und höchstens von 10 Euro pro Arzneimittel.
- Zuzahlung von 10 Euro pro Tag (bis zu 28 Tagen pro Kalenderjahr) bei einem Krankenhausaufenthalt.
- Erhebliche Eigenleistungen bei Physiotherapie und Hilfsmitteln.

Um eine Überforderung der Versicherten durch Selbstbeteiligungen zu vermeiden, werden diese auf höchstens 2 % des Bruttoeinkommens eines Versicherten begrenzt. Wird der Kreis der Anspruchsberechtigten durch die Familienhilfe erweitert, so ist für diese Grenze das Haushaltseinkommen maßgeblich. Zur Berechnung dieser Höchstgrenze werden nicht nur das beitragspflichtige Arbeitseinkommen herangezogen, vielmehr werden auch andere Einkünfte wie Mieten oder Zinsen berücksichtigt. Für **chronisch Kranke** ist die Höchstgrenze für Selbstbeteiligungen auf 1 % des Bruttoeinkommens begrenzt.

Festzuhalten bleibt, dass durch die zahlreichen Selbstbeteiligungen der Patienten noch immer der Grundsatz, dass Arbeitnehmer und Arbeitgeber die Kosten der Krankenversicherung zu gleichen Teilen aufbringen sollen, spürbar zulasten der Arbeitnehmer durchbrochen worden ist.

Familienhilfe

Sie erweitert den Kreis der Anspruchsberechtigten. Angehörige des Versicherten, die nicht selbst versichert sind und deren Einkommen eine bestimmte Grenze nicht überschreitet, sind im Rahmen der Familienhilfe *beitragsfrei* mitversichert. Sie haben Anspruch auf alle Leistungen, soweit diese ihrer Art nach auf sie anwendbar sind. Diese Einschränkung bedeutet letztlich nur, dass dieser Personenkreis kein Krankengeld erhält.

Beitragswesen

Der Beitrag zur gesetzlichen Krankenversicherung beträgt 2018 zunächst einmal einheitlich 14,6 %. In dieser Höhe wird er hälftig, also zu je 7,3 %, von Arbeitnehmern und Arbeitgebern getragen. Fast allen gesetzlichen Krankenkassen genügt das so eingenommene Geld aber nicht. Sie dürfen daher – je nach Finanzbedarf – Zusatzbeiträge erheben. Bis Ende 2018 musste der Arbeitnehmer diesen Zusatzbeitrag alleine tragen. Seit 2019 gilt auch insoweit wieder der Grundsatz der je hälftigen Finanzierung durch Arbeitgeber und Arbeitnehmer. Für 2018 lag der Zusatzbeitrag im Schnitt bei 1,0 % des beitragspflichtigen Einkommens. Bei einer Erhöhung des Zusatzbeitrags kann sich ein Versicherter durch ein Sonderkündigungsrecht von seiner bisherigen Krankenkasse lösen und eine andere suchen, deren Zusatzbeiträge niedriger sind.

Besonderheiten gelten wiederum für die geringfügigen Arbeitsverhältnisse: Da es sich um eine geringfügige Beschäftigung handelt, bleibt der Arbeitnehmer von Beiträgen zur Krankenversicherung befreit. Der Arbeitgeber muss aber eine niedrige Beitragspauschale an die Krankenversicherung abführen. Ansprüche des Arbeitnehmers auf Leistungen der Krankenkasse entstehen dadurch nicht. Der Zweck dieser Regelung liegt darin, dass auf diese Weise die Beitragseinnahmen der Krankenversicherung gesteigert werden sollen, was indirekt die übrigen Beitragszahler entlastet.

Der unterschiedlichen Mitgliederstruktur und den daraus herrührenden unterschiedlichen Risiken der einzelnen Kassen trägt das *Gesundheitsstrukturgesetz* (> 3.1.4) Rechnung. Durch dieses Gesetz wurde zwischen den einzelnen Kassen ein Risikoausgleich geschaffen.

Grundsätzlich ist ein Arbeitnehmer bei derjenigen *Allgemeinen Ortskrankenkasse* (AOK) versichert, in deren Bezirk er seine Beschäftigung ausübt. Häufig ist aber ein Wechsel zu einer *Betriebskrankenkasse* oder *Ersatzkasse* möglich. Das Gesundheitsstrukturgesetz sieht inzwischen eine weitgehend freie Wahl der Kasse durch den Versicherten vor. Dadurch soll Wettbewerb geschaffen werden, der die Kassen zu wirtschaftlichem Verhalten zwingt.

6.3.3 Unfallversicherung

Mit der **Unfallversicherung** verfolgt der Gesetzgeber zwei wesentliche Ziele: die Vermeidung von Arbeitsunfällen und Berufskrankheiten durch Vorbeugung und die soziale Absicherung bei Arbeitsunfällen und gleichgestellten Tätigkeiten.

WAS DENKEN SIE?
Fall
Gebannt beobachtet der Angestellte Sigmar Schober bei einem gemeinsam verbrachten Wochenende, wie sein Kollege Klaus Krüger mit einem Drachensegler zur Landung ansetzt. Doch Klaus Krüger, der bislang so elegant durch die Lüfte glitt, bleibt durch einen Flugfehler in einem Baum hängen und stürzt auf die darunter liegende Straße. Dabei verletzt er sich augenscheinlich schwer. Sigmar Schober eilt sofort zu ihm, um bei seiner Bergung zu helfen. In seinem Eifer übersieht er eine Bordsteinkante und stürzt unglücklich. Durch einen Arm- und Beinbruch ist er längere Zeit ans Bett gefesselt und kann seinem Beruf nicht mehr nachgehen. Sigmar Schober und Klaus Krüger fragen sich, ob sie Leistungen der gesetzlichen Unfallversicherung erhalten. Welcher Ansicht sind Sie?

Versicherte

In der Unfallversicherung sind neben allen Arbeitnehmern, nicht erwerbsmäßig Pflegenden (➤ 6.3.5) und einigen sonstigen Gruppen (Studenten, Schüler, Kinder in Tageseinrichtungen) auch Personen abgesichert, die im Interesse der Allgemeinheit bestimmte Tätigkeiten ausüben. Dies sind vor allem
- in der Gesundheitspflege, bei der Feuerwehr, dem Roten Kreuz oder ähnlichen Einrichtungen tätige Personen, die dort nicht in einem Arbeitsverhältnis stehen, also ehrenamtliche Helfer,
- Personen, die bei Unglücksfällen oder bei Gefahrenlagen für die Allgemeinheit, z. B. Überschwemmung, Hilfe leisten,
- Blutspender.

Die in der Unfallversicherung ebenfalls bestehende Möglichkeit der freiwilligen Versicherung hat dagegen nur geringe Bedeutung.

Für den **Fall** ergibt sich rasch, dass sowohl Klaus Krüger als auch Sigmar Schober zunächst als Angestellte Versicherte sind: Denn Angestellte sind Arbeitnehmer. Sigmar Schober ist aber (für dieses Ereignis) noch aus einem weiteren Grund Versicherter: Er leistet bei einem Unglücksfall Hilfe und ist damit auch in seiner Eigenschaft als Nothelfer Versicherter. Unschädlich ist, dass er durch seinen Sturz seine Absicht nicht mehr umsetzen kann. Es genügt vielmehr, dass er mit dem Hinrennen zum Unfallort die erste Voraussetzung für seine Hilfeleistung schaffen wollte.

Versicherungsträger

Träger der Unfallversicherung sind die *Berufsgenossenschaften*. Neben dieser Tätigkeit besteht eine ihrer Hauptaufgaben darin, Unfallverhütungsvorschriften zu erlassen und zu überwachen.

Versicherungsfälle (Leistungsvoraussetzungen)

Die Unfallversicherung kennt drei Versicherungsfälle:
- Ein **Arbeitsunfall** ist eine durch die versicherte Beschäftigung erfolgende, plötzliche äußere Einwirkung, die zu einer Gesundheitsschädigung oder zum Tod führt. Die Abgrenzung zu einem nicht versicherten Schaden bei einer solchen Tätigkeit zeigt das folgende Beispiel.

BEISPIEL
Ein Arbeiter versucht, an einer Eisensäge ein Werkstück zu schneiden. Dabei ist er unachtsam und trennt sich mit der Säge zwei Finger ab.

Diese Verletzung ist durch die Arbeit entstanden.

BEISPIEL
Derselbe Arbeiter hat bei einer Geburtstagsfeier reichlich Alkohol (1,0 Promille) getrunken, dennoch arbeitet er weiter. Durch seine Trunkenheit bedingt, greift er plötzlich ohne unmittelbare arbeitsmäßige Notwendigkeit in die Säge und verliert zwei Finger.

Auch dieser Unfall hat sich bei der Arbeit ereignet. Er ist aber, weil er auf die Risiken des Alkohols und nicht des Arbeitsplatzes zurückzuführen ist, nicht arbeitsbedingt und damit auch nicht durch die Unfallversicherung geschützt.

- Ein **Wegeunfall** ist ein Unfall, der sich auf dem *unmittelbaren Weg* zur und von der Arbeit oder einer sonstigen versicherten Tätigkeit, z. B. Schulweg, ereignet. Umwege, die aus privater Veranlassung vorgenommen werden, sind nicht geschützt. Schutz besteht hingegen für solche Umwege eines einzelnen Versicherten, die zur Durchführung einer Fahrgemeinschaft vorgenommen werden.
  Wird ein versicherter Weg aus privater Veranlassung – etwa der Arbeitsweg zur Erledigung von Einkäufen – unterbrochen, so besteht während der Unterbrechung kein Versicherungsschutz. Hat die Unterbrechung aber nicht allzu lange (die Grenze liegt hier bei etwa zwei Stunden) gedauert, so lebt der Versicherungsschutz nach Beendigung der Unterbrechung jedoch wieder auf.
- Eine **Berufskrankheit** schließlich ist eine Erkrankung, die durch die besonderen Risiken der beruflichen Beschäftigung verursacht ist. Berufskrankheiten werden als solche durch eine entsprechende Verordnung anerkannt. Im medizinischen und pflegerischen Bereich sind als Berufskrankheiten vor allem Infektionskrankheiten, z. B. Hepatitis, bedeutsam.

Im **Fall** scheiden damit Ansprüche für Klaus Krüger aus. Denn ein Freizeitunfall, wie er ihn erlitten hat, zählt nicht zu den Versicherungsfällen der gesetzlichen Unfallversicherung. Klaus Krüger wird zwar von seiner Krankenkasse – das betrifft aber seine Krankenversicherung und *nicht* die Unfallversicherung – die notwendige Heilbehandlung bekommen, doch für die weiteren Folgen, vor allem für Beeinträchtigungen seiner Erwerbsfähigkeit, kommt nur eine entsprechende privat abgeschlossene Versicherung auf. Bei Sigmar Schober liegt dagegen ein Versicherungsfall vor. Denn sein Missgeschick ist ein „Arbeitsunfall" aus seiner Versichertenstellung als Nothelfer und damit versichert.

Leistungsumfang

Die Unfallversicherung bietet einen vielfältigen Katalog von Leistungen, sodass hier nur die wichtigsten wiedergegeben werden:

- Durch die **Heilbehandlung** samt den dazu notwendigen Arznei- und Hilfsmitteln sollen die Gesundheitsschäden beseitigt oder abgemildert werden. Gleichzeitig soll eine Verschlechterung des Schadensbilds vermieden werden. Soweit ein Versicherter gleichzeitig Ansprüche auf Heilbehandlung gegenüber seiner Krankenkasse (> 6.3.2) hat, leistet zunächst diese.
- Durch den Anspruch auf **Pflege,** der in Form von Pflegegeld oder durch entsprechende Sachleistungen gewährt wird, wird dem Versicherten die für eine menschenwürdige Existenz notwendige Hilfe gewährt. Im Gegensatz zu Kranken- und Rentenversicherung wird die Pflegebedürftigkeit also bei der Unfallversicherung abgedeckt.
- Die **Berufshilfe** soll eine Wiederherstellung der Erwerbsfähigkeit ermöglichen. Sie kann in einer Anpassung der Fähigkeiten für den bisherigen Beruf an die neue gesundheitliche Situation, aber auch in einer Umschulung bestehen. Den Ausfall von Arbeitseinkommen gleicht in dieser Zeit das sogenannte *Übergangsgeld* aus.
- **Übergangsgeld** wird auch gewährt, wenn ein Verletzter arbeitsunfähig ist und kein Arbeitsentgelt (mehr) erhält.
- Eine **Verletztenrente** in Form einer zeitlich befristeten Rente oder, falls mit einer Änderung des Zustands nicht mehr zu rechnen ist, in Form einer Dauerrente erhält, wer länger als ein halbes Jahr nach dem Versicherungsfall um wenigstens 20 % in seiner Erwerbsfähigkeit gemindert ist. Der Anspruch auf eine Verletztenrente ist unabhängig von einer tatsächlichen Einkommenseinbuße. Dieses Ergebnis folgt aus ihrer Funktion, einen Ausgleich für den auf Dauer

erlittenen Körperschaden darzustellen. Die Höhe der Verletztenrente knüpft an den Jahresarbeitsverdienst zum Unfallzeitpunkt an. Weiterer Bestimmungsfaktor ist der Grad der Erwerbsminderung. Die Rente beträgt dabei höchstens $\frac{2}{3}$ des Jahresarbeitsverdienstes (bei 100 % Erwerbsminderung). Dies findet seine Berechtigung darin, dass diese Rente im Gegensatz zum normalen Arbeitslohn wesentlich geringeren Abzügen unterliegt und bestimmte Unkosten, die durch die Ausübung des Berufs entstehen, wegfallen. Liegt die Erwerbsminderung unter 100 %, so wird als Rente nur ein entsprechender Prozentsatz aus den $\frac{2}{3}$ des Jahresarbeitsverdienstes bezahlt. Bei schweren Verletzungen wird eine so berechnete Rente um 10 % erhöht, wenn ein Betroffener keinen Rentenanspruch gegen die gesetzliche Rentenversicherung hat (➤ 6.3.1). Zusätzlich zur Rente können auch noch Zulagen für die Folgen schwerer Verletzungen gezahlt werden.

- Bei der **Hinterbliebenenrente** wird für die Witwen- und Witwerrente wie bei der Rentenversicherung zwischen kleinem und großem Anspruch unterschieden. Die Voraussetzungen für den „großen" Anspruch sind dieselben wie bei der Rentenversicherung (➤ 6.3.1). Die Höhe beträgt $\frac{2}{5}$ des Jahresarbeitsverdienstes, den der verstorbene Versicherte hatte. Die Höhe des „kleinen" Anspruchs liegt dagegen bei $\frac{3}{10}$ des Jahresarbeitsverdienstes und ist damit höher als der entsprechende Anspruch bei der Rentenversicherung. Ebenso wie dort ist der „kleine" Anspruch seit 2002 aber auf höchstens zwei Jahre befristet worden.
- Die **Waisenrente** schließlich beträgt bei Halbwaisen $\frac{1}{5}$ und bei Vollwaisen $\frac{3}{10}$ des Jahresarbeitsverdienstes.

Im **Fall** erhält Sigmar Schober seine Heilbehandlung zwar über seine Krankenkasse. Der Kostenausgleich mit der Unfallversicherung wird von dort erledigt. Für Sigmar Schober entfallen aber die üblichen Selbstbeteiligungen und Zuzahlungen, weil diese Einschränkungen in der Unfallversicherung nicht gelten. Daneben erhält er, falls es zu Ausfällen bei seiner Gehaltszahlung kommt, vor allem auch Übergangsgeld. Damit wird gerade auch für Nothelfer vermieden, dass sie durch ihren Einsatz für die Allgemeinheit selbst in finanzielle Bedrängnis geraten.

Beitragswesen

Die Beiträge zur Unfallversicherung tragen die Unternehmer allein. Diese Regelung beruht darauf, dass die Unfallversicherung eine Art gesetzliche Haftpflichtversicherung der Unternehmer ist. Die Höhe des Beitrags bestimmt sich nach der Gefahrenklasse des einzelnen Betriebs und nach den dort gezahlten Arbeitsentgelten. Soweit Leistungen der Unfallversicherung für andere Personen als Arbeitnehmer in Betracht kommen, erfolgt eine Finanzierung über Steuermittel etwa für Unfälle von Schülern, Kindergartenkindern oder auch Nothelfern. Für nicht erwerbsmäßig Pflegende bringt die Pflegeversicherung (➤ 6.3.5) die notwendigen Beitragsmittel auf.

6.3.4 Arbeitslosenversicherung

Die **Arbeitslosenversicherung** hat sich inzwischen über ihre ursprüngliche Zielsetzung weit hinaus entwickelt. Zu Beginn dieser Versicherung sollte nur eine Mindestabsicherung des Lebensbedarfs bei Arbeitslosigkeit erreicht werden. Inzwischen ist die Vermeidung von Arbeitslosigkeit ein zumindest gleichrangiges Ziel.

Versicherte

Versichert sind hauptsächlich die *gegen Entgelt tätigen Arbeitnehmer*. Allerdings gibt es hiervon einige Ausnahmen, deren wichtigste sind:
- Geringfügige Beschäftigungen (➤ 6.3.1).
- Arbeitnehmer ab dem Erreichen der gesetzlichen Altersgrenze (ab diesem Zeitpunkt ist eine soziale Absicherung durch den regelmäßig bestehenden Rentenanspruch gegeben).
- Bezieher von Rente wegen voller Erwerbsminderung (➤ 6.3.1).

Versicherungsträger

Träger der Arbeitslosenversicherung ist die *Bundesagentur für Arbeit*.

Versicherungsfälle (Leistungsvoraussetzungen)

Arbeitslosigkeit

Arbeitslos ist, wer vorübergehend nicht oder nur geringfügig beschäftigt ist und der Arbeitsvermittlung für eine Tätigkeit als Arbeitnehmer zur Verfügung steht. Die Verfügbarkeit für die Arbeitsvermittlung bedeutet, dass der Arbeitslose beschäftigungswillig und beschäftigungsfähig sein muss.

Beschäftigungswilligkeit setzt die Bereitschaft voraus, jede nach den bisherigen Verhältnissen zumutbare Arbeit anzunehmen. Dies soll durch zwei Beispiele verdeutlicht werden: Ein hoch qualifizierter Facharbeiter muss im Fall seiner Arbeitslosigkeit zunächst keine Tätigkeit als Hilfsarbeiter annehmen. Vielmehr hat er einen Anspruch darauf, in eine gleichwertige Tätigkeit vermittelt zu werden. Diese Gleichwertigkeit gilt grundsätzlich auch für die zu erzielende Bezahlung. Allerdings muss ein Arbeitsloser gegenüber dem bisherigen Einkommen von Anfang an Einbußen von bis zu 20 % hinnehmen. Dieser Satz erhöht sich bei einer längeren Arbeitslosigkeit noch weiter.

Eine Pflicht zur Annahme auch deutlich geringwertigerer Tätigkeiten und zur Aufnahme einer noch schlechter bezahlten Arbeit entsteht dann, wenn ein Arbeitsloser keinen Anspruch auf Arbeitslosengeld mehr hat, sondern nur noch Leistungen der sogenannten *Grundsicherung für Arbeitssuchende* nach dem Sozialgesetzbuch II (SGB II) erhält. Dann ist ihm jede legale Arbeit zuzumuten (§ 10 SGB II).

BEISPIEL
Ein Altenpfleger hat seinen Arbeitsplatz an einer zehn Minuten von seiner Wohnung entfernten Pflegeeinrichtung verloren. An einer anderen Pflegeeinrichtung, die er in 45 Minuten erreichen kann, kann er einen gleichwertigen Arbeitsplatz bekommen.

Diese Tätigkeit muss er annehmen. Denn inzwischen gelten Arbeitswege von täglich bis zu 2,5 Stunden als zumutbar.

Beschäftigungsfähigkeit setzt voraus, dass einem Arbeitnehmer in seiner konkreten Lage überhaupt ein Arbeitsplatz vermittelt werden kann.

BEISPIEL
Eine Gesundheits- und Krankenpflegerin hat geheiratet und ein Kind bekommen. Nunmehr möchte sie wieder arbeiten, wobei sie aber aus familiären Gründen nur von 5:00 bis 9:00 Uhr und dann wieder von 18:00 bis 22:00 Uhr arbeiten könnte. Arbeitsplätze mit derartigen Schichtzeiten werden aber nicht angeboten.

Damit fehlt die Beschäftigungsfähigkeit in diesem Beispiel.

Kurzarbeit

Kann für absehbare Zeit nicht die volle Beschäftigung gewährleistet werden (Kurzarbeit), so werden Ausgleichsleistungen gewährt. Durch die Anerkennung dieser Fälle sollen Arbeitsplätze erhalten werden.

Winterausfallgeld

Das Winterausfallgeld soll in der Baubranche einen teilweisen Ausgleich dafür schaffen, dass dort durch ungünstige Witterung im Winterhalbjahr teilweise nicht gearbeitet werden kann.

Arbeitsförderungsmaßnahmen

Arbeitsförderungsmaßnahmen zählen nicht zu den Versicherungsfällen im strengen Sinne. Aufgabe der Bundesagentur für Arbeit ist es aber auch, durch geeignete Maßnahmen die Schaffung zusätzlicher Arbeitsplätze zu fördern.

Insolvenz des Arbeitgebers

Fällt ein Arbeitgeber in Insolvenz, so sind die Gehälter der Beschäftigten für einen bestimmten Zeitraum gesichert.

Leistungsumfang (hauptsächliche Ansprüche)

Arbeitslosengeld

Die Höhe des **Arbeitslosengelds** beträgt 60 % des ausfallenden Nettolohns. Hat der Arbeitslose mindestens ein Kind, erhöht sich der Anspruch auf 67 %. Erhält ein Arbeitsloser bei seiner Entlassung eine *Abfindung,* so wird diese teilweise auf sein Arbeitslosengeld angerechnet. Anspruch auf Arbeitslosengeld besteht nur, wenn gewisse *Anwartschaftszeiten* erfüllt sind, innerhalb derer Beiträge zur Arbeitslosenversicherung geleistet worden sein müssen. Die Dauer der *Bezugsberechtigung* richtet sich dann nach der Dauer der vorangegangenen beitragspflichtigen Beschäftigungszeiten sowie nach dem Lebensalter des Arbeitslosen.

Der Anspruch auf Arbeitslosengeld ist ein Versicherungsanspruch, der unabhängig von der sonstigen sozialen Situation des Arbeitslosen ist. Dadurch unterscheidet sich das Arbeitslosengeld von dem Anspruch eines Arbeitsuchenden auf **Grundsicherung** in der Form von **Arbeitslosengeld II** nach dem SGB II (➤ Abb. 6.5). Dieser Anspruch ist an die Stelle der früheren *Arbeitslosenhilfe* getreten. Ebenso wie die Arbeitslosenhilfe, die 53 % (bzw. 57 % bei mindestens einem Kind) des ausfallenden Nettolohns ersetzt hatte, ist der Anspruch auf Grundsicherung eine echte Sozialleistung. Grundsicherung wird also nur gewährt, wenn der Arbeitslose hilfebedürftig ist (§ 9 SGB II). Das setzt, wie auch ein Anspruch auf Sozialhilfe, voraus, dass der Betroffene seinen notwendigen Lebensunterhalt weder durch eigene Arbeit noch durch den Einsatz von Einkommen und Vermögen und auch nicht durch Leistungen dritter Personen sichern kann.

Obwohl der Anspruch auf Grundsicherung ein Anspruch auf eine Sozialleistung ist, wird er an dieser Stelle besprochen. Denn er kommt nur für Personen in Betracht, die arbeitsfähig sind – für die übrigen Bedürftigen ist es bei dem Anspruch auf Sozialhilfe nach dem Sozialgesetzbuch XII (SGB XII) geblieben (➤ 6.4.2) – und die entweder keine oder keine für ihren notwendigen Lebensbedarf ausreichende Arbeit haben. Der Anspruch auf Grundsicherung setzt weiter voraus, dass das Alter des Betroffenen zwischen 15 Jahren und der jeweiligen gesetzlichen Regelaltersgrenze liegt (§ 7 SGB II). Er umfasst die Übernahme der angemessenen Kosten für Wohnung und Heizung sowie für Erwachsene die Zah-

Art der Leistung	Ein Erwachsener* 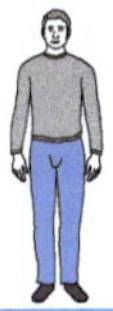	Zwei Erwachsene** (Bedarfsgemeinschaft) 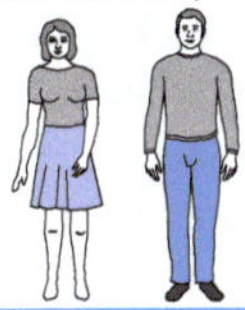	Jugendlicher*** 14–18 J. 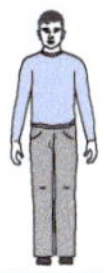	Kind*** 6–14 J. 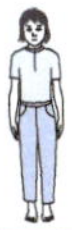	Kind*** 0–6 J. 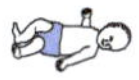
Regelbedarf	416 €	je 374 €	316 €	296 €	240 €
Kosten für angemessenen Wohnbedarf	bis 45 qm	bis 60 qm	+ 15 qm (je Kind)	+ 15 qm (je Kind)	+ 15 qm (je Kind)
Kosten gesetzl. Kranken- und Pflegeversicherung	wird übernommen	wird übernommen	wird übernommen	wird übernommen	wird übernommen
Mehrbedarf	etwa: Schwangerschaft	etwa: Kosten erstmaliger Wohnungseinrichtung	etwa: Schulbedarf	etwa: Schulbedarf	etwa: Zuschuss Mittagessen Kita

* : Bei Führung eines eigenen Haushalts
** : Gemeinsamer Haushalt
*** : Kindergeld wird angerechnet

Abb. 6.5 Arbeitslosengeld II [L143]

lung des sogenannten monatlichen Regelbetrags. Dieser beträgt für einen Alleinstehenden oder Alleinerziehenden ab 2018 pro Monat 416 Euro. Sind aus einem Haushalt, der als *Bedarfsgemeinschaft* bezeichnet wird, mehrere Erwachsene zu berücksichtigen, so reduziert sich die Höhe des Regelsatzes. Dies hat seinen Grund darin, dass mehrere Personen gemeinsam in der Regel günstiger wirtschaften können als ein Einzelner. Für die beiden ersten Jahre des Bezugs von Arbeitslosengeld II werden noch gewisse Zuschläge bezahlt, um den Einkommensrückgang gegenüber dem Arbeitslosengeld nicht zu stark ausfallen zu lassen. Danach aber erhält ein Betroffener über das Arbeitslosengeld II nur noch den Leistungsumfang, der einem Sozialhilfeberechtigten als laufende Leistung ebenfalls zusteht. Durch die damit verbundene Absenkung von Leistungen gegenüber dem früheren Zustand sollen der Druck und der Anreiz, sich um Arbeit zu bemühen, erhöht werden.

Weitere Leistungen

- Der Arbeitslose kann an Maßnahmen zur *beruflichen Bildung* teilnehmen. Der Lebensunterhalt der Arbeitslosen wird in dieser Zeit durch sogenannte *Berufsausbildungsbeihilfen* gewährt.
- Bei *Kurzarbeit* und *Winterausfallgeld* werden Ausgleichszahlungen für den Lohnausfall gewährt. Sie orientieren sich in ihrer Höhe an dem Anspruch auf Arbeitslosengeld.
- Im Rahmen der *Arbeitsförderungsmaßnahmen* übernimmt die Bundesagentur für Arbeit gegenüber dem Arbeitgeber für gewisse Zeiträume einen Teil der Lohnkosten, die der Beschäftigte verursacht. Dadurch soll die Einrichtung eines Arbeitsplatzes erleichtert werden.
- Bei Insolvenz des Arbeitgebers wird das sogenannte *Insolvenzausfallgeld* bezahlt. Es deckt bislang noch nicht befriedigte Ansprüche auf Arbeitsentgelt aus den *letzten drei Monaten* vor Eröffnung des Insolvenzverfahrens ab.

Beitragswesen

Die Beiträge zur Arbeitslosenversicherung werden zu gleichen Teilen von Arbeitgebern und Arbeitnehmern aufgebracht. Die Höhe des Beitrags wird als bestimmter Prozentsatz des Arbeitsentgelts festgelegt. Er liegt zurzeit (2018) bei 3 %; hiervon tragen Arbeitgeber und Arbeitnehmer je die Hälfte. Die Beitragsbemessungsgrenze der Rentenversicherung bildet auch hier die Grenze des beitragspflichtigen Einkommens. Dadurch kann das Arbeitslosengeld nicht über einen bestimmten Höchstbetrag ansteigen.

6.3.5 Pflegeversicherung

Die Einführung der gesetzlichen **Pflegeversicherung** im Jahr 1995 war eine Reaktion vor allem auf die steigende Lebenserwartung, die Veränderung der Altersstruktur mit einem wachsenden Anteil von alten Menschen und auf den medizinischen Fortschritt. Denn diese Entwicklung ließ den Bedarf an Pflegeleistungen stark ansteigen. Ende 2016 bezogen mehr als 2,9 Mio. Menschen in der Bundesrepublik Leistungen der Pflegeversicherung, und ihre Zahl wird in den nächsten Jahren weiter ansteigen. Pflege ist aber gleichzeitig sehr teuer. Deshalb waren die einzelnen Betroffenen, aber auch die Städte und Gemeinden als zuständige Sozialhilfeträger mit der Finanzierung immer mehr überfordert. Durch eine allgemeine Versicherung wurde nun der finanzielle Bedarf wenigstens z. T. abgedeckt.

Auch sollte für Menschen, die nicht erwerbsmäßig Pflegeleistungen erbringen – also vor allem Angehörige –, zumindest eine gewisse soziale Absicherung erreicht werden. Denn Pflege erfordert vielfach so viel Zeit, dass dadurch die Möglichkeiten zur Erwerbstätigkeit zumindest eingeschränkt werden. Zu nennen ist hier insbesondere die Absicherung von Pflegenden in der Renten- (> 6.3.1) und der Unfallversicherung (> 6.3.3).

Die ursprüngliche Ausrichtung der Pflegeversicherung erfasste Demenzerkrankungen weitgehend nicht. Zudem zeigte sich im Lauf der Zeit, dass umfangreichere und teilweise auch andersartige Leistungen nötig waren.

Erste wesentliche Schritte zu einer Erfassung auch der Demenzerkrankungen wurden mit dem am 1.1.2013 vollständig in Kraft getretenen Pflege-Neuausrichtungsgesetz (PNG) eingeleitet. Durch die Pflegestärkungsgesetze I bis III aus den Jahren 2014 bis 2016 wurden weitere Leistungen in der Pflegeversicherung verankert. Der Begriff der Pflegebedürftigkeit erfasst neben körperlichen auch geistige Erkrankungen und stellt zur Einstufung des Umfangs der Pflegebedürftigkeit nun in erster Linie darauf ab, in welchem Umfang die Selbstständigkeit eines Betroffenen beeinträchtigt ist. Schließlich wurden die Pflegeberatung und die Kontrollmöglichkeiten gegenüber Pflegediensten verstärkt. Damit wurden wesentliche Schwachstellen der ursprünglichen Regelungen beseitigt, und es ist vor allem gelungen, auch die Demenzerkrankungen in den Schutz der Pflegeversicherung einzubeziehen.

Versicherte

Die Pflegeversicherung soll die gesamte Bevölkerung erfassen. Deshalb ist man entweder *Pflichtversicherter* oder *privat versicherungspflichtig*. Im Einzelnen gilt:
- **Pflichtversichert** sind alle Personen, die in der gesetzlichen Krankenversicherung (> 6.3.2) versicherungspflichtig sind. Daneben sind alle freiwilligen Mitglieder der gesetzlichen Krankenversicherung hier pflichtversichert; sie können sich jedoch zugunsten einer privaten Pflegeversicherung befreien lassen. Weiter sind all jene Personen pflichtversichert, die Behandlungsleistungen für Krankheit oder Unterhaltsleistungen aus Versorgungsgesetzen wie dem Bundesversorgungsgesetz oder der Kriegsopferfürsorge beziehen.
- **Privat versicherungspflichtig** sind Beamte und alle weiteren Personen, die eine private Krankenversicherung unterhalten. Die privaten Versicherer sind verpflichtet, Leistungen wie die gesetzliche Pflegeversicherung zu erbringen. Somit besteht auch für den oben aufgeführten Personenkreis ein Schutz wie in der gesetzlichen Pflegeversicherung.

Versicherungsträger

Versicherungsträger der gesetzlichen Pflegeversicherung sind die sogenannten *Pflegekassen*. Um einen neuen, kostenträchtigen Verwaltungsapparat zu vermeiden, werden sie bei den bestehenden Krankenkassen eingerichtet. Für die privat Versicherungspflichtigen ist dagegen die jeweilige private Krankenkasse der Vertragspartner.

Versicherungsfall (Leistungsvoraussetzungen)

Die Pflegeversicherung kennt nur einen einzigen Versicherungsfall: die **Pflegebedürftigkeit.**

Mit dem **Zweiten Pflegestärkungsgesetz,** das zum 1.1.2016 in Kraft trat und seit dem 1.1.2017 Anwendung findet, wurde der Begriff der Pflegebedürftigkeit (§ 14 SGB XI) gegenüber der bisherigen Rechtslage erheblich geändert. Auch nach der Reform bleibt es dabei, dass die Pflegebedürftigkeit weiterhin auf die Behandlung *länger dauernder* Beeinträchtigungen abstellt, da bei kurzfristigen – und damit voraussichtlich wieder zu beseitigenden – Beeinträchtigungen noch Krankheit vorliegt. Die im Gesetz weiterhin enthaltene Mindestdauer von sechs Monaten ist dabei ein Prognosewert. Er bedeutet, dass man zum Zeitpunkt der Entscheidung über die Gewährung von Pflegehilfe mit einer Pflegebedürftigkeit für mindestens diese Zeit rechnen muss.

Der Begriff der Pflegebedürftigkeit ist jetzt aber so definiert worden, dass möglichst alle Beeinträchtigungen erfasst werden und nicht mehr nur körperliche Gebrechen in Betracht kommen: Pflegebedürftig sind alle Personen, die aufgrund gesundheitlich bedingter Beeinträchtigungen ihrer Selbstständigkeit oder Fähigkeiten der Hilfe durch andere bedürfen. Der Pflegebedürftige darf körperliche, kognitive oder psychische Beeinträchtigungen oder gesundheitlich bedingte Belastungen oder Anforderungen nicht selbstständig kompensieren oder bewältigen können. Diese Beeinträchtigungen müssen in einem, mehreren oder allen der sechs nachfolgend genannten Bereichen – **Module** genannt – des § 14 Abs. 2 SGB XI vorhanden sein:
1. **Mobilität:** Das betrifft vor allem Treppensteigen, Fortbewegung innerhalb des Wohnbereichs, stabiles Sitzen und Positionswechsel im Bett.
2. **Kognitive und kommunikative Fähigkeiten:** Insoweit wird vor allem auf die örtliche und zeitliche Orientierung, das Erkennen von Personen

aus dem sozialen Umfeld, die Bewältigung des Alltagslebens und die Beteiligung an Gesprächen abgestellt.

3. **Verhaltensweisen und psychische Problemlagen:** Hierunter fallen vor allem motorisch geprägte Verhaltensauffälligkeiten, Selbst- und Fremdaggression, Abwehr pflegerischer Maßnahmen, Wahnvorstellungen, Antriebslosigkeit und depressive Stimmungslagen sowie weitere inadäquate Verhaltensweisen.
4. **Selbstversorgung:** Das betrifft vor allem eigenständiges Waschen, An- und Auskleiden, das eigenständige Benutzen der Toilette oder die eigenständige Bewältigung von Harn- und Stuhlinkontinenz, die Aufnahme von Essen und Getränken und besonders gravierende Probleme bei der Nahrungsaufnahme von Kindern bis zu 18 Monaten.
5. **Bewältigung krankheits- oder therapiebezogener Anforderungen:** Bei diesem Punkt kommt es vor allem darauf an, ob ein Mensch eigenständig seine Medikation, Injektionen, die Anwendung körpernaher Hilfsmittel, Verbandswechsel und Wundversorgung, Arzt- und Klinikbesuche durchführen sowie eine Diät oder andere krankheits- oder therapiebedingte Verhaltensvorschriften einhalten kann.
6. **Gestaltung des Alltagslebens oder anderer sozialer Kontakte:** Hier geht es um die Gestaltung des Tagesablaufs, die Einhaltung von Ruhe- und Schlafphasen, um Beschäftigung, Zukunftsplanung und die Fähigkeiten zum sozialen Zusammenleben.

Je nach Schwere der insoweit festgestellten Beeinträchtigungen werden die Betroffenen in einen von insgesamt **fünf Pflegegraden** eingestuft. Dabei wird für jedes der oben genannten sechs Module der Schweregrad der Beeinträchtigung zunächst in einem Punktbereich von 0 bis 4 festgestellt (§ 15 Abs. 2 SGB XI). Diese Punktbereiche bedeuten:
- *Punktbereich 0:* keine Beeinträchtigungen der Selbstständigkeit oder der Fähigkeiten
- *Punktbereich 1:* geringe Beeinträchtigungen der Selbstständigkeit oder der Fähigkeiten
- *Punktbereich 2:* erhebliche Beeinträchtigungen der Selbstständigkeit oder der Fähigkeiten
- *Punktbereich 3:* schwere Beeinträchtigungen der Selbstständigkeit oder der Fähigkeiten

Tab. 6.2 Gewichtung der Module zur Feststellung des Pflegegrads

Modul	Gewichtung
1. Mobilität	10 %
2. Kognitive und kommunikative Fähigkeiten	15 % (zusammen)
3. Verhaltensweisen und psychische Problemlagen	
4. Selbstversorgung	40 %
5. Bewältigung krankheits- oder therapiebezogener Anforderungen	20 %
6. Gestaltung des Alltagslebens oder anderer sozialer Kontakte	15 %

- *Punktbereich 4:* schwerste Beeinträchtigungen der Selbstständigkeit oder der Fähigkeiten

Etwa vorhandene Beeinträchtigungen in den oben genannten sechs Modulen werden *unterschiedlich gewichtet* (▶ Tab. 6.2).

Zur Bestimmung des konkreten **Pflegegrads** werden nunmehr die in jedem Modul festgestellten Einzelpunkte, die sich aus einer Anlage zum Gesetz ergeben, festgestellt und gewichtet. Aus dem Endergebnis, das zwischen 0 und 100 Gesamtpunkten liegen kann, erfolgt dann die Einteilung der Pflegegrade:
- **Pflegegrad 1** (ab 12,5 bis unter 27 Gesamtpunkte): geringe Beeinträchtigungen der Selbstständigkeit oder der Fähigkeiten
- **Pflegegrad 2** (ab 27 bis unter 47,5 Gesamtpunkte): erhebliche Beeinträchtigungen der Selbstständigkeit oder der Fähigkeiten
- **Pflegegrad 3** (ab 47,5 bis unter 70 Gesamtpunkte): schwere Beeinträchtigungen der Selbstständigkeit oder der Fähigkeiten
- **Pflegegrad 4** (ab 70 bis unter 90 Gesamtpunkte): schwerste Beeinträchtigungen der Selbstständigkeit oder der Fähigkeiten
- **Pflegegrad 5** (ab 90 bis 100 Gesamtpunkte): schwerste Beeinträchtigungen der Selbstständigkeit oder der Fähigkeiten mit besonderen Anforderungen an die pflegerische Versorgung

Wer weniger als 12,5 Gesamtpunkte erreicht, mag zwar auch geringfügige Beeinträchtigungen aufweisen. Sie werden aber vom Gesetz als (noch) unerheblich angesehen und führen nicht zur Einstufung in einen Pflegegrad.

Das alte Recht kannte für das Ausmaß der Pflegebedürftigkeit drei Stufen:
- **Pflegestufe I:** Erheblich pflegebedürftig war, wer bei Körperpflege, Ernährung oder Mobilität für wenigstens zwei Verrichtungen einmal täglich Hilfe benötigte und zusätzlich mehrfach in der Woche der Hilfe bei der hauswirtschaftlichen Versorgung bedurfte.
- **Pflegestufe II:** Schwerpflegebedürftig war, wer neben mehrfacher wöchentlicher Hilfe bei der hauswirtschaftlichen Versorgung für mindestens einen der drei anderen Bereiche mindestens dreimal täglich zu verschiedenen Zeiten der Hilfe bedurfte.
- **Pflegestufe III:** Schwerstpflegebedürftig war schließlich, wer zusätzlich zur Hilfe bei der hauswirtschaftlichen Versorgung für mindestens einen der drei anderen Bereiche rund um die Uhr – also auch nachts – der Hilfe bedurfte.

Daneben gab es seit einigen Jahren auch noch die **Pflegestufe 0.** Sie gab – als Beginn des Reformprozesses – denjenigen Menschen einen Leistungsanspruch, die durch demenzbedingte Fähigkeitsstörungen, geistige Behinderungen oder psychische Erkrankungen in ihrer Alltagskompetenz bereits erheblich eingeschränkt waren, ohne aber schon den für die Pflegestufe I notwendigen Hilfebedarf zu haben.

Wer bei Inkrafttreten der neuen Einteilung in Pflegegrade bereits in eine der nach dem alten Recht geltenden Pflegestufen eingestuft war, wurde automatisch in die neuen Pflegegrade übergeleitet, und zwar mindestens in den Pflegegrad 2. Damit wurde erreicht, dass durch die Reform bei keinem der Betroffenen die bisher gewährten Leistungsansprüche vermindert wurden. Mit dem *Pflegegrad 1* werden Leistungen für einen Personenkreis möglich, der nach bisherigem Recht keine Ansprüche gehabt hätte. Er ist vor allem auf Menschen abgestellt, die etwa Leistungen der allgemeinen Betreuung benötigen.

Ähnlich wie in der Rentenversicherung soll in der Pflegeversicherung – von notwendigen Ausnahmen abgesehen – nur derjenige Leistungen erhalten, der zuvor wenigstens in einem gewissen Umfang Beiträge entrichtet hat oder durch die Familienhilfe mitversichert war. Deshalb werden Leistungen nur nach einer fünfjährigen Versicherungszugehörigkeit gewährt.

Versicherungsfall (Leistungsumfang)

Die Leistungen der Pflegeversicherung umfassen in erster Linie Aufwendungen für die ambulante (häusliche) und die (voll)stationäre Pflege und *Geldleistungen* für ambulante Pflege. Anspruchsberechtigt ist jeder Versicherte, wobei wie in der Krankenversicherung Familienangehörige ohne wesentliches eigenes Einkommen im Rahmen der Familienhilfe mitversichert sind. Sie erhalten bei Pflegebedürftigkeit also ebenfalls die vorgesehenen Leistungen.

Neben den Leistungen bei *ambulanter Pflege* und *vollstationärer Pflege* sieht das Gesetz vor allem noch Leistungen in Form von *teilstationärer Pflege* und *Kurzzeitpflege*, Leistungen für *Pflegebedürftige in Behinderteneinrichtungen*, Ansprüche auf *Rehabilitation*, Leistungen für *Pflegepersonen*, Ansprüche auf eine *Anpassung des häuslichen Wohnumfelds*, Beratungsleistungen und eine *Kostenübernahme für Hilfsmittel* vor.

Pflegesachleistungen

Die *ambulante Pflege* sieht zunächst **Pflegesachleistungen** vor. Darunter versteht man, dass ein von der Pflegekasse anerkannter Pflegedienst die Leistungen erbringt, bei denen der Pflegebedürftige Hilfe benötigt.

Das neue Recht hat, wie oben dargestellt, mit Wirkung ab dem 1.1.2017 dazu geführt, dass alle Pflegefälle nach „altem" Recht in dem neuen, fünfstufigen System der Pflegegrade zahlenmäßig *um einen Pflegegrad höher* eingestuft werden. Wem also bisher die Pflegestufe II zuerkannt war, der wurde in den Pflegegrad 3 eingestuft. Demenzkranke wurden sogar zwei Stufen höher eingestuft, also etwa von Pflegestufe 0 in den Pflegegrad 2.

Der Höhe nach werden in den einzelnen Pflegegraden monatlich (ambulante) Pflegesachleistungen bis zu den nachfolgend dargestellten Beträgen übernommen:

Pflegegrad 1:	bis zu 125 Euro[1]
Pflegegrad 2:	bis zu 689 Euro
Pflegegrad 3:	bis zu 1 298 Euro
Pflegegrad 4:	bis zu 1 612 Euro
Pflegegrad 5:	bis zu 1 995 Euro

[1] Rechtlich: Erstattung über den Entlastungsbetrag nach § 45b SGB XI

Ein über diese Beträge hinausgehender Bedarf ist vom Pflegebedürftigen selbst abzudecken.

Pflegegeld

Organisiert der Pflegebedürftige seine Pflege – etwa durch Angehörige – selbst, so kann er anstelle dieser Sachleistungen **Pflegegeld** in Anspruch nehmen. Voraussetzung hierfür ist im Wesentlichen nur, dass keine stationäre Pflege erfolgt. Mit dem Pflegegeld soll vor allem auch der pflegerische Einsatz von Angehörigen, der der Gesellschaft hohe Folgekosten erspart, anerkannt werden. Hierfür sind folgende monatliche Leistungen vorgesehen:

Pflegegrad 1:	125 Euro[1]
Pflegegrad 2:	316 Euro
Pflegegrad 3:	545 Euro
Pflegegrad 4:	728 Euro
Pflegegrad 5:	901 Euro

[1] Rechtlich: Zahlung über den Entlastungsbetrag nach § 45b SGB XI

Kombination aus Pflegesachleistungen und Pflegegeld

Pflegesachleistungen und Pflegegeld können auch miteinander kombiniert werden, wobei beide Leistungen jeweils anteilig gewährt werden. Weiter sehen die Leistungen der ambulanten Pflege noch einen Anspruch auf **Ersatzpflege** (sogenannte *Verhinderungspflege*) für bis zu sechs Wochen jährlich (in einem Gesamtwert bis 1 612 Euro) vor, wenn eine unentgeltlich tätige Pflegeperson durch Krankheit, Urlaub oder ähnliche Ereignisse ausfällt. Erstmalig entsteht dieser Anspruch nach einer ununterbrochenen Pflegezeit von mindestens sechs Monaten.

Schließlich können die Pflegekassen auch Leistungen für *Pflegehilfsmittel* und *Zuschüsse* bis höchstens 4 000 Euro für die *Verbesserung des Pflegeumfelds* gewähren. Dies können z. B. Umbaumaßnahmen in einer Wohnung sein, um sie für die Benutzung durch einen Rollstuhlfahrer auszubauen oder ein Bad behindertengerecht zu gestalten. Können solche Maßnahmen von mehreren Personen genutzt werden – damit will der Gesetzgeber vor allem Wohngruppen fördern –, dann können solche Maßnahmen mit bis zu insgesamt 16 000 Euro bezuschusst werden.

Stationäre Pflege

Mit der **teilstationären Pflege** und **Kurzzeitpflege** soll vor allem der Übergang in eine vollstationäre Pflege so lange als möglich herausgezögert werden. Die Kurzzeitpflege dient dazu, in Krisensituationen, etwa bei einer Erkrankung eines pflegenden Angehörigen, eine vorübergehende Aufnahme in die stationäre Pflege zu ermöglichen.

Die **vollstationäre Pflege** ist innerhalb der Pflegeversicherung nur als *subsidiärer* (nachrangiger) Leistungsanspruch vorgesehen. Ein Anspruch auf sie besteht nur, wenn die häusliche oder die teilstationäre Pflege nicht mehr möglich oder ausreichend ist. Die Leistungen der Pflegeversicherung sollen dabei nur die Kosten für die Pflegeleistungen, die medizinische Behandlung und die soziale Betreuung absichern. Hierfür sind folgende monatliche Leistungen vorgesehen:

Pflegegrad 1:	125 Euro[1]
Pflegegrad 2:	770 Euro
Pflegegrad 3:	1 262 Euro
Pflegegrad 4:	1 775 Euro
Pflegegrad 5:	2 005 Euro

[1] Rechtlich: Zahlung über den Entlastungsbetrag nach § 45b SGB XI

Ein wichtiger Unterschied zum bisherigen Recht liegt darin, dass der vom Pflegebedürftigen zu zahlende Eigenanteil nicht mehr ansteigt, wenn ihm ein höherer Pflegegrad zuerkannt wird. Vielmehr zahlen zukünftig alle Pflegebedürftigen der Pflegegrade 2 bis 5 einen gleich hohen Eigenanteil.

Weitere Leistungen

Des Weiteren sieht die Pflegeversicherung etwa Leistungen für **Pflegebedürftige in Behinderteneinrichtungen,** Unterstützung für ambulant betreute Wohngruppen und Pflegekurse vor. Darüber hinaus sind für nicht erwerbsmäßig tätige Pflegepersonen eine Reihe von Sozialleistungen, die über die Pflegeversicherung finanziert werden, vorgesehen.

Leistungsansprüche für Pflegepersonen

Die nachfolgend dargestellten Ansprüche stehen nur solchen Pflegepersonen zu, die nicht erwerbsmäßig einen Pflegebedürftigen in dessen häuslicher Umgebung pflegen (§ 19 SGB XI). Ihre Tätigkeit ist für die Gesellschaft außerordentlich wichtig und spart auch in hohem Maß Kosten. Deshalb soll verhindert werden, dass ihnen im Bereich der eigenen sozialen Absicherung durch ihr Engagement nicht mehr hinnehmbare Nachteile entstehen. Deshalb sind in der Renten-, der Unfall- und der Arbeitslosenversicherung Leistungsansprüche vorgesehen. Im Bereich der Kranken- und Pflegeversicherung ist das nicht notwendig, da die – im Übrigen ja weiterhin erwerbstätigen – Pflegepersonen auch mit ihren Beiträgen aus ihrem niedrigeren Einkommen durch das Solidarprinzip ja in diesen Versicherungen nach wie vor uneingeschränkte Leistungsansprüche besitzen. Im Einzelnen handelt es sich um folgende Leistungen:

- **Rentenversicherung:** Zahlung von Rentenbeiträgen für die Pflegeperson, wenn diese eine oder mehrere Personen, der oder denen mindestens der Pflegegrad 2 zuerkannt ist, für mindestens zehn Stunden an mindestens zwei Tagen wöchentlich pflegt und wenn die Pflegeperson (deshalb) nur noch bis zu maximal 30 Stunden pro Woche erwerbstätig ist.
- **Unfallversicherung:** Schutz der gesetzlichen Unfallversicherung für die Zeit der pflegerischen Tätigkeit, wenn und solange eine Person mit mindestens Pflegegrad 2 gepflegt wird.
- **Arbeitslosenversicherung:** Der notwendige Umfang der Pflegeleistung ist derselbe wie in der Rentenversicherung. Weiterhin muss die Pflegeperson vor der Übernahme der Pflegeleistungen bereits in der Arbeitslosenversicherung versicherungspflichtig gewesen sein oder sie muss Arbeitslosengeld bezogen haben. Schließlich darf sie während der Pflegezeit keine berufliche Tätigkeit mehr ausüben, bei der sie gegen Arbeitslosigkeit bereits versichert ist. Sind alle diese Voraussetzungen erfüllt, bezahlt die Pflegeversicherung Beiträge für eine Arbeitslosenversicherung der Pflegeperson. Damit hat diese nach Beendigung der Pflegemaßnahme dann Ansprüche aus der Arbeitslosenversicherung. Dies ist insbesondere dafür gedacht, sie für die Zeit des Übergangs zwischen Pflegetätigkeit und einer erneuten Arbeitsaufnahme abzusichern.

Beitragswesen

Die Beiträge zur gesetzlichen Pflegeversicherung werden vom Grundsatz her je zur Hälfte durch den Arbeitgeber und den Arbeitnehmer aufgebracht, falls in dem jeweiligen Bundesland ab 1995 als Ersatz für die zusätzliche Belastung der Arbeitgeber ein gesetzlicher Feiertag gestrichen wurde. Andernfalls tragen die Arbeitnehmer deutlich mehr als die Hälfte des Beitrags. Rentner zahlen ihren Beitrag zur Pflegeversicherung allein. Die Beitragshöhe beträgt derzeit (2018) 2,55 % des Einkommens. Die Beitragsbemessungsgrenze in der Pflegeversicherung entspricht derjenigen in der Krankenversicherung (> 6.3.2). Für nach dem 1.1.1940 geborene Versicherte, die das 23. Lebensjahr vollendet haben und keine Eltern sind, erhöht sich der Beitragsanteil um 0,25 % auf 2,8 % des beitragspflichtigen Einkommens. Mit dieser Regelung, die durch eine Entscheidung des Bundesverfassungsgerichts notwendig geworden war, sollen Eltern entlastet werden, die den erhöhten Beitrag somit nicht zahlen müssen.

Für Arbeitnehmer, bei denen der Arbeitgeber ebenfalls beitragspflichtig ist, liegt die Belastung (Stand: 2018) also bei 1,275 % bzw. 1,40 %. Wer in einer privaten Versicherung gegen das Pflegefallrisiko versichert ist, muss seine Beiträge in vollem Umfang selbst zahlen. Aktive Beamte sind aber dadurch entlastet, dass sie sich nur für den nicht durch die Beihilfe abgedeckten Teil ihres Pflegerisikos absichern müssen. Arbeitnehmer mit einem Einkommen oberhalb der Beitragsbemessungsgrenze erhalten wie bei der Krankenversicherung Zuschüsse von ihrem Arbeitgeber.

6.4 Grundzüge der sozialen Sicherung

Der Überblick über die Sozialversicherungen (> 6.3) hat gezeigt, dass damit viele, aber nicht alle Fragen für die soziale Absicherung des Einzelnen in der Gesellschaft beantwortet werden können. So werden behinderte Menschen aus verschiedenen Zweigen der Sozialversicherung vielfach Ansprüche auf Geld- und Sachleistungen erhalten. Was aber unternimmt die Gesellschaft zur Vermeidung oder Abmilderung von Behinderungen, und wie gestaltet sich das tägliche Leben von Menschen mit Behinderung? Weiterhin muss geregelt werden, wie das Existenzminimum für den Einzelnen auch in Notsituationen gewährleistet werden kann. Für Regelungen zur sozialen Sicherung besteht also auch außerhalb der Sozialversicherungen noch großer Bedarf.

6.4.1 Stellung von Menschen mit Behinderung

WAS DENKEN SIE?

Fall 1

Der 79-jährige Rentner Wilhelm Weiß muss im täglichen Leben zunehmende Schwierigkeiten meistern: Um seiner Frau bei der Reinigung der Wohnung zu helfen, benötigt er mehr Zeit als früher. Längere Spaziergänge ermüden ihn jetzt spürbar, und zum Lesen der Zeitung muss er eine verhältnismäßig starke Brille tragen. Eines Tages meint er seinem Enkel gegenüber resigniert, nun sei auch er schon ein "Behinderter". Diskutieren Sie, aus welchen verschiedenen Blickwinkeln der Begriff der Behinderung gesehen werden kann.

Fall 2

Der 45-jährigen Elke Eder wurde nach einer Krebserkrankung der Unterschenkel amputiert. Nach ärztlicher Feststellung ist ihre Gehfähigkeit weitgehend verloren und von einer bleibenden Behinderung von 60 % auszugehen. Frau Eder will wissen, ob sie zukünftig öffentliche Verkehrsmittel wenigstens kostenlos benutzen kann. Ihr bisheriger Arbeitgeber, der sie weiterhin in einem Büroberuf beschäftigen will, fragt sich, welche Folgen die Anstellung eines behinderten Menschen für seine Firma hat.

Das früher in einer Vielzahl von Gesetzen, z.B. Schwerbehindertengesetz und Bundessozialhilfegesetz, geregelte Recht behinderter und benachteiligter Menschen ist jetzt für den Bereich des Behindertenrechts im **Neunten Buch des Sozialgesetzbuchs (SGB IX)** zusammengefasst. Das SGB IX hat in seinem *Ersten Teil* eine Reihe grundlegender Bestimmungen getroffen und in seinem *Zweiten Teil* das bisherige Schwerbehindertengesetz übernommen.

Behinderung

Fall 1 zeigt zunächst, dass der Begriff der Behinderung in der Gesellschaft aus ganz verschiedenen Aspekten heraus gesehen wird. In subjektiver Hinsicht kann sich jemand behindert fühlen, bei dem sich gegenüber seinem früheren Gesundheitszustand dauerhafte Verschlechterungen ergeben haben. So ist die Äußerung, „seine Brille behindere ihn", durchaus von einem Menschen denkbar, der ab einem bestimmten Lebensalter eine Brille als Sehhilfe benötigt, damit er wieder einwandfrei sehen kann. Im täglichen Leben wird oft schon ein vom Durchschnitt deutlich abweichendes Verhalten oder ein deutlich abweichender Körperzustand als Behinderung bezeichnet. Umgekehrt wird der Mediziner in der Regel klare und objektive Kriterien besitzen, nach denen er bestimmte Körper- oder Geisteszustände als Behinderung ansieht oder nicht.

Die Rechtsordnung knüpft an den Begriff der Behinderung vielfach bestimmte Leistungsansprüche an. Schon weil eine zu große Ausweitung dieser Ansprüche verhindert werden soll, wird sie danach trachten, den Begriff der Behinderung eher eng zu fassen.

Der *Erste Teil* des SGB IX definiert zunächst den Begriff der **Behinderung.** Behindert ist ein Mensch danach, wenn seine körperlichen Funktionen, seine geistigen Fähigkeiten oder seine seelische Gesundheit mit hoher Wahrscheinlichkeit für mehr als sechs Monate von dem für das Lebensalter typischen Zustand abweichen *und* dadurch die Teilhabe am Leben in der Gesellschaft beeinträchtigt ist. Von Behinderung bedroht ist, bei wem eine derartige Beeinträchtigung zu erwarten ist (§ 2 SGB IX). Erreicht die Behinderung mindestens 50 % und lebt oder arbeitet der Betroffene rechtmäßig im Geltungsbereich dieses Gesetzes, so ist er **Schwerbehinderter** im Sinne des *Zweiten Teils* des SGB IX. Ferner werden Menschen, deren Behinderung mindestens 30 %, aber weniger als 50 % beträgt, einem Schwerbehinderten gleichgestellt, wenn sie durch ihre Behinderung einen geeigneten Arbeitsplatz nicht erlangen oder behalten können.

Das Abstellen auf den Vergleich mit dem für das Lebensalter typischen Zustand führt dazu, dass die Anzahl der Menschen mit Behinderung in Grenzen gehalten wird. Denn die Verschlechterung vieler körperlicher Funktionen ist altersbedingt. Trotz objektiv erheblicher Beeinträchtigungen ist, wer „nur" davon betroffen ist, noch nicht behindert. Dazu ist es vielmehr nötig, dass bei einem Betroffenen die Beeinträchtigungen deutlich weiter gehen als beim Durchschnitt seiner Altersgruppe. Auch Herr Weiß im **Fall 1** ist mit seinen Beeinträchtigungen, die wohl als typisch für die entsprechende Altersgruppe einzustufen sind, noch keinesfalls als behinderter Mensch anzusehen.

Rechte von Menschen mit Behinderung

Für die Rechtsstellung von Menschen mit Behinderung legt das SGB IX in seinem *Ersten Teil* eine Reihe wichtiger Grundsätze fest:

- **Prävention,** also die Verhinderung des Eintritts von Behinderungen oder chronischen Krankheiten, hat Vorrang vor anderen Hilfen (§ 3 SGB IX).
- **Rentenleistungen** sollen nach Möglichkeit **vermieden** werden (§ 9 SGB IX).
- Vernünftige Wünsche der Leistungsberechtigten sollen berücksichtigt werden (§ 8 SGB IX).
- Leistungsträger – das Gesetz bezeichnet sie als *Rehabilitationsträger* – haben ihre Leistungen zügig und ohne Zuständigkeitsstreit zu erbringen.
- Leistungsträger sollen ihre Arbeit koordinieren und die Qualität ihrer Leistungen sichern.
- Menschen mit Behinderung haben Anspruch auf Leistungen zur **medizinischen Rehabilitation,** zur **Teilhabe am Arbeitsleben,** zur **Unterhaltssicherung** und zur **Teilhabe (Inklusion) am Leben in der Gemeinschaft** (§ 5 SGB IX). Zur Erbringung dieser Leistungen wird auf die vorhandene Struktur der sozialen Sicherung zurückgegriffen.
- Eltern, aber auch Pfleger und Betreuer sind gehalten, möglicherweise behinderte Menschen einer geeigneten Stelle vorzustellen (§ 33 SGB IX).
- Von *ärztlicher Seite* sollen Menschen mit Behinderung auf die Möglichkeit einer geeigneten **Beratung** hingewiesen werden. Nehmen bei Kindern im Medizinalbereich oder in Erziehungsberufen tätige Personen Behinderungen wahr, so sollen sie die Eltern hierauf und auf mögliche Beratungsangebote hinweisen (§ 34 SGB IX).

- Wer hör- oder sprachbehindert ist, hat bei berechtigtem Anlass wie etwa einem Arzt- oder Behördenbesuch Anspruch auf die erforderlichen Hilfen zur Verständigung oder die dafür notwendigen Kosten (§ 82 SGB IX).
- Kinder im Vorschulalter haben zur Bekämpfung von Behinderungen umfangreiche Ansprüche auf heilpädagogische Leistungen.
- Die Möglichkeit von Menschen mit Behinderung am **Arbeitsleben** teilzuhaben, wird umfangreich gefördert. Zu nennen sind insbesondere Ansprüche auf Berufsvorbereitung, berufliche Ausbildung und berufliche Weiterbildung (§ 49 SGB IX). Hierfür sind vor allem auch Eingliederungshilfen durch Leistungen an den Arbeitgeber, Aus- und Weiterbildungen in Berufsbildungswerken und Praktika vorgesehen.
- Menschen mit Behinderung, die am allgemeinen Erwerbsleben nicht teilnehmen können, sollen die Möglichkeit einer Beschäftigung in *Werkstätten für behinderte Menschen* haben (§§ 56, 57 SGB IX). Da dieser Personenkreis aber fast immer zu den Schwerbehinderten zählt, finden sich weitere Regelungen über die Abwicklung solcher Beschäftigungsverhältnisse erst im Zweiten Teil des SGB IX (§§ 219 – 227 SGB IX).

Stellung von schwerbehinderten Menschen

Frau Eder aus **Fall 2** ist vom Grad ihrer Behinderung her **schwerbehindert.** Da sie als Folge ihrer Behinderung nicht mehr solche Strecken zu Fuß bewältigen kann, die üblicherweise auf diese Art zurückgelegt werden, hat sie ebenso wie hilflose oder gehörlose Schwerbehinderte einen Anspruch darauf, im Nahverkehr kostenfrei befördert zu werden (§ 228 SGB IX). Der Nahverkehr umfasst im Regelfall die öffentlichen Verkehrsmittel in einem Umkreis von 50 km um den Wohnort. Wer als seinen Anspruch auf die kostenfreie Beförderung im Nahverkehr ausüben will, muss zunächst von der zuständigen Behörde seine Behinderung feststellen und sich einen entsprechenden Ausweis ausstellen lassen (§ 152 SGB IX). Dann hat er die Möglichkeit, entweder für sein Auto eine Befreiung von der Kraftfahrzeugsteuer in Anspruch zu nehmen oder für 80 Euro pro Jahr eine Wertmarke zu erwerben und damit den öffentlichen Nahverkehr kostenfrei zu nutzen. So sollen vor allem die Behinderungen ausgeglichen werden, die sich aus der eingeschränkten Bewegungsfähigkeit stark gehbehinderter Menschen ergeben. Soweit es notwendig ist, besteht auch ein Anspruch darauf, dass eine Begleitperson ebenfalls kostenlos befördert wird. Für Frau Eder im **Fall 2** ist also die Frage, ob sie öffentliche Verkehrsmittel zukünftig kostenfrei benutzen kann, zu bejahen.

Um die Chancen von Menschen mit Schwerbehinderung auf einen Arbeitsplatz zu erhöhen, sind Arbeitgeber, die mindestens 20 Arbeitsplätze anbieten, verpflichtet, 5 % ihrer Arbeitsplätze (bei 20 also einen) an Menschen mit Schwerbehinderung zu vergeben (§ 154 SGB IX). Kommt ein Arbeitgeber seiner Beschäftigungspflicht nicht nach, muss er eine **Ausgleichsabgabe** zahlen (§ 160 SGB IX). Deren Höhe liegt je nach Größe des Betriebs und dem Ausmaß, in dem der Betrieb seiner Beschäftigungspflicht nicht nachkommt, zwischen 125 Euro und 320 Euro pro Monat. Aus diesen Mitteln werden zusätzliche Eingliederungshilfen finanziert. In der Praxis hat die Regelung bislang schlecht funktioniert: Arbeitgeber ziehen oft die Ausgleichszahlung vor.

Menschen mit Schwerbehinderung steht auch weiterhin ein **verstärkter Kündigungsschutz** zu: Ihre Kündigung bedarf nach § 168 SGB IX der vorherigen Zustimmung des *Integrationsamts*, der für die Eingliederung Schwerbehinderter in das Arbeitsleben zuständigen Behörde. Die Frist für eine ordentliche Kündigung beträgt stets mindestens vier Wochen.

Schließlich haben Menschen mit Schwerbehinderung einen Anspruch auf einen **Zusatzurlaub** von fünf Arbeitstagen pro Jahr (§ 208 SGB IX). Auf Verlangen sind sie von Mehrarbeit freizustellen (§ 207 SGB IX). Sind in einem Betrieb oder einer Dienststelle mindestens fünf Menschen mit Schwerbehinderung beschäftigt, so wird für diese ein eigener **Schwerbehindertenvertreter** (§ 177 SGB IX) gewählt.

Im **Fall 2** bedeuten diese Grundsätze für den Arbeitgeber von Frau Eder, dass er durch deren weitere Beschäftigung je nach Größe seines Betriebs seinen oben genannten Pflichten ganz oder teilweise genügt. Zugunsten von Frau Eder gelten dann allerdings auch die aufgeführten verstärkten Schutzrechte.

6.4.2 Aufgaben der Sozialhilfe

Sozialhilfe ist eine *subsidiäre (nachrangige) Hilfe*, die für *nicht arbeitsfähige Menschen* – die Grundsicherung arbeitsfähiger Menschen regelt das SGB II (> 6.3.4) – eine materielle Grundabsicherung gewährleistet. Sie springt dann ein, wenn andere Hilfen nicht vorhanden oder nicht ausreichend sind. Die Anerkennung der Sozialhilfe als staatliche Aufgabe ist auch eine Folge der Bestimmungen des Grundgesetzes, die die Wahrung der Menschenwürde als oberstes Ziel beinhalten. Denn zur Wahrung der Menschenwürde gehört auch, dass jedem Menschen ein Mindestmaß an Lebensgrundlagen gewährt wird. Die Aufgaben der jetzt im SGB XII geregelten Sozialhilfe umfassen drei große Gruppen:

- Hilfe zum Lebensunterhalt.
- Grundsicherung im Alter und bei Erwerbsminderung (> 6.3.1).
- Hilfe in besonderen Lebenslagen, soweit nicht schon das SGB IX Regelungen enthält.

Hilfe zum Lebensunterhalt

WAS DENKEN SIE?
Fall

Maria Meier hat vor einem Monat den Vater ihres Sohnes, den mittellosen Studenten Max Meier, geheiratet. Sie hat keinen Beruf erlernt und widmet sich ganz der Erziehung ihres erst drei Monate alten Kindes. Die Eltern von Max und Maria Meier sind gestorben, weitere Verwandte sind nicht vorhanden. Nun kommt Max Meier, der bisher seine Familie von Gelegenheitsarbeiten, die er neben dem Studium verrichtet hat, ernährt hat, bei einem selbst verschuldeten Unfall ums Leben. Maria Meier fragt sich, ob und welche Ansprüche sie in Bezug auf Sozialhilfe hat.

Maria Meier hat Anspruch auf Gewährung von Sozialhilfe. Denn alle vorrangig einzusetzenden Möglichkeiten, ihren eigenen und den Unterhalt des Kindes zu sichern, scheiden aus:

- *Selbsthilfe* durch *Arbeit* ist ihr nicht zumutbar. Zwar müsste sie grundsätzlich jede Arbeitsmöglichkeit nutzen, also z. B. als ungelernte Kraft

Putz- oder Fließbandarbeit annehmen. Die Pflege und Erziehung eines eigenen Kindes hat aber Vorrang. Der Betreuung von Säuglingen und Kleinkindern darf sich eine Mutter ganztags widmen, sie muss auch nicht stundenweise arbeiten.
- *Selbsthilfe* durch Verwertung eigenen *Vermögens* oder sonstigen *Einkommens,* z. B. Zinsen aus Sparguthaben, scheidet bei ihr ebenfalls aus. Vorhandenes Vermögen muss allerdings grundsätzlich zur Lebenshaltung aufgebracht werden, ehe Anspruch auf Sozialhilfe besteht. Ausgenommen sind nur angemessene Grundlagen der Lebensführung wie ein kleines eigenes Haus oder geringe Sparrücklagen.
- Schließlich bestehen auch keine *Ansprüche* auf *Unterhaltsleistungen,* z. B. gegen Angehörige in *gerader* Linie oder gegen sonstige Ersatzpflichtige wie einen Unfallverursacher. In diesem Zusammenhang ist noch auf eine wichtige Besonderheit hinzuweisen: Stehen einem Antragsteller auf Sozialhilfe zwar Ansprüche gegen andere Personen zu, ist ihm aber die Durchsetzung nicht zuzumuten, so kann der Sozialhilfeträger diese Ansprüche auf sich überleiten. Das bedeutet: Sozialhilfe wird gewährt. In Höhe der erbrachten Leistungen macht der Sozialhilfeträger dann die Ansprüche gegen den Verpflichteten geltend.

Maria Meier ist nun für sich und ihr Kind Hilfe zum Lebensunterhalt zu gewähren. Diese Hilfe umfasst sogenannte laufende und sogenannte einmalige Leistungen:

- Die **laufenden Leistungen** sollen die regelmäßig anfallenden Kosten des Lebensunterhalts decken. Sie umfassen insbesondere die Übernahme der Miete für eine angemessene Wohnung und die Zahlung eines durch den sogenannten *Regelsatz* festgelegten Geldbetrags. Im Gegensatz zur früheren Regelung werden mit den laufenden Leistungen nicht nur kleine, sondern auch fast alle notwendig werdenden größeren Anschaffungen abgegolten. Der Sozialhilfeempfänger soll also dem Geld, das er monatlich erhält, in angemessenem Rahmen Rücklagen bilden, um bei Bedarf etwa Schuhe, Kleidung oder Elektrogeräte anschaffen zu können. Der Regelsatz beträgt (Stand: 2018) für Alleinstehende und Alleinerziehende 416 Euro monatlich. Ebenso wie bei der ergänzenden Grundsicherung bilden weitere Personen, die im selben Haushalt leben, eine Bedarfsgemeinschaft (> 6.3.4). Für eine *Bedarfsgemeinschaft* werden die monatlichen Regelsätze abgesenkt, weil ja mehrere Personen zusammen günstiger wirtschaften können. Ebenso gibt es für Kinder und Jugendliche nur einen geringeren Unterstützungsbetrag. Außerdem übernimmt der Sozialhilfeträger im Rahmen der laufenden Leistungen die Beiträge für die gesetzliche Krankenversicherung und die Pflegeversicherung.
- Für Kinder und Jugendliche werden einige Bedarfe durch zusätzliche Leistungen neben den Regelsätzen abgedeckt (§ 34 SGB XII). In der Praxis ist insbesondere die Übernahme von Kosten für Schulausflüge und Klassenfahrten wichtig.
- **Einmalige Leistungen** gibt es im Gegensatz zu früher grundsätzlich nur noch für drei Gruppen des sogenannten einmaligen Bedarfs (§ 31 SGB XII):
  – Erstausstattung einer Wohnung einschließlich der nötigen Haushaltsgeräte
  – Erstausstattung für Bekleidung, auch aus Anlass von Schwangerschaft und Geburt
  – Anschaffung und Reparatur von orthopädischen Schuhen sowie Reparatur und Miete von therapeutischen Geräten

Hilfe in besonderen Lebenslagen

Neben dem SGB IX ist die im SGB XII geregelte **Sozialhilfe** noch immer eine wichtige Grundlage für den Anspruch auf staatliche Hilfen in besonderen Lebenslagen. Zunächst einmal sichert das SGB XII als *subsidiäre* Anspruchsgrundlage das Recht Behinderter auf Eingliederungshilfe mit denselben Ansprüchen wie das SGB IX ab. Das Sozialhilferecht ist hier also das „soziale Auffangnetz": Kommt der Anspruch nach dem SGB IX nicht zum Tragen, so greift die andere Anspruchsgrundlage ein.

Das Sozialhilferecht kennt aber auch der Pflegeversicherung (> 6.3.5) entsprechende Pflegeleistungen. Dieser Anspruch greift, wenn ein Betroffener bedürftig im Sinne der Sozialhilfe ist, dort ein, wo nur eine vorübergehende Pflegebedürftigkeit, also für weniger als voraussichtlich sechs Monate, besteht. Darüber hinaus erbringt die Sozialhilfe die Pflegeleistungen für solche Personen, die aus irgendwelchen Gründen keine Leistungsansprüche gegen die Pflegeversicherung haben.

Ein weiterer wichtiger Anspruch nach dem SGB XII ist derjenige auf *Hilfe zur Weiterführung des Haushalts* (§ 70 SGB XII). Er erlaubt es vor allem älteren Menschen, den eigenen Haushalt weiterzuführen, wenn sie voraussichtlich nur für einen vorübergehenden Zeitraum auf fremde Hilfe bei der Haushaltsführung angewiesen sind. Die in § 71 SGB XII geregelte *Altenhilfe* enthält hingegen keine Individualansprüche. Sie schreibt dem zuständigen Sozialhilfeträger vielmehr als Aufgabe vor, Hilfestellungen für ältere Menschen vor allem in Form von Beratungen anzubieten. Dabei sollen vornehmlich die Möglichkeiten der Beschaffung und Erhaltung altersgerechten Wohnraums, die Aufnahme in Heime und Fragen im Zusammenhang mit sozialen Betreuungsdiensten wie etwa „Essen auf Rädern" etc. behandelt werden.

6.5 Weitere wichtige Sozialgesetze

6.5.1 Bundesausbildungsförderungsgesetz (BAföG)

WAS DENKEN SIE?
Fall
Die 25-jährige, ledige Gesundheits- und Krankenpflegerin Hanna Huber hat nach Abschluss ihrer Ausbildung vier Jahre lang in ihrem Beruf gearbeitet. Nun möchte sie an einer Fachhochschule Pflegemanagement studieren. Wesentliche Ersparnisse hat sie nicht, und ihre Eltern möchte sie für ihren Unterhalt nicht mehr in Anspruch nehmen. Sie fragt sich, ob sie Anspruch auf staatliche Ausbildungsförderung hat.

Wenn von BAföG die Rede war, dachte man früher in erster Linie an die Förderung eines Studiums im unmittelbaren Anschluss an eine Schulausbildung. Diese Vorstellung war auch zutreffend, denn ursprünglich diente das BAföG vor allem dazu, auch finanziell schlechter gestellten Studenten ein Hochschulstudium zu ermöglichen. Die grundsätzlich ebenfalls mögliche Förderung des Besuchs weiterführender Schulen ab der 10. Klasse hatte dagegen in der Praxis nur geringe Bedeutung. Diese Aufgaben erfüllt das BAföG weiterhin. Seine Förderung beschränkt sich insoweit im Normalfall auf eine erste Ausbildung und auf die dafür notwendige Zeit. Bummeln wird also nicht gefördert, ein Studium muss in der dafür vorgesehenen Regelstudienzeit abgeschlossen werden.

Mittlerweile geht der Umfang der mit dem BAföG geförderten Ausbildungen weit über die ursprüngliche Zielsetzung hinaus. Seit 1996 werden qualifizierte Handwerker mit dem sogenannten Meister-BAföG während ihrer Fortbildung zum Meister unterstützt. Seit 2002 wird dieses Meister-BAföG auch für Studiengänge in den Gesundheits- und Pflegeberufen (➤ 2.3) gewährt, die zu einer Verbesserung der beruflichen Qualifikation führen. Außerdem sind inzwischen auch Studiengänge, die erst nach Abschluss einer Berufsausbildung und einer praktischen Berufstätigkeit aufgenommen werden, förderungsfähig.

Für die Gewährung von BAföG besteht zwar eine Altersgrenze von 30 Jahren, doch gibt es davon zahlreiche Ausnahmen. Leistungen nach dem BAföG werden überwiegend als zinsloses Darlehen gewährt. Nach Abschluss der geförderten Ausbildung muss dieses Darlehen zurückbezahlt werden, soweit der Geförderte nach seinem dann erzielten Einkommen dazu in der Lage ist. Ansprüche nach dem BAföG setzen Bedürftigkeit voraus. Auf den Förderungsanspruch werden deshalb grundsätzlich sowohl das eigene Einkommen und Vermögen des in Ausbildung Befindlichen als auch das seiner Eltern angerechnet. Lediglich gewisse Grundbeträge, die zur Sicherung eines bescheidenen Lebensbedarfs dienen, bleiben von der Anrechnung ausgenommen. Der Freibetrag für das anzurechnende Einkommen von verheirateten Eltern beträgt derzeit (Stand: 2018) 1 715 Euro monatlich. Maßgeblich ist das Einkommen im vorletzten Kalenderjahr vor Beginn des Bewilligungszeitraums. Von der Anrechnung des Einkommens der Eltern gibt es aber Ausnahmen, die vor allem dann eingreifen, wenn der zu Fördernde nach Abschluss seiner ursprünglichen Berufsausbildung längere Zeit – in der Regel mindestens drei Jahre –

erwerbstätig war. Der Hintergrund dieser Regelung besteht darin, dass in solchen Fällen ein Kind regelmäßig keinen Anspruch mehr auf Unterhalt für eine weitere Ausbildung gegenüber seinen Eltern hat und außerdem wirtschaftlich selbstständig geworden ist.

Hanna Huber im **Fall** wird also für ihr geplantes Studium Leistungen nach dem BAföG erhalten. Da sie nach dem Abschluss ihrer Berufsausbildung vier Jahre lang berufstätig war, spielt das Einkommen ihrer Eltern für die Frage einer Förderung nach dem BAföG keine Rolle mehr.

6.5.2 Bundeselterngeld- und Elternzeitgesetz (BEEG)

WAS DENKEN SIE?
Fall
Das Ehepaar Müller bekommt 2018 sein erstes Kind. Frau Müller ist Lehrerin, Herr Müller Gesundheits- und Krankenpfleger. Da das Einkommen von Frau Müller höher ist, möchte sie nach Ablauf der Mutterschutzfrist wieder arbeiten. Herr Müller will ab diesem Zeitpunkt das Kind bis zum Alter von drei Jahren zu Hause erziehen. Er fragt sich, ob er während dieser Zeit Ersatz für sein Einkommen bekommt und ob sein Arbeitsplatz gesichert ist. Was meinen Sie?

Das Bundeselterngeld- und Elternzeitgesetz will es Eltern erleichtern, sich in der ersten Lebensphase ganz der Erziehung ihres Kindes zu widmen und auf eine Erwerbstätigkeit ganz oder teilweise zu verzichten. Dieses Ziel wird im Wesentlichen auf zwei Wegen verfolgt:

- Das **Elterngeld** wird für Kinder, die nach dem 1.1.2007 geboren sind, für bis zu 14 Monate ab der Geburt des Kindes gezahlt. Erziehen beide Eltern das Kind gemeinsam, so hat ein Elternteil allerdings nur für maximal zwölf Monate Anspruch auf Elterngeld. Auf diese Weise wollte der Gesetzgeber vor allem erreichen, dass auch die Väter sich einmal für mindestens zwei Monate der Erziehung ihres Kindes widmen. Innerhalb dieser Grenzen können sich gemeinsam erziehende Eltern die Zeiträume für den Bezug des Elterngelds beliebig aufteilen. Sie können die Zeiten nacheinander oder auch parallel in Anspruch nehmen. Bei einer parallelen Inanspruchnahme werden aber für jeden Kalendermonat zwei Monate Elterngeldanspruch verbraucht. Andere Leistungen wie das *Mutterschaftsgeld* (➤ 6.3.2), die aus Anlass der Geburt eines Kindes gezahlt werden, werden auf das Elterngeld angerechnet. Das Elterngeld beträgt 67 % des pro Elternteil wegfallenden Nettoeinkommens, mindestens aber 300 Euro monatlich und höchstens 1 800 Euro monatlich. Bei Mehrfachgeburten steigen Unter- und Obergrenze pro weiterem Kind um jeweils 300 Euro. Für Einkommen unter 1 000 Euro monatlich erhöht sich der Prozentsatz auf bis zu 100 %; für Einkommen über 1 200 Euro monatlich sinkt er auf bis zu 65 % ab. Die Eltern müssen aber nicht vollständig auf eine Erwerbstätigkeit verzichten, sondern können – bis zu 30 Wochenstunden – weiter einer Teilzeitbeschäftigung nachgehen. Elterngeld gibt es aber dann nur anteilig für den wegfallenden Einkommensanteil.
- Besonders für Eltern, die beide nach der Geburt eines Kindes Teilzeit arbeiten wollen, gibt es das **Elterngeld Plus.** Dabei wird zwar nur die Hälfte des Elterngeldes gezahlt, das aber doppelt so lang wie beim „normalen" Elterngeld. Verpflichten sich die Eltern, in mindestens vier aufeinanderfolgenden Monaten beide parallel zwischen 25 und 30 Wochenstunden zu arbeiten, wird zusätzlich noch ein Partnerschaftsbonus von jeweils vier zusätzlichen Elterngeldmonaten bewilligt. Die maximale Bezugsdauer pro Elternteil kann so auf 28 Monate gesteigert werden.
- Landesrecht kann zusätzliche Leistungen für Eltern vorsehen. In Bayern wurde 2018 das **Bayerische Familiengeld** eingeführt. Es sieht vor, dass die Eltern ein- und zweijähriger Kinder monatlich 250 Euro (ab dem dritten Kind 300 Euro) vom Land Bayern erhalten. Dieses Familiengeld wird unabhängig vom Einkommen der Eltern und unabhängig davon gewährt, wie die Eltern die Betreuung ihres Kindes organisiert haben und ob sie in dieser Zeit voll oder nur eingeschränkt erwerbstätig sind.
- Die **Elternzeit,** früher als Erziehungsurlaub bezeichnet, sichert den Arbeitsplatz eines Arbeitnehmers, bis dessen Kind das Alter von drei Jahren erreicht hat. Nimmt ein Arbeitnehmer Elternzeit in

Anspruch, so darf sein Arbeitgeber ihm in dieser Zeit grundsätzlich nicht kündigen. Auch die Elternzeit können beide Elternteile untereinander aufteilen. Grundsätzlich kann ein Elternteil anstelle eines vollständigen Verzichts auf seine Erwerbstätigkeit während der Elternzeit von seinem Arbeitgeber auch die Zustimmung zu einer Teilzeittätigkeit verlangen. Schließlich können bis zu 24 Monate der Elternzeit in der Zeit zwischen dem dritten und achten Lebensjahrs eines Kindes genommen werden. Im Regelfall kann die Elternzeit auf insgesamt drei Blöcke verteilt werden, wobei aber in bestimmten Fällen eine Zustimmung des Arbeitgebers nötig ist.

Das Ehepaar Müller kann also seine Pläne zu einem großen Teil in die Tat umsetzen. Herr Müller kann, bis sein Kind drei Jahre alt wird, Elternzeit in Anspruch nehmen. Sein Arbeitsplatz kann ihm während dieser Zeit nicht gekündigt werden. Für die zwölf Monate nach Ende der Mutterschutzfrist – danach ist das Kind 14 Monate alt – wird er weiterhin 67 % seines bisherigen Nettoeinkommens als Elterngeld erhalten. In der folgenden Zeit fällt sein Einkommen allerdings vollständig weg.

6.5.3 Bundeskindergeldgesetz

WAS DENKEN SIE?
Fall
Eine Familie hat 2018 drei Kinder im Alter von acht, sechs und drei Jahren. Welche Kindergeldleistungen hat sie zu erwarten?

Der Gesetzgeber gleicht die Belastungen, die eine Familie durch die Erziehung von Kindern zu tragen hat, teilweise wieder aus. Seit 1996 benutzt er dazu in erster Linie die Zahlung eines festen und vom Einkommen der Eltern unabhängigen **Kindergelds**. Es beträgt zurzeit (Stand: 2018) für das erste und zweite Kind 194 Euro pro Monat, für das dritte Kind 200 Euro sowie für das vierte und jedes weitere Kind 225 Euro. Dieses Kindergeld wird in jedem Fall bis zum 18. Lebensjahr gezahlt. Dabei spielt es keine Rolle, ob das Kind schon ein eigenes Einkommen hat oder sich in einem Arbeitsverhältnis befindet. Über diese Altersgrenze hinaus wird das Kindergeld unter gewissen Voraussetzungen, vor allem während einer Schul- oder Berufsausbildung, bis zum 25. Lebensjahr gezahlt. Kann ein Kind sich wegen einer Behinderung, die vor Vollendung seines 25. Lebensjahrs eingetreten ist, nicht selbst unterhalten, so erhalten seine Eltern das Kindergeld sogar ohne altersmäßige Begrenzung.

Als Alternative zum Kindergeld kann auch ein steuerlicher **Kinderfreibetrag** geltend gemacht werden. Er beträgt 2018 pro Kind und Jahr 7 428 Euro. Dieser Freibetrag ist aber nur für Eltern mit hohem Einkommen vorteilhafter als das Kindergeld. Im Rahmen der Besteuerung wird im Übrigen automatisch die für die Eltern günstigere Alternative festgesetzt.

Für die Familie im **Fall** bedeutet das: An Kindergeld werden ihr pro Monat 588 Euro ausbezahlt. Pro Jahr ergibt das eine Summe von 7 056 Euro.

6.5.4 Opferentschädigungsgesetz

WAS DENKEN SIE?
Fall
Der 38-jährige Kaufmann Siegfried Schulz betreibt einen kleinen Kiosk. Er ist selbstständig und besitzt weder eine Krankengeld- noch eine Rentenversicherung. Eines Abends lauert ihm ein Räuber, der nicht ermittelt werden kann, auf. Er sticht Siegfried Schulz von hinten nieder und nimmt ihm seine Tageseinnahmen ab. Siegfried Schulz muss sechs Wochen im Krankenhaus behandelt werden und ist anschließend noch ein Jahr erwerbsunfähig. Hat er Ersatzansprüche?

Ohne das Opferentschädigungsgesetz würde bei Siegfried Schulz das soziale Netz weitgehend versagen. Seine Heilbehandlungskosten zahlt zwar seine (private) Krankenversicherung. Er hat als Selbstständiger aber keinen Anspruch auf Lohnfortzahlung und auf das an dessen Stelle tretende Krankengeld. Hat er solche Leistungen nicht zusätzlich versichert, so wird sein wegfallendes Einkommen nicht ersetzt. Auch ein Unfall im Sinne der gesetzlichen Unfallversicherung liegt bei dem Opfer einer vorsätzlichen Straftat nicht vor. Ansprüche gegen den Täter hat Siegfried Schulz zwar rechtlich gesehen schon. Er kann sie aber nicht durchsetzen, weil er ihn überhaupt nicht kennt. Selbst wenn er diesen Täter kennen würde, wäre ihm vermutlich auch nicht sehr viel mehr geholfen. Denn eine Vollstreckung gegen Straftäter scheitert meistens daran, dass sie weder Geld noch sonstiges Vermögen besitzen. Diese Lücke schließt das **Opferentschädigungsgesetz.** Wer Opfer einer *vorsätzlichen* Straftat wird, die *nicht* durch den Gebrauch eines Kraftfahrzeugs begangen wurde, wird durch dieses Gesetz unter anderem gegen den Wegfall seines Erwerbseinkommens abgesichert. Siegfried Schulz erhält auf diesem Weg eine zeitlich begrenzte Rente wegen Erwerbsminderung. Außerdem kann seine Krankenversicherung vom Staat Ersatz der von ihr getragenen Behandlungskosten verlangen.

Geschützt sind durch das Opferentschädigungsgesetz alle Staatsangehörigen eines Mitgliedsstaats der Europäischen Union und solcher Staaten, mit denen entsprechende zwischenstaatliche Vereinbarungen getroffen sind oder die die Gegenseitigkeit gewährleisten. Letzteres ist dann der Fall, wenn ein anderer Staat Deutschen vergleichbare Ansprüche gibt. Daneben sind aber auch Ausländer geschützt, die sich rechtmäßig länger als sechs Monate im Bundesgebiet aufhalten oder aufhalten wollen. Das bezieht auch Asylbewerber in den Schutzbereich des Gesetzes ein. Letzteres ist wegen der immer wieder gegen diesen Personenkreis begangenen fremdenfeindlichen Straftaten wichtig.

6.5.5 Unterhaltsvorschussgesetz

WAS DENKEN SIE?
Fall
Die 33-jährige Claudia Koch hatte in der Vergangenheit acht Jahre mit einem Lebensgefährten zusammengelebt und mit diesem zwei gemeinsame Kinder im Alter von jetzt vier und sieben Jahren. Um sich besser um ihre Kinder kümmern zu können, übt sie nur eine Teilzeitbeschäftigung mit einem monatlichen Einkommen von etwa 1 200 Euro aus. Bisher war dies finanziell dadurch tragbar, dass ihr früherer Lebensgefährte seinen Unterhaltspflichten nachkam. Nach einem heftigen Streit setzte er sich vor einigen Monaten jedoch in die USA ab und zahlt seither keinen Unterhalt mehr für die beiden gemeinsamen Kinder. Kann Claudia Koch von einer staatlichen Stelle Leistungen erhalten?

Sowohl Mütter nicht ehelicher Kinder als auch Frauen nach einer Scheidung oder Trennung von einem Lebensgefährten müssen leider sehr oft die Erfahrung machen, dass die Väter ihren Unterhaltspflichten gegenüber dem oder den Kindern nur sehr schleppend oder gar nicht nachkommen. Eine gerichtliche Durchsetzung des Anspruchs scheitert oft schon daran, dass der Aufenthalt des Kindsvaters nicht mehr feststellbar ist. Im Interesse der betroffenen Kinder will der Gesetzgeber verhindern, dass der erziehende Elternteil – theoretisch kann dieser Anspruch also auch dem Vater zustehen – die Betreuung von Kindern durch zunehmende Erwerbsarbeit vernachlässigt.

Das für die Regelung dieser Materie geltende Gesetz, das **Unterhaltsvorschussgesetz,** wurde 2017 umfassend reformiert. Durch diese Reform sind die gesetzlichen Ansprüche in erheblichem Umfang erweitert worden: So ist der Anspruch auf den so genannten **Unterhaltsvorschuss** jetzt nicht mehr auf insgesamt sechs Jahre beschränkt, sondern für Kinder bis zu einem Alter von 12 Jahren ohne zeitliche Grenzen vorgesehen. Auch für Kinder im Alter von 12 bis 18 Jahren sind die Anspruchsvoraussetzungen wesentlich erleichtert worden.

Die Höhe des Unterhaltsvorschusses richtet sich nach dem regelmäßig angepassten Mindestunterhalt nach bürgerlichem Recht (§ 1612a BGB). 2018 beträgt er für Kinder zwischen null und fünf Jahren 348 Euro, für Kinder zwischen sechs und elf Jahren 399 Euro und für Kinder zwischen zwölf und 17 Jahren 467 Euro. Auf diese Summe wird, wenn dies der betreuende Elternteil erhält, das Kindergeld (in Höhe des für das erste Kind zu zahlenden Kindergelds von 194 Euro) angerechnet.

Damit beträgt der faktisch zum Kindergeld hinzukommende Unterhaltsvorschuss pro Monat für Kinder zwischen null und fünf Jahren 154 Euro, für Kinder zwischen sechs und elf Jahren 205 Euro und für Kinder zwischen zwölf und 17 Jahren 273 Euro. Claudia Koch hat damit für ihre beiden Kinder durch Kindergeld und Unterhaltsvorschuss monatlich 747 Euro zur Verfügung.

Soweit Unterhaltsvorschuss geleistet wird, geht der Unterhaltsanspruch auf den Staat über, der versucht, dieses Geld von den Leistungspflichtigen wieder beizutreiben. Die Abwicklung der entsprechenden Anträge und Zahlungen erfolgt durch die Jugendämter.

Wiederholungsfragen

1. Nennen Sie vier Personengruppen, die Versicherte in der gesetzlichen Unfallversicherung sind.
2. Welche vier Leistungsansprüche bestehen gegenüber der gesetzlichen Krankenversicherung?
3. Welches Ziel will die in der Kranken- und Pflegeversicherung bestehende (private) Versicherungspflicht erreichen?
4. Wie definiert das Gesetz den Begriff der Schwerbehinderung?
5. Was versteht man unter dem aktuellen Rentenwert?
6. Was versteht man unter einem Wegeunfall?
7. Nennen Sie zwei Leistungen der gesetzlichen Rentenversicherung neben der Altersrente.
8. In welchem Zweig der gesetzlichen Sozialversicherungen zahlt ein Arbeitnehmer keine eigenen Beiträge?
9. Wonach wird in der Pflegeversicherung die Höhe der jeweiligen Ansprüche bemessen?
10. Wann wurde mit der Einführung gesetzlicher Sozialversicherungen begonnen?
11. Wie hoch ist im Jahr 2018 das Kindergeld für das dritte Kind?
12. Nennen Sie fünf Ansprüche, die Behinderten zustehen.

KAPITEL 7

Grundzüge des Arbeits- und Arbeitsschutzrechts

7.1 Arbeitsvertrag

7.1.1 Begriff des Arbeitsvertrags

Der *Arbeitsvertrag* gehört rechtlich zur Gruppe der **Dienstverträge.** Kennzeichen dieser Verträge ist, dass gegen Zahlung einer Vergütung eine *Tätigkeit* zu erbringen ist. Darin unterscheidet sich der Dienstvertrag vom **Werkvertrag,** bei dem ein bestimmter Erfolg (das Werk) geschuldet wird. Die Abgrenzung des **Arbeitsvertrags** zu den anderen Dienstverträgen erfolgt dadurch, dass beim Arbeitsvertrag der eine Teil, nämlich der *Arbeitnehmer*, seine Tätigkeit *fremdbestimmt* und *unselbstständig* erbringt. Art und Inhalt seiner Tätigkeit und der zeitliche Rahmen werden ihm regelmäßig vorgegeben. Der Arbeitnehmer ist mit seiner Tätigkeit in einen bestimmten Betriebsablauf eingebunden.

Am Beispiel einer medizinischen Fachangestellten soll dies verdeutlicht werden: Der Arzt, der sie beschäftigt, gibt ihr vor, *wo* (Arbeitsort) und *wann* (Arbeitszeit) sie ihre Arbeitsleistung zu erbringen hat, und er weist sie an, *welche Aufgaben* sie zu erfüllen hat.

7.1.2 Abschluss des Arbeitsvertrags

WAS DENKEN SIE?

Fall 1

Hans Hofer hat seine Ausbildung als Altenpfleger erfolgreich abgeschlossen und sucht nun eine erste Arbeitsstelle. Auf mehrere Bewerbungen hin erhält er zunächst eine Einladung zum Vorstellungsgespräch in einer etwa 200 km von seinem jetzigen Wohnort entfernten Großstadt. Seine Unkosten für die Reise dorthin betragen 120 Euro. Das Vorstellungsgespräch läuft gut; Hans Hofer würde die Stelle bekommen. Doch nur zwei Tage später erhält er ein Stellenangebot für eine Stelle in einem Pflegeheim, das nur 20 km von seinem Wohnort entfernt liegt. Diese Stelle nimmt er an. In der Großstadt sagt er ab und bittet gleichzeitig, ihm seine Reisekosten von 120 Euro zu erstatten. Als Antwort wird ihm mitgeteilt, dass, wer eine Stelle nicht nehme, auch seine Auslagen nicht ersetzt bekommen könne. Ist das richtig?

Fall 2

Die Gesundheits- und Krankenpflegerin Jutta Jung liest in der Zeitung folgendes Stellenangebot: „Privatklinik Dr. Fischer sucht examinierte Gesundheits- und Krankenpflegerin. 38-Stunden-Woche im Schichtbetrieb, Kost und Logis kostenfrei im Haus, Gehalt 2 400 Euro pro Monat." Sie stellt sich dort vor. Der Inhaber, Dr. Fischer, sagt zu ihr am Ende des Gesprächs nur: „Sie können zu Beginn des nächsten Monats anfangen." Pünktlich zu Beginn des nächsten Monats nimmt Jutta Jung ihre Arbeit auf. Nach zwei Wochen kommen ihr Zweifel, ob sie überhaupt einen Arbeitsvertrag geschlossen hat. Was meinen Sie?

Vor dem Abschluss eines Arbeitsvertrags steht regelmäßig die *Bewerbung* des (zukünftigen) Arbeitnehmers. Nicht selten sind solche Bewerbungen seitens des Interessenten auch mit erheblichen Reisekosten verbunden. Damit stellt sich die Frage, ob ein Bewerber diese Kosten selbst tragen muss, oder ob er sie vom Arbeitgeber, bei dem er sich vorstellt, verlangen kann, ihm diese zu ersetzen.

Hierbei kommt es zunächst darauf an, ob sich ein Bewerber aus eigener Initiative vorstellt oder ob er von einem Arbeitgeber zu einem Vorstellungsgespräch eingeladen wird. Bei einer Vorstellung ohne Einladung muss der Bewerber seine Unkosten selbst tragen. Wird er hingegen vom Arbeitgeber eingeladen, hat dieser die Aufwendungen des Bewerbers – das werden in erster Linie Reisekosten oder auch Kosten einer Übernachtung sein – zu erstatten. Dabei spielt es keine Rolle, ob der Bewerber die Stelle erhalten würde oder nicht oder ob er seinerseits zusagt oder nicht. Hans Hofer bekommt im **Fall 1** also 120 Euro Reisekosten ersetzt.

Wichtig zu wissen ist im Zusammenhang mit Bewerbungen auch noch, dass nach einer Kündigung einem Arbeitnehmer von seinem bisherigen Arbeitgeber bei Entgeltfortzahlung für Vorstellungsgespräche freizugeben ist (§ 629 BGB).

Kommt es zum Abschluss eines Arbeitsvertrags, so kann dieser grundsätzlich *formfrei* abgeschlossen werden. Eine mündliche Vereinbarung, wie sie im **Fall 2** mit Jutta Jung getroffen wurde, ist also wirksam. In einigen Bereichen sehen aber gesetzliche Bestimmungen für den Abschluss von Arbeitsverhältnissen *Schriftform* vor, und vielfach wird die Schriftform durch Tarifverträge vorgeschrieben. Unabhängig davon ist im eigenen Interesse darauf zu achten, einen Arbeitsvertrag schriftlich abzuschließen. Denn nur so lässt sich sein Inhalt zweifelsfrei beweisen.

Die bessere Beweisbarkeit war auch der Grund für die Schaffung des **Nachweisgesetzes.** Es bestimmt für alle Arbeitsverhältnisse von mehr als einem Monat Dauer Folgendes: Spätestens einen Monat nach dem Beginn eines Arbeitsverhältnisses hat der Arbeitgeber dem Arbeitnehmer einen von ihm unterzeichneten schriftlichen Nachweis über den Arbeitsvertrag auszuhändigen. Darin sind alle wesentlichen Regelungen, insbesondere über die Tätigkeit, Zeit und Ort der Arbeitsleistung, das vereinbarte Entgelt und die Kündigungsfristen, aufzunehmen. Für **Ausbildungsverträge** galt schon länger die Regelung, dass der Arbeitgeber den wesentlichen Inhalt spätestens unmittelbar nach dem Abschluss eines Vertrags schriftlich niederlegen musste.

Auf die Einhaltung der Schriftform muss aber auch geachtet werden, wenn ein Arbeitsvertrag wirksam **befristet** werden soll. Denn § 14 Abs. 4 des Teilzeit- und Befristungsgesetzes schreibt zwingend vor, dass eine Befristung schriftlich vereinbart wird. Beachtet ein Arbeitgeber diese Form nicht, so kommt der Arbeitsvertrag auf unbestimmte Zeit zustande und endet später nicht von selbst. Vielmehr kann er dann nur durch eine Kündigung beendet werden.

An dieser Stelle ist auch darauf einzugehen, aus welchen Quellen sich der Inhalt eines Arbeitsvertrags ergibt. Diese sind: Verfassung (1), Gesetz (2), Tarifvertrag (3), Betriebsvereinbarung (4) und Arbeitsvertrag (5). Dabei gelten das Rang- und das Günstigkeitsprinzip: Das **Rangprinzip** besagt, dass innerhalb der oben genannten Quellen eine Regelung auf niedrigerer Stufe einer höherrangigen grundsätzlich nicht widersprechen darf. Ausnahme ist das **Günstigkeitsprinzip.** Es bedeutet, dass auf einer tieferen Stufe Regelungen getroffen werden dürfen, die für den Arbeitnehmer besser sind als diejenigen der höheren Stufe. Eine Verschlechterung ist dagegen unzulässig.

BEISPIEL
Ein Tarifvertrag sieht für Bank- und Versicherungsangestellte 30 Urlaubstage vor.

Dies ist erlaubt, weil hier zugunsten der Arbeitnehmer der Urlaubsanspruch über den gesetzlichen Anspruch von 24 Tagen hinausgeht.

BEISPIEL
In einer Betriebsvereinbarung eines Autowerks legen Betriebsrat und Arbeitgeberseite fest, zur Vermeidung von „unnötigem Schriftkram" künftig Ausbildungsverträge nur noch mündlich zu schließen.

Diese Betriebsvereinbarung ist wegen der entgegenstehenden gesetzlichen Bestimmung des Berufsbildungsgesetzes (▶ 7.4) unzulässig.

7.1.3 Inhalt des Arbeitsvertrags

WAS DENKEN SIE?
Fall

Als die Gesundheits- und Krankenpflegerin Jutta Jung ihr erstes Gehalt erhält, bemängelt sie die Abzüge für Steuer und Versicherung. Sie sei von einem Nettogehalt von 2 400 Euro ausgegangen. Für den folgenden Monat hat sie der Pflegedienstleiter zur Nachtschicht eingeteilt. Jutta Jung bringt vor, dass sie zu dieser Tageszeit nicht arbeiten müsse.
Eines Nachts im Winter fallen große Mengen Schnee. Die Schneefräse der Klinik fällt aus; die Gemeinde kann zunächst den Verbindungsweg zur Hauptstraße nicht räumen. Unter Hinweis darauf, dass jederzeit Notfälle eintreten könnten, drückt der Pflegedienstleiter der verdutzten Jutta Jung und einigen anderen gerade im Pflegedienst entbehrlichen Kräften Schneeschaufeln in die Hand und fordert sie auf, die etwa 400 m lange Straße zu räumen. Jutta Jung erwidert, sie mache diese Arbeit nicht. Sie sei Gesundheits- und Krankenpflegerin und keine Schneeräumerin. Wie ist Ihrer Ansicht nach die Rechtslage?

Der Arbeitsvertrag regelt die gegenseitigen Pflichten von Arbeitgeber und Arbeitnehmer. Eine abschließende Aufzählung ist kaum möglich, da sich aus der Eigenart einzelner Arbeitsverträge zu viele Besonderheiten ergeben können. Es lassen sich aber doch Hauptgruppen regelmäßig bestehender **Pflichten** herausarbeiten (➤ Abb. 7.1).

Für den Arbeitnehmer sind besonders bedeutsam:
- **Pflicht zur Arbeitsleistung:** Der Arbeitnehmer muss *persönlich* diejenigen Aufgaben erfüllen, die er laut Arbeitsvertrag übernommen hat. Ort und Zeit der Arbeitsleistung ergeben sich dabei entweder aus dem Vertrag selbst oder aus den dort festgelegten Regelungsbefugnissen. Der Arbeitnehmer ist verpflichtet, seine Tätigkeit so gut auszuführen, wie es ihm möglich ist. Für Jutta Jung im **Fall** bedeutet dies: Im Arbeitsvertrag war Schichtarbeit vereinbart. Sie muss deshalb die Nachtschichten übernehmen. Zum Schneeräumen ist sie dagegen normalerweise nicht verpflichtet. Das gehört nicht zu den Aufgaben einer Gesundheits- und Krankenpflegerin, die sie nach dem Vertrag zu erfüllen hat. Jeder Arbeitsvertrag steht aber unter dem Vorbehalt, *zumutbare Nottätigkeiten* zu übernehmen, wenn dies erforderlich ist. Hier ist wegen der Eigenart eines Klinikbetriebs die jederzeitige Zugänglichkeit auch mit Fahrzeugen nötig. Das Räumen eines relativ kurzen Straßenstücks

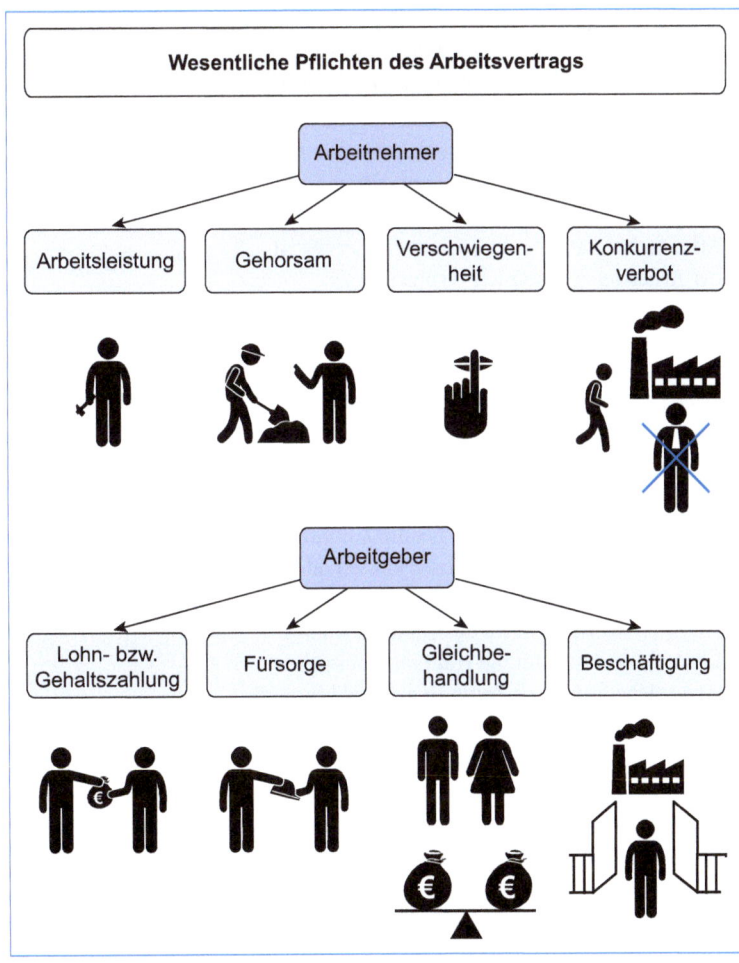

Abb. 7.1 Übersicht über die wesentlichen Pflichten aus dem Arbeitsvertrag [L143]

zusammen mit anderen Personen ist Jutta Jung bei normaler Gesundheit zumutbar.
- **Pflicht zum Gehorsam:** Anordnungen, die einem Arbeitnehmer im Rahmen seiner Aufgaben gegeben werden, hat er bestmöglich auszuführen. *Ausnahme:* Der Arbeitnehmer muss nichts tun, was eine Straftat oder Ordnungswidrigkeit darstellen würde.
- **Treuepflicht:** Der Arbeitnehmer hat generell die Interessen des Arbeitgebers bestmöglich zu wahren. Er ist zur Verschwiegenheit verpflichtet. Es ist ihm untersagt, selbstständig oder durch eine Tätigkeit bei einem anderen Arbeitgeber seinem Arbeitgeber Konkurrenz zu machen *(Wettbewerbsverbot)*.

Für den Arbeitgeber sind besonders bedeutsam:
- **Pflicht zur Zahlung des Arbeitsentgelts:** Der Arbeitgeber muss dem Arbeitnehmer zum Fälligkeitszeitpunkt die vereinbarte Vergütung bezahlen. Normalerweise steht im Arbeitsvertrag ausdrücklich, ob *Brutto-* oder *Nettobezüge* vereinbart sind. Fehlt es wie im **Fall** bei Jutta Jung daran, so ist der vereinbarte Arbeitslohn Bruttolohn. Die Abzüge sind also zu Recht vorgenommen worden. Zur Einbehaltung der Lohnsteuer und der Arbeitnehmeranteile zur Sozialversicherung ist der Arbeitgeber gesetzlich verpflichtet.
Eine wichtige Besonderheit stellen **freiwillig bezahlte Teile des Arbeitsentgelts** dar. Das betrifft in der Regel *Weihnachts-* und *Urlaubsgeld*. In vielen Arbeitsverträgen ist insoweit die Regelung enthalten, dass die entsprechende Zahlung freiwillig und unter dem Vorbehalt des jeweiligen Widerrufs erfolge. Gibt es eine solche Klausel, so kann ein Arbeitgeber für die Zukunft entsprechende Zahlungen jederzeit kürzen oder ganz einstellen. Gibt es die Klausel nicht, so kommen die Grundsätze der „betrieblichen Übung" zur Anwendung: Hat ein Arbeitgeber eine solche freiwillige Zahlung dreimal hintereinander ohne Widerrufsvorbehalt bezahlt, so wird die Zahlung für ihn auch für die Zukunft verbindlich.
- **Fürsorgepflicht:** Sie beinhaltet insbesondere, dass der Arbeitgeber den Arbeitsplatz so sicher wie möglich ausgestalten muss.
- **Gleichbehandlungsgrundsatz:** Dem Arbeitgeber ist es nicht erlaubt, ohne vernünftigen Grund einzelne Arbeitnehmer oder Arbeitnehmergruppen anders als andere zu behandeln. Zahlt ein Arbeitgeber z. B. ab einer gewissen Dauer der Betriebszugehörigkeit Gehaltszuschläge, dann muss er sie allen Arbeitnehmern mit entsprechender Beschäftigungsdauer gewähren.
- **Beschäftigungspflicht:** Der Arbeitnehmer hat einen Anspruch darauf, die vereinbarte Tätigkeit auch ausüben zu dürfen. Das ist insbesondere bei Berufen bedeutsam, wo die einschlägigen Fähigkeiten nur durch ständige Berufsausübung erhalten werden, z. B. bei Berufsmusikern.
- **Schutz vor Übergriffen:** Schließlich muss der Arbeitgeber dafür Sorge tragen, dass seine Arbeitnehmer auch von Kollegen – vor allem Vorgesetzten – korrekt behandelt werden und vor Übergriffen Dritter so gut wie möglich geschützt werden. Letzteres gilt vor allem bei sexuell motivierten Belästigungen (➤ 4.4.1) und kann dazu führen, dass ein Arbeitgeber unter Umständen auch einmal auf bestimmte Kunden verzichten muss. So kann ein Krankenhaus, in dem ein Patient Pflegepersonal sexuell belästigt, gehalten sein, diesen Patienten zum Schutz der Mitarbeiter des Hauses zu verweisen.

7.1.4 Folgen von Pflichtverletzungen

WAS DENKEN SIE?
Fall
Jutta Jung ist jetzt zwei Jahre bei der Privatklinik Dr. Fischer beschäftigt. Da naht für sie ein „schwarzer Freitag": Am Abend zuvor hatte sie vergessen, ihren Wecker zu stellen. So kommt sie erstmals in diesen zwei Jahren eine Stunde zu spät zum Dienst. Am Nachmittag, es ist Winter und die Straßen sind vereist, muss sie mit einem Wagen der Klinik zur Post fahren. Durch einen leichten Fahrfehler rutscht sie in den Graben, am Wagen entsteht ein Schaden von 3 000 Euro. Am Abend erklärt ihr Dr. Fischer: „Wegen Ihrer Unpünktlichkeit und des Unfalls sind Sie fristlos entlassen. Den Schaden am Wagen müssen Sie natürlich zahlen, und Gehalt für die versäumte Arbeitszeit bekommen Sie auch nicht." Sind diese Erklärungen Ihrer Meinung nach rechtmäßig?

Pflichtverletzungen können sowohl Arbeitgeber als auch Arbeitnehmer begehen. Sie können einmal zu *Schadensersatzansprüchen* führen (➤ 5.2). Zu beachten ist dabei, dass Arbeitgeber für **Personenschäden** persönlich nicht haften. Diese Regelung trifft das Sozialgesetzbuch (SGB) VII in

§ 104, weil die Arbeitnehmer durch die Ansprüche gegen die Unfallversicherung bereits abgesichert sind. Dasselbe gilt für Personenschäden, die sich Arbeitnehmer eines Betriebs gegenseitig zufügen (§ 105 SGB VII). Ausnahme: Wird ein Personenschaden *vorsätzlich* herbeigeführt, gilt die persönliche Haftung. Für **Sachschäden** haften dagegen Arbeitgeber und Arbeitnehmer im Grundsatz voll.

Allerdings ist dieser Grundsatz für Arbeitnehmer in der Praxis weitgehend aufgehoben. War diese Haftung früher nur für gefahrgeneigte Tätigkeiten, also Arbeiten, bei denen auch einem sorgfältigen Arbeitnehmer leicht einmal ein Schaden unterlaufen konnte, eingeschränkt, so beschränkt heute eine gefestigte Rechtsprechung die **Haftung des Arbeitnehmers** generell. Diese Rechtsprechung hat sich einmal daraus ergeben, dass Arbeitnehmer heute vielfach mit so hohen Sachwerten umgehen müssen, dass sie durch eine Regressleistung ihr Leben lang finanziell ruiniert wären. Zum anderen machte es auch der zunehmende Fortschritt der Technik immer schwieriger, gefahrgeneigte und nicht gefahrgeneigte Tätigkeiten sinnvoll voneinander abzugrenzen. Heute werden neben dem Grad an *Fahrlässigkeit,* der einem Arbeitnehmer vorgeworfen werden kann, für die Bemessung des Haftungsumfangs vor allem folgende Umstände herangezogen: die Erfahrung eines Arbeitnehmers mit seiner Tätigkeit, seine Stellung im Betrieb, der drohende Schadensumfang, die Möglichkeiten des Arbeitgebers, sich dagegen abzusichern, sowie die Gefährlichkeit der Arbeit.

Auf dieser Grundlage wird ein Arbeitnehmer nur noch bei schwerwiegendem Fehlverhalten für einen nicht allzu hohen Schaden voll einstehen müssen. Ist ihm umgekehrt bei einer Gesamtabwägung nur ein geringer Vorwurf zu machen, so ist er von seiner Haftung befreit. In dem weiten Bereich eines mittelschweren Vorwurfs wird der Arbeitnehmer nur anteilig und das zudem auf einen bestimmten Betrag, etwa die Selbstbeteiligung einer Versicherung, beschränkt haften müssen.

Eine weitere Folge der Pflichtverletzung eines Arbeitnehmers kann die Abmahnung sein. In einer auf Dauer angelegten Rechtsbeziehung wie einem Arbeitsvertrag berechtigen Pflichtverletzungen der einen Seite die andere zwar grundsätzlich zu einer Kündigung. Gerade ein Arbeitnehmer ist aber oft in seiner gesamten Existenz davon abhängig, überhaupt arbeiten zu können. Es wäre deshalb unverhältnismäßig, wenn eine Kündigung als Folge eines kleinen Fehlers seine Existenz vernichten könnte. Aber auch einem Arbeitgeber wird vielfach daran gelegen sein, eine an sich gut arbeitende Kraft nach einem kleineren Fehler nicht zu verlieren, sie aber doch auch nachdrücklich auf einen Fehler hinweisen zu können. Diese Ziele können mit einer **Abmahnung** erreicht werden: Mit ihr wird der Arbeitnehmer auf sein Fehlverhalten hingewiesen und gleichzeitig für die Zukunft vor einer Wiederholung gewarnt. Die Abmahnung verbleibt dann eine angemessene Zeit (etwa zwei bis drei Jahre) in den Personalakten. Ist es bis dahin zu keinem neuen Vorfall gekommen, wird sie dort ohne weitere Folgen wieder entfernt. Wiederholt sich dagegen das abgemahnte Verhalten oder treten Gründe für eine anderweitige Abmahnung auf, so können diese Abmahnungen in ihrer Summe die Grundlage für eine Kündigung des Arbeitnehmers bilden (➤ 7.1.5).

Für Jutta Jung im **Fall** bedeutet dies: Für den Unfall haftet sie nicht, weil man ihr angesichts der Umstände – winterliche Straßenverhältnisse, leichter Fahrfehler – nur einen *geringen Schuldvorwurf* machen kann. Erst recht ist dieser Unfall wie auch die einmalige Verspätung kein Grund zur Kündigung. Wegen der Unpünktlichkeit kann ihr der Arbeitgeber eine Abmahnung aussprechen. Zudem kann er das Gehalt von Jutta Jung anteilig um die versäumte Stunde Arbeitszeit kürzen. Denn unabhängig davon, ob – wie hier – ein Arbeitnehmer eine Arbeitsversäumnis verschuldet hat oder nicht, gilt insoweit der arbeitsrechtliche Grundsatz: ohne Arbeit kein Geld.

7.1.5 Beendigung des Arbeitsvertrags und Zeugniserteilung

WAS DENKEN SIE?
Fall

Nach dem „schwarzen Freitag" ist das Klima zwischen Dr. Fischer und Jutta Jung mehr als angespannt. Kurze Zeit später sagt Dr. Fischer in Anwesenheit mehrerer Angestellter der Klinik zu Jutta Jung: „Seit Sie Ihren Freund haben, träumen Sie nur noch. Gestern haben Sie Medikamente vertauscht. Wenn ich nicht aufgepasst hätte, wäre der Patient jetzt tot." Diese Vorwürfe entbehren jeder Grundlage. Nunmehr überlegt sich Jutta Jung, ob sie nicht fristlos kündigen kann. Was meinen Sie?

Normalerweise wird ein Arbeitsverhältnis durch *Kündigung* beendet. Daneben gibt es aber noch eine Reihe anderer Gründe:
- Der *Tod des Arbeitnehmers* beendet ein Arbeitsverhältnis immer.
- Der *Tod des Arbeitgebers* beendet ein Arbeitsverhältnis nur, wenn die geschuldete Arbeitsleistung an seine Person gebunden war, z. B. Pflegeleistungen.
- Eine *auflösende Bedingung* beendet ein Arbeitsverhältnis nur dann, wenn dadurch keine Kündigungsschutzvorschriften umgangen werden, z. B. Beendigung mit dem Erreichen der gesetzlichen Altersgrenze, weil dann ein Rentenanspruch besteht. Sie muss – wie eine Befristung – im Arbeitsvertrag schriftlich festgelegt sein.
- Der *Aufhebungsvertrag* ist eine einvernehmliche Beendigung eines Arbeitsverhältnisses durch *übereinstimmende* Erklärungen von Arbeitnehmer und Arbeitgeber. Aufhebungsverträge werden oft mit Abfindungen verbunden. Arbeitnehmer sollten mit ihrem Abschluss zurückhaltend sein, weil dann oft wichtige soziale Schutzrechte, die eine Kündigung verhindern würden, aufgehoben werden. Das Gesetz (§ 623 BGB) sieht für Aufhebungsverträge die Schriftform vor.
- Ein *befristetes Arbeitsverhältnis* endet automatisch durch Zeitablauf. Auch hier ist Vorsicht geboten. Befristungen führen auch dazu, dass kein Kündigungsschutz besteht. Das **Gesetz über Teilzeitarbeit und befristete Arbeitsverträge** enthält jetzt diejenigen Regelungen, die früher die Gerichte und das Beschäftigungsförderungsgesetz für die Zulässigkeit einer Befristung erhoben haben. Gleichzeitig hat dieses Gesetz die Zulässigkeit befristeter Arbeitsverhältnisse erweitert, um vor allem die Beschäftigungsmöglichkeiten bei Neueinstellungen zu verbessern. Eine Befristung ist danach regelmäßig ohne weitere Gründe in den ersten zwei Jahren eines Beschäftigungsverhältnisses zulässig. Bei neu gegründeten Unternehmen kann sogar für die ersten vier Jahre ab ihrer Gründung befristet werden, und bei der Einstellung eines mindestens 52 Jahre alten Arbeitnehmers, der zuvor mindestens vier Monate beschäftigungslos war, sind sogar fünf Jahre Befristung erlaubt. In allen übrigen Fällen ist für eine Befristung dagegen ein sachlicher Grund nötig, der insbesondere in folgenden Umständen liegen kann:
  – Der Bedarf an entsprechenden Arbeitsleistungen besteht aus betrieblichen Gründen nur vorübergehend (Aushilfen oder Vertretungen) oder die Eigenart der Beschäftigung (z. B. Erntearbeit) rechtfertigt die Befristung bereits aus sich heraus.
  – Der Arbeitnehmer wird nur zur Erprobung eingestellt. Dem kommt freilich im Regelfall, da in den beiden ersten Jahren ein Beschäftigungsverhältnis ohnehin befristet werden kann, keine große Bedeutung mehr zu.
  – Die Befristung erfolgt im Anschluss an eine Ausbildung oder ein Studium, um den Übergang ins Arbeitsleben zu erleichtern.

Bei der **Kündigung** wird zwischen der ordentlichen und der außerordentlichen oder fristlosen Kündigung unterschieden:
- Die **ordentliche** Kündigung eines Arbeitsverhältnisses ist nach § 622 BGB grundsätzlich mit einer Frist von vier Wochen zum Fünfzehnten oder zum Ende eines Kalendermonats statthaft. Innerhalb der ersten sechs Monate einer Probezeit verringert sich die Kündigungsfrist sogar auf zwei Wochen. Bei länger dauernden Arbeitsverhältnissen erhöhen sich diese Fristen für eine Kündigung durch den Arbeitgeber dagegen auf bis zu sieben Monate, und ab einer Beschäftigungsdauer von zwei Jahren ist die Kündigung zudem nur noch zum Monatsende möglich. Kürzere Kündigungsfristen als nach dem Gesetz vorgesehen sind durch Tarifverträge, bei kleinen Unternehmen oder bei Aushilfsarbeitsverhältnissen von nicht mehr als drei Monaten Dauer zulässig.
- Eine **fristlose (außerordentliche)** Kündigung beendet das Arbeitsverhältnis sofort. Sie muss jedoch innerhalb von *zwei Wochen*, nachdem der Kündigende den betreffenden Grund erfahren hat, ausgesprochen werden. Auf Verlangen sind die Gründe dem Gekündigten schriftlich mitzuteilen.
- Unabhängig von dem Anspruch auf schriftliche Mitteilung der *Kündigungsgründe* bei der fristlosen Kündigung muss der **Ausspruch** sowohl der ordentlichen als auch der fristlosen Kündigung **schriftlich** erfolgen (§ 623 BGB).

Nur die *ordentliche Kündigung* des *Arbeitnehmers* ist ohne jede Einschränkung möglich.

Für den Arbeitgeber ist dieses Kündigungsrecht weitgehend eingeschränkt: Gewisse Arbeitnehmergruppen wie Betriebsräte, werdende Mütter und Wehrpflichtige können fast nie ordentlich gekündigt werden (➤ 7.5.1, ➤ 7.5.6). Daneben gilt in Betrieben, die regelmäßig mehr als zehn Arbeitnehmer beschäftigen, eine Einschränkung durch das *Kündigungsschutzgesetz*. Arbeitsverhältnisse, die länger als sechs Monate bestehen, dürfen dann nur noch aus betriebs-, personen- oder verhaltensbedingten Gründen gekündigt werden. Der Betriebsrat (➤ 7.3.3) hat dabei weitgehende Mitwirkungsrechte.

Die außerordentliche Kündigung bedarf für beide Seiten eines *wichtigen Grundes*. Er liegt dann vor, wenn das gegenseitige Vertrauen so nachhaltig beeinträchtigt ist, dass eine Fortsetzung des Arbeitsverhältnisses auch bis zum nächstmöglichen, ordentlichen Kündigungstermin nicht mehr zumutbar erscheint.

Im **Fall** kann Jutta Jung fristlos kündigen. Derart massive, ungerechtfertigte Verdächtigungen in Gegenwart Dritter muss sie nicht hinnehmen. Für Dr. Fischer kann seine Äußerung sehr teuer werden: Er muss Jutta Jung nämlich so lange weiterbezahlen, bis sie eine angemessene neue Stellung gefunden hat. Jutta Jung muss freilich auch jede zumutbare Anstrengung unternehmen, um eine solche Stelle zu finden.

Bei Beendigung eines Arbeitsverhältnisses kann der Arbeitnehmer ein **Zeugnis** verlangen. Dieses Zeugnis ist zwar wohlwollend abzufassen, doch muss es auf der anderen Seite auch *wahrheitsgemäß* sein. Das bedeutet, dass alle wesentlichen Tatsachen über das Arbeitsverhältnis anzugeben sind. Lässt ein Arbeitgeber bewusst negative Ereignisse weg oder erdichtet er Fähigkeiten des Arbeitnehmers, so drohen ihm Schadensersatzansprüche. Man unterscheidet im Übrigen das *einfache* und das *qualifizierte* Zeugnis. Während das einfache Zeugnis nur Art und Dauer der Tätigkeit angibt, ist das qualifizierte Zeugnis zusätzlich auf die Leistung und das dienstliche Verhalten zu erstrecken.

7.2 Übernahme ärztlicher und pflegerischer Tätigkeiten

Die Pflege hat in den letzten Jahrzehnten neben der ärztlichen Tätigkeit eine durchaus eigenständige Stellung erlangt. Dennoch bleibt sie mit dieser eng verbunden, und es werden sich immer wieder Überschneidungen und Ergänzungen der jeweiligen Tätigkeiten ergeben.

Die *Übertragung ärztlicher Tätigkeiten* auf Pflegefachkräfte – gleich, ob zur Unterstützung des selbst anwesenden Arztes oder ob zur eigenständigen und eigenverantwortlichen Erledigung – wirft sowohl im Bereich des Strafrechts (4.3.2) als auch im Bereich der zivilrechtlichen Haftung (5.2.3) vielfältige Fragen auf. Dasselbe gilt aber auch bei der *Übertragung pflegerischer Aufgaben*. Daneben und vor allem stellen sich in diesem Bereich aber auch Fragen des Arbeitsrechts. Denn der jeweilige Arbeitsvertrag beantwortet in erster Linie, ob und in welchem Umfang eine Pflegekraft ärztliche oder auch weitergehende pflegerische Tätigkeiten übernehmen muss oder darf. Damit entscheidet er gleichzeitig, inwieweit der Arbeitgeber Aufgaben übertragen darf.

Wie im Strafrecht und im allgemeinen Zivilrecht gilt dabei auch im Arbeitsrecht: Wer ärztliche Tätigkeiten an andere zur Ausführung überträgt, trägt für die Frage, ob diese Übertragung zu Recht erfolgt ist, die Verantwortung. In erster Linie werden also Ärzte und leitende Pflegekräfte von dieser Fragestellung betroffen werden.

WAS DENKEN SIE?
Fall 1
Die Altenpflegerin Birgit Baumann hat vor einigen Tagen ihre erste Stelle in einer Altenpflegeeinrichtung angetreten. Zusätzlich zum üblichen Inhalt wurden ihr im Rahmen eines Modellvorhabens in ihrer Ausbildung auch erweiterte Kompetenzen zur Ausübung heilkundlicher Tätigkeiten vermittelt. Zu den Bewohnern ihrer Station gehört auch die 92-jährige Martha Meyer. Frau Meyer ist vor einigen Wochen auf das rechte Knie gestürzt. Die dabei entstandene Wunde verheilt bislang nicht.
Von ihrer Pflegedienstleiterin wird Birgit Baumann nun aufgefordert, sich ab sofort nicht nur um den Verbandswechsel zu kümmern, sondern die Wunde von Frau Meyer auch auf ihre Entwicklung hin zu beobachten und sie mit „geeigneten Maßnahmen" zu versorgen. Der behandelnde Arzt habe eine derartige Anordnung getroffen. Muss Birgit Baumann, die als Altenpflegerin ohne spezielle weitere Aufgabenbeschreibung angestellt worden ist, diese Aufgabe übernehmen?

Fall 2

Jonas Jäger, der eine Berufsausbildung zum Altenpfleger mit Erfolg abgeschlossen hat, arbeitet seit einiger Zeit bei einem ambulanten Pflegedienst als Pflegefachkraft. Irgendwelche Fortbildungen hat er bislang noch nicht absolviert. Eines Tages übernimmt dieser Pflegedienst die Betreuung eines 60-jährigen Mannes, der an einem so starken Muskelschwund leidet, dass er nachts im Rahmen einer Intensivpflegemaßnahme mithilfe eines Beatmungsgeräts beatmet werden muss. Als der Chef Jonas Jäger zu einer – allein durchzuführenden – Nachtschicht bei dem Patienten einteilt, fühlt er sich dieser Aufgabe nicht gewachsen. Muss Jonas Jäger diese Schicht übernehmen?

Fall 3

Die Krankenpflegerin Evi Emmert hat eine Weiterbildung für den Operationsdienst mit Erfolg abgeschlossen und ist für diesen Aufgabenbereich auch angestellt. Eines Tages eröffnet ihr ein Oberarzt des Krankenhauses, in dem sie beschäftigt ist, er werde im Hinblick auf den derzeit bestehenden Arztmangel seine Tätigkeit zukünftig bei „einfacheren Eingriffen" früher beenden. Das Zunähen unproblematischer Schnittbereiche sei dann ihre Aufgabe. Beim Ziehen von Fäden habe sie ja schon bei ihrer früheren Tätigkeit als Krankenpflegerin ihr Geschick bewiesen, sodass sie diese neue Aufgabe sicher meistern werde. Evi Emmert ist sich in dieser Beziehung nicht so sicher und fragt sich, ob sie diese Aufgaben tatsächlich übernehmen muss.

Für Umfang und Inhalt des **Delegationsrechts** auf in der Pflege Tätige ist im Bereich des Arbeitsrechts vor allem die **Anordnungsverantwortung** maßgeblich: Wenn und soweit eine Pflegekraft für Aufgaben, die ihr übertragen werden sollen, ausgebildet ist, muss sie diese grundsätzlich übernehmen. Ein einfaches Beispiel hierfür sind Blutentnahmen. Hat eine Pflegekraft diese Tätigkeit erlernt, dann muss sie eine Blutentnahme auch vornehmen, wenn der behandelnde Arzt diese anordnet.

Im Einzelfall kann es von diesem Grundsatz allerdings auch Ausnahmen geben. So wird eine Pflegekraft eine Tätigkeit, die sie seit Jahren nicht mehr ausgeübt hat, nicht sofort wieder eigenständig und eigenverantwortlich übernehmen müssen. Hier muss vielmehr derjenige, der solche Arbeiten an sie delegieren will, Sorge dafür tragen, dass sie diese Tätigkeit zunächst unter Aufsicht eines Arztes oder eingearbeiteten Kollegen ausführen kann und so wieder die notwendige Sicherheit für eigenständiges Arbeiten bekommt. Hat eine Pflegekraft mit Erfolg Fortbildungsmaßnahmen durchgeführt, so wird man ihr auch für diesen Bereich Tätigkeiten übertragen dürfen. Denn durch die Fortbildung hat sie die notwendige Sachkunde gewonnen, sodass es ihr zumutbar ist, ihre Arbeitskraft nunmehr auch insoweit einzusetzen.

Eine Grauzone bei der Reichweite einer zulässigen Delegation bilden einzelne Aufgabenstellungen, die über den Bereich der Ausbildung und einer etwaigen Fortbildung einerseits hinausgehen, andererseits aber leicht erlernbar und auch beherrschbar sind. Ein gutes Beispiel hierfür sind in der Altenpflege diejenigen Fälle, in denen über die Grundpflege hinaus eines Tages einzelne Aspekte einer Intensivpflege notwendig werden. Einerseits darf sich die Pflegekraft aufgrund ihrer Treuepflicht (7.1.3) nicht generell dagegen sperren, zusätzliche Fähigkeiten – auch außerhalb einer förmlichen Fortbildung – zu erlernen und anzuwenden. Andererseits kann man von ihr aber nicht verlangen, Risiken zu übernehmen, die sie nicht sicher beherrschen kann. Ein weiteres Kriterium für die Beurteilung der Statthaftigkeit einer Delegation ist die Feststellung, ob die geforderte Tätigkeit mit der Ausbildung oder der bisherigen Arbeit der Pflegekraft in einer sachlich engen Beziehung steht oder nicht. So wird es in der Regel zumutbar sein, dass sich ein Arbeitnehmer mit technischen Weiterentwicklungen in seinem Aufgabengebiet vertraut macht und den Umgang mit diesen erlernt. Seine Grenze findet das Delegationsrecht aber sicherlich dort, wo Tätigkeiten verlangt würden, die von der üblichen Beschreibung einer beruflichen Tätigkeit weit abweichen.

In der Praxis ist die Frage, welche Tätigkeiten delegiert werden dürfen, oft schwierig zu beantworten. Gesetzliche Regelungen zur Delegation als solcher gibt es nicht. Eine Hilfe bilden allenfalls die *Ausbildungs- und Prüfungsordnungen* der einzelnen Berufe, weil sie beschreiben, was eine Pflegekraft zumindest können muss. Auch Regelungen der Tarifvertragsparteien und Entscheidungen der Rechtsprechung zur Frage der Delegationsfähigkeit sind eher selten. Allerdings bietet das Sozialrecht seit einiger Zeit die Möglichkeit, dass die verschiedenen Spitzenverbände der einzelnen im Gesundheitswesen tätigen Gruppen Vereinbarungen darüber treffen, welche Aufgaben delegiert werden dürfen oder welche Aufgaben auf Pflegekräfte sogar zur eigenverantwortlichen Erledigung übertragen werden dürfen. Zu nennen ist hier einmal die **Heilkundeübertragungsrichtlinie** des gemeinsamen Bundesausschusses vom 20.10.2011, die es zulässt, dass Pflegekräfte mit der notwendigen Zusatzqualifikation – den erweiterten Kompetenzen zur Ausübung heilkundlicher Tätigkeiten – nach entsprechender ärztlicher Diagnose und Indikation bestimmte heilkundliche Tätigkeiten in eigener Verantwortung durchführen. Der gemeinsame Bundesausschuss ist das oberste Beschlussgremium der gemeinsamen Selbstverwaltung von Ärzten, Zahnärzten, Psychotherapeuten, Krankenhäusern und gesetzlichen Krankenkassen. Die Delegations-Vereinbarung vom 17.3.2009 über die Erbringung ärztlich angeordneter Hilfeleistungen in der Häuslichkeit der Patienten, in Alten- oder Pflegeheimen oder in anderen beschützenden Einrichtungen und die Vereinbarung über die Delegation ärztlicher Leistungen an nicht ärztliches Personal in der ambulanten vertragsärztlichen Versorgung vom 1.10.2013 gelten unmittelbar zunächst einmal nur für (niedergelassene) Ärzte und deren medizinische Fachangestellte. Trotzdem bieten auch sie für die Auslegung, welche Tätigkeiten ggf. auf Pflegekräfte delegiert werden können, eine wichtige Hilfe.

Arbeitsrechtlich gilt nun Folgendes: Wird eine Aufgabe rechtmäßig delegiert, muss der Arbeitnehmer sie ausführen. Ist die Delegation nicht rechtmäßig, kann der Arbeitnehmer ihre Übernahme verweigern. Irgendwelche Nachteile dürfen ihm daraus nicht entstehen. Lassen sich Meinungsverschiedenheiten darüber, ob eine Delegation zu Recht erfolgt oder nicht, nicht beseitigen, so ist zur Klärung dieser Frage in erster Linie die Einschaltung des Betriebs- oder Personalrats sinnvoll.

Für die oben dargestellten Fälle führen die hier entwickelten Grundsätze zu folgenden Ergebnissen:

Im **Fall 1** muss Birgit Baumann die weitere Versorgung von Frau Meyer übernehmen. Durch ihre Weiterbildung hat sie die dazu notwendigen Fähigkeiten. Ihr Arbeitsvertrag als „Altenpflegerin" steht der Delegation ebenfalls nicht entgegen, da die Tätigkeit jedenfalls dann, wenn die notwendige Weiterbildung vorliegt, berufstypisch und somit geschuldet ist. Die vor Beginn einer eigenverantwortlich durchzuführenden heilkundlichen Tätigkeit notwendige ärztliche Diagnose und Indikation liegt ebenfalls vor. Insoweit hat Birgit Baumann ein Anrecht darauf, dass ihr diese Unterlagen vor Beginn ihrer Tätigkeit im Rahmen der Patientendokumentation zugänglich gemacht werden.

Fall 2 zeigt die Grauzone für die Übernahme einzelner weitergehender Tätigkeiten: Die Sicherstellung der laufenden Beatmung ist vom Grundsatz her eine Aufgabe der ärztlichen Behandlung. Diese Aufgabe kann aber im Rahmen der Behandlungspflege auf geeignete Pflegekräfte übertragen werden. Grundsätzlich müsste Jonas Jäger nun eine entsprechende Fortbildung absolviert haben. Soweit es allerdings nur um eine einzelne zusätzliche Aufgabe geht, dürfte es zumutbar sein, dass er entsprechend angelernt wird. Solange dies allerdings noch nicht geschehen ist, muss Jonas Jäger die entsprechende Schicht aber nicht übernehmen.

Fall 3 schließlich ist ein Beispiel dafür, wie nicht delegiert werden darf: Wer wie Evi Emmert als Krankenpflegerin eine Zusatzausbildung für den Operationsdienst absolviert hat, hat nach der insoweit geltenden Tätigkeitsbeschreibung die Verantwortung für den äußeren Ablauf der Operation zu übernehmen, nicht aber am ärztlichen Eingriff selbst teilzunehmen. Tätigkeiten, die letztlich Bestandteil des operativen Eingriffs sind, dürfen deshalb nicht delegiert werden. Evi Emmert muss die ihr angetragene Aufgabe also nicht übernehmen.

7.3 Kollektives Arbeitsrecht

7.3.1 Koalitionsfreiheit und Tarifpartner

Das Grundgesetz gewährleistet die **Koalitionsfreiheit.** Darunter versteht man, dass sich Arbeitgeber und Arbeitnehmer ohne staatliche Einflussnahme als Tarifpartner zusammenschließen dürfen, um ihr Interesse an einer Regelung der Arbeits- und Wirtschaftsbedingungen zu verfolgen. Ganz wesentlich gehört zur Koalitionsfreiheit auch die **Tarifautonomie.** Das bedeutet, die Tarifpartner dürfen die Arbeitsbedingungen weitgehend selbst aushandeln. Nicht der Staat setzt also vom Grundsatz her (Ausnahme:

Mindestlohn) Löhne und Arbeitszeiten fest, sondern die Tarifpartner regeln dies selbst.

Trotzdem gibt es auf dem Gebiet der Arbeitsbedingungen zahlreiche gesetzliche Bestimmungen. Sie verfolgen im Wesentlichen zwei Ziele: Einmal soll ein gewisser **Mindeststandard** an Arbeitsbedingungen und sozialer Sicherheit verbindlich sein. Neben zahlreichen Arbeitsschutzvorschriften ist z. B. an den Mindesturlaub nach dem Bundesurlaubsgesetz (➤ 7.5.3) zu denken. Zum anderen sind längst nicht alle Arbeitgeber und Arbeitnehmer organisiert, d. h. Mitglieder eines Arbeitgeberverbands oder einer Gewerkschaft. Auch für diese Arbeitsverhältnisse sollen aber gewisse Mindestregelungen gelten. Ein wichtiges Instrument, einen solchen Mindeststandard durchzusetzen, ist die *Allgemeinverbindlicherklärung* von Tarifverträgen (➤ 7.3.2). Grundsätzlich gilt ein Tarifvertrag nämlich nur für die Mitglieder der Tarifvertragsparteien, also die gewerkschaftlich organisierten Arbeitnehmer und Arbeitgeber, die Mitglied des betreffenden Arbeitgeberverbands sind. Durch eine Allgemeinverbindlicherklärung gilt der Inhalt eines Tarifvertrags dann unabhängig von der Frage der Mitgliedschaft in einer Organisation für alle Arbeitsverhältnisse des betreffenden Zweigs, z. B. für alle Arbeitsverhältnisse im Baugewerbe. Notwendig ist dies vor allem in Branchen, in denen es viele kleine Firmen gibt. Denn die Arbeitnehmer sind dort stark zersplittert und können sich nur schwer organisieren.

Gewerkschaften sind auf Dauer angelegte Zusammenschlüsse von Arbeitnehmern. Ihre Zielsetzung muss sich auf die Regelung der Arbeits- und Wirtschaftsbedingungen richten. Sie müssen überbetrieblich (Ausnahme bei Bahn und Post im Hinblick auf deren Größe) und verhandlungsfähig sein. Weiterhin muss eine Gewerkschaft gegnerfrei, unabhängig und frei gebildet sein:

- *Überbetrieblichkeit* ist notwendig, weil es sonst der Arbeitgeber in der Hand hätte, durch Einstellungen und Entlassungen die Zusammensetzung der Gewerkschaft zu beeinflussen.
- *Verhandlungsfähigkeit* besagt, dass die Gewerkschaft in der Lage sein muss, so viel Druck auszuüben, dass der Abschluss eines Tarifvertrags erreicht werden kann. Durch dieses Erfordernis will man verhindern, dass sich auch kleine Splittergruppen als Gewerkschaft betätigen können.
- *Gegnerfreiheit* bedeutet, dass einer Gewerkschaft keine Arbeitgeber angehören dürfen.
- *Unabhängigkeit* bedeutet, dass eine Gewerkschaft eine eigenständige Organisation sein muss. Sie darf also nicht nur die Untergliederung einer anderen Organisation, etwa einer politischen Partei, sein. Damit will man vermeiden, dass über solche Einflüsse mithilfe von Gewerkschaften sachfremde Ziele verfolgt werden können.
- Der Grundsatz der *freien Bildung* besagt – ähnlich wie bei politischen Parteien (➤ 1.3.4) –, dass die innere Struktur einer Gewerkschaft demokratischen Grundsätzen entsprechen muss.

Gewerkschaften, die Pflegeberufe vertreten, werden in ➤ 2.5.3 aufgeführt.

Arbeitgeberverbände sind Zusammenschlüsse von Unternehmern, die der Regelung der Arbeits- und Wirtschaftsbedingungen dienen. Der Beitritt ist – wie bei der Gewerkschaft auch – freiwillig. Im Gegensatz zum einzelnen Arbeitnehmer kann aber auch der einzelne, keinem Verband angehörende Unternehmer einen Tarifvertrag abschließen.

7.3.2 Mindestlohn, Tarifvertrag und Betriebsvereinbarung

Nach langer Diskussion gibt es seit 2015 auch in der Bundesrepublik einen **Mindestlohn.** Nach dieser neuen gesetzlichen Regelung müssen einem Arbeitnehmer pro Stunde mindestens 8,84 Euro (Stand: 2018) an Lohn oder Gehalt bezahlt werden. Die Zielsetzung des Gesetzes geht vor allem dahin, dass ein Vollzeit arbeitender Arbeitnehmer mit seiner Arbeit deutlich mehr Geld verdienen soll als ein Empfänger von Unterstützungsleistungen. Geht man von einer 38-Stunden-Woche und 4,3 Wochen Arbeitszeit pro Monat aus, so bedeutet der Mindestlohn ein monatliches Bruttoeinkommen von knapp 1 445 Euro. Die ersten Erfahrungen mit dem Gesetz sind weitgehend positiv. Es hat vor allem auch dazu geführt, dass die geringfügigen Beschäftigungsverhältnisse ein Stück weit zugunsten sozialversicherungspflichtiger Arbeitsverhältnisse zurückgedrängt wurden. Alle zwei Jahre wird der Mindestlohn der allgemeinen Lohnentwicklung angepasst und neu festgesetzt.

In **Tarifverträgen** regeln Gewerkschaften und Arbeitgeber umfassend die Arbeitsbedingungen. Meist wird zwischen *Lohn-* bzw. *Gehaltstarifverträgen* und *Mantel-* bzw. *Rahmentarifverträgen* unterschieden: Im *Lohntarifvertrag* wird die Höhe des Arbeitsentgelts festgelegt. Hier sind Laufzeiten von einem oder zwei Jahren üblich. Die *Manteltarifverträge* regeln die übrigen Arbeitsbedingungen wie Arbeitszeit, Schichteinteilung, Arbeitsschutzmaßnahmen und vieles mehr. Sie haben in der Regel Laufzeiten von mehreren Jahren. Im Bereich der Krankenpflege sind besonders der Tarifvertrag im öffentlichen Dienst für Krankenhäuser (TVöD-K) und die arbeitsrechtlichen Vertragsrichtlinien (AVR) bedeutend.

Der Tarifvertrag des öffentlichen Dienstes gilt im Bereich der meisten staatlich betriebenen Krankenhäuser. Aufseiten der Arbeitnehmer sind die dort getroffenen Regelungen vor allem durch die Gewerkschaft ver.di ausgehandelt worden. Die AVR gelten dagegen in den konfessionellen Krankenhäusern und auch in vielen Pflegeeinrichtungen. Inhaltlich finden sich in den beiden Regelungen z. T. bedeutsame Unterschiede.

Betriebsvereinbarungen sind für einen Betrieb insgesamt gültige Regelungen, die der Betriebsrat mit dem Arbeitgeber schließt. Sie ergänzen häufig Tarifverträge, z. B. Festlegung der nur allgemein bestimmten Wochenarbeitszeit auf genaue Termine für den einzelnen Betrieb, oder treffen zusätzliche Regelungen, z. B. über Sonderleistungen eines Betriebs für seine Arbeitnehmer wie z. B. den verbilligten Bezug von Jahreswagen.

7.3.3 Betriebsverfassungs- und Personalvertretungsrecht

WAS DENKEN SIE?
Fall
In einem ambulanten Pflegedienst sind drei Gesundheits- und Krankenpflegerinnen angestellt. Eine von ihnen, Andrea Alt, regt die Gründung eines Betriebsrats an. Hat dieses Vorhaben Ihrer Ansicht nach Erfolgsaussichten?

Die Personalvertretung der Arbeitnehmer wird im Bereich der Privatwirtschaft normalerweise durch **Betriebsräte,** im öffentlichen Dienst dagegen durch **Personalräte** wahrgenommen. Im Grundsatz ist die Aufgabenstellung aber identisch. Deutliche Einschränkungen für die Personalvertretung gibt es hingegen im Bereich konfessioneller Arbeitgeber.

Die Einrichtung eines Betriebsrats erfordert aber, dass der Betrieb ständig mindestens fünf Arbeitnehmer beschäftigt. Der Plan von Andrea Alt im **Fall** hat damit keine Erfolgsaussichten. Diese Entscheidung des Gesetzgebers erklärt sich aus der Funktion eines Betriebsrats: Der Betriebsrat hat vor allem dort Mitwirkungsbefugnisse, wo es um die Organisation der täglichen Arbeit, um Arbeitssicherheit und um Fragen der Personalorganisation, z. B. Eingruppierung in bestimmte Vergütungsgruppen, Versetzung, Kündigung, geht. In einem sehr kleinen Betrieb ist die persönliche Beziehung zwischen Arbeitgeber und Arbeitnehmern normalerweise noch so intensiv, dass diese Fragen in einem persönlichen Gespräch besser geklärt werden können. Die persönliche Stellung des Betriebsrats wird dadurch gestärkt, dass sein Arbeitgeber ihm keine ordentliche Kündigung (▶ 7.1.5) aussprechen darf. Dadurch soll verhindert werden, dass ein Arbeitgeber sich gezielt eines unbequemen Betriebsrats entledigt.

7.3.4 Arbeitskampf

Der Arbeitskampf wird durch Streik und Aussperrung geführt. Im Hinblick auf die Tarifautonomie hat der Gesetzgeber darauf verzichtet, für einen Arbeitskampf gesetzliche Regeln aufzustellen. Allerdings hat die Rechtsprechung wichtige Grundsätze entwickelt, die hier dargestellt werden: Ein **Streik** ist per definitionem in seinem Anwendungsbereich eingeschränkt. Er muss auf die Wahrung der *Arbeitsbedingungen* gerichtet sein. Das schließt den sogenannten politischen Streik aus. Weiterhin gelten folgende Grundregeln:

- Es darf keine *Friedenspflicht* mehr bestehen. Während eines laufenden Tarifvertrags ist damit ein Streik (Ausnahme: Warnstreik) nicht erlaubt.
- Der Streik muss das *letzte Mittel* sein. Die Tarifpartner müssen also vorher eine Einigung durch Verhandlung und ggf. durch einen Vermittler (den sogenannten Schlichter) versucht haben.
- Der Streik muss *satzungsgemäß* beschlossen sein. Der erforderliche Prozentsatz der stimmberechtigten Mitglieder muss also für einen Streik gestimmt haben.

- Der Streik darf keine *unverhältnismäßigen* Folgen haben. Hieraus ergibt sich eine Pflicht der Arbeitnehmer, für lebensnotwendige Leistungen oder zur Vermeidung hoher Schäden sogenannte *Notdienste* einzurichten. Würde also im Bereich von Krankenhäusern gestreikt, müsste für lebensnotwendige Operationen und die entsprechende Betreuung der Patienten trotzdem Vorsorge getroffen werden.
- Kurze *Warnstreiks* sind bereits während der laufenden Tarifverhandlungen statthaft, um durch diesen Druck frühzeitiger ein Verhandlungsergebnis erreichen zu können.

Die **Aussperrung** ist das Gegengewicht der Arbeitgeberseite. Hierdurch werden auch die an sich arbeitswilligen Arbeitnehmer an der Ausübung ihrer Tätigkeit gehindert. Die Gewerkschaft muss so höhere Streikgelder zahlen. Durch diesen finanziellen Druck soll ihre Bereitschaft zu neuen Verhandlungen erhöht werden. Die Aussperrung unterliegt dem Gebot der Verhältnismäßigkeit. Streikt also nur eine relativ geringe Anzahl von Arbeitnehmern, so dürfen die Arbeitgeber nicht in beliebiger Höhe aussperren. Sie müssen vielmehr auf ein angemessenes Verhältnis achten. Hat ein Arbeitskampf zur Folge, dass in einem anderen Betrieb der Branche nicht mehr gearbeitet werden kann, so entfällt dadurch der Gehaltsanspruch auch in diesem Betrieb. Die Arbeitnehmer erhalten in einer solchen Situation auch keine Leistungen der Arbeitslosenversicherung, was das Bundesverfassungsgericht als verfassungsgemäß anerkannt hat.

7.4 Berufsausbildungsverhältnis

WAS DENKEN SIE?
Fall
Linda Lässig hat gerade ihr erstes Ausbildungsjahr als Industriekauffrau abgeschlossen. Als ihr Ausbilder nach den Noten in der Berufsschule fragt, erfährt er, dass Linda Lässig in allen Fächern die Note „ausreichend" hat. Ihr Arbeitseifer in der Praxis gibt dagegen keinen Anlass zu Klagen. Trotzdem verlangt der Ausbilder von Linda Lässig, dass sie sich binnen der nächsten drei Monate überall auf „befriedigend" zu verbessern habe. Andernfalls werde er ihr kündigen. Als die Noten nicht erreicht werden, erhält Linda Lässig mit einer Frist von acht Wochen die Kündigung zum nächsten Quartalsende. Der Ausbilder meint, so könne man eine Angestellte durchaus entlassen, zumal sein Betrieb nicht dem Kündigungsschutzgesetz unterliege. Hat er recht?

Das **Berufsbildungsgesetz** gilt wie für die meisten Berufsausbildungsverhältnisse auch für die Ausbildung zur Industriekauffrau. Im Bereich der Krankenpflege richtet sich die Ausbildung dagegen nach dem Krankenpflegegesetz (➤ 2.1.1), in der Altenpflege nach dem Altenpflegegesetz (➤ 2.1.3). Im Berufsbildungsgesetz sind für Ausbildungsverhältnisse folgende wichtige Bestimmungen enthalten:
- Der Vertrag über eine Berufsausbildung muss *schriftlich* niedergelegt werden. Alle wesentlichen Regelungen sind auf diese Weise festzuhalten.
- Der Auszubildende hat Anspruch auf eine Vergütung.
- Nach Ablauf einer Probezeit von höchstens drei Monaten ist die ordentliche Kündigung durch den Arbeitgeber ausgeschlossen.

Das Kranken- und das Altenpflegegesetz enthalten für die dort geregelte Ausbildung weitgehend inhaltsgleiche Vorschriften, allerdings beträgt die Probezeit bei beiden Ausbildungsgängen sechs Monate.

Im **Fall** kann Linda Lässig nicht gekündigt werden. Denn ein Grund für eine außerordentliche Kündigung, die allein möglich wäre, ist nicht gegeben: Solange Linda Lässig das schulische Ausbildungsziel erreicht, ist der Zweck des Ausbildungsvertrags nicht gefährdet.

7.5 Soziale Absicherung des Arbeitnehmers

7.5.1 Arbeitsplatzschutzgesetz

Das **Arbeitsplatzschutzgesetz** will den *Wehrpflichtigen*, und auch denjenigen, der Bundesfreiwilligendienst leistet, vor einem Verlust seines Arbeitsplatzes durch die Ableistung des Wehr- oder Bundesfreiwilligendienstes schützen. Deshalb endet ein Arbeitsverhältnis durch eine Einberufung nicht, sondern ruht nur für die Zeit des Dienstes. Mit Ausnahme von Kleinbetrieben ist vonseiten des Arbeitgebers während der Wehr- oder Bundesfreiwilligendienstzeit eine ordentliche Kündigung nicht erlaubt. Eine Kündigung durch den Wehrpflichtigen oder denjenigen, der Bundesfreiwilligendienst leistet, bleibt dagegen weiterhin möglich. Die Aussetzung der Wehrpflicht seit 1. Juli 2011 hat an diesen Regelungen nichts geändert.

7.5.2 Arbeitszeitgesetz

WAS DENKEN SIE?
Fall
Die medizinische Fachangestellte Sabine Schulz ist bei dem praktischen Arzt Dr. Huber beschäftigt, der eine Landarztpraxis betreibt. Dr. Huber, an sich ein sehr angenehmer Chef, hat eine Besonderheit: Jeden Mittwoch macht er nachmittags und abends seine Hausbesuche und nimmt Sabine Schulz dabei mit. Die Arbeitszeit am Mittwoch hat er so geregelt: 8:00–12:30 Uhr Dienst in der Praxis, 13:30–21:30 Uhr Patientenbesuche. Muss Sabine Schulz Ihrer Ansicht nach diese Arbeitszeiten hinnehmen?

Das **Arbeitszeitgesetz** gibt den über 18 Jahre alten Arbeitnehmern – für Arbeitnehmer unter 18 Jahren gilt das Jugendarbeitsschutzgesetz (> 7.5.5) – einen Mindestschutz für die Dauer ihrer täglichen Beschäftigung. Die *regelmäßige*, werktägliche Arbeitszeit darf acht Stunden täglich nicht überschreiten. Sie kann jedoch ohne besondere Genehmigung auf bis zu zehn Stunden verlängert werden, wenn der Durchschnitt von acht Stunden innerhalb von sechs Kalendermonaten bzw. (bei Wochenarbeitszeiten) von 24 Wochen nicht überschritten wird. Somit ist es z. B. möglich, von Montag bis Mittwoch und am Freitag jeweils 7,5 Stunden und am Donnerstag zehn Stunden zu arbeiten. In Tarifverträgen oder Betriebsvereinbarungen (> 7.3.2) können abweichende Regelungen getroffen werden. Insbesondere kann die Arbeitszeit *ohne Ausgleich* über acht Stunden hinaus verlängert werden, wenn in die Arbeitszeit regelmäßig und in erheblichem Umfang Arbeitsbereitschaft oder Bereitschaftsdienst fallen. Diese Ausnahme ist im Bereich der Krankenpflege durchaus von praktischer Bedeutung. Darüber hinaus können auch die zuständigen Aufsichtsbehörden Ausnahmen zulassen. Nach spätestens sechs Stunden Arbeitszeit besteht ein Anspruch auf eine Pause. Schließlich ist zu beachten, dass zwischen zwei Arbeitsschichten mindestens elf (in einigen Bereichen nur zehn) Stunden Ruhezeit liegen müssen.

Im **Fall** muss Sabine Schulz also die lange Arbeitszeit am Mittwoch nicht hinnehmen, wenn ihr Arbeitgeber ohne Genehmigung den Rahmen von zehn Stunden überschritten hat.

7.5.3 Bundesurlaubsgesetz

WAS DENKEN SIE?
Fall
Der Gesundheits- und Krankenpfleger Sebastian Schulz ist seit drei Monaten beim Krankenhaus der Stadt Neuberg beschäftigt. Da überrascht er die Stationsleitung mit der Mitteilung, ab Montag der kommenden Woche werde er seinen Erholungsurlaub von fünf Wochen nehmen und in die USA fliegen. Sein Vorgesetzter erwidert, Sebastian Schulz müsse sich mit dem Urlaub schon nach den betrieblichen Belangen richten. Jetzt bekomme er sowieso noch keinen. Schließlich gebe es seines Wissens auch nur vier Wochen. Wer hat Ihrer Ansicht nach recht?

Nach dem Bundesurlaubsgesetz hat jeder Arbeitnehmer Anspruch auf einen *jährlichen Erholungsurlaub* von *24 Werktagen*, dazu zählen auch Samstage. Bestimmten Arbeitnehmergruppen wie Jugendlichen (> 7.5.5) oder Schwerbehinderten (> 6.4.1) steht ein zusätzlicher Anspruch zu. Tarifverträge (> 7.3.2) sehen heute jedoch fast überall eine längere Urlaubsdauer vor. Der Durchschnitt dürfte bei 30 Arbeitstagen liegen.

Für den Urlaubsanspruch besteht bei Beginn des Beschäftigungsverhältnisses eine *Wartezeit*. Sie beträgt sechs Monate. Hierdurch soll erreicht werden, dass ein Arbeitnehmer zunächst einmal vollständig in einen Betrieb eingegliedert werden kann. Den *Zeitpunkt* des Urlaubs bestimmt im Zweifel der Arbeitgeber. Er muss allerdings berechtigte Belange des Arbeitnehmers beachten. So wird einem Arbeitnehmer mit schulpflichtigen Kindern jedenfalls ein Teil seines Urlaubs in den Schulferien zu geben sein. Während eines Urlaubs darf ein Arbeitnehmer grundsätzlich *keiner Erwerbstätigkeit* nachgehen. Ausgenommen ist lediglich eine Tätigkeit, die mit dem Erholungszweck vereinbart werden kann.

BEISPIEL
Ein Büroangestellter findet Ausgleich durch leichte Arbeit in der Landwirtschaft und erhält dafür einige Euro bezahlt.

Eine *Abgeltung* des Urlaubsanspruchs ist nur erlaubt, wenn ein Einbringen des Urlaubs aus wichtigen Gründen nicht möglich war.

Im **Fall** muss Sebastian Schulz also zunächst weiterarbeiten. Erst nach sechs Monaten kann er mit einem Urlaub rechnen, dessen Zeitpunkt er freilich nicht alleine festlegen kann. Dagegen irrt sich sein Vorgesetzter über die Dauer des Urlaubsanspruchs. Im öffentlichen Dienst besteht regelmäßig ein Urlaubsanspruch von 29 Arbeitstagen.

7.5.4 Entgeltfortzahlungsgesetz

WAS DENKEN SIE?
Fall

Die Gesundheits- und Krankenpflegerin Helene Huber macht mit ihrem Auto einen Sonntagsausflug. Den Sicherheitsgurt legt sie mit Absicht nicht an. Als sie versucht, eine auf 40 km/h beschränkte Kurve mit 70 km/h zu durchfahren, schleudert ihr Fahrzeug in den Graben. Helene Huber wird, weil sie keinen Sicherheitsgurt benutzt hat, am Kopf erheblich verletzt. Sie ist fünf Wochen arbeitsunfähig. Zu ihrer Verwunderung will ihr Arbeitgeber ihr für diese Zeit das Gehalt nicht zahlen, weil die Arbeitsunfähigkeit grob schuldhaft herbeigeführt sei. Hat der Arbeitgeber Ihrer Meinung nach recht?

Für die ersten sechs Wochen einer Arbeitsunfähigkeit durch *Krankheit* erhalten Arbeitnehmer ihr Arbeitsentgelt grundsätzlich von ihrem Arbeitgeber weiterhin bezahlt. Einer Arbeitsunfähigkeit durch Krankheit sind die Arbeitsunfähigkeit durch eine Organspende oder einen statthaften Schwangerschaftsabbruch gleichgestellt. Das Entgeltfortzahlungsgesetz garantiert ihnen 100 % ihres Einkommens, wobei allerdings Überstunden oder Sonderzahlungen nicht berücksichtigt werden. Für einen Anspruch sind folgende Voraussetzungen notwendig:
- Die Erkrankung muss dem Arbeitgeber ohne Verzögerung angezeigt werden und, wenn sie länger als drei Tage dauert, vor Ablauf des dritten Tages durch eine *Arbeitsunfähigkeitsbescheinigung* eines Arztes belegt werden. Der Arbeitgeber kann die Bescheinigung aber auch schon früher verlangen.
- Die Erkrankung darf *nicht schuldhaft* herbeigeführt sein. Die Rechtsprechung ist hier allerdings zugunsten der Arbeitnehmer recht großzügig. Grenzen finden sich allerdings bei der Ausübung besonders gefährlicher Sportarten, bei grober Verletzung von Arbeitsschutzvorschriften und bei grob verkehrswidrigem Verhalten.
- Beruht die Erkrankung auf einem Verschulden Dritter, gehen durch die Entgeltfortzahlung des Arbeitgebers Ersatzansprüche insoweit auf ihn über.

Im **Fall** wird Helene Huber tatsächlich keine Entgeltfortzahlung erhalten. Wohl schon die erhebliche Geschwindigkeitsüberschreitung, jedenfalls aber das Nichtanlegen des Sicherheitsgurts werden als grobes Verschulden eingestuft.

Neben den Ansprüchen im Krankheitsfall regelt das Entgeltfortzahlungsgesetz aber auch den Feiertagslohn. Entfällt ein normaler Arbeitstag dadurch, dass er auf einen gesetzlichen Feiertag fällt, so bekommt ein Arbeitnehmer über den Feiertagslohn für diesen Tag dennoch das Entgelt, das er sich erarbeitet hätte, wenn dieser Tag ein normaler Werktag gewesen wäre.

Schließlich erhalten Arbeitnehmer ihr Entgelt auch weiterbezahlt, wenn sie *ohne Verschulden* für verhältnismäßig kurze Zeit ihre Arbeitsleistung nicht erbringen können. Das kann z. B. der Fall sein, wenn sie für zwei Stunden als Zeuge zu einem Gerichtstermin müssen. Der betreffende Anspruch ist aber nicht im Entgeltfortzahlungsgesetz, sondern in § 616 BGB enthalten.

7.5.5 Jugendarbeitsschutzgesetz

WAS DENKEN SIE?
Fall

Die 16-jährige Martina Meier befindet sich in der Berufsausbildung zur medizinischen Fachangestellten. Am Donnerstag hat sie von 8:00 bis 14:00 Uhr insgesamt sieben Stunden Berufsschulunterricht. Dennoch besteht ihr Chef darauf, dass sie anschließend noch in die Praxis kommt, weil er donnerstags immer so viel Arbeit hat. Martina Meier meint, das müsse sie nicht. Zu Recht?

Das **Jugendarbeitsschutzgesetz** stellt für die Beschäftigung von Kindern und Jugendlichen eine Reihe zusätzlicher Schutzvorschriften auf. Die wichtigsten sind:

- Die Beschäftigung von Kindern (bis zu 14 Jahren) oder Jugendlichen bis zu 15 Jahren ist grundsätzlich *verboten*. Allerdings sind, vor allem im Alter ab 13 Jahren, auch bei Kindern gewisse Ausnahmen möglich. Es muss sich aber um leichte und kurz dauernde Tätigkeiten handeln. Weitere Ausnahmen, die allerdings einer behördlichen Genehmigung bedürfen, bestehen für Kinder ab sechs Jahren im kulturellen Bereich. Das betrifft vor allem Mitwirkungen bei Theater- und Musikaufführungen. Jugendliche unter 15 Jahren, die keiner vollen Schulpflicht mehr unterliegen, dürfen in Ausbildungsverhältnissen oder mit leichten Tätigkeiten bis zu sieben Stunden täglich beschäftigt werden.
- Die *Beschäftigungsdauer* für die übrigen Jugendlichen ist grundsätzlich auf acht Stunden täglich und 40 Stunden pro Woche begrenzt. Die Beschäftigungsdauer darf allerdings pro Tag auf bis zu 8,5 Stunden erhöht werden, wenn dafür an mindestens einem anderen Tag der Woche weniger als acht Stunden gearbeitet wird und die Wochenarbeitszeit 40 Stunden nicht überschreitet. Es ist also auch gegenüber einem Jugendlichen erlaubt, ihn von Montag bis Donnerstag jeweils 8,5 Stunden zu beschäftigen und dafür am Freitag nur sechs Stunden.
- Bei frühzeitigem (Beginn vor 9 Uhr) oder längerem Berufsschulunterricht (mehr als fünf Unterrichtsstunden) ist der Rest des Tages beschäftigungsfrei zu halten.
- Jugendliche haben ein Anrecht auf *erweiterte Ruhepausen*. Sie dürfen grundsätzlich – hier gibt es aber viele Ausnahmen – in der Zeit von 20:00 bis 6:00 Uhr, an Samstagen und an Sonntagen nicht beschäftigt werden.
- Schließlich ist ihr *gesetzlicher Urlaubsanspruch* erweitert. Entscheidend für die Urlaubsdauer ist das Alter zu Beginn des betreffenden Kalenderjahrs. Der Urlaubsanspruch beträgt unter 16 Jahren 30 Werktage, unter 17 Jahren 27 Werktage und unter 18 Jahren 25 Werktage.

Im **Fall** hat Martina Meier mit ihrer Ansicht recht. Sowohl vom Zeitpunkt als auch von der Dauer des Berufsschulunterrichts her ist ihr für den Rest des Tages freizugeben.

7.5.6 Mutterschutzgesetz (MuSchG)

WAS DENKEN SIE?
Fall
Karin Kurz bewirbt sich um eine Stelle als Bürokraft. Als sie nach dem Bestehen einer Schwangerschaft gefragt wird, verweigert sie darauf die Antwort. Durfte sie das Ihrer Ansicht nach?
Dennoch wurde Karin Kurz mit einem unbefristeten Arbeitsvertrag eingestellt. Am 2. Mai erfährt sie, dass sie schwanger ist. Der Beginn dieser Schwangerschaft liegt erhebliche Zeit nach der Aufnahme ihrer Arbeit. Am 4. Mai kündigt ihr der Arbeitgeber wegen Arbeitsmangels zum 30. Juni. Was muss Karin Kurz tun?

Das **Mutterschutzgesetz** hat im Wesentlichen folgende Zielsetzungen:
- Durch eine angemessene Gestaltung des Arbeitsablaufs und durch Beschäftigungsverbote für Schwangere und auch Stillende soll die Gesundheit von Mutter und Kind gewährleistet werden. Im Bereich der Pflegeberufe sind neben den Schutzfristen (§ 3 MuSchG) und dem grundsätzlichen Verbot von Mehr-, Nacht-, Sonn- und Feiertagsarbeit (§§ 4–6 MuSchG) dabei vor allem folgende **Beschäftigungsverbote** in der Schwangerschaft (§ 11 MuSchG) und während der Stillzeit (§ 12 MuSchG) von Bedeutung:
  - Jegliche Beschäftigung sechs Wochen *vor* dem errechneten Entbindungstermin und acht Wochen *nach* der Entbindung. Diese Frist verlängert sich bei Früh- und Mehrfachgeburten auf zwölf Wochen. Unbenommen ist jedoch das Recht der Schwangeren, während dieser sechs Wochen zu arbeiten. Von diesen Verboten sind allerdings ebenso wie von dem Verbot von Sonntags-, Nacht- oder Mehrarbeit in vielen Fällen Ausnahmen möglich, z. B. Sonntagsarbeit in der Pflege.
  - Arbeiten, bei denen regelmäßig Lasten von mehr als 5 kg oder gelegentlich von mehr als 10 kg Gewicht *ohne* mechanische Hilfe *gehoben, bewegt* oder *befördert* werden müssen oder bei denen auch beim Einsatz mechanischer Hilfen entsprechende Belastungen auftreten (während der Schwangerschaft).
  - Arbeiten, bei denen *nach* dem fünften Schwangerschaftsmonat täglich mehr als vier Stunden gestanden werden muss (während der Schwangerschaft).

- Arbeiten, die häufig unnatürliche Körperhaltungen, z. B. Strecken, erfordern (während der Schwangerschaft).
- Arbeiten, bei denen Kontakte mit Gefahrstoffen, risikobelasteten Biostoffen und Strahlenbelastungen auftreten können (während der Schwangerschaft und der Stillzeit).
- Arbeiten im Akkord, am Fließband oder getaktete Arbeit, soweit dort die Arbeitsgeschwindigkeit eine Gesundheitsgefährdung darstellt (während der Schwangerschaft und der Stillzeit).

- Das Mutterschutzgesetz soll der Mutter die Angst vor einem Verlust des Arbeitsplatzes nehmen und auch auf diese Weise zu einem ungestörten Verlauf der Schwangerschaft beitragen. Für den Arbeitgeber einer Schwangeren gelten während der Schwangerschaft, bis zu vier Monate nach der Entbindung und in bestimmten Fällen auch nach einer Fehlgeburt durch das Mutterschutzgesetz weitgehende **Kündigungsverbote.** Nach herrschender Auffassung darf er in dieser Zeit weder ordentlich noch außerordentlich kündigen. Allerdings kann er sich im Einzelfall, wenn nicht eine der wenigen Ausnahmen vom Kündigungsschutz gilt, die Kündigung von der für den Arbeitsschutz zuständigen obersten Landesbehörde genehmigen lassen. Durch das *Bundeselterngeld- und Elternzeitgesetz* (> 6.5.2) ist dieser Kündigungsschutz praktisch auf drei Jahre verlängert worden. Denn solange die Elternzeit in Anspruch genommen wird, kann der Arbeitgeber nicht kündigen.
- Die kürzlich durchgeführte Reform des Mutterschutzgesetzes übernahm früher in der Mutterschutzarbeitsverordnung enthaltene Regelungen in das Mutterschutzgesetz. Arbeitgeber sind verpflichtet, die Arbeitsbedingungen einer Schwangeren oder einer Stillenden so zu gestalten, dass Gefährdungen für die werdende oder stillende Mutter und das (ungeborene) Kind möglichst vermieden werden und „unverantwortbare Gefährdungen" ausgeschlossen werden (§ 9 MuSchG). Zur Erreichung dieses Ziels muss der Arbeitgeber eine Gefährdungsbeurteilung vornehmen (§ 10 MuSchG).
- Der eine Schwangere betreuende Arzt kann während einer Schwangerschaft jederzeit ein Beschäftigungsverbot aussprechen (§ 16 MuSchG), wenn er der Überzeugung ist, dass eine Fortsetzung der Beschäftigung eine Gefahr für die Mutter oder das ungeborene Kind bedeutet. In den ersten Monaten nach einer Schwangerschaft kann der Arzt nach § 16 MuSchG außerdem verbieten, dass eine Mutter Arbeiten ausführen muss, die ihre Leistungsfähigkeit noch übersteigen.
- Eine Schwangerschaft soll dem Arbeitgeber mitgeteilt werden. Wird nun einer Schwangeren gekündigt und will sie den Kündigungsschutz nach dem Mutterschutzgesetz in Anspruch nehmen, so muss sie die Schwangerschaft, falls vorher noch keine Mitteilung erfolgt ist, spätestens zwei Wochen nach Zugang der Kündigung mitteilen. War ihr die Schwangerschaft zum Zeitpunkt der Kündigung noch nicht bekannt, so genügt eine Mitteilung zwei Wochen nach Kenntniserlangung.
- Schließlich gibt das Mutterschutzgesetz Müttern, die ihren Beruf nach der Entbindung wieder ausüben, ein Recht auf angemessene Arbeitsunterbrechungen zum Stillen.

Im **Fall** muss Karin Kurz ihrem Arbeitgeber also spätestens bis zum 18. Mai die Schwangerschaft mitteilen. Dann verliert die Kündigung ihre Wirkung.

Zur Frage nach einer Schwangerschaft bei Bewerbungen ist zu sagen: Diese Frage ist *unzulässig*, es sei denn, wegen der Schwangerschaft wäre eine Beschäftigung, z. B. als Tänzerin, unmöglich. Die Antwort auf unzulässige Fragen darf verweigert werden. Karin Kurz durfte also schweigen. Da ein solches Schweigen aber meist zur Nichteinstellung führt, erlaubt die Rechtsprechung auch, solche Fragen bewusst unrichtig zu beantworten. Ob freilich ein Arbeitsverhältnis, das zu Beginn so belastet wird, auf Dauer erfolgreich ist, ist eine andere Frage.

7.5.7 Pflegezeit

WAS DENKEN SIE?
Fall

Der achtjährige Schüler Sven Schmitz hat Pech: Am Sonntag vor den zweiwöchigen Herbstferien brechen bei ihm die Masern aus. Der herbeigerufene Kinderarzt Dr. Walter empfiehlt seiner Mutter dringend, die nächsten zwei Wochen zu Hause zu bleiben und sich um die Pflege von Sven zu kümmern. Frau Schmitz entgegnet, leider habe sie für dieses Jahr schon ihren ganzen Urlaub verbraucht und unbezahlten Urlaub bekomme sie in dem kleinen Betrieb (vier Angestellte), in dem sie arbeite, mit Sicherheit nicht. Dr. Walter entgegnet darauf nur, dann müsse sie eben Pflegezeit in Anspruch nehmen. Trifft das zu?

Zeit für Pflege naher Angehöriger *in ihrer häuslichen Umgebung* erhalten Arbeitnehmer durch zwei Gesetze: Einmal durch das Pflegezeitgesetz (PflegeZG), und zum anderen durch das Familienpflegezeitgesetz (FPfZG). „Pflege" hat dabei sowohl Bezug zu Krankheit als auch zu (dauerhafter) Pflege bei Pflegebedürftigkeit.

Das **Pflegezeitgesetz** ermöglicht es, sich bei einer akuten Erkrankung naher Angehöriger ganz oder teilweise von seiner Pflicht zur Arbeit befreien zu lassen. Nahe Angehörige sind vor allem Kinder, Ehepartner, Eltern, Großeltern und Schwiegereltern. Erkrankt ein naher Angehöriger, so erlaubt es § 2 des Pflegezeitgesetzes, sich bei akutem Bedarf für bis zu zehn Tage von der Arbeit befreien zu lassen, um diesen Angehörigen zu pflegen oder seine Pflege zu organisieren. Es handelt sich um eine arbeitsrechtliche Regelung, die einen Anspruch auf Freistellung von der Beschäftigungspflicht gibt. Dagegen gibt es in dieser Situation keinen Anspruch auf Krankengeld. Eine Fortzahlung von Lohn oder Gehalt erhält der Beschäftigte vielmehr nur dann, wenn dies andere Bestimmungen vorsehen oder entsprechende Vereinbarungen – meist durch Tarifvertrag (> 7.3.2) – getroffen worden sind. Der auf § 2 PflegeZG beruhende Anspruch ist unabhängig von der Größe des Betriebs gegeben, in dem der betroffene Arbeitnehmer beschäftigt ist.

Dasselbe Gesetz befasst sich aber auch mit der Pflege im Sinne der Pflegebedürftigkeit: § 3 PflegeZG gibt einen Anspruch darauf, sich zur Pflege oder zur Organisation der Pflege eines nahen Angehörigen für bis zu sechs Monate teilweise oder auch ganz von seiner Arbeitspflicht befreien zu lassen. Im Gegensatz zu dem Anspruch bei „Krankheitspflege" haben diesen Anspruch aber nur Arbeitnehmer in Betrieben, in denen regelmäßig mehr als 15 Personen beschäftigt werden. Auch muss der Anspruch mindestens zehn Arbeitstage vor Beginn der Pflegezeit geltend gemacht werden. Sind minderjährige nahe Angehörige – also die Kinder – betroffen, so wird auch deren Betreuung entsprechend gefördert.

Das **Familienpflegezeitgesetz** weitet die Freistellungsansprüche von Arbeitnehmern bei einer Pflegebedürftigkeit naher Angehöriger – hier gilt derselbe Angehörigenbegriff wie im Pflegezeitgesetz – noch aus: Hat ein Betrieb mindestens 25 Beschäftigte, so kann ein Arbeitnehmer, um Zeit für die Pflege zu gewinnen, seine wöchentliche Arbeitszeit auf bis zu 15 Stunden reduzieren, und das für maximal zwei Jahre (§ 2 FPfZG). Arbeitsbefreiungen nach dem Pflegezeitgesetz und dem Familienpflegezeitgesetz werden allerdings zusammengerechnet und dürfen insgesamt zwei Jahre pro Angehörigen nicht überschreiten. Werden also mehrere nahe Angehörige nacheinander pflegebedürftig, so kann ein Arbeitnehmer für jeden von ihnen diese maximal zwei Jahre in Anspruch nehmen.

Darüber hinaus kennt das Familienpflegezeitgesetz bei minderjährigen nahen Angehörigen wiederum das Recht, sich auch zu deren Betreuung in entsprechendem Umfang von der Arbeit freistellen zu lassen. Schließlich kann ein Arbeitnehmer unter bestimmten Voraussetzungen für die Pflegezeit als Ersatz für das ausfallende Arbeitseinkommen *zinslose Darlehen* in Anspruch nehmen.

Solange er sich in einer Pflegezeit nach einem dieser beiden Gesetze befindet, kann ein Arbeitnehmer zudem grundsätzlich nicht ordentlich gekündigt werden.

Im **Fall** kann Frau Schmitz, auch wenn sie in einem Kleinbetrieb angestellt ist, tatsächlich für die nächsten zehn Arbeitstage Freistellung nach dem Pflegezeitgesetz verlangen, um Sven ordentlich pflegen zu können.

7.5.8 Recht auf Teilzeit

WAS DENKEN SIE?
Fall

Die Altenpflegerin Susanne Müller ist seit fünf Jahren in einem privaten Pflegeheim angestellt. Neben ihr sind dort noch 24 andere Kollegen und Kolleginnen tätig. Nach der Geburt ihres ersten Kindes merkt Frau Müller, dass sie mit der vollen Stundenzahl, die sie nach dem Ablauf der Mutterschutzfrist wieder gearbeitet hat, nicht mehr zurechtkommt. Kurz vor Ende des Monats sucht sie deshalb ihren Arbeitgeber auf und verlangt von ihm, ab Beginn des nächsten Monats nur noch 19 Stunden in Teilzeit statt bisher 38 Stunden arbeiten zu müssen. Ihr Chef erwidert nur, einen solchen Luxus gebe es nur bei staatlichen Arbeitgebern, aber nicht bei ihm als kleinem, privatem Unternehmer. Zudem lasse sich so ein Wunsch ohnehin nicht „von heute auf morgen" verwirklichen. Hat er recht?

Teilzeitbeschäftigungen sind aus der heutigen Arbeitswelt nicht mehr wegzudenken. Gerade die Erziehung von Kindern oder auch die Sorge für die Generation der Eltern machen es oft notwendig, dass zumindest ein Partner nicht in vollem Umfang einer Berufstätigkeit nachgeht. Der Gesetzgeber will die Möglichkeit, Teilzeitbeschäftigungen auszuüben, durchaus fördern und hat daher mit dem **Teilzeit- und Befristungsgesetz** (TzBfG) auch entsprechende gesetzliche Grundlagen geschaffen.

Arbeitnehmer haben häufig einen Anspruch darauf, eine Vollzeitbeschäftigung auf eine Teilzeittätigkeit zu reduzieren. Hierfür gelten folgende Voraussetzungen (§ 8 TzBfG):

- Die Vollzeitbeschäftigung muss mindestens sechs Monate bestanden haben.
- Der Antrag auf Teilzeitbeschäftigung muss mindestens drei Monate vor dem gewünschten Beginn der Reduzierung der Arbeitszeit gestellt werden.
- Betriebliche Gründe dürfen der Reduzierung der Arbeitszeit nicht entgegenstehen.
- Im Betrieb müssen regelmäßig mehr als 15 Arbeitnehmer beschäftigt sein.

Wer in Teilzeit arbeitet, darf weiterhin weder diskriminiert noch benachteiligt werden.

Schwieriger als der Weg in die Teilzeit ist der Weg aus der Teilzeit zurück in eine Vollzeitstelle oder jedenfalls in eine Beschäftigung mit einer höheren Stundenzahl als bisher. Zurzeit (Stand: 2018) hat ein in Teilzeit beschäftigter Arbeitnehmer, der einen entsprechenden Wunsch hat, nur einen Anspruch darauf, dass er, wenn eine entsprechende Stelle im Betrieb besetzt werden soll, gegenüber einem gleich geeigneten anderen Bewerber bevorzugt wird. Beabsichtigt ist allerdings, dass zumindest in größeren Betrieben – wohl ab einer Grenze von 45 Arbeitnehmern – ein Rückkehrrecht in eine Vollzeitstelle geschaffen wird.

Festzuhalten ist schließlich noch, dass ein Arbeitsverhältnis nicht deshalb gekündigt werden darf, weil sich ein Arbeitnehmer weigert, von einer Vollzeit- in eine Teilzeitstelle (oder umgekehrt) zu wechseln. Eine derartige Kündigung ist unwirksam (§ 11 TzBfG).

Im **Fall** irrt der Arbeitgeber von Frau Müller also weitgehend: Das Gesetz trifft auch ihn als „privaten" Arbeitgeber, weil sein Betrieb die nötige Größe (mehr als 15 Arbeitnehmer) hat. Betriebliche Belange wird er dem Ansinnen von Frau Müller zumindest nicht dauerhaft entgegenhalten können, da übliche Pflegetätigkeiten jedenfalls im Rahmen einer hälftigen Beschäftigung angemessen erledigt werden können und es zumutbar ist, die zusätzlich benötigte Halbtagskraft einzustellen. Lediglich mit dem Hinweis, das „gehe nicht von heute auf morgen" hat er recht; einen Anspruch auf Teilzeittätigkeit hat Frau Müller frühestens in drei Monaten.

Wiederholungsfragen

1. Nennen Sie vier Pflichten, die ein Arbeitnehmer im Rahmen eines Arbeitsvertrags zu beachten hat.
2. Unter welchen Voraussetzungen kann ein Arbeitgeber ein Arbeitsverhältnis fristlos kündigen? Welche Form- und Fristvorschriften muss er dabei beachten?
3. Nennen Sie vier Möglichkeiten, wie ein Arbeitsverhältnis außer durch Kündigung enden kann.
4. Wie hoch ist der Mindesturlaub eines Arbeitnehmers nach dem Bundesurlaubsgesetz?
5. Welche Form ist nötig, damit die Befristung eines Arbeitsverhältnisses wirksam ist?
6. Unter welchen Voraussetzungen kann ein Arbeitgeber einem Arbeitnehmer die Lohnfortzahlung verweigern?
7. Welche Ziele verfolgt das Mutterschutzgesetz?
8. Nennen Sie vier Besonderheiten, die für ein Arbeitsverhältnis mit Jugendlichen zu beachten sind.
9. Wie hoch ist der Mindestlohn für einen Arbeitnehmer in Deutschland (Stand: 2018)?
10. Nennen Sie die wesentlichen Inhalte des Pflegezeitgesetzes.
11. Wie hoch darf die wöchentliche Arbeitszeit einer 17-jährigen Auszubildenden maximal sein?
12. Darf ein Auszubildender sein Berufsausbildungsverhältnis acht Monate nach Beginn ordentlich kündigen?

KAPITEL 8
Berufsbezogene Gesetzeskunde

8.1 Betreuung und Unterbringung

Betreuung und Unterbringung werden im alltäglichen Sprachgebrauch oft nicht eindeutig unterschieden und deshalb überschneidend verwendet. Tatsächlich haben beide Rechtsinstitute viele Berührungspunkte: Mancher unter Betreuung stehende Mensch ist gleichzeitig untergebracht und viele Untergebrachte stehen unter Betreuung. Andererseits aber unterscheiden sie sich in vielen Punkten, vor allem aber in ihrer jeweiligen Zielsetzung:

Das **Unterbringungsrecht** ist ausschließlich auf die Abwehr von Gefahren ausgerichtet, die von psychisch Kranken für die Allgemeinheit, für deren eigenes Leben oder, falls insoweit eine erhebliche Beeinträchtigung infrage steht, für deren Gesundheit ausgeht. Das **Betreuungsrecht** will dagegen in erster Linie die Teilnahme von Menschen, die selbst nicht mehr ausreichend für ihre Interessen sorgen können, am täglichen Leben sicherstellen. Voraussetzung – und gleichzeitig auch Folge – ist allerdings, dass von diesen Menschen Gefahren abgewendet werden müssen. Nicht notwendig ist freilich, dass diese Gefahren Folge einer psychischen Krankheit sind. Dennoch gibt es durch diese Gefahrenabwehr nicht selten Überschneidungen zwischen beiden Rechtsinstituten.

8.1.1 Betreuung

Vor mehr als 25 Jahren trat das heute geltende **Betreuungsrecht** an die Stelle von Pflegschaft und Entmündigung. Diese beiden Rechtsinstitute wiesen erhebliche Defizite auf: Nicht der persönliche Kontakt mit dem Betroffenen, sondern die Durchführbarkeit des Rechtsverkehrs stand im Vordergrund. Außerdem wurde den Betroffenen ihre Handlungsfähigkeit im täglichen Leben vollständig genommen, was oft eine massive Diskriminierung bedeutete.

Das Betreuungsrecht greift dagegen nur noch ein, wenn fremde Hilfe unabdingbar notwendig ist. Das Verhältnis zwischen Betreuer und Betroffenem ist persönlicher und intensiver ausgestaltet. Schließlich erhält der Betreuer, wenn er berufsmäßig tätig ist, für jede Betreuung eine angemessene Bezahlung. Die nachstehenden Fälle stellen die wesentlichen Regelungen des Betreuungsrechts dar.

WAS DENKEN SIE?
Fall 1
Nachbarn fällt auf, dass der alleinstehende, 80-jährige Rentner Hans Huber mehr und mehr verwahrlost. Er wirkt unterernährt, seine Kleidung ist äußerst nachlässig und in seiner Wohnung türmt sich der Abfall. Dennoch lehnt er es strikt ab, in ein Altenheim umzuziehen. Die Nachbarn informieren das zuständige Betreuungsgericht und verlangen, dass Herr Huber zwangsweise in einem Altenheim untergebracht wird. Werden sie mit dieser Forderung Erfolg haben?

Fall 2
Herr Schulz, ein wohlhabender Geschäftsmann, bekämpft seinen Stress mehr und mehr mit Alkohol. Schließlich ist er völlig davon abhängig. In diesem Zustand geht er dazu über, seinen „Freunden" günstige Geschäfte anzubieten, die diese auch gern abschließen. Sein eigenes Vermögen vermindert sich durch diese Geschäfte allerdings zusehends. Die Familie von Herrn Schulz fragt sich, was sie gegen diese Entwicklung tun kann.

Fall 3
Der Diplom-Sozialpädagoge Ernst Emsig ist seit einigen Jahren selbstständiger Berufsbetreuer. Zu den Personen, die er bereits seit Beginn seiner beruflichen Tätigkeit betreut, zählen eine geistesschwache, 40 Jahre alte Sozialhilfeempfängerin und die alleinstehende, geistig verwirrte 86-jährige Frau, die ein Vermögen von 1,5 Mio. Euro besitzt. Beide Betreute leben in einer Pflegeeinrichtung. Um beide Personen hat sich Ernst Emsig im vorangegangenen Jahr rund 30 Stunden gekümmert. Er möchte dafür jeweils 1 500 Euro bekommen. Welche Summen wird er tatsächlich erhalten?

Fall 4

Nach einem schweren Motorradunfall wurde der 25-jährige Franz Findig bewusstlos in eine Klinik eingeliefert. Die Notoperation führte der zuständige Arzt auf der Grundlage einer mutmaßlichen Einwilligung durch. In der Folge stehen zwei weitere operative Eingriffe an, die zwar sinnvoll, aber nicht lebensnotwendig sind und die, sollen sie noch zum Erfolg führen, kurzfristig durchgeführt werden müssen. Irgendwelche Regelungen für einen solchen Fall hat Franz Findig, der sich im künstlichen Koma befindet, nicht getroffen. Wie kann die Durchführung dieser Operationen für den zuständigen Arzt auf eine rechtlich sichere Grundlage gestellt werden?

Die Anordnung einer **Betreuung** kommt in Betracht, wenn ein Volljähriger seine Angelegenheiten ganz oder teilweise nicht mehr besorgen kann (§ 1896 BGB). Das *Betreuungsgericht* wird in solchen Fällen von Amts wegen tätig. Es ist also nicht notwendig, dass jemand einen Antrag stellt oder entsprechende Mitteilungen macht. Dies wird jedoch in der Praxis der häufigste Weg sein, auf dem das Betreuungsgericht von derartigen Angelegenheiten erfährt. Allerdings wird nun Herr Huber **(Fall 1)** keinesfalls direkt vom Gericht in ein Altenheim eingewiesen. Zunächst muss der zuständige Richter vielmehr durch eine persönliche Anhörung des Betroffenen feststellen, ob und in welchem Umfang eine Betreuung erforderlich ist. Dabei gilt der Grundsatz der *Subsidiarität*: Reichen andere Hilfen, etwa von Familienmitgliedern oder karitativen Stellen aus, wird keine Betreuung angeordnet. Der Staat will sich mit dieser Entscheidung bewusst aus dem Bereich funktionierender, sozialer Betreuung heraushalten. Weiterhin besagt die Subsidiarität, dass ein Betroffener zu Zeiten voller Handlungsfähigkeit auch eigene Regelungen treffen kann. So kann er innerhalb, aber auch außerhalb der Familie bestimmten Personen seines Vertrauens Vollmachten einräumen. Eine solche Vollmacht bezeichnet man als **Vorsorgevollmacht.** Darin kann etwa vorgesehen sein, dass ein Kind seinen Vater oder seine Mutter in allen Rentenangelegenheiten vertreten darf. Reichen die erteilten Vorsorgevollmachten aus, um alle für einen Betroffenen anstehenden Angelegenheiten abwickeln zu können, so wird ebenfalls von der Anordnung einer Betreuung abgesehen.

Weiter kann man auch festlegen, ob und in welchem Umfang man bei Krankheit oder Unfall behandelt werden möchte, falls man beim Eintritt einer derartigen Situation nicht mehr handlungsfähig sein sollte. Für diese Regelungen hatten sich früher die Begriffe *Alters-* oder *Patiententestament* eingebürgert. Allerdings trifft keine dieser Bezeichnungen den wahren Charakter dieser Regelungen genau. Denn es ist in keinem Fall Voraussetzung, dass ein Betroffener schon alt oder krank ist. Kennzeichnend ist vielmehr, dass derartige Regelungen als Vorsorge für die Zukunft schon in „guten Tagen" getroffen worden sind. ➤ Abb. 8.1 zeigt ein entsprechendes Muster. Nachdem vor allem bei Ärzten eine erhebliche Unsicherheit darüber bestanden hatte, wie weit die Verbindlichkeit solcher Regelungen reichte, hat der Gesetzgeber im Jahr 2009 die Problematik geregelt. Zur Bezeichnung solcher Verfügungen wählte er den Begriff **Patientenverfügung.**

Inhaltlich sieht § 1901a BGB vor, dass eine Patientenverfügung für den behandelnden Arzt *grundsätzlich verbindlich* ist. Ist ein Betroffener selbst tatsächlich nicht mehr einwilligungsfähig, so muss er einen Betreuer oder einen Bevollmächtigten haben. Den Bevollmächtigten kann ein Betroffener schon im Voraus – etwa im Rahmen der Vorsorgevollmacht – beauftragen. Er kann aber auch vorab festlegen, dass in einer solchen Situation durch das Gericht eine bestimmte Person zum Betreuer (für den Aufgabenbereich Gesundheitssorge) bestellt werden soll. Der Bevollmächtigte oder der Betreuer ist aber dann, wenn die Regelungen der Patientenverfügung weiterhin auf die aktuelle Situation des Betroffenen zutreffen, gehalten, den in der Verfügung niedergelegten Willen des Betroffenen durchzusetzen. Enthält die Patientenverfügung keine auf die gegenwärtige Situation zutreffenden Regelungen, so ist durch den Bevollmächtigten oder den Betreuer der mutmaßliche Wille des Betroffenen festzustellen und durchzusetzen. Gemeinsam mit dem behandelnden Arzt, der zunächst die indizierten ärztlichen Maßnahmen feststellt, prüft der Bevollmächtigte oder der Betreuer, welche Entscheidung dem Willen des Betroffenen entspricht (§ 1901b BGB) und setzt diese schließlich um.

Bei der Lage des alleinstehenden Herrn Huber im **Fall 1** wird eine Betreuung notwendig sein, weil die Gefahr einer Verwahrlosung und schwerer

Anita Ammer   Kempten, den 09. Mai 2019
                Bahnhofstraße 22
                87435 Kempten

Vorsorgevollmacht und Patientenverfügung

Sollte ich einmal pflegebedürftig werden und mich dann um meine Angelegenheiten nicht mehr ausreichend kümmern können, so ordne ich heute schon Folgendes an:

1. Um meine finanziellen Angelegenheiten und um meine etwaige Unterbringung in einem Alters- oder Pflegeheim soll sich mein Neffe Michael Müller, derzeit wohnhaft Grüntenstraße 12, 87719 Mindelheim, kümmern. Als Steuerberater hat er das notwendige fachliche Wissen. Mit dem Eintritt meiner Betreuungsbedürftigkeit erteile ich ihm insoweit unbeschränkte Vollmacht zu meiner Vertretung in diesem Geschäftskreis.
2. Seine Frau und seine beiden Kinder sollen an ihrem Geburtstag und zu Weihnachten jeweils 100 € aus meinem Vermögen erhalten. Dieses Geldgeschenk mache ich heute schon.
3. Sollte ich schwer erkranken, so sollen operative Behandlungen nur als letztes Mittel gewählt werden. Ist meine Krankheit unheilbar, so soll auf unnötige lebensverlängernde Maßnahmen verzichtet werden. Auf keinen Fall möchte ich im Hedwig-Krankenhaus behandelt werden. Zu dieser Klinik habe ich kein Vertrauen, da dort mein Mann gestorben ist.

Anita Ammer

Abb. 8.1 Wie man selbst für den Fall einer Betreuungsbedürftigkeit Vorsorge treffen kann, zeigt das Muster einer Patientenverfügung [M149]

gesundheitlicher Folgen nicht anders abgewendet werden kann. Im Gegensatz zum früheren Recht ist damit jedoch nicht notwendigerweise eine Beschränkung der Geschäftsfähigkeit verbunden. Herr Huber könnte also z. B. weiterhin seine Briefmarkensammlung verkaufen. Des Weiteren wird die Anordnung der Betreuung auf die Lebensbereiche beschränkt, für die sie erforderlich ist. Bei Herrn Huber werden das Personensorge und Aufenthaltsbestimmung sein. Durch diese Zurückhaltung soll vor allem das Selbstbestimmungsrecht des Betreuten so weit als möglich gewahrt werden, was eine erhebliche Verbesserung gegenüber früher ist.

Durch die Möglichkeit der *Einzelbetreuung* kann das unpersönliche Verfahren des früheren Rechts vermieden werden. Hierfür sollen Angehörige, sonstige geeignete Privatpersonen, Mitglieder eines Betreuungsvereins oder einer Betreuungsbehörde gewonnen werden. So weit wie möglich soll der Wunsch des Betroffenen auch bei der Auswahl des Betreuers berücksichtigt werden. Diese Zielsetzung hat sich in der Praxis des jetzt geltenden Rechts allerdings nur ansatzweise verwirklichen lassen. Denn muss erst einmal – oft deshalb, weil keine geeigneten „Auffangnetze" im sozialen Umfeld vorhanden sind – eine Betreuung angeordnet werden, dann sind auch heute vielfach wieder berufsmäßige Betreuer tätig, denen nur ein sehr eingeschränkter persönlicher Kontakt zum Betreuten möglich ist. Der Betreuer von Herrn Huber muss nun darüber entscheiden, ob eine Unterbringung in einem Altenheim notwendig ist oder ob weniger einschneidende Maßnahmen, etwa eine Versorgung von Herrn Huber mit Essen in seiner bisherigen Wohnung und deren regelmäßige Reinigung durch geeignete Kräfte, ausreichen. Ist der Aufenthalt in einer Einrichtung mit freiheitsentziehenden Maßnahmen verbunden – dazu genügt schon das regelmäßige Zuschließen der Haustür während der Nacht –, so muss eine derartige Anordnung des Betreuers durch das Betreuungsgericht genehmigt werden.

Im **Fall 2** wird Herr Schulz als Alkoholiker vermutlich so uneinsichtig sein, dass seine Familie allein die bestehenden Probleme nicht lösen kann. So wird auch hier die Errichtung einer Betreuung – und zwar für den Bereich der Vermögenssorge – in Betracht kommen. Das allein könnte aber die Verschleuderung des Vermögens durch Herrn Schulz nicht wirksam verhindern: Denn er bleibt geschäftsfähig und könnte somit weiterhin die für seine „Freunde" so günstigen Geschäfte abschließen. Um das zu verhindern, sieht das Gesetz in § 1903 BGB den sogenannten **Einwilligungsvorbehalt** vor: Besteht die Gefahr, dass der Betreute durch Rechtsgeschäfte sein Vermögen erheblich gefährdet, so kann für deren Wirksamkeit die Zustimmung des Betreuers vorausgesetzt werden. Der Betreute wird dadurch zu einem beschränkt Geschäftsfähigen. Damit ist den für Herrn Schulz ungünstigen Geschäften ein Riegel vorgeschoben.

Fall 3 zeigt, dass mit einer qualifizierten und zeitaufwendigen Betreuung zwangsläufig erhebliche Kosten verbunden sind. Im Gegensatz zu den ehrenamtlich tätigen Personen, denen nur die entstandenen Unkosten erstattet werden, erhalten berufsmäßig tätige Betreuer entweder aus dem Vermögen des Betreuten oder von der Staatskasse eine angemessene Vergütung. Die Einzelheiten über die Vergütung der Betreuer regelt inzwischen das *Vormünder- und Betreuervergütungsgesetz* (VBVG). Im Gegensatz zum früheren Recht spielt es für die Höhe der pro Stunde zu zahlenden Vergütung grundsätzlich keine Rolle mehr, ob ein Betreuer Vermögen hat oder mittellos ist. Ein Unterschied ergibt sich nur in der Summe des Vergütungsanspruchs. Denn das Gesetz (§ 5 VBVG) legt auch den Betreuungsaufwand, der abgerechnet werden darf, fest und sieht für mittellose Betreute als Betreuungsaufwand einen geringeren Stundenumfang als für andere Betreute vor. Im Hinblick darauf, dass bei mittellosen Betreuten im wirtschaftlichen Bereich regelmäßig nur wenig Arbeit anfallen wird, ist diese Differenzierung durchaus sachgerecht. Weitere Unterschiede bei der Anzahl der anzusetzenden Stunden ergeben sich daraus, ob ein Betreuer sich in einer Einrichtung befindet oder nicht.

Schuldner für die Vergütung des Betreuers ist grundsätzlich der Betreute. Nur dann, wenn der Betreute mittellos ist, richtet sich der Vergütungsanspruch gegen die Staatskasse. Schließlich legt § 4 VBVG auch die Vergütungshöhe exakt fest, wobei die im Gesetz genannten Stundensätze auch Aufwendungen des Betreuers sowie die Umsatzsteuer abgelten. Die Grundvergütung pro Stunde beträgt 27 Euro. Hat der Betreuer einen Lehrberuf erlernt und kann er dessen Kenntnisse für seine Tätigkeit nutzen, so erhöht sich dieser Betrag auf 33,50 Euro. Verfügt der Betreuer sogar über eine für seine Tätigkeit nutzbare, abgeschlossene Hochschulausbildung, so erhöht sich die Vergütung auf 44 Euro (Stand: jeweils 2018). Zu hoch sind diese Sätze sicherlich nicht, denn der freiberuflich tätige Betreuer muss davon nicht nur Aufwendungen und Umsatzsteuer, sondern auch alle sonstigen Unkosten wie ein Büro und seine eigene soziale Absicherung bezahlen.

Ernst Emsig (**Fall 3**) bekommt aufgrund seiner Ausbildung, die er für seine Betreuertätigkeit sicher nutzen kann, pro Stunde 44 Euro brutto. Da er beide Personen schon längere Zeit betreut, wird für ihn nur noch der geringste Stundenaufwand anerkannt. Dieser Aufwand beträgt für die Sozialhilfeempfängerin monatlich zwei Stunden, sodass er hier im Jahr 24 Stunden zu je 44 Euro, insgesamt also 1 056 Euro, erhält. Für die Betreuung von Frau Klein kann er dagegen pro Monat 2,5 Stunden und damit die pro Jahr tatsächlich aufgewandten 30 Stunden ansetzen. Hieraus folgt ein Vergütungsanspruch von 1 320 Euro pro Jahr.

Insgesamt gesehen ist festzustellen: Eine Betreuung kommt nur dann und nur für diejenigen Lebensbereiche in Betracht, für die sie unumgänglich ist. Die Geschäftsfähigkeit des Betreuten bleibt erhalten, wenn nicht im Einzelfall ihre Einschränkung notwendig ist. Eine Unterbringung des Betreuten ist nur bei Selbstgefährdung oder Behandlungsbedürftigkeit angezeigt, wenn weniger einschneidende Mittel nicht ausreichen. Ihre Anordnung durch den Betreuer bedarf der Genehmigung des Betreuungsgerichts, sie muss in regelmäßigen Abständen überprüft werden.

Fall 4 zeigt schließlich die gar nicht so seltene Problematik vorläufiger Maßnahmen im Rahmen des Betreuungsrechts: Während die Rechtfertigung der Notoperation auf der Grundlage einer mutmaßlichen Einwilligung unproblematisch ist, wäre diese Rechtsgrundlage für eine Durchführung der beiden noch anstehenden Operationen zumindest fragwürdig.

Eine Betreuung von Franz Findig könnte in der gegebenen Situation aus rechtlicher Sicht zwar unproblematisch angeordnet werden, doch würde sich das Verfahren insbesondere wegen der notwendigen Verschaffung des persönlichen Eindrucks (eine Anhörung selbst ist hier natürlich nicht durchführbar) durch den Richter und wegen der nötigen Zeit für die Erstellung eines Sachverständigengutachtens zeitlich zu weit hinauszögern.

Hier schafft die Möglichkeit, eine Betreuung einstweilig anzuordnen (§§ 1908i, 1846 BGB), Abhilfe: Wenn die Notwendigkeit einer Betreuung in einer bestimmten Situation glaubhaft gemacht wird – dazu genügt dann anstelle eines ärztlichen Gutachtens auch ein ärztliches Attest -, kann das Gericht eine Betreuung vorläufig (maximal für sechs Monate) anordnen und einen Betreuer bestellen, der dann seinerseits die Einwilligung für die beabsichtigten Operationen erteilen kann. Damit wird gewährleistet, dass die für Franz Findig sinnvollen Operationen noch rechtzeitig vorgenommen werden können.

8.1.2 Unterbringung

Das Unterbringungsrecht gehört zur Gesetzgebung der Länder. Allerdings stimmen die gesetzlichen Regelungen aller Bundesländer weitgehend überein, sodass in ganz Deutschland auf diesem Gebiet vergleichbare Regelungen gelten. Das Unterbringungsrecht fällt in den Bereich des öffentlichen Rechts (> 1.7.1) und dient ausschließlich der Gefahrenabwehr. Zu unterscheiden hiervon ist die strafrechtliche Maßregel (> 4.1.4), deren Anwendbarkeit – im Gegensatz zum hier besprochenen Unterbringungsrecht – Folge einer zuvor begangenen strafbaren Handlung ist. Diese Festlegung bedeutet, dass die Regelungen des Unterbringungsrechts nur das Ziel verfolgen dürfen, die Gefahren, die von einer psychisch erkrankten Person für sich selbst oder für die Allgemeinheit ausgehen, zu unterbinden.

WAS DENKEN SIE?
Fall

Ludwig Lehner leidet seit mehreren Monaten an schweren Depressionen und hat bereits einen Selbstmordversuch hinter sich. Eines Abends deutet er seiner Frau an, dass er seinem freudlosen Leben nun endgültig ein Ende machen wolle. In den Taschen seines Bademantels stecken mehrere Packungen starker Schlaftabletten und seine Pistole. Die besorgte Ehefrau ruft sofort den Hausarzt. Gemeinsam versuchen sie, den selbstmordgefährdeten Ludwig Lehner von der Notwendigkeit einer sofortigen Behandlung in einer psychiatrischen Klinik zu überzeugen. Ludwig Lehner verwahrt sich dagegen mit den Worten, er sei ein freier Mensch und könne machen, was er wolle, auch sich umbringen. Daraufhin veranlasst der Arzt sofort mithilfe der Polizei die zwangsweise Einlieferung in die nächstgelegene psychiatrische Klinik. Durfte das der Arzt gegen den ausdrücklichen Willen von Ludwig Lehner tun?

Die wichtigsten Regelungen in den Unterbringungsgesetzen der einzelnen Bundesländer sind:
- Personen, die psychisch krank oder die als Folge von Geistesschwäche oder Sucht psychisch gestört sind und dadurch ihr Leben (Suizid) oder in erheblichem Maße ihre Gesundheit oder die öffentliche Sicherheit oder Ordnung gefährden (dazu zählt in erster Linie der Anspruch der übrigen Menschen auf Wahrung ihrer körperlichen Unversehrtheit), können gegen ihren Willen in einem psychiatrischen Krankenhaus oder in einer geschlossenen Anstalt untergebracht werden.
- Diese *Zwangsunterbringung* steht aber – wie auch die Maßnahmen des Betreuungsrechts – immer unter dem Vorbehalt, dass diese Gefährdung nicht durch weniger einschneidende Maßnahmen wie etwa eine kontrollierte Medikation abgewendet werden kann. Gerade die Fortschritte in

- der medikamentösen Behandlung psychischer Krankheiten haben dazu geführt, dass lang dauernde Unterbringungen heute zur Ausnahme geworden sind.
- Die Unterbringung ordnet das *Betreuungsgericht* nur für einen genau bestimmten Zeitraum an. Vor der Anordnung muss ein Betroffener umfassend ärztlich begutachtet und angehört werden. Verlängerungen der Unterbringung setzen eine erneute gerichtliche Entscheidung voraus.
- Nur in besonders dringlichen Fällen, in denen eine gerichtliche Entscheidung zunächst nicht abgewartet werden kann, darf eine *sofortige* vorläufige Unterbringung durch die Polizei oder die zuständige Kreisverwaltungsbehörde erfolgen. Anordnungen der Polizei sind sofort der Kreisverwaltungsbehörde mitzuteilen. Beim zuständigen Betreuungsgericht ist sodann unverzüglich ein Antrag auf Unterbringung zu stellen. Falls dies nicht bis zum Ende (in manchen Bundesländern sogar bis zum Mittag) des auf die Einweisung folgenden Tages geschehen ist, muss der Betroffene wieder entlassen werden.
- Gegen die gerichtliche Anordnung einer Unterbringung kann der Betroffene, unabhängig davon, ob er geschäftsfähig ist oder nicht, *Beschwerde* einlegen.
- Während einer Unterbringung darf nur eine nach den Regeln der ärztlichen Kunst gebotene Heilbehandlung vorgenommen werden. Sie ist von dem Betroffenen grundsätzlich zu dulden. Sind ärztliche Eingriffe und Behandlungsverfahren mit einer erheblichen Gefahr für Leben oder Gesundheit verbunden oder sind sie geeignet, die Persönlichkeit wesentlich zu verändern, dürfen sie nur mit Einwilligung des Betroffenen oder, falls dieser minderjährig oder nicht einsichtsfähig ist, mit Einwilligung des gesetzlichen Vertreters durchgeführt werden.

Im dargestellten **Fall** hat der Hausarzt richtig gehandelt: Der von Ludwig Lehner angesprochene Suizid wird hier nicht nur als Möglichkeit in den Raum gestellt, sondern ist aufgrund der Situation (Einwirkungsmöglichkeit sowohl auf die Tabletten als auch auf die Waffe) in ein Stadium getreten, in dem die Umsetzung konkret droht. Damit liegt hier eine akute Gefährdung des Lebens von Ludwig Lehner vor. Die sofortige vorläufige Unterbringung war in dieser Situation die beste und gleichzeitig auch die einzig geeignete Möglichkeit (Vorbehalt milderer Mittel!), das Leben von Herrn Lehner wirksam zu schützen. Wie lange er in der psychiatrischen Klinik bleiben muss, hängt vom Gutachten des Psychiaters und dem dann ergehenden Gerichtsbeschluss ab.

8.2 Heimrecht

Wer sich beruflich mit Pflege beschäftigt, muss sich auch mit den Grundlagen des Heimrechts beschäftigen. Krankenhäuser fallen zwar nicht in den Anwendungsbereich des Heimrechts, dennoch gibt es zwischen der Behandlung von Kranken und dem Aufenthalt von Menschen in stationären Pflegeeinrichtungen zahlreiche Berührungspunkte, und vor allen Dingen erfasst das Heimrecht eben den gerade angesprochenen, „stationären" Bereich der (nur) pflegerischen Versorgung.

WAS DENKEN SIE?
Fall

Gabriele Gruber, 84 Jahre alt, kinderlos und seit Langem verwitwet, lebt seit neun Jahren im Altenheim „Am Vogelbrunnen". Seit sie im vergangenen Winter gestürzt ist und einen Oberschenkelhalsbruch erlitten hat, ist sie weitgehend bettlägerig und hat auch sonst erhebliche gesundheitliche Probleme. Als sie eines Tages wieder einmal im Krankenhaus liegt, besucht sie dort der Heimleiter und teilt ihr mit, das Heim könne sie nicht länger behalten. Ihr schlechter Gesundheitszustand bringe für die Einrichtung einen unzumutbar hohen Aufwand mit sich. Man werde deshalb den Vertrag mit ihr kündigen, und sie müsse sich nach einem anderen Platz umsehen. Vielleicht könne sie sogar auf Dauer im Krankenhaus bleiben, weil sie so oft gesundheitliche Probleme habe. Gabriele Gruber ist völlig verzweifelt. Denn sie fürchtet vor allem, durch einen Umzug ihre wenigen Kontakte zu verlieren.
Diskutieren Sie, welche Probleme durch den verschlechterten Zustand von Frau Gruber im Altenheim auftreten, ob sie nicht gleich im Krankenhaus bleiben sollte, und denken Sie darüber nach, ob aus Sicht von Frau Gruber ein Verlust des Heimplatzes zumutbar erscheint.

Es ist schwierig geworden, in Bezug auf das Heimrecht den Überblick zu behalten. Unter Heimrecht versteht man diejenigen Regelungen, die für den längerfristigen Aufenthalt alter und (volljähriger) behinderter Menschen in Wohn- und Pflegeeinrichtungen gelten. Früher (bis 2006) waren alle insoweit wichtigen Regelungen im *Heimgesetz* und in der Verordnung über personelle Anforderungen für Heime enthalten. Im Zuge der Föderalismusreform (> 1.2.6) wurden die Länder mit Ausnahme der Fragen des Vertragsrechts für das Heimwesen zuständig und haben inzwischen alle eigene Heimgesetze (8.2.1) erlassen. Die im Heimgesetz ebenfalls enthaltenen Regelungen zur Vertragsgestaltung wurden durch das – weiterhin im gesamten Bundesgebiet geltende – **Wohn- und Betreuungsvertragsgesetz** (**WBVG**, 8.2.2) ersetzt.

Es liegt auf der Hand, dass im Bereich des Heimrechts besondere Regelungen notwendig sind: Denn einmal kann der Kreis der Bewohner einer Pflegeeinrichtung seine Interessen bei Weitem nicht so einfach wahrnehmen, wie dies gesunden Menschen möglich ist. Zum anderen hängt häufig die gesamte soziale Existenz eines Menschen von seinem Heimplatz ab. Neben einer Sicherung der Pflegequalität müssen Bewohner stationärer Pflegeeinrichtungen deshalb vor allem vor Übervorteilung und unzulässigem Druck geschützt werden.

8.2.1 Heimgesetze der Länder

Obwohl sie sich bezüglich ihres Namens zum Teil erheblich unterscheiden (eine Übersicht darüber, wie das Gesetz im jeweiligen Bundesland bezeichnet wird, findet sich im Internet, z. B. unter www.biva.de/gesetze/laender-heimgesetze), sind sich die Gesetze der einzelnen Länder in ihrer Struktur sehr ähnlich.

Die Zielsetzungen des Heimrechts erfordern zunächst eine Klärung, welche Einrichtung überhaupt ein Heim bzw. eine stationäre Pflegeeinrichtung darstellt. Dies soll anhand des bayerischen Pflege- und Wohnqualitätsgesetzes (PfleWoqG) erfolgen:

- Krankenhäuser fallen aus dem Anwendungsbereich dieses Gesetzes heraus: Denn Krankheit ist nach ihrer Definition ein vorübergehender Zustand. Aufgabe eines Krankenhauses ist es, die Krankheit zu heilen. Deshalb ist es bei Krankenhäusern gerade nicht vorgesehen, dass sie Patienten auf Dauer aufnehmen. Genau dies unterscheidet die Zielsetzung eines Krankenhauses von der einer stationären Pflegeeinrichtung.
- Das **Heimrecht** findet vielmehr nur dann *Anwendung*, wenn
  - in der entsprechenden Einrichtung ältere Menschen oder Volljährige, die pflegebedürftig, behindert oder von Behinderung bedroht sind, auf Dauer aufgenommen werden sollen,
  - die betreffende Einrichtung entgeltlich betrieben wird und unabhängig vom aktuellen Bewohnerstand weiterbestehen soll, und
  - die Einrichtung neben der Unterkunft auch Verpflegung und Betreuung anbietet.
- Damit fallen vor allem Pflegeheime, Einrichtungen der Kurzzeitpflege und Hospize unter die Regelungen des Heimrechts.
- Nicht erfasst werden hingegen das betreute Wohnen (hier kommt den Zusatzleistungen neben dem Wohnen nur ein geringes Gewicht zu), die familiär organisierte Pflege und auch die von einem oder mehreren Pflegebedürftigen selbst organisierte Pflege. Ebenfalls nicht erfasst sind Tages- und Nachtpflege (hier fehlt das Element des ständigen Wohnens).
- Für ambulant betreute Wohngemeinschaften und betreute Wohngruppen schließlich finden nur einzelne Bestimmungen des Heimrechts Anwendung.

Für den **Fall** ergibt sich aus diesen Ausführungen, dass Frau Gruber nicht einfach ins Krankenhaus abgeschoben werden kann. Denn dort kann sie gerade nicht auf Dauer bleiben.

Das zentrale Ziel der jeweiligen Heimgesetze ist es, in den stationären Pflegeeinrichtungen eine angemessene Pflegequalität für die Nutzer zu sichern. Das bayerische Pflege- und Wohnqualitätsgesetz sowie die dazu ergangene Ausführungsverordnung wollen dieses Ziel vor allem durch folgende Regelungen erreichen:

- Für stationäre Pflegeeinrichtungen ist eine bestimmte Organisationsstruktur vorgeschrieben: Es muss einen Träger und eine Leitung der

Einrichtung geben. Auf diese Weise soll erreicht werden, dass eine eindeutige Feststellung von Verantwortlichen erfolgen kann.
- Für die Gewährleistung einer ordnungsgemäßen Pflegequalität werden vor allem die Erfüllung bestimmter fachlicher Qualifikationen durch die Beschäftigten, eine Organisation und Durchführung der Pflege nach Maßgabe anerkannter Standards, eine ausreichende Personalausstattung, eine angemessene hauswirtschaftliche Versorgung sowie die Einhaltung hygienischer Standards gefordert.
- Die Abläufe in der Pflege sollen nachvollziehbar sein. Dazu sind Dokumentation, eine Pflegeplanung sowie Förder- und Hilfspläne für Behinderte vorgesehen.
- Die zuständigen Behörden sollen die notwendige Qualität der Pflege gewährleisten können. Deshalb muss das Betreiben einer Pflegeeinrichtung rechtzeitig vor der Aufnahme des Betriebs angezeigt werden. Durch angekündigte, aber auch unangekündigte Überprüfungen der Aufsichtsbehörden und Pflegekassen (MDK) sollen Missstände gar nicht erst aufkommen oder zumindest rasch entdeckt werden (> 3.1.5). Gegen erkannte Mängel können die zuständigen Behörden im Rahmen eines abgestuften Vorgehens bis hin zu Betriebsuntersagungen einschreiten.
- An die Zuverlässigkeit von Personen in der Leitung einer Pflegeeinrichtung werden erhebliche Anforderungen gestellt: Bestimmte Vorstrafen – etwa Verurteilungen wegen Sexualdelikten oder wegen vorsätzlicher Körperverletzung – schließen eine solche Tätigkeit uneingeschränkt aus, andere dürfen zumindest in den letzten fünf Jahren nicht vorgelegen haben. Sogar die wiederholte Begehung bestimmter auf die Pflegetätigkeit bezogener Ordnungswidrigkeiten steht einer solchen Tätigkeit unter Umständen entgegen.
- Die Bewohner sollen vor Übervorteilungen geschützt werden, was sich in Vorschriften über die zulässige Höhe des zu zahlenden Entgelts, über die Transparenz von Regelungen und schließlich in dem Verbot, von Bewohnern oder Interessenten an einem Platz Geld oder geldwerte Vorteile zu fordern oder entgegenzunehmen, zeigt. Verstöße gegen das zuletzt genannte Verbot können in Bayern als Ordnungswidrigkeit mit Geldbußen bis zu 25.000 Euro geahndet werden.
- An die bauliche Ausstattung stationärer Pflegeeinrichtungen werden zahlreiche Mindestanforderungen, etwa in Bezug auf eine Mindestgröße der Zimmer, eine Höchstzahl (zwei) der Bewohner eines Zimmers, die notwendigen sanitären Einrichtungen oder auch in Bezug auf Existenz und Ausstattung von Gemeinschaftsräumen gestellt.
- Schließlich soll durch eine Bewohnervertretung, deren Größe, Wahl und Aufgaben im Gesetz näher geregelt sind, sichergestellt werden, dass die Bewohner eines Heims an der Regelung ihrer Angelegenheiten ein angemessenes Mitspracherecht haben.

8.2.2 Wohn- und Betreuungsvertragsgesetz (WBVG)

Der Anwendungsbereich dieser – bundeseinheitlich geltenden – zivilrechtlichen Regelung entspricht derjenigen der Heimgesetze. Auch das WBVG regelt noch einmal ausdrücklich, dass seine Bestimmungen nicht für Krankenhäuser, Internate, Rehabilitationseinrichtungen sowie Kur- und Erholungsheime gelten. Zentrale Zielsetzung für die *Gestaltung der Vertragsbedingungen* ist der Schutz vor Übervorteilung des jeweiligen Heimbewohners. Zur Erreichung dieses Ziels sind vor allem die nachfolgend dargestellten, teilweise von den Regelungen des allgemeinen Zivilrechts abweichenden Bestimmungen von Bedeutung:
- Die Anwendbarkeit des WBVG kann nicht dadurch verhindert werden, dass die einzelnen Leistungen für den Bewohner von verschiedenen Anbietern erbracht werden.
- Bereits vor Vertragsschluss ist der Bewohner über die wesentlichen Vertragsinhalte in einer gut verständlichen Sprache zu informieren (§ 3 WBVG).
- Verträge, die dem WBVG unterfallen, sind grundsätzlich auf unbestimmte Zeit geschlossen (§ 4 WBVG) und können vom Unternehmer im Regelfall nicht ordentlich gekündigt werden

(§ 12 WBVG). Der Bewohner seinerseits kann dagegen immer ordentlich kündigen.
- Eine Geschäftsunfähigkeit des Bewohners bleibt für die Vergangenheit ohne Auswirkungen (§ 4 WBVG). Damit soll verhindert werden, dass eine nicht erkannte Geschäftsunfähigkeit eines Bewohners – was bei alten Menschen nicht ganz selten ist – komplizierte Rückabwicklungen gegenseitiger Leistungen notwendig macht, deren wirtschaftliche Auswirkungen im Einzelfall zusätzlich noch schwer vorhersehbar sein könnten.
- Verträge enden mit dem Tod des Bewohners. Lediglich der Entgeltanteil für das Wohnen kann, wenn ein Zimmer nicht sofort geräumt wird, noch für bis zu 14 Tage weitergefordert werden (§ 6 WBVG).
- Bei verändertem Betreuungsbedarf haben beide Seiten ein Recht auf Anpassung des Vertrags (§ 8 WBVG). Das bedeutet, dass der Träger des Heims jetzt etwa zusätzlich benötigte Pflegeleistungen zur Verfügung stellen muss, während der Bewohner das dafür anfallende höhere Entgelt zu bezahlen hat. Dagegen darf der Vertrag wegen eines veränderten Pflegebedarfs nicht gekündigt werden; auch auf einen Wegfall oder eine Veränderung der Geschäftsgrundlage kann sich niemand berufen. Hintergrund dieser Regelungen ist, dass dem alten oder behinderten Menschen sein Lebensmittelpunkt so weit als nur irgend möglich erhalten werden soll.
- Geforderte Entgelte müssen angemessen sein. Änderungen des Entgelts können nur verlangt werden, wenn sich die Kostenbelastungen für den Träger – etwa durch Lohnerhöhungen bei den Pflegekräften – ändern (§ 9 WBVG).
- Bei Nicht- oder Schlechtleistungen des Trägers kann der Bewohner für bis zu sechs Monate rückwirkend eine angemessene Kürzung des Entgelts verlangen (§ 10 WBVG).
- Eine vom Bewohner zu erbringende Sicherheitsleistung darf maximal das Doppelte des monatlichen Entgelts betragen (§ 14 WBVG).

Für den **Fall** bedeutet das, dass Frau Gruber nicht gekündigt werden darf. Den jetzt deutlich erhöhten Anforderungen an ihre Pflege muss vielmehr die Pflegeeinrichtung genügen, in der sie seit neun Jahren ihren Lebensmittelpunkt gefunden hat.

8.3 Verträge im Bereich der ambulanten Pflege

WAS DENKEN SIE?
Fall
Wolfgang Winter hat vor sieben Jahren seine Ausbildung zum Altenpfleger mit Erfolg abgeschlossen. Danach arbeitete er ein Jahr in einem Altenheim, nahm dann aber, weil ihm die Bezahlung zu schlecht war, eine Stelle als Maschinenführer in einem Industriebetrieb an. Nach der Insolvenz dieses Betriebs arbeitet er mittlerweile seit neun Monaten bei einem ambulanten Pflegedienst, ist mit seinem Verdienst aber wiederum nicht zufrieden. Er überlegt sich, einen Teil der Menschen, die er jetzt im Rahmen dieses Pflegedienstes betreut, selbstständig zu versorgen, und verspricht sich davon in erster Linie ein besseres Einkommen. Hat sein Vorhaben Aussicht auf Erfolg?

Im Bereich der ambulanten Pflege gibt es drei wesentliche Vertragsbeziehungen:
1. Die Verträge der bei einem Pflegedienst angestellten Pflegekräfte sind Arbeitsverträge und unterliegen deren Regeln (7.1).
2. Die Verträge zwischen einem Pflegedienst und der zu pflegenden Person stellen Dienstverträge dar. Sie können entweder – was vor allem privat Versicherte betrifft – unmittelbar zwischen dem Pflegedienst und der zu pflegenden Person abgeschlossen werden, oder es handelt sich, soweit die Pflegekassen vor allem für gesetzlich Versicherte Pflegedienste zur Verfügung stellen, um einen Vertrag zugunsten Dritter, nämlich der zu pflegenden Person.
3. Schließlich gibt es noch die Vertragsbeziehung zwischen den Pflegekassen und dem Anbieter von Pflegeleistungen, die an dieser Stelle näher besprochen werden soll.

Im Interesse einer hinreichenden Pflegequalität kann man nicht einfach und ohne Erfüllung bestimmter Voraussetzungen einen Pflegedienst eröffnen. Mit einem Pflegedienst ist dabei eine Tätigkeit gemeint, die von einem Betriebssitz aus in der Umgebung dieses Betriebssitzes Pflegeleistungen in den Wohnungen der zu pflegenden Personen erbringt. § 71 SGB XI fordert vielmehr von demjenigen, der einen Pflegedienst eröffnen möchte, einige Voraussetzungen, um die nötige Qualität des Angebots zu gewährleisten:
- Zunächst muss die betreffende Person eine abgeschlossene Berufsausbildung als Gesundheits- und Krankenpfleger, als Gesundheits- und

Kinderkrankenpfleger oder als Altenpfleger nachweisen. Darüber hinaus ist teilweise auch eine Ausbildung als Heilerziehungspfleger ausreichend.
- Wer einen Pflegedienst eröffnen möchte, muss in den letzten acht Jahren mindestens zwei Jahre in einem Pflegeberuf tätig gewesen sein.
- Schließlich muss eine mit Erfolg abgeschlossene Weiterbildung für Leitungsfunktionen mit einem Umfang von mindestens 460 Stunden nachgewiesen werden.

Wer so qualifiziert ist, kann nach § 72 SGB XI bei der für seinen Betriebssitz zuständigen Pflegekasse eine Zulassung beantragen. Dafür muss er über die oben genannten Bedingungen hinaus noch einige weitere Voraussetzungen erfüllen:
- Ein Pflegedienst muss gewährleisten, die Pflegeleistungen jederzeit erbringen zu können. Deshalb ist es notwendig, dass er über seinen nach den oben genannten Voraussetzungen qualifizierten Inhaber hinaus noch eine von Bundesland zu Bundesland verschiedene Anzahl von Pflegekräften in Vollzeit beschäftigt.
- Der Pflegedienst muss sich einem Qualitätsmanagement unterziehen und die Anwendung von Expertenstandards – also eine fachgerechte Pflege – gewährleisten.
- Der Pflegedienst muss eine sachgerechte Bezahlung der bei ihm angestellten Pflegekräfte gewährleisten.

Die Pläne von Herrn Winter haben also derzeit noch keine Aussicht auf Erfolg. Die notwendige praktische Berufserfahrung wird er zwar bald nachweisen können, aber ohne den Nachweis einer erfolgreichen Weiterbildung für Leitungsfunktionen hat er keine Chance, sich mit einem Pflegedienst selbstständig zu machen.

8.4 Arznei- und Betäubungsmittelwesen, Lebensmittelrecht

8.4.1 Arzneimittelgesetz (AMG)

WAS DENKEN SIE?
Fall
Paul Pauker, Züchter von Labortieren, Hobbychemiker und meist in finanziellen Nöten, macht in seiner Freizeit gern Experimente mit pharmazeutischen Zubereitungen. Er entwickelt dabei eher zufällig eine Beimischung zum Futter, die bei seinen weißen Mäusen das Fell dicht, kräftig und seidig glänzend wachsen lässt. Paul Pauker, dessen Haar schon schütter ist, nimmt daraufhin selbst dieses von ihm erfundene „Arzneimittel" ein. Schon bald wachsen auch bei ihm die Haare kräftig. Zusätzlich hellt sich seine sonst eher gedrückte Stimmung auf, seine Schlafstörungen verschwinden und auch seine Kopf- und Magenschmerzen lassen nach.
Paul Pauker glaubt, nun endlich eine gute Geldquelle gefunden zu haben, indem er das von ihm erfundene und angefertigte „Arzneimittel" in großem Stil verkauft. Er inseriert in mehreren Zeitschriften: „Neu entwickeltes, völlig unschädliches, 100 % wirksames Arzneimittel gegen Schmerzen aller Art, Schlafstörungen und Haarausfall. 100 Tabletten zum Sonderpreis von 39,90 Euro."
Die Nachfrage ist groß, die Produktion im Heimlabor läuft auf Hochtouren. Aber schon nach einigen Wochen müssen mehrere Personen, die Paul Paukers „Arzneimittel" eingenommen haben, mit schweren Herz- und Kreislaufstörungen auf Intensivstationen eingeliefert und behandelt werden. Einige Tage später steht die Polizei vor Paul Paukers Tür und beschlagnahmt die gesamte Laboreinrichtung. Eine Verhaftung und ein Prozess folgen.
Wie beurteilen Sie diesen Fall? Erfolgte das Einschreiten der Polizei zu Recht? Hat Paul Pauker gegen das Arzneimittelrecht verstoßen?

Das **Arzneimittelgesetz**
- regelt die staatlichen Anforderungen an die Qualität, Unbedenklichkeit und Wirksamkeit von Arzneimitteln für Mensch und Tier,
- ordnet die Zulassung, Registrierung, den Verkehr und die behördliche Überwachung von Arzneimitteln,
- enthält Bestimmungen über die klinische Prüfung von Arzneimitteln, das Verfallsdatum, die Beobachtung und Auswertung von Arzneimittelrisiken und -nebenwirkungen sowie die Haftung für Arzneimittelschäden,
- schützt den Verbraucher vor Arzneimittelrückständen in Lebensmitteln nach Anwendung von Tierarzneimitteln,
- bestimmt die Information über Arzneimittel, die Werbung auf dem Gebiet des Heilwesens und die Tätigkeit der Pharmaberater,
- enthält Straf- und Bußgeldvorschriften bei Zuwiderhandlungen und
- bemüht sich um die Schaffung eines einheitlichen europäischen Arzneimittelrechts mit einem gemeinsamen europäischen Arzneimittelmarkt.

Begriffsbestimmungen (§§ 2–4)

- **Arzneimittel** sind nach der Definition des Arzneimittelgesetzes Stoffe und Zubereitungen aus Stoffen,
  - die zur Anwendung im oder am menschlichen oder tierischen Körper bestimmt sind und als Mittel mit Eigenschaften zur Heilung oder Linderung oder zur Verhütung menschlicher oder tierischer Krankheiten oder krankhafter Beschwerden bestimmt sind oder
  - die im oder am menschlichen oder tierischen Körper angewendet oder einem Menschen oder einem Tier verabreicht werden können, um entweder
    - die physiologischen Funktionen durch eine pharmakologische, immunologische oder metabolische Wirkung wiederherzustellen, zu korrigieren oder zu beeinflussen oder
    - eine medizinische Diagnose zu erstellen.
  - Als Arzneimittel gelten auch Gegenstände, die ein Arzneimittel enthalten oder auf die ein Arzneimittel aufgebracht ist und die dazu bestimmt sind, mit dem menschlichen oder tierischen Körper dauernd oder vorübergehend in Berührung gebracht zu werden.
  - Verbandsstoffe und chirurgisches Nahtmaterial zählen ebenfalls zu den Arzneimitteln.
- **Fertigarzneimittel** sind Arzneimittel, die im Voraus hergestellt und in einer zur Abgabe an den Verbraucher bestimmten Packung in den Verkehr gebracht werden.
- **Blutzubereitungen** sind Arzneimittel, die aus Blut gewonnene Blut-, Plasma- oder Serumkonserven, Blutbestandteile oder Zubereitungen aus Blutbestandteilen sind oder als Wirkstoffe enthalten, z. B. Vollblutkonserve, Erythrozyten- oder Thrombozytenkonzentrat, Immunglobuline.
- **Sera / Seren** (Einzahl: Serum) sind Arzneimittel, die Antikörper enthalten, z. B. Tetanus- oder Rötelnimmunglobulin.
- **Impfstoffe** sind Arzneimittel, die Antigene enthalten und dazu bestimmt sind, bei Mensch oder Tier zur Erzeugung von spezifischen Abwehr- oder Schutzstoffen (Antikörper) angewendet zu werden, z. B. Tetanus- oder Masernimpfstoff.
- **Radioaktive Arzneimittel** sind Substanzen, die ionisierende Strahlen spontan aussenden und wegen dieser Eigenschaft zur Diagnostik oder Therapie eingesetzt werden, z. B. radioaktives Jod zur innerlichen Bestrahlung der Schilddrüse.
- **Nebenwirkungen** sind beim *bestimmungsgemäßen Gebrauch* eines Arzneimittels auftretende schädliche und unbeabsichtigte Reaktionen auf das Arzneimittel. Als schwerwiegend wird eine Nebenwirkung eingestuft, wenn sie tödlich oder lebensbedrohend ist, eine stationäre Behandlung erforderlich macht oder zu einer bleibenden, schwerwiegenden Behinderung führt.
- **Charge** ist die jeweils aus derselben Ausgangsmenge in einem einheitlichen Herstellungsgang erzeugte Menge eines Arzneimittels. Wird ein Arzneimittel kontinuierlich erzeugt, bezieht sich die Charge auf einen bestimmten Zeitraum.
- **Klinische Prüfung** ist jede am Menschen durchgeführte Untersuchung, die dazu bestimmt ist, klinische oder pharmakologische Wirkungen von Arzneimitteln zu erforschen oder nachzuweisen oder Nebenwirkungen festzustellen oder die Resorption, die Verteilung, den Stoffwechsel oder die Ausscheidung zu untersuchen, mit dem Ziel, sich von der Unbedenklichkeit oder Wirksamkeit der Arzneimittel zu überzeugen.

Anforderungen an Arzneimittel (§§ 5–8)

- Es ist verboten, bedenkliche Arzneimittel in den Verkehr zu bringen: Bedenklich sind Arzneimittel, deren schädliche *Nebenwirkungen* bei bestimmungsgemäßem Gebrauch über ein noch vertretbares Maß hinausgehen.
- Es ist verboten, Arzneimittel *zu Dopingzwecken* im Sport in den Verkehr zu bringen, zu verschreiben oder bei anderen anzuwenden.
- Es ist zum *Schutz vor Täuschungen* verboten, Arzneimittel herzustellen oder in den Verkehr zu bringen,
  - die in ihrer Qualität gemindert sind, weil sie von den anerkannten pharmazeutischen Regeln abweichen,
  - die mit irreführenden Bezeichnungen, Angaben oder Aufmachungen versehen sind oder
  - bei denen das Verfallsdatum bereits abgelaufen ist.

Kennzeichnung (§ 10)

Auf den Behältnissen oder äußeren Umhüllungen von **Fertigarzneimitteln** müssen angegeben sein:
- Name oder Firma und Anschrift des verantwortlichen pharmazeutischen Unternehmens
- Bezeichnung des Arzneimittels (auch in Blindenschrift) mit Stärke und Darreichungsform
- Zulassungsnummer (Zul.-Nr.)
- Chargenbezeichnung (Ch.-B.) oder Herstellungsdatum
- Darreichungsform (Tabletten, Tropfen, Dragees usw.)
- Inhalt nach Gewicht, Rauminhalt oder Stückzahl
- Art der Anwendung (äußerlich, innerlich usw.)
- Wirkstoffe nach Art und Menge und sonstige Bestandteile nach der Art
- Bei gentechnologisch gewonnenen Wirkstoffen der dazu veränderte Mikroorganismus oder die Zelllinie
- Verfallsdatum („verwendbar bis […]") mit Monat und Jahr
- Hinweise wie „apothekenpflichtig", „verschreibungspflichtig", „unverkäufliches Muster", „Warnhinweise", „homöopathisches Arzneimittel"
- Hinweise für die Lagerung, z. B. „Arzneimittel für Kinder unzugänglich aufbewahren", „im Kühlschrank lagern", „vor Sonnenlicht schützen"
- Vorsichtsmaßnahmen für die Beseitigung von nicht verwendeten Arzneimitteln
- Verwendungszweck bei nicht verschreibungspflichtigen Arzneimitteln

Packungsbeilage (§ 11)

Jedes Arzneimittel muss eine Gebrauchsinformation als Packungsbeilage oder aufgedruckt enthalten. Darin müssen allgemein verständlich in deutscher Sprache stehen:
- Informationen zur Identifizierung des Arzneimittels
  - Genaue Bezeichnung
  - Stoff- oder Indikationsgruppe oder Wirkungsweise
- Anwendungsgebiete
- Informationen, die vor der Einnahme des Arzneimittels bekannt sein müssen
  - Gegenanzeigen
  - Vorsichtsmaßnahmen für die Anwendung
  - Wechselwirkungen mit anderen Mitteln
  - Warnhinweise
- Für eine ordnungsgemäße Anwendung erforderliche Anleitungen über
  - Dosierung
  - Art der Anwendung
  - Häufigkeit und Zeitpunkt der Verabreichung
  - Dauer der Behandlung
  - Hinweise für den Fall der Überdosierung
  - Ausdrückliche Empfehlung, den Arzt oder Apotheker bei klärenden Fragen zur Anwendung zu befragen
- Nebenwirkungen
  - Beschreibung der Nebenwirkungen
  - Zu ergreifende Gegenmaßnahmen
  - Aufforderung, jeden Verdachtsfall einer Nebenwirkung dem Arzt, Apotheker oder einem Angehörigen der Gesundheitsberufe zu melden
- Hinweis auf das Verfallsdatum
  - Warnung, das Arzneimittel nach Ablauf des Datums anzuwenden
  - Hinweise zur Aufbewahrung und Haltbarkeit nach Öffnung
  - Warnung vor sichtbaren Anzeichen dafür, dass das Arzneimittel nicht mehr zu verwenden ist
  - Vollständige Aufzählung der Wirkstoffe und sonstigen Bestandteile des Arzneimittels mit genauen Mengenangaben
  - Darreichungsform und Inhalt nach Gewicht, Rauminhalt oder Stückzahl
  - Name und Anschrift des pharmazeutischen Unternehmers und seiner Vertretung vor Ort
  - Name und Anschrift des Herstellers oder des Einführers.
- Datum der letzten Überarbeitung des Packungsbeilage

Problematisch ist, dass auch sehr seltene Nebenwirkungen aufgeführt werden müssen. Dies führt oft zu einer starken Verunsicherung, und viele Patienten nehmen aus falscher Angst die vom Arzt verordneten Arzneimittel nicht mehr oder in zu geringer Dosierung ein.

Für Fachkreise müssen ausführliche *Fachinformationen* zur Verfügung gestellt werden. Damit kann sich der Arzt z. B. genauer über die Wechselwirkungen mit anderen Arzneimitteln und die Verteilung des Arzneimittels im Körper informieren.

Herstellung von Arzneimitteln (§§ 13–20)

- Die gewerbs- oder berufsmäßige Herstellung von Arzneimitteln bedarf einer Erlaubnis durch die zuständige Behörde.
- Der Herstellungsleiter muss die erforderliche, im Gesetz festgelegte Sachkenntnis nachweisen. Er ist für die vorschriftsmäßige Herstellung, Lagerung und Kennzeichnung der Arzneimittel verantwortlich.

Zulassung (§§ 21–37)

- Fertigarzneimittel dürfen im Geltungsbereich des Arzneimittelgesetzes nur in den Verkehr gebracht werden, wenn sie durch die zuständige Bundesoberbehörde zugelassen sind.
- Nach eingehender Prüfung zugelassen werden Arzneimittel nur vom *Bundesinstitut für Arzneimittel und Medizinprodukte,* Seren und Impfstoffe nur vom *Bundesamt für Sera und Impfstoffe* (Paul-Ehrlich-Institut, ➤ 3.1.2).
- Die Zulassung kann auf einen bestimmten Zeitraum oder bestimmte Anwendungsgebiete beschränkt sein.
- Über Änderungen der Zulassung muss die zuständige Bundesoberbehörde die Öffentlichkeit auf einem Internetportal oder auf andere Weise unverzüglich informieren.

Vor der Zulassung sind umfangreiche Untersuchungen erforderlich. An erster Stelle stehen die Tierversuche, erst dann erfolgt die Erprobung an gesunden Menschen, die sich *freiwillig* zur Verfügung stellen. Sind bei diesen beiden Stufen nur Risiken aufgetreten, die – gemessen an der voraussichtlichen Bedeutung des Arzneimittels für die Heilkunde – ärztlich vertretbar sind, und hat eine nach Landesrecht gebildete, unabhängige Ethikkommission zugestimmt, kommt das Arzneimittel in die **klinische Prüfung:** Das Arzneimittel wird nun in breiterem Rahmen unter Aufsicht eines qualifizierten Leiters nach festgelegtem Plan an Kranken erprobt. Die Patienten oder ihre gesetzlichen Vertreter müssen zuvor über Wesen, Bedeutung und Tragweite der klinischen Prüfung aufgeklärt werden und ihr schriftliches Einverständnis dazu geben. Für den Schadensfall besteht eine Versicherung. Der Schutz des Menschen bei der klinischen Prüfung ist in den §§ 40–42 des Arzneimittelgesetzes geregelt. Die eigentliche Zulassung erfolgt nur, wenn alle diese Untersuchungen gezeigt haben, dass das neue Arzneimittel den gesetzlichen Anforderungen entspricht. Sie kann jederzeit widerrufen werden.

Auch nach Erhalt der Zulassung trägt der Inhaber der Zulassung weiter Verantwortung. Er muss Unterlagen über alle Verdachtsfälle von Nebenwirkungen führen und bei schwerwiegenden Nebenwirkungen den Verdacht unverzüglich der zuständigen Bundesoberbehörde melden. Dorthin müssen auch regelmäßig Unbedenklichkeitsberichte übersandt werden, die auch eine wissenschaftliche Bewertung des Nutzen-Risiko-Verhältnisses enthalten.

Homöopathische Arzneimittel (§§ 38–39)

Die homöopathischen Arzneimittel dürfen nicht der Verschreibungspflicht unterliegen. Sie müssen nicht zugelassen, sondern nur registriert werden. Dazu werden sie in das von der zuständigen Bundesoberbehörde geführte *Register für homöopathische Arzneimittel* eingetragen. Das Mittel darf bei bestimmungsgemäßem Gebrauch keinesfalls schädliche Wirkungen haben. Bei homöopathischen Arzneimitteln dürfen keine Angaben über Anwendungsgebiete gemacht werden. Sie müssen aber den Hinweis an den Anwender enthalten, bei während der Anwendung fortdauernden Krankheitssymptomen medizinischen Rat einzuholen. Für *traditionell pflanzliche Arzneimittel* gelten vergleichbare Vorschriften.

Abgabe von Arzneimitteln (§§ 43–53)

Bis auf wenige Ausnahmen, z. B. Heilwässer und deren Salze, bestimmte Pflanzen, Pflanzenteile, -säfte und -destillate, einige äußerlich anwendbare Desinfektionsmittel und Nahrungsergänzungsmittel, dürfen Arzneimittel nur in Apotheken in den Verkehr gebracht werden und sind somit **apothekenpflichtig.** Ein solches Arzneimittel kann sich jeder nach eigenem Wunsch oder Empfehlung des Apothekers auf eigene Rechnung in einer Apotheke kaufen. Der

Verschreibungspflicht (§ 48) unterliegen alle Arzneimittel, die
- die Gesundheit von Mensch und Tier auch bei bestimmungsgemäßem Gebrauch gefährden können, wenn sie ohne ärztliche Überwachung angewendet werden,
- häufig in erheblichem Umfang nicht bestimmungsgemäß gebraucht werden, z. B. Schlaftabletten, Psychopharmaka, und
- die aus Stoffen zubereitet sind, deren Wirkung in der medizinischen Wissenschaft nicht allgemein bekannt ist, z. B. neu zugelassene Arzneimittel mindestens in den ersten drei Jahren.

Verschreibungspflichtige Arzneimittel dürfen nur von Ärzten, Zahnärzten oder Tierärzten verschrieben und nur in Apotheken verkauft werden. Jede Verschreibung (Rezept) muss gemäß der *Arzneimittel-Verschreibungsverordnung* bestimmte *Angaben* enthalten:
- Vorname und Name, Berufsbezeichnung, Anschrift und eigenhändige Unterschrift des ausstellenden Arztes
- Ausfertigungsdatum
- Name(n) des/der verordneten Arzneimittel(s)
- Packungsgröße oder genaue Menge des Arzneimittels (fehlt diese Angabe, darf der Apotheker nur die kleinste Packung abgeben)
- Dosierung (wenn sie von der Gebrauchsinformation abweicht)
- Name, Vorname und Geburtsdatum des Patienten
- Gültigkeitsdauer der Verschreibung (ohne diese Angabe gilt die Verschreibung drei Monate)
- Eigenhändige Unterschrift oder qualifizierte elektronische Signatur der verschreibenden Person
- Bei Kassenrezepten Angabe der Krankenkasse und des Mitglieds (bei Familienversicherung)

Arzneimittel, die zum Verkehr außerhalb von Apotheken freigegeben sind, dürfen im Einzelhandel verkauft werden. Im Geschäft muss eine Person anwesend sein, die die erforderliche Sachkenntnis (nachgewiesen durch Fortbildung und Prüfung bei der zuständigen Behörde) besitzt und den Kunden entsprechend beraten kann.

Betriebe und Einrichtungen, in denen Arzneimittel hergestellt, geprüft, gelagert, verpackt oder in Verkehr gebracht werden, unterliegen der Überwachung durch die zuständige Behörde, z. B. Bundesinstitut für Arzneimittel und Medizinprodukte. Auf diese Weise wird sichergestellt, dass die Vorschriften des Arzneimittelgesetzes auch eingehalten werden.

Pharmakovigilanz und Haftung für Arzneimittelschäden

Das Bundesministerium für Arzneimittel und Medizinprodukte überwacht und bewertet die bei der Anwendung von Arzneimitteln auftretenden Risiken und Nebenwirkungen. Es ergreift und koordiniert die erforderlichen Maßnahmen.

Der Inhaber der Arzneimittelzulassung ist zur laufenden, systematischen Überwachung der Sicherheit des Arzneimittels (**Pharmakovigilanz**) verpflichtet. Er muss dazu ein entsprechendes Überwachungssystem und ein Risikomanagement durch einen Stufenplanbeauftragten einrichten, um mögliche Gefährdungen durch sein Arzneimittel rechtzeitig zu erkennen und abzuwenden. In regelmäßigen Abständen müssen Unbedenklichkeitsberichte an die zuständige Bundesoberbehörde übermittelt werden.

Der pharmazeutische Unternehmer haftet für die von ihm in den Verkehr gebrachten Arzneimittel und muss eine entsprechende Deckungsvorsorge, z. B. durch eine Haftpflichtversicherung, erbringen. Die **Schadensersatzpflicht** tritt ein, wenn
- das Arzneimittel bei bestimmungsgemäßem Gebrauch schädliche Wirkungen hat, die über ein nach den Erkenntnissen der medizinischen Wissenschaft vertretbares Maß hinausgehen und ihre Ursache im Bereich der Entwicklung oder der Herstellung haben, und
- der Schaden infolge einer nicht den Erkenntnissen der medizinischen Wissenschaft entsprechenden Kennzeichnung, Fachinformation oder Gebrauchsinformation eingetreten ist.

Werbung

Das Arzneimittelgesetz wird ergänzt durch das **Gesetz über die Werbung auf dem Gebiet des Heilwesens.** Dieses Gesetz enthält zahlreiche Detailregelungen und insbesondere Einschränkungen für eine Werbung außerhalb von Fachkreisen. So darf

- eine Werbung nicht irreführend sein; es darf also nicht versprochen werden, dass es z. B. keine Nebenwirkungen gibt oder der Behandlungserfolg mit Sicherheit eintritt,
- für die Behandlung zahlreicher Erkrankungen gar nicht geworben werden; dazu gehören meldepflichtige Infektionskrankheiten (> 8.5.1), bösartige Neubildungen, Suchtkrankheiten außer Nikotinabhängigkeit, Komplikationen bei Schwangerschaft, Entbindung und Wochenbett,
- die Werbung keine Gutachten, Empfehlungen, Krankengeschichten, Bilder von Zuständen vor und nach der Behandlung beinhalten,
- eine Werbeaussage keine Angstgefühle hervorrufen oder ausnutzen,
- die Werbung nicht zur Selbsterkennung und Selbstbehandlung von Krankheiten anleiten und keine Fremdbehandlungen anbieten,
- keine zusätzliche Werbegabe versprochen werden.

Bei einer Werbung in audiovisuellen Medien wie dem Fernsehen muss anschließend der Satz „Zu Risiken und Nebenwirkungen lesen Sie die Packungsbeilage und fragen Sie Ihren Arzt oder Apotheker" deutlich lesbar eingeblendet und gleichzeitig gesprochen werden.

Paul Pauker hat im anfangs dargestellten **Fall** gegen zahlreiche Vorschriften des Arzneimittelgesetzes verstoßen:
- Er hat ein bedenkliches Arzneimittel in den Verkehr gebracht, dem vermutlich auch keine vorschriftsmäßige Gebrauchsinformation beigefügt war.
- Er hatte nicht die Erlaubnis zur Herstellung und zum Handel mit Arzneimitteln.
- Er konnte nicht die gesetzlich vorgeschriebene Sachkenntnis nachweisen.
- Das Arzneimittel war weder klinisch geprüft noch vom Bundesinstitut für Arzneimittel und Medizinprodukte zugelassen.
- Eine Haftpflichtversicherung für Arzneimittelschäden bestand nicht.
- Die Werbung war irreführend.

8.4.2 Betäubungsmittelrecht

Den Verkehr mit Betäubungsmitteln regeln
- das *Gesetz über den Verkehr mit Betäubungsmitteln (Betäubungsmittelgesetz),*
- die *Betäubungsmittel-Verschreibungsverordnung* und
- *Handels- und Kostenverordnungen.*

Die teilweise sehr strengen Anordnungen und Beschränkungen des Betäubungsmittelgesetzes sollen Suchtgefahren vorbeugen.

Betäubungsmittelgesetz (BtMG)

Das Gesetz enthält Bestimmungen zur Regelung und Kontrolle des legalen Betäubungsmittelverkehrs, d. h. Betäubungsmittel, die zur Therapie und in der Forschung benötigt werden. **Betäubungsmittel (BtM)** im Sinne des BtMG sind die in dessen Anlagen I – III aufgezählten Stoffe und Zubereitungen.

- **Anlage I** enthält die *nicht verkehrsfähigen Betäubungsmittel*, z. B. Cannabis, Heroin, Meskalin. Diese Stoffe dürfen nicht hergestellt werden, und es darf kein Handel mit ihnen betrieben werden. Sie sind besonders stark suchtgefährdend und für die Therapie nicht von Bedeutung. Nur ausnahmsweise kann eine Erlaubnis vom Bundesinstitut für Arzneimittel und Medizinprodukte (> 3.1.2) zu wissenschaftlichen oder anderen im öffentlichen Interesse liegenden Zwecken erteilt werden.
- In **Anlage II** sind *verkehrs-, aber nicht verschreibungsfähige Betäubungsmittel* aufgezählt, z. B. Kokain oder bestimmte Zubereitungen von Morphin. Mit diesen Stoffen dürfen Arzneimittelhersteller oder Apotheken arbeiten, sie dürfen dem Patienten in dieser Form aber nicht verschrieben werden.
- Nur in **Anlage III** finden sich die *verschreibungsfähigen Betäubungsmittel*, z. B. Amphetamin, spezielle Zubereitungen von Cannabis, Morphin, Tilidin, Pethidin, Barbiturate, Methadon.

Die Liste der Betäubungsmittel wird laufend durch Betäubungsmittelrechts-Änderungsverordnungen den aktuellen Bedürfnissen angepasst. So werden missbräuchlich in Modedrogen verwendete psychoaktive Stoffe neu in die Anlagen I und II aufgenommen oder deren Abgabe begrenzt. Andererseits wurden Wirkstoffe, z. B. Cannabisextrakte, in die Liste der verordnungsfähigen und für die Therapie zugelassenen Betäubungsmittel überführt.

Wer Betäubungsmittel anbauen, herstellen, mit ihnen Handel treiben, sie erwerben oder in den Verkehr bringen will, bedarf einer **Erlaubnis** des Bundesinstituts für Arzneimittel und Medizinprodukte. Ausnahmen bestehen nur für Apotheken und den Patienten, der ein Betäubungsmittel vom Arzt verordnet bekommen hat. Die Erlaubnis wird nur erteilt, wenn die vorgeschriebenen strengen Kontroll- und Sicherheitsbedingungen erfüllt sind und ein Missbrauch ausgeschlossen ist. Über den Verkehr mit Betäubungsmitteln müssen sorgfältige und genaueste Aufzeichnungen auf vorgeschriebenen Formblättern oder in Form von elektronischen Dokumenten gemacht und auf Anforderung den zuständigen Behörden vorgelegt werden.

Umgang mit Betäubungsmitteln in Krankenhäusern und Pflegeeinrichtungen

Wer Betäubungsmittel in seinem Besitz hat, muss diese gesondert aufbewahren und gegen unbefugte Entnahme und Missbrauch schützen. Diese Vorschriften bedeuten für den **Stationsbetrieb** in Krankenhäusern und Pflegeeinrichtungen:

- Die Betäubungsmittel müssen *getrennt* von den übrigen Arzneimitteln im gesicherten, stets sorgfältig verschlossenen Betäubungsmittelschrank oder -safe („Giftschrank") verwahrt werden. Der Schlüssel darf für Unbefugte nicht erreichbar sein.
- Zugang und Entnahme von Betäubungsmitteln müssen in den *Betäubungsmittelkarten*, dem *Betäubungsmittelbuch* („Giftbuch") oder *EDV-Ausdrucken* verzeichnet werden (> Abb. 8.2). Der aktuelle Bestand muss errechnet und auch vom Stationsarzt monatlich überprüft werden. Die Unterlagen müssen drei Jahre aufbewahrt werden.
- Angefordert werden die Betäubungsmittel für den Stationsbedarf vom leitenden Stationsarzt auf einem dreiteiligen amtlichen Formblatt, dem Betäubungsmittelanforderungsschein.
- Die nummerierten Betäubungsmittelanforderungsscheine werden vom Bundesinstitut für Arzneimittel und Medizinprodukte an den leitenden Klinikarzt ausgegeben und sind nur zum Gebrauch an seiner Klinik zugelassen.

Der Betäubungsmittelverkehr in Arztpraxen, Krankenhäusern, Pflegeeinrichtungen und Apotheken wird vor Ort von den zuständigen Länderbehörden überwacht. Auf Bundesebene übt das Bundesinstitut für Arzneimittel und Medizinprodukte (Bundesopiumstelle) die Kontrolle über den gesamten Umgang mit Betäubungsmitteln aus, z. B. im Bereich der Forschung. Die Überwachung erfolgt durch Überprüfung der Unterlagen, Besichtigung der Betriebsräume und Probenentnahmen. Nicht mehr gebrauchte oder gebrauchsfähige Betäubungsmittel müssen vom Eigentümer in Gegenwart von zwei Zeugen so

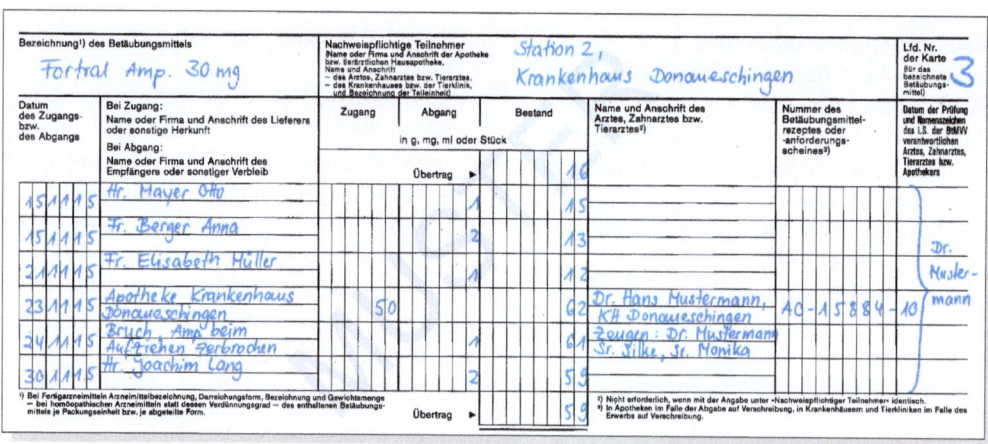

Abb. 8.2 BtM-Karte, in die alle aus der Apotheke gelieferten und auf der Station verabreichten und alle verworfenen BtM eingetragen werden [T188]

endgültig vernichtet werden, dass eine Wiedergewinnung des Betäubungsmittels ausgeschlossen ist und Menschen und Umwelt vor schädlichen Einwirkungen geschützt sind.

Umgang mit Substitutionsmitteln

Mehrere Paragrafen des Betäubungsmittelgesetzes befassen sich mit der Verordnung von **Substitutionsmitteln,** z. B. Methadon, für opiatabhängige Patienten. Die Substitutionsmittel dürfen bei Drogenabhängigen nur eingesetzt werden zur Unterstützung des Entzugs, bei schweren Begleiterkrankungen oder während einer Schwangerschaft und nach der Geburt. Die Substitution muss von einer psychiatrischen und psychosozialen Behandlung und Betreuung begleitet sein. Soziale Eingliederung und Drogenfreiheit bleiben das vorrangige Ziel. Jeder Arzt, der eine Substitutionstherapie durchführen will, muss eine suchttherapeutische Qualifikation besitzen. Das Substitutionsmittel wird dem Patienten in der Praxis oder einer Einrichtung der Suchtkrankenhilfe vom behandelnden Arzt selbst oder dem dafür ausgebildeten, beauftragten und zuverlässigen Personal zum unmittelbaren Gebrauch meist nur in einer Tagesdosis überlassen. Eine Selbstmedikation kann in Ausnahmefällen gestattet werden.

Straftaten und *Ordnungswidrigkeiten* gegen das Betäubungsmittelgesetz sind mit hohen Freiheitsstrafen und Geldbußen bedroht. Bei drogenabhängigen Straftätern können Rehabilitationsmaßnahmen den Strafvollzug abkürzen oder ersetzen.

Betäubungsmittel-Verschreibungsverordnung

Die verkehrs- und verschreibungsfähigen Betäubungsmittel aus Anlage III des Betäubungsmittelgesetzes dürfen nur von Ärzten, Zahnärzten oder Tierärzten im Rahmen einer Behandlung verabreicht und überlassen werden, wenn ihre Anwendung begründet ist. Das heißt, wenn der beabsichtigte Zweck nicht auf andere Weise erreicht werden kann, z. B. durch ein Arzneimittel, das nicht dem Betäubungsmittelgesetz unterliegt. Die Betäubungsmittel dürfen nur in Apotheken *gegen Vorlage der Verschreibung,* die innerhalb von sieben Tagen nach Ausstellung vorgelegt werden muss, abgegeben werden. Sie dürfen nur auf einem *dreiteiligen amtlichen Formblatt* (Betäubungsmittelrezept oder Betäubungsmittelanforderungsschein) bis zu einer bestimmten Höchstmenge bezogen werden und für einen Zeitraum von maximal 30 Tagen verordnet werden. Teil I und Teil II des Betäubungsmittelrezepts müssen in der Apotheke vorgelegt werden.

Teil I wird in der Apotheke zurückbehalten, muss dort drei Jahre aufbewahrt und auf Verlangen den zuständigen Behörden vorgelegt werden. Teil II ist zur Verrechnung mit den Krankenkassen bestimmt. Teil III bleibt beim verschreibenden Arzt zurück und muss von ihm ebenfalls drei Jahre aufbewahrt und auf Verlangen vorgelegt werden. Auf dem **Betäubungsmittelrezept** müssen angegeben werden:
- Name, Vorname und Anschrift des Patienten
- Geburtsdatum des Patienten
- Ausstellungsdatum
- Bezeichnung des Betäubungsmittels, Betäubungsmittelgehalt, Darreichungsform, Menge
- Gebrauchsanweisung mit Einzel- und Tagesmengenangabe oder der Vermerk „gemäß schriftlicher Anweisung" (falls diese dem Patienten bereits vom Arzt ausgehändigt wurde)
- Falls erforderlich Zusatzvermerke wie Praxisbedarf, schwerer Krankheitsfall, Menge ärztlich begründet (muss beim Überschreiten der festgelegten Höchstdosis vermerkt werden)
- Name, Anschrift, Telefonnummer und Berufsbezeichnung des verschreibenden Arztes
- Ungekürzte Unterschrift des verschreibenden Arztes

Das Betäubungsmittelrezept muss in allen Teilen übereinstimmend ausgefüllt werden. Die Adresse des Patienten und der Rezeptinhalt dürfen auch durch andere Personen oder als Computerausdruck ausgefertigt werden. In Notfällen dürfen Betäubungsmittel auch auf einem normalen, mit der Aufschrift „Notfallverschreibung" gekennzeichneten Rezept verordnet werden. Das Betäubungsmittelrezept mit der Kennzeichnung „N" für Notfall muss dazu baldmöglichst nachgereicht werden.

Betäubungsmittelrezepte werden nur vom Bundesinstitut für Arzneimittel und Medizinprodukte in Berlin auf Anforderung an Ärzte, Zahnärzte oder Tierärzte ausgegeben und dürfen nur von diesen verwendet werden. Sie sind mit einer neunstelligen Registriernummer und Sicherheitsmerkmalen versehen. Fahrzeuge des Rettungsdienstes dürfen personenunabhängig durch einen vom Träger benannten, verantwortlichen Arzt mit Betäubungsmitteln ausgestattet werden. Alle Betäubungsmittelverschreibungsformulare müssen vor Diebstahl gesichert aufbewahrt werden. Bei Verlust muss sofort eine Anzeige an das Bundesinstitut für Arzneimittel und Medizinprodukte erstattet werden.

Für die *Therapie chronisch schmerzkranker Patienten* dürfen auch größere Betäubungsmittelmengen und zwei Betäubungsmittel gleichzeitig verschrieben werden. Diese Verordnungen müssen mit dem Buchstaben „A" gekennzeichnet sein.

Sonderbestimmungen für Krankenhäuser und Pflegeeinrichtungen

Für die *Verordnungsmengen* von Stations- und Praxisbedarf gelten gesonderte Bestimmungen. Es darf jedes Betäubungsmittel nur in einer Menge verschrieben werden, die dem durchschnittlichen Bedarf für zwei Wochen entspricht, oder die kleinste Packungsgröße. Der Vorrat an Betäubungsmitteln auf einer Station sollte den Monatsbedarf nicht überschreiten.

Für Patienten in Alten- oder Pflegeeinrichtungen, Hospizen und in der spezialisierten ambulanten Palliativversorgung gelten folgende Bestimmungen (§ 5b):

- Der verordnende Arzt kann bestimmen, dass die Verschreibung durch von ihm angewiesenes oder beauftragtes Personal dieser Einrichtungen in der Apotheke vorgelegt wird.
- Das Betäubungsmittel darf von diesen Personen dem Patienten verabreicht oder zum unmittelbaren Verbrauch überlassen werden.
- Der Arzt darf diese Betäubungsmittel unter seiner Verantwortung lagern und muss den vorgeschriebenen Nachweis über Verbleib und Bestand führen.
- Betäubungsmittel, die gelagert wurden und nicht mehr benötigt werden, können vom Arzt einem anderen Patienten dieser Einrichtung verschrieben, an die versorgende Apotheke zurückgegeben oder in den Notfallvorrat überführt werden.

8.4.3 Lebensmittelrecht

Da zahlreiche Lebensmittel tierische Produkte sind oder enthalten und die Haut bei der Körperpflege und der Anwendung dekorativer Kosmetik mit einer Vielzahl chemischer Stoffe in Kontakt kommt, ist es wichtig, dass der Gesetzgeber die Gesundheit der Verbraucher durch Gesetze und Verordnungen schützt.

Der Verkehr mit Lebensmitteln wird durch das **Lebensmittel-, Bedarfsgegenstände- und Futtermittelgesetzbuch (LFGB)** geregelt. Die Verwirklichung des europäischen Binnenmarkts und die zunehmende Globalisierung führten zu einer Zunahme des Angebots an Lebensmitteln, Genussmitteln, Kosmetika und Bedarfsgegenständen. Das Gesetz wurde deshalb an die in der EU festgesetzten Normen angepasst. Durch ergänzte Bestimmungen für die Überwachung und Einhaltung des Lebensmittelrechts wurde die Zusammenarbeit der Mitgliedsstaaten auf diesem Gebiet geregelt. Das Lebensmittel-, Bedarfsgegenstände- und Futtermittelgesetzbuch ist ein *Dach- und Rahmengesetz*. Es kann aufgrund seiner Bestimmungen jederzeit den aktuellen Erfordernissen angepasst werden. Das Gesetz wird durch eine Vielzahl von Einzelvorschriften ergänzt. Hauptziele dieses Gesetzes sind:

- Der Schutz der Verbraucher vor Gesundheitsgefährdungen durch den Verzehr von Lebensmitteln und den Kontakt mit Bedarfsgegenständen oder Kosmetika
- Der Schutz vor Täuschungen
- Das Sicherstellen einer sachgerechten Information für die Verbraucher
- Der Schutz der Tiere im Hinblick auf ihre Gesundheit und Leistungsfähigkeit
- Der Schutz der Natur vor unerwünschten Stoffen in den tierischen Ausscheidungen

Einige besonders wichtige Regelungen des LFGB lauten:

- Es ist verboten, Lebensmittel für andere derart herzustellen oder zu behandeln, dass ihr Verzehr geeignet ist, die Gesundheit zu schädigen, und solche Lebensmittel in den Verkehr zu bringen.
- Es dürfen nur zugelassene Zusatzstoffe verwendet werden (Zusatzstoffe wollen die Beschaffenheit von Lebensmitteln beeinflussen oder bestimmte Eigenschaften und Wirkungen erzielen).

- Lebensmittel müssen von ihrer Herstellung bis zur Abgabe an den Verbraucher einwandfrei beschaffen und dürfen nicht durch Mikroorganismen verunreinigt sein.
- In Lebensmitteln dürfen Rückstände von Pflanzenschutzmitteln, Düngemitteln oder sonstigen Chemikalien Höchstmengen nicht überschreiten bzw. gar nicht vorhanden sein.
- In vom Tier gewonnenen Lebensmitteln dürfen Stoffe mit pharmakologischer Wirkung nur bis zu einer bestimmten Höchstmenge vorhanden sein.
- Es ist verboten, den Verbraucher durch irreführende Verpackungen, Aufmachungen oder Angaben über die eigentliche, meist geminderte Qualität und Beschaffenheit eines Lebensmittels hinwegzutäuschen.
- Kosmetische Mittel dürfen nicht die Gesundheit schädigen und keine verschreibungspflichtigen Stoffe ohne ausdrückliche Zulassung enthalten.
- Bedarfsgegenstände müssen so beschaffen sein, dass sie die Gesundheit nicht gefährden oder schädigen können. Reinigungsmittel, Pflegemittel und Spielwaren müssen so gekennzeichnet sein, dass sie mit Lebensmitteln nicht verwechselt werden können.
- Den zuständigen Länderbehörden erlaubt das Gesetz durch wiederholte Beobachtungen und Messungen (Lebensmittelmonitoring), gesundheitlich unerwünschte Stoffe in und auf Lebensmitteln aufzuspüren.

Die **Überwachung** der Einhaltung der Gesetzesvorschriften erfolgt durch Untersuchungsanstalten und Gesundheitsämter (➤ 3.1.3) mit fachgerecht ausgebildetem Personal und durch aufmerksame Verbraucher. Wichtige, das Gesetz ergänzende Einzelvorschriften sind:

- *Lebensmittel-Informationsverordnung (LMIV):* Innerhalb der Europäischen Union ist einheitlich geregelt, welche Informationen jede Lebensmittelverpackung gut lesbar und an gut sichtbarer Stelle grundsätzlich tragen muss:
    - Bezeichnung und Zutatenverzeichnis: alle Zutaten eines Lebensmittels in absteigender Reihenfolge ihres Gewichtsanteils.
    - Lebensmittelzusatzstoffe und Aromen mit E-Nummern.
    - Allergenkennzeichnung: Die 14 wichtigsten Stoffe oder Erzeugnisse, die Allergien und Unverträglichkeiten auslösen, müssen im Zutatenverzeichnis hervorgehoben werden, z. B. „enthält Erdnüsse". Die Allergenkennzeichnung ist auch für unverpackte Waren verpflichtend.
    - Mindesthaltbarkeitsdatum oder Verbrauchsdatum, bei eingefrorenen Waren das Einfrierdatum.
    - Nettofüllmenge.
    - Name, Firma und Anschrift des Lebensmittelunternehmers.
    - Informationen über den Alkoholgehalt, einen erhöhten Koffeingehalt, Lebensmittelimitate.
    - Seit 2016 ist auch die Nährwertkennzeichnung verpflichtend: Sie informiert über die enthaltenen Nährstoffe und den Energiegehalt in kJ / kcal bezogen auf 100 g oder 100 ml.
- *Lebensmittelhygiene-Verordnung:* Beim Umgang mit Lebensmitteln muss die Hygiene von Betriebsstätten und Personal sorgfältig beachtet werden.
- *Verordnung über diätetische Lebensmittel:* Diätetische Lebensmittel dienen einem besonderen Ernährungszweck, indem sie die Zufuhr bestimmter Nährstoffe steigern oder verringern oder bestimmte Nährstoffe in besonderer Beschaffenheit oder einem besonderen Mischungsverhältnis enthalten. Sie müssen sich von anderen vergleichbaren Lebensmitteln deutlich unterscheiden. An Lebensmittel für Säuglinge und Diabetiker werden besondere Anforderungen gestellt.
- *Reinheitsgebot für Bier:* Zur Bierherstellung dürfen nur Gerstenmalz, Hopfen und Wasser verwendet werden. Das Reinheitsgebot ist eines der ältesten heute noch gültigen Lebensmittelgesetze: 1516 in Bayern erlassen, gilt es seit 1919 für ganz Deutschland.

Darüber hinaus ist auf folgende Gesetze und Verordnungen zu achten: Fertigpackungsverordnung, Milchgesetz, Weingesetz, Fleischbeschaugesetz, Hackfleischverordnung, Speiseeisverordnung, Brotgesetz, Margarinegesetz, Butterverordnung, Eiproduktverordnung, Fleischverordnung, Käseverordnung, Kaffeeverordnung, Mineral- und Tafelwasserverordnung, Verordnung über vitaminisierte Lebensmittel und Aromenverordnung.

8.5 Schutz vor Infektionskrankheiten und Krankheitserregern

8.5.1 Infektionsschutzgesetz (IfSG)

Im Januar 2001 trat das *Gesetz zur Verhütung und Bekämpfung von Infektionskrankheiten beim Menschen* (**Infektionsschutzgesetz, IfSG**) in Kraft und löste das Bundesseuchengesetz und das Gesetz zur Bekämpfung der Geschlechtskrankheiten ab. Ziel dieses Gesetzes ist ein verbesserter Schutz der Bevölkerung vor übertragbaren Krankheiten, bei dem Prävention, Aufklärung, Information, Beratung und Betreuung eine wichtige Rolle spielen. Nach dem Prinzip der Eigenverantwortung verpflichtet das IfSG z. B. Arbeitgeber, die infektionsgefährdete Einrichtungen betreiben, ihre Mitarbeiter regelmäßig über die Vermeidung und Früherkennung der wichtigsten Infektionskrankheiten zu belehren.

Das Robert Koch-Institut (➤ 3.1.2) in Berlin wurde als epidemiologisches Zentrum eingerichtet, bei dem alle Daten über Infektionskrankheiten zusammenlaufen. Mithilfe dieser Daten werden bundes-, europa- und weltweite Konzepte zur Vorbeugung übertragbarer Krankheiten sowie zur frühzeitigen Erkennung und Verhinderung der Weiterverbreitung von Infektionen entwickelt. Dadurch soll auch die Einschleppung von Infektionskrankheiten aus anderen Ländern verhindert werden.

Zweck (§ 1)

Zweck des Gesetzes ist es,
- übertragbaren Krankheiten beim Menschen vorzubeugen,
- Infektionen frühzeitig zu erkennen und
- ihre Weiterverbreitung zu verhindern.

Die hierfür notwendige Mitwirkung und Zusammenarbeit von Behörden des Bundes, der Länder und Kommunen, Ärzten, Tierärzten, Krankenhäusern, wissenschaftlichen Einrichtungen sowie sonstigen Beteiligten soll entsprechend dem jeweiligen Stand der medizinischen und epidemiologischen Wissenschaft und Technik gestaltet und unterstützt werden. Die Eigenverantwortung der Träger und Leiter von Gemeinschaftseinrichtungen, Lebensmittelbetrieben, Gesundheitseinrichtungen sowie des Einzelnen bei der Prävention übertragbarer Krankheiten soll verdeutlicht und gefördert werden.

Begriffsbestimmungen (§ 2)

- **Krankheitserreger** im Sinne des Gesetzes ist ein vermehrungsfähiges Agens (Virus, Bakterium, Pilz, Parasit) oder ein sonstiges biologisches, übertragbares Agens, das bei Menschen eine Infektion oder übertragbare Krankheit verursachen kann.
- **Infektion** ist die Aufnahme eines Krankheitserregers und seine nachfolgende Entwicklung oder Vermehrung im menschlichen Organismus.
- **Übertragbare Krankheiten** sind durch Krankheitserreger oder deren toxische Produkte verursachte Krankheiten, die unmittelbar (von Mensch zu Mensch oder Tier zu Mensch) oder mittelbar (durch Gegenstände, Nahrungsmittel, Wasser, Schmutz, Abfall usw.) auf den Menschen übertragen werden können. **Bedrohliche übertragbare Krankheiten** stellen wegen ihrer schweren Verlaufsform oder ihrer Ausbreitungsweise eine schwerwiegende Gefahr für die Allgemeinheit dar.
- **Krank** ist eine Person, die an einer übertragbaren Krankheit erkrankt ist.
- **Krankheitsverdächtig** ist eine Person, bei der Symptome bestehen, welche das Vorliegen einer bestimmten übertragbaren Krankheit vermuten lassen.
- **Ansteckungsverdächtig** ist eine Person, von der anzunehmen ist, dass sie Krankheitserreger aufgenommen hat, ohne krank, krankheitsverdächtig oder Ausscheider zu sein.
- **Ausscheider** ist eine Person, die Krankheitserreger ausscheidet und dadurch eine Ansteckungsquelle für die Allgemeinheit sein kann, ohne krank oder krankheitsverdächtig zu sein.
- Eine **nosokomiale Infektion** ist eine Infektion mit lokalen oder systemischen Infektionszeichen als Reaktion auf das Vorhandensein von Erregern oder ihrer Toxine, die in zeitlichem Zusammenhang mit einer stationären oder ambulanten medizinischen Maßnahme steht, soweit die Infektion nicht bereits vorher bestand.

- **Schutzimpfung** ist die Gabe eines Impfstoffs mit dem Ziel, vor einer übertragbaren Krankheit zu schützen.
- **Andere Maßnahmen der spezifischen Prophylaxe** sind die Gabe von Antikörpern (passive Immunprophylaxe) oder die Gabe von Medikamenten (Chemoprophylaxe) zum Schutz vor der Weiterverbreitung bestimmter übertragbarer Krankheiten.
- **Impfschaden** ist die gesundheitliche und wirtschaftliche Folge einer über das übliche Ausmaß einer Impfreaktion hinausgehenden gesundheitlichen Schädigung durch die Schutzimpfung; ein Impfschaden liegt auch vor, wenn mit vermehrungsfähigen Erregern geimpft wurde und eine andere als die geimpfte Person geschädigt wurde.
- **Gesundheitsschädling** ist ein Tier, durch das Krankheitserreger auf Menschen übertragen werden können.
- **Sentinel-Erhebung** ist eine epidemiologische Methode zur stichprobenartigen Erfassung der Verbreitung bestimmter übertragbarer Krankheiten und der Immunität gegen bestimmte übertragbare Krankheiten in ausgewählten Bevölkerungsgruppen.
- Das **Gesundheitsamt** ist die nach Landesrecht für die Durchführung dieses Gesetzes bestimmte und mit einem Amtsarzt besetzte Behörde.

Prävention durch Aufklärung (§ 3)

Die Information und Aufklärung der Allgemeinheit über die Gefahren übertragbarer Krankheiten und die Möglichkeit zu deren Verhütung sind eine öffentliche Aufgabe. Insbesondere die nach Landesrecht zuständigen Stellen, z. B. die Gesundheitsämter, haben über Möglichkeiten des allgemeinen und individuellen Infektionsschutzes sowie über Beratungs-, Betreuungs- und Versorgungsangebote zu informieren.

Koordinierung und Früherkennung (§§ 4 und 5)

Das *Robert Koch-Institut* (➤ 3.1.2) hat die Aufgabe, Pläne (Konzepte) zur Vorbeugung übertragbarer Krankheiten sowie zur frühzeitigen Erkennung und Verhinderung der Weiterverbreitung von Infektionen zu entwickeln. Dazu arbeitet es mit Bundes- und Länderbehörden, wissenschaftlichen Fachgesellschaften sowie internationalen Organisationen und Behörden zusammen. Es berät die zuständigen Stellen und gibt Richtlinien und Empfehlungen zur Infektionsverhütung heraus.

Meldewesen (§§ 6–15)

Das Infektionsschutzgesetz unterscheidet zwischen *meldepflichtigen Krankheiten* und *meldepflichtigen Krankheitserregern*. Das Gesetz führt eine Liste mit Infektionserregern auf, bei deren direktem oder indirektem Nachweis eine namentliche Meldepflicht besteht. Diese Liste kann durch neue Erreger ergänzt und dadurch an die epidemische Lage angepasst werden (§ 15).

Meldepflichtige Krankheiten (§ 6)

Das Gesetz führt in seinem dritten Abschnitt **Meldepflichten** ein für Erkrankungen, die
- durch ihren schweren Krankheitsverlauf gefährlich sind,
- häufig tödlich ausgehen,
- sich schnell in der Bevölkerung ausbreiten und deshalb eine sofortige Reaktion der Gesundheitsbehörden erfordern und
- ein Hinweis auf Hygienemängel sind.

Namentlich gemeldet werden müssen der *Krankheitsverdacht*, die *Erkrankung* sowie der *Tod* z. B. bei folgenden Erkrankungen: Diphtherie, Virushepatitis, Masern, Meningokokken-Meningitis oder -Sepsis, Poliomyelitis und Tollwut. Die vollständige Liste der meldepflichtigen Erkrankungen findet sich im aktuellen Gesetzestext und in der *IfSG-Meldepflicht-Anpassungsverordnung*.

Eine **namentliche Meldepflicht** bei *Verdacht* oder *Erkrankung* besteht bei
- mikrobiell bedingten Lebensmittelvergiftungen oder akuter infektiöser Gastroenteritis, wenn eine Person betroffen ist, die eine Tätigkeit im Lebensmittelbereich ausübt und wenn zwei oder mehr gleichartige Erkrankungen auftreten, bei denen ein Zusammenhang wahrscheinlich ist oder vermutet wird,

- Verdacht einer über das übliche Maß einer Impfreaktion hinausgehenden gesundheitlichen Schädigung,
- Verletzung eines Menschen durch ein tollwutkrankes, -verdächtiges oder ansteckungsverdächtiges Tier sowie bei der Berührung eines solchen Tieres oder Tierkörpers und
- Auftreten einer bedrohlichen Krankheit oder wenn zwei oder mehr gleichartige Erkrankungen auftreten, die durch Krankheitserreger verursacht sind und dies auf eine schwerwiegende Gefahr für die Allgemeinheit hinweist.

Die behandlungsbedürftige Tuberkulose muss bei *Erkrankung* und *Tod* **namentlich** gemeldet werden. Auch die Verweigerung und der Abbruch der Behandlung einer Lungentuberkulose sind namentlich meldepflichtig.

Das gehäufte Auftreten von *nosokomialen Infektionen*, bei denen ein epidemischer Zusammenhang vermutet wird, z. B. auf der Intensivstation eines Krankenhauses, muss als Ausbruch unverzüglich, aber **nicht namentlich** dem Gesundheitsamt gemeldet werden.

Meldepflichtige Nachweise von Krankheitserregern (§ 7)

In die Gruppe der **namentlich meldepflichtigen** Krankheitserreger gehören z. B. Tetanusbakterien, Diphtheriebakterien, darmpathogene Escherichia coli, FSME-Virus, Borrelien, Hepatitisviren (A, B, C, D und E), Influenzaviren, Milzbrandbakterien, Poliovirus, Tollwutvirus, Tuberkulosebakterien, Meningitisbakterien, Rotaviren, Salmonellen und Shigellen. In der Liste befinden sich auch Erreger von Tropenkrankheiten, z. B. das Ebolavirus oder das Gelbfiebervirus. Die vollständige aktuelle, der epidemiologischen Lage angepasste Liste der meldepflichtigen Erkrankungen kann im Gesetzestext nachgelesen werden. Zur **nicht namentlichen Meldung** verpflichtet der Nachweis von Treponema pallidum (Lueserreger), HIV, Echinococcus (Fuchsbandwurm), Plasmodien (Malaria) und das Vorliegen einer konnatalen (angeborenen) Toxoplasmoseinfektion.

Zur Meldung verpflichtete Personen (§ 8)

Zur Meldung oder Mitteilung sind verpflichtet:
- Der feststellende oder der behandelnde Arzt (in Krankenhäusern auch der leitende Arzt oder der leitende Abteilungsarzt)
- Die Leiter von Medizinaluntersuchungsämtern, Untersuchungsstellen und Krankenhauslaboratorien
- Die Leiter von Einrichtungen der pathologisch-anatomischen Diagnostik, wenn die Infektion erst nach dem Tod bei der Obduktion festgestellt wird
- Tierärzte bei Tieren, mit denen Menschen Kontakt gehabt haben
- Angehörige eines anderen Heil- oder Pflegeberufs, z. B. Gesundheits- und Krankenpfleger
- Die Leiter von Pflegeeinrichtungen, Justizvollzugsanstalten, Heimen, Lagern oder ähnlichen Einrichtungen
- Heilpraktiker

Die Meldepflicht besteht *nicht*, wenn dem Meldepflichtigen der Nachweis vorliegt, dass die Meldung bereits erfolgt ist. Auch Personen des Not- und Rettungsdienstes sind von der Meldepflicht befreit, wenn der Patient unverzüglich in eine ärztlich geleitete Einrichtung gebracht wird. Eine nicht bestätigte Verdachtsmeldung muss dem Gesundheitsamt unverzüglich mitgeteilt werden.

Meldung

Die **namentliche Meldung** (§ 9) muss folgende Angaben enthalten:
- Name, Vorname, Geschlecht, Geburtsdatum und Hauptwohnsitz des Patienten
- Tätigkeit des Betroffenen in Lebensmittelbetrieben oder Gemeinschaftseinrichtungen, z. B. Krankenhaus, Schule, Kinderheim
- Betreuung in einer Gemeinschaftseinrichtung, z. B. Pflegeeinrichtung, Schule oder Kindergarten
- Diagnose oder Verdachtsdiagnose
- Tag der Erkrankung, der Diagnose und ggf. des Todes
- Wahrscheinliche Infektionsquelle und das Land, in dem die Infektion wahrscheinlich erworben wurde
- Name, Anschrift und Kontaktdaten der mit der Erregerdiagnostik beauftragten Untersuchungsstelle
- Aufnahmen in Krankenhäuser oder Einrichtungen der stationären Pflege sowie Entlassungen
- Blut-, Organ- oder Gewebespenden in den letzten sechs Monaten

- Name, Anschrift und Kontaktdaten des Meldenden
- Bei meldepflichtigen Krankheitserregern auch Angaben über die Art des Untersuchungsmaterials, die Nachweismethode und den Untersuchungsbefund

Die namentliche Meldung muss unverzüglich, *spätestens innerhalb von 24 Stunden* nach erlangter Kenntnis dem *Gesundheitsamt*, welches für den Aufenthaltsort (z. B. die Stadt, in der sich das Krankenhaus befindet) des Betroffenen zuständig ist, erstattet werden. Das für den Wohnort des Betroffenen zuständige Gesundheitsamt wird vom erstinformierten Gesundheitsamt benachrichtigt. Die Schweigepflicht (➤ 4.3.11) darf in all diesen Fällen gegenüber dem Gesundheitsamt durchbrochen werden. Das Gesundheitsamt verpflichtet sich aber, die gemeldeten personenbezogenen Daten nur für seine Aufgaben nach diesem Gesetz zu verarbeiten und zu nutzen. Anschließend oder spätestens nach drei Jahren werden die Daten gelöscht.

Eine **nicht namentliche Meldung** (§ 10) muss erfolgen
- bei nosokomialen Infektionen innerhalb von 24 Stunden an das Gesundheitsamt,
- beim Nachweis bestimmter Erreger z. B. HIV oder Treponema pallidum innerhalb von zwei Wochen an das Robert Koch Institut.

Die §§ 11 und 12 befassen sich mit der regelmäßigen Datenübermittlung vom Gesundheitsamt an die zuständigen Landesbehörden und weiter an das Robert Koch-Institut. Bei bestimmten Krankheiten, z. B. Cholera, Diphtherie, Pest, Poliomyelitis, muss das RKI sofort die zuständigen Behörden der EU-Mitgliedsstaaten und die Weltgesundheitsorganisation (WHO, ➤ 3.1.1) informieren.

Sentinel-Erhebungen (§ 13)

Das Robert Koch-Institut kann in ausgewählten Gesundheitseinrichtungen, z. B. in der Ambulanz eines Krankenhauses, *Sentinel-Erhebungen* (lat. sentinella = Wachposten) durchführen lassen. Dies sind anonyme Untersuchungen zur Ermittlung der Verbreitung, Gefährlichkeit sowie der örtlichen und zeitlichen Häufung von Erkrankungen, die von großer gesundheitlicher Bedeutung für das Gemeinwohl sind. Aus Restblutproben kann die Immunität der Bevölkerung gegen bestimmte Krankheitserreger festgestellt werden. Das Bundesministerium für Gesundheit entscheidet, welche Erkrankungen untersucht werden. Die ermittelten Daten bilden die Grundlage für eine gezielte Prävention.

Verhütung übertragbarer Krankheiten (§§ 16–23)

Werden Tatsachen festgestellt oder vermutet, die zum Auftreten einer übertragbaren Krankheit führen, ergreifen die Beauftragten der zuständigen Behörden und des Gesundheitsamts alle Maßnahmen zur Abwendung der hierdurch drohenden Gefahren. Für die Verhütung und Bekämpfung von übertragbaren Krankheiten können auch die im Grundgesetz garantierten Grundrechte der Bürger (➤ 1.4) aufgehoben oder eingeschränkt werden. Bei der Durchführung ihrer Ermittlungen und zur Überwachung der angeordneten Maßnahmen dürfen sie laut Gesetz
- Grundstücke, Räume, Anlagen, Einrichtungen und Verkehrsmittel betreten und deren Benutzung untersagen,
- in das Grundrecht auf Unverletzlichkeit der Wohnung eingreifen,
- Unterlagen einsehen und kopieren,
- den Betriebsablauf kontrollieren,
- verdächtige Gegenstände, Materialien und Proben zur Untersuchung entnehmen,
- Gegenstände, die mit meldepflichtigen Krankheitserregern behaftet sind, vernichten und
- Entseuchungs- und Entwesungsmaßnahmen durchführen (Entseuchung = Desinfektion; Entwesung = Vernichtung von Nichtwirbeltieren) sowie Wirbeltiere vernichten, wenn diese den Krankheitserreger verbreiten.

Zur Entseuchung und Entwesung dürfen nur behördlich zugelassene Verfahren von sachkundigem Personal angewendet werden.

Für Patienten, die an *sexuell übertragbaren Krankheiten* oder *Tuberkulose* leiden, bietet das Gesundheitsamt Beratung und Untersuchungen an, im Einzelfall auch ambulante Behandlungen. Dadurch werden auch Personen erreicht, deren Lebensumstände eine erhöhte Ansteckungsgefahr für sich und andere mit sich bringen. Bei sexuell übertragbaren Krankheiten können die Angebote auch anonym in Anspruch genommen werden.

Schutzimpfungen (§§ 20–22)

Das Bundesgesundheitsamt, die obersten Landesgesundheitsbehörden und die von ihnen beauftragten Stellen sowie die Gesundheitsämter informieren die Bevölkerung über die Bedeutung von *Schutzimpfungen* und anderen Maßnahmen der spezifischen Prophylaxe übertragbarer Krankheiten. Beim Robert Koch-Institut ist eine **Ständige Impfkommission (STIKO)** eingerichtet, die Empfehlungen zur Durchführung von Schutzimpfungen gibt. Auf dieser Grundlage spricht die jeweilige oberste Landesgesundheitsbehörde (> 3.1.3) öffentliche Empfehlungen für Schutzimpfungen aus. Die meisten der üblicherweise bei Kindern und Erwachsenen durchgeführten Impfungen sind öffentlich empfohlen, z. B. die Impfungen gegen Tetanus, Diphtherie, Keuchhusten, Hepatitis A und B, Masern, Mumps, Röteln, Pneumokokken oder Haemophilus influenzae. Die Krankenkassen können zur Kostenübernahme für diese Impfungen verpflichtet werden. Gesundheitsämter führen unentgeltlich bestimmte Schutzimpfungen durch.

Tritt eine übertragbare Krankheit mit klinisch schweren Verlaufsformen auf und ist mit ihrer epidemischen Verbreitung zu rechnen, kann das Bundesministerium für Gesundheit (> 3.1.2) die *Teilnahme an Schutzimpfungen anordnen*. Dadurch wird das Grundrecht der körperlichen Unversehrtheit eingeschränkt. Nur Personen, die nach ärztlichem Zeugnis nicht ohne Gefahr für ihr Leben oder ihre Gesundheit geimpft werden können, sind dann von dieser Impfpflicht ausgeschlossen. Eine derartige Pflichtimpfung war bis Mitte der 1970er-Jahre die Pockenschutzimpfung. Bei angeordneten und öffentlich empfohlenen Schutzimpfungen dürfen auch Impfstoffe verwendet werden, die Mikroorganismen enthalten, welche von den Geimpften ausgeschieden und von anderen Personen aufgenommen werden können.

Der impfende Arzt muss jede Impfung unverzüglich in einen *Impfausweis* eintragen oder, falls dieser nicht vorgelegt wird, eine *Impfbescheinigung* ausstellen. Über jede Schutzimpfung werden folgende Daten eingetragen: Datum der Schutzimpfung, Bezeichnung und Chargen-Bezeichnung des Impfstoffs, Name der Krankheit, gegen die geimpft wird, Name, Anschrift und Unterschrift des impfenden Arztes. Im Impfausweis muss in geeigneter Form auf das zweckmäßige Verhalten bei ungewöhnlichen Impfreaktionen und auf die Ansprüche bei Eintritt eines Impfschadens hingewiesen werden.

Die §§ 60–64 regeln die Versorgung beim Auftreten eines *Impfschadens*. Wer durch eine Schutzimpfung oder andere Maßnahme der spezifischen Prophylaxe, die öffentlich empfohlen oder gesetzlich vorgeschrieben oder verordnet war, eine gesundheitliche Schädigung erleidet, erhält die erforderliche Heilbehandlung und eine nach dem Bundesversorgungsgesetz angemessene Versorgung. Für die Anerkennung des Gesundheitsschadens genügt die Wahrscheinlichkeit des ursächlichen Zusammenhangs.

Nosokomiale Infektionen und Resistenzen (§ 23)

Im Krankenhaus erworbene Infektionen sind **nosokomiale Infektionen.** Um diesen besser vorbeugen zu können, hat das Robert Koch-Institut eine *Kommission für Krankenhaushygiene und Infektionsprävention* sowie eine *Kommission für Antiinfektiva, Resistenz und Therapie* eingerichtet, die hierzu Empfehlungen erarbeitet. Leiter von Krankenhäusern, Tageskliniken, Vorsorge- und Rehabilitationseinrichtungen, Entbindungseinrichtungen, Einrichtungen für ambulantes Operieren, Dialyseeinrichtungen sowie Arzt- und Zahnarztpraxen müssen sicherstellen, dass die nach dem Stand der medizinischen Wissenschaft erforderlichen Maßnahmen getroffen werden, um nosokomiale Infektionen zu verhüten und die Weiterverbreitung von Krankheitserregern, insbesondere solcher mit Resistenzen, zu vermeiden. Dafür müssen sie die Empfehlungen der oben aufgeführten Kommissionen beachten und die innerbetrieblichen Verfahrensweisen in *Hygieneplänen* festlegen. Das Auftreten von nosokomialen Infektionen und Infektionen mit resistenten Erregern muss fortlaufend aufgezeichnet und bewertet werden. Die daraus erkannten Präventionsmaßnahmen müssen dem Personal mitgeteilt und von ihm umgesetzt werden. Die Aufzeichnungen darüber sind zehn Jahre aufzubewahren und auf Verlangen dem Gesundheitsamt vorzulegen.

Zur **Verhütung der nosokomialen Infektionen** schreibt das Infektionsschutzgesetz außerdem vor:
- Hygienische Mindestanforderungen an Bau, Ausstattung und Betrieb der Einrichtungen
- Bestellung einer Hygienekommission
- Erforderliche personelle Ausstattung mit Hygienefachkräften und hygienebeauftragten Ärzten und deren Fort- und Weiterbildung
- Pflegerische und ärztliche Dokumentationspflicht, die das frühzeitige Erkennen der Infektionen erleichtert
- Qualifikation und Schulung des Personals im Bereich der Infektionsprävention
- Information von aufnehmenden Einrichtungen und Praxen

Bekämpfung übertragbarer Krankheiten (§§ 24–32)

Sind Personen krank, krankheitsverdächtig, ansteckungsverdächtig, mit einem Krankheitserreger infiziert oder Ausscheider im Sinne der im IfSG genannten Krankheiten, gelten folgende Vorschriften:
- Behandlung und Nachweis der Krankheitserreger sind nur Ärzten gestattet.
- Das Gesundheitsamt stellt die erforderlichen Ermittlungen über Art, Ursache, Ansteckungsquelle und Ausbreitung der Krankheit an.
- Über Blut-, Organ- oder Gewebespenden nach dem Infektionszeitpunkt werden die zuständigen Behörden informiert, z. B. das Transplantationszentrum.
- Untersuchungen und die Entnahme von Untersuchungsmaterial müssen die Betroffenen an sich vornehmen lassen. Invasive Eingriffe bedürfen der Einwilligung. Eine innere Leichenschau (> 8.8.2) kann angeordnet werden.
- Die betroffenen Personen können einer Beobachtung unterworfen werden und müssen einen Wohnungs- und Arbeitsplatzwechsel melden.
- Die Ausübung bestimmter beruflicher Tätigkeiten kann ganz oder teilweise untersagt werden, z. B. die berufliche Tätigkeit im Lebensmittelgewerbe.
- Notwendige Schutzmaßnahmen zur Verhinderung der Verbreitung übertragbarer Krankheiten dürfen getroffen werden, z. B. Veranstaltungs- und Versammlungsverbot.
- Bei einigen Infektionskrankheiten ist eine Absonderung *(Quarantäne)* erforderlich, die auch erzwungen werden kann. Nur Ärzte und Pflegepersonen haben dann freien Zutritt zur abgesonderten Person. Andere Personen benötigen eine ärztliche Erlaubnis. Das eingesetzte Personal muss den erforderlichen Impfschutz oder eine spezifische Prophylaxe erhalten.

Weitere Regelungen des Infektionsschutzgesetzes

Vorschriften für Schulen und Gemeinschaftseinrichtungen (§§ 33–36)

Für Gemeinschaftseinrichtungen, in denen überwiegend Säuglinge, Kinder oder Jugendliche betreut werden, z. B. Kindergärten und Schulen, gilt:
- Beschäftigte und Betreute dürfen sich nicht in der Einrichtung aufhalten, wenn sie an einer der folgenden Krankheiten *erkrankt* sind oder ein *Krankheitsverdacht* besteht: Cholera, Diphtherie, Enteritis durch enterohämorrhagische Escherichia coli (EHEC), virusbedingtes hämorrhagisches Fieber, Meningitis durch Haemophilus influenzae Typ B, Impetigo contagiosa, Keuchhusten, ansteckungsfähige Lungentuberkulose, Masern, Meningokokken-Infektion, Mumps, Paratyphus, Pest, Poliomyelitis, Röteln, Scharlach oder Streptococcus-pyogenes-Infektionen, Skabies (Krätze), Shigellose, Typhus abdominalis, Virushepatitis A oder E, Windpocken, Lausbefall. Das Verbot kann nur durch ein ärztliches Urteil aufgehoben werden.
- Das Aufenthaltsverbot gilt auch für Personen, *in deren Wohngemeinschaft* eine der o. g. Infektionskrankheiten auftritt oder ein Verdacht darauf besteht (mit Ausnahme von Impetigo contagiosa, Keuchhusten, Skabies, Windpocken, Scharlach und Streptokokkeninfektionen).
- Ist jemand Ausscheider von Cholera- oder Diphtheriebakterien, Salmonellen, Shigellen

oder enterohämorrhagischen Escherichia coli, darf er nur mit Zustimmung des Gesundheitsamts und unter Beachtung der verfügten Schutzmaßnahmen beschäftigt oder betreut werden.
- Bei Erstaufnahme in eine Kindertageseinrichtung muss ein schriftlicher, zeitnaher Nachweis über eine ärztliche Impfschutzberatung erbracht werden.
- Kinder unter sechs Jahren dürfen die Gemeinschaftseinrichtungen nicht besuchen, wenn sie an einer infektiösen Gastroenteritis leiden oder dessen verdächtig sind.
- Vor Aufnahme ihrer Tätigkeit und mindestens im Abstand von zwei Jahren muss das Personal über die gesundheitlichen Anforderungen und Mitwirkungsverpflichtungen belehrt werden (§ 35).

Die o. g. Gemeinschaftseinrichtungen, aber auch Krankenhäuser, Vorsorge- oder Rehabilitationseinrichtungen, Einrichtungen für ambulantes Operieren, Dialyseeinrichtungen, Tageskliniken, Entbindungseinrichtungen sowie verschiedene Unterkünfte und Justizvollzugsanstalten unterliegen der infektionshygienischen Überwachung durch das Gesundheitsamt. In *Hygieneplänen* müssen die innerbetrieblichen Verfahrensweisen zur Infektionshygiene festgelegt sein. Auch Praxen und Einrichtungen, in denen Krankheitserreger durch Blut übertragen werden können, z. B. Tätowierungs- und Piercingstudios, werden vom Gesundheitsamt infektionshygienisch überwacht.

Wasser (§§ 37–41)

Wasser für den menschlichen Gebrauch muss so beschaffen sein, dass durch seinen Genuss oder Gebrauch eine Schädigung der menschlichen Gesundheit, insbesondere durch Krankheitserreger, nicht zu befürchten ist. Diese Vorschrift bezieht sich nicht nur auf das Trinkwasser, sondern auch auf Wasser für Lebensmittelbetriebe, Schwimm- und Badebeckenwasser, z. B. für die Hydro- und Balneotherapie, Abwasser, Wassergewinnungs-, Wasserversorgungs- und -aufbereitungsanlagen. Die Wasserüberwachung ist Aufgabe des Gesundheitsamts.

Gesundheitliche Anforderungen an das Personal beim Umgang mit Lebensmitteln (§§ 42, 43)

Für Personen, die gewerbsmäßig Lebensmittel aus Fleisch, Fisch, Eiern oder Salate, Speiseeis, nicht durcherhitzte Backwaren und Säuglings- bzw. Kleinkindernahrung, Sprossen und Keimlinge herstellen, behandeln oder verkaufen, schreibt das IfSG unter folgenden Bedingungen ein Beschäftigungsverbot vor:
- Erkrankung oder Erkrankungsverdacht an Typhus abdominalis, Paratyphus, Cholera, Shigellenruhr, Salmonellose, infektiöser Gastroenteritis, Hepatitis A oder E
- Hauterkrankungen und infizierte Wunden, durch die Krankheitserreger übertragen werden können
- Ausscheider von Shigellen, Salmonellen, enterohämorrhagischen Escherichia coli oder Choleravibrionen

Vor Aufnahme der o. g. Tätigkeiten muss eine einmalige Belehrung über die Beschäftigungsverbote durch das Gesundheitsamt oder einen beauftragten Arzt erfolgen, die bescheinigt werden muss. Die Bescheinigung über diese Belehrung ersetzt das früher im Bundesseuchengesetz vorgeschriebene Gesundheitszeugnis. Der Arbeitgeber ist verpflichtet, diese Belehrung alle zwei Jahre zu wiederholen.

Tätigkeiten mit Krankheitserregern (§§ 44–53)

Wer Krankheitserreger in den Geltungsbereich dieses Gesetzes verbringen, sie ausführen, aufbewahren, abgeben oder mit ihnen arbeiten will, bedarf einer *Erlaubnis* der zuständigen Behörde. Die Erlaubnispflicht gilt nicht für die üblichen diagnostischen und therapeutischen Maßnahmen in Krankenhaus(labor) und Praxis(labor). Auch Personen, die unter Aufsicht eines Berechtigten tätig sind, benötigen keine eigene Erlaubnis.

8.5.2 Biostoffverordnung (BioStoffV)

Diese Verordnung befasst sich mit dem Schutz bei **Tätigkeiten mit biologischen Arbeitsstoffen,** insbesondere mit Mikroorganismen und Zellkulturen, die Infektionen beim Menschen auslösen können. Sie unterteilt die biologischen Arbeitsstoffe in vier Risikogruppen der Infektionsgefährdung von unwahrscheinlich bis ernst. Die Biostoffverordnung fordert die Festlegung von Schutzmaßnahmen in einer bestimmten Schutzstufe, die angepasst ist an die Tätigkeit, die Risikogruppe des Erregers, die Dauer und Art der Exposition und die Übertragungswege.

Der Arbeitgeber muss die Gefährdung der Beschäftigten durch die Tätigkeit mit Biostoffen vor Aufnahme der Tätigkeit fachkundig beurteilen. Diese **Gefährdungsbeurteilung** muss er dokumentieren, laufend aktualisieren und mindestens jedes zweite Jahr überprüfen.

Entsprechend dem Gefährdungspotenzial müssen geeignete Hygienemaßnahmen durchgeführt werden. Die Schutzvorschriften umfassen auch die persönliche Schutzausrüstung, allgemeine sowie technische Schutzmaßnahmen, Fachkunde und regelmäßige Unterrichtung des Personals sowie die arbeitsmedizinische Vorsorge.

Die Beschäftigten im Gesundheitswesen führen in der Regel keine besonders gefährlichen Arbeiten aus, aber z. B. beim Umgang mit Körperflüssigkeiten, bei Stichverletzungen, beim Einatmen und der Berührung von Patienten besteht eine ständige Infektionsgefährdung.

In der **BGR 250** (Berufsgenossenschaftsrichtlinie) bzw. der **TRBA 250** (Technische Richtlinie Biologische Arbeitsstoffe) findet sich eine genaue Beschreibung der Schutzmaßnahmen für einen sicheren Umgang mit biologischen Arbeitsstoffen im Gesundheitswesen und in der Wohlfahrtspflege.

8.6 Medizingeräte und Unfallverhütung

Die Verwendung von Instrumenten, Apparaten und körperfremden Stoffen sowie der Einsatz von elektrischem Strom, elektromagnetischen Wellen und Strahlen aller Art, z. B. Röntgen, UV-Licht, Laser, am Menschen bergen Gefahren. Ziel der nachfolgend erläuterten Gesetze und Verordnungen ist es, die Sicherheit in der Medizintechnik zu verbessern. Bedienungspersonal und Patienten sollen bestmöglich vor Gefahren und unerwünschten Wirkungen geschützt werden.

8.6.1 Medizinproduktegesetz (MPG)

Das *Gesetz über Medizinprodukte* (Medizinproduktegesetz) regelt europaweit den Verkehr mit Medizinprodukten und sorgt dadurch für die Sicherheit, Eignung und Leistung der Medizinprodukte sowie die Gesundheit und den erforderlichen Schutz von Patienten, Anwendern und Dritten. **Medizinprodukte** im Sinne dieses Gesetzes sind alle einzeln oder miteinander verbunden verwendeten Instrumente, Apparate, Vorrichtungen, Stoffe und Zubereitungen aus Stoffen oder andere Gegenstände einschließlich der für ein einwandfreies Funktionieren des Medizinprodukts eingesetzten Software, die vom Hersteller zur Anwendung an Menschen bestimmt sind zur

- Erkennung, Verhütung, Überwachung, Behandlung oder Linderung von Krankheiten,
- Erkennung, Überwachung, Behandlung, Linderung oder Kompensierung von Verletzungen oder Behinderungen,
- Untersuchung, Ersetzung oder Veränderung des anatomischen Aufbaus oder eines physiologischen Vorgangs und
- Empfängnisregelung.

Dieses Gesetz befasst sich also mit allen medizinischen Gegenständen, Instrumenten und Apparaten, mit denen das medizinische Fachpersonal im beruflichen Alltag, aber auch der akut oder chronisch erkrankte Patient, der Behinderte oder Personen, die einer Krankheit oder Schwangerschaft vorbeugen wollen, in Kontakt kommen. Die Bandbreite dieser Produkte reicht vom Überwachungsgerät auf der Intensivstation über Herzschrittmacher, chirurgische Instrumente, Prothesen, chirurgisches Nahtmaterial, Spritzen, Kanülen und Verbandsmaterial bis zum Kondom. Das Arzneimittelgesetz (➤ 8.4.1), die Röntgenverordnung (➤ 8.7.1), die Strahlenschutzverordnung (➤ 8.7.2), die Medizinprodukte-Betreiberverordnung (➤ 8.6.2) und das Lebensmittel-, Bedarfsgegenstände- und Futtermittelgesetzbuch (➤ 8.4.3) bleiben von diesem Gesetz unberührt, wurden aber in einigen Punkten entsprechend angepasst. Im Folgenden werden die für den

- medizinisch-pflegerischen Alltag wichtigsten Regelungen dieses umfangreichen Gesetzes angesprochen.
- Die grundlegenden Anforderungen an ein Medizinprodukt, seine Anwendung und Inbetriebnahme legt das Bundesministerium für Gesundheit durch Rechtsverordnung im Einzelnen fest. Es bestimmt auch das Verfahren zur *klinischen Prüfung* eines solchen Produkts. Die Vorschriften zur klinischen Prüfung eines Medizinprodukts entsprechen in etwa denen des Arzneimittelgesetzes (> 8.4.1).
- Ein Sachverständigenausschuss berät das Ministerium hinsichtlich der Durchführung des Gesetzes auch im Hinblick auf Angelegenheiten der Europäischen Union.
- Das Bundesinstitut für Arzneimittel und Medizinprodukte (> 3.1.2) ist zuständig für die Bewertung hinsichtlich der technischen und medizinischen Anforderungen und der Sicherheit von Medizinprodukten.
- Medizinprodukte dürfen nur verkauft, betrieben oder verwendet werden, wenn sie mit einer **CE-Kennzeichnung** versehen sind. Das CE-Zeichen dokumentiert, dass dieses Produkt die einschlägigen europäischen Anforderungen erfüllt. Es muss, falls möglich, deutlich sichtbar und dauerhaft auf dem Medizinprodukt angebracht sein. Zur CE-Kennzeichnung gehört auch die Kennnummer der benannten Stelle, welche nach entsprechender Prüfung die Berechtigung zu ihrem Führen ausgestellt hat.
- Ein Medizinprodukt darf *nicht* in den Verkehr gebracht, betrieben oder verwendet werden, wenn der begründete Verdacht besteht, dass es die Sicherheit und Gesundheit von Patienten, Anwendern oder Dritten gefährdet, sein Verfallsdatum abgelaufen ist oder wenn es mit irreführenden Bezeichnungen versehen ist.
- Das Bundesministerium für Gesundheit ist berechtigt, für Medizinprodukte eine Verschreibungspflicht oder Abgabebeschränkung vorzusehen.
- *Aktive Medizinprodukte,* also solche, die auf eine Stromquelle oder eine andere Energiequelle angewiesen sind, dürfen nur nach den allgemein anerkannten Regeln der Technik sowie den Arbeitsschutz- und Unfallverhütungsvorschriften errichtet, betrieben oder angewendet werden. Sie dürfen auch nur von Personen angewendet werden, die aufgrund ihrer Ausbildung oder ihrer Kenntnisse und praktischen Erfahrungen die Gewähr für eine sachgerechte Handhabung bieten.
- Betriebe und Einrichtungen, die Medizinprodukte herstellen, klinisch prüfen oder erstmalig in den Verkehr bringen, müssen ihre Tätigkeit und die verantwortlichen Personen der zuständigen Behörde anzeigen und sich überwachen lassen.
- Die bei der Anwendung von Medizinprodukten auftretenden Risiken oder Nebenwirkungen muss ein entsprechend ausgebildeter Sicherheitsbeauftragter des Herstellers sammeln, bewerten und erforderlichenfalls der zuständigen Behörde melden (Beobachtungs- und Meldesystem).
- Die fachliche Information und die Einweisung in die Verwendung oder Anwendung eines neuen Medizinprodukts darf nur ein *Medizinprodukteberater* mit entsprechender Sachkenntnis und regelmäßiger Schulung durchführen. Spätere Einweisungen kann – bei bestimmten Geräten – auch eine vom Betreiber bestimmte und vom Medizinprodukteberater entsprechend geschulte Person vornehmen.

8.6.2 Medizinprodukte-Betreiberverordnung (MPBetreibV)

Diese *Verordnung über das Errichten, Betreiben und Anwenden von Medizinprodukten* (Medizinprodukte-Betreiberverordnung) ergänzt das Medizinproduktegesetz (> 8.6.1) und muss auch auf medizinisch-technische Geräte angewendet werden.

Medizinprodukte dürfen nur ihrer Zweckbestimmung entsprechend und nur von Personen, die dafür die erforderliche Ausbildung oder Kenntnis und Erfahrung mitbringen, errichtet, betrieben und angewendet werden. Der Anwender muss eine Einweisung in die ordnungsgemäße Handhabung des Medizinprodukts erhalten. Er muss sich vor der Anwendung eines Medizinprodukts von dessen Funktionsfähigkeit und ordnungsgemäßem Zustand überzeugen und die Gebrauchsanweisung sowie die beigefügten sicherheitsbezogenen Informationen und Instandhaltungshinweise beachten. Die entsprechenden Informationen müssen dem Anwender während der Arbeitszeit zugänglich sein.

Der Betreiber oder Anwender hat jede Funktionsstörung, jede Änderung der Merkmale oder Leistungen und jede Unsachgemäßheit der Kennzeichnung oder der Gebrauchsanweisung eines Medizinprodukts zu melden, die zum Tode oder einer schwerwiegenden Verschlechterung des Gesundheitszustands eines Patienten, Beschäftigten oder Dritten geführt hat oder hätte führen können. Die Meldung muss unverzüglich an das Bundesinstitut für Arzneimittel und Medizinprodukte (> 3.1.2) erfolgen.

Für die Instandhaltung (Wartung, Sterilisation, Inspektion und Instandsetzung) von Medizinprodukten darf der Betreiber nur Personen, Betriebe oder Einrichtungen beauftragen, die die Sachkenntnis, Voraussetzungen und die erforderlichen Mittel zur ordnungsgemäßen Ausführung dieser Aufgabe besitzen. Instandhaltungsmaßnahmen können demnach nur durchgeführt werden, wenn die persönliche Qualifikation, die räumlichen Anforderungen und die gerätetechnischen Voraussetzungen vorhanden sind.

Die Verordnung enthält spezielle *Vorschriften für aktive Medizinprodukte,* die in Anlage 1 (Geräte mit dem höchsten Gefährdungspotenzial) aufgeführt sind. Dazu gehören

- nicht implantierbare aktive Medizinprodukte zur
    - Erzeugung und Anwendung elektrischer Energie zur Beeinflussung der Funktion von Nerven, Muskeln und der Herztätigkeit, einschließlich Defibrillatoren,
    - intrakardialen Messung und Messsonden in Blutgefäßen,
    - Erzeugung und Anwendung jeglicher Energie zur Koagulation, Gewebezerstörung oder Zertrümmerung von Ablagerungen in Organen,
    - Einbringung von Substanzen und Flüssigkeiten in den Blutkreislauf unter Druckaufbau, auch körpereigene Substanzen und Flüssigkeiten, deren Einbringen mit einer Entnahmefunktion direkt gekoppelt ist,
    - maschinellen Beatmung mit oder ohne Anästhesie,
    - Diagnose durch Kernspinresonanz,
    - Therapie mit Druckkammern,
    - Therapie mittels Hypothermie,
- Säuglingsinkubatoren sowie
- externe aktive Komponenten von aktiven Implantaten.

Der Betreiber darf diese aktiven Medizinprodukte nur betreiben, wenn zuvor der Hersteller oder eine dazu befugte Person, die im Einvernehmen mit dem Hersteller handelt, das Medizinprodukt am Betriebsort einer Funktionsprüfung unterzogen hat. Auch muss die vom Betreiber beauftragte Person anhand der Gebrauchsanweisung sowie beigefügter sicherheitsbezogener Informationen und Instandhaltungshinweise in die sachgerechte Handhabung, Anwendung und den Betrieb des Medizinprodukts sowie in die zulässige Verbindung mit anderen Medizinprodukten, Gegenständen und Zubehör eingewiesen haben.

Hat der Hersteller für sein Medizinprodukt *sicherheitstechnische Kontrollen* vorgeschrieben, muss der Betreiber diese nach den Angaben des Herstellers in den aufgeführten Fristen durchführen oder durchführen lassen. Über die sicherheitstechnische Kontrolle muss ein *Protokoll* angefertigt und mindestens bis zur nächsten Kontrolle aufbewahrt werden. Die sicherheitstechnischen Kontrollen darf nur ausführen, wer

- aufgrund seiner Ausbildung, Kenntnisse und durch praktische Tätigkeit gewonnene Erfahrungen die Gewähr für eine ordnungsgemäße Durchführung der sicherheitstechnischen Kontrollen bietet,
- hinsichtlich der Kontrolltätigkeit keiner Weisung unterliegt und
- über geeignete Mess- und Prüfeinrichtungen verfügt.

In Anlage 2 nennt die Verordnung Medizinprodukte, die *messtechnischen Kontrollen* unterliegen, und gibt die jeweiligen Nachprüffristen in Jahren an, z. B. Medizinprodukte zur Bestimmung der Körpertemperatur, Ton- und Sprachaudiometer, Augentonometer, Blutdruckmessgeräte, Tretkurbelergometer und Dosimeter. Regelungen über diese Medizinprodukte mit Messfunktion enthält der dritte Abschnitt. Bei den messtechnischen Kontrollen wird festgestellt, ob das Medizinprodukt die zulässigen maximalen Messabweichungen einhält. Messtechnische Kontrollen müssen entsprechend den vorgegebenen Fristen durchgeführt werden, aber auch dann, wenn Anzeichen dafür vorliegen, dass das Medizinprodukt die Fehlergrenzen nicht mehr einhält oder die messtechnischen Eigenschaften durch einen Eingriff oder auf andere Weise beeinflusst worden sein könnten. Nur die für das Messwesen zuständigen Behörden, z. B. das Eichamt, oder Personen, die eine Erlaubnis der zuständigen Behörde besitzen, dürfen die messtechnischen Kontrollen ausführen. Nach erfolgreicher Kontrolle werden die Medizinprodukte mit einem Zeichen gekennzeichnet, auf dem das Jahr der nächsten messtechnischen Kontrolle und die Person oder Firma, die die Kontrolle ausgeführt hat, eindeutig und rückverfolgbar zu erkennen sind.

Medizinproduktebuch

Für die Medizinprodukte der Anlagen 1 und 2 muss der Betreiber ein *Medizinproduktebuch* führen, das für die Dauer der Aufbewahrungsfrist verfügbar sein und den zuständigen Behörden auf Verlangen vorgelegt werden muss. Fieberthermometer und nicht invasive Blutdruckmessgeräte sind davon ausgenommen. In das Medizinproduktebuch sind folgende Angaben einzutragen:

- Bezeichnung und sonstige Angaben zur Identifikation des Medizinprodukts
- Beleg über Funktionsprüfung und Einweisung
- Name des Beauftragten, Zeitpunkt der Einweisung sowie Namen der eingewiesenen Personen
- Fristen und Datum der Durchführung sowie das Ergebnis von vorgeschriebenen sicherheitstechnischen und messtechnischen Kontrollen, Datum von Instandhaltungen, Name der verantwortlichen Firma oder Person, die diese Maßnahme durchgeführt hat
- Firma oder Namen der Personen, mit denen Verträge zur Durchführung der Kontrollen und Instandhaltungsmaßnahmen bestehen
- Datum, Art und Folgen von Funktionsstörungen und wiederholten gleichartigen Bedienungsfehlern
- Meldung von Vorkommnissen an Behörden oder Hersteller

Bestandsverzeichnis

Für alle aktiven, nicht implantierbaren Medizinprodukte einer Betriebsstätte hat der Betreiber ein *Bestandsverzeichnis* zu führen, in das folgende Angaben eingetragen werden:

- Bezeichnung, Art und Typ, Loscode oder Seriennummer und Anschaffungsjahr des Medizinprodukts
- Name oder Firma und die Anschrift des für das jeweilige Medizinprodukt Verantwortlichen
- Die der CE-Kennzeichnung hinzugefügte Kennnummer der benannten Stelle
- Betriebliche Identifikationsnummer
- Standort und betriebliche Zuordnung
- Die vom Hersteller angegebene oder vom Betreiber festgelegte Frist für die sicherheitstechnische Kontrolle

Die Gebrauchsanweisungen, die dem Medizinprodukt beigefügten Hinweise und das Medizinproduktebuch sind so aufzubewahren, dass die für die Anwendung des Medizinprodukts erforderlichen Angaben dem Anwender während der Arbeitszeit zugänglich sind. Nach Außerbetriebnahme des Medizinprodukts muss das Medizinproduktebuch noch fünf Jahre aufbewahrt werden.

Patienteninformation

Wenn einem Patienten ein aktives Medizinprodukt, z. B. ein Herzschrittmacher oder eine Insulinpumpe, implantiert wurde, muss ihm anschließend von der verantwortlichen Person eine *schriftliche Patienteninformation* ausgehändigt werden, die die für die Sicherheit des Patienten notwendigen Verhaltensanweisungen in allgemein verständlicher Sprache enthält. Außerdem müssen darin Angaben gemacht werden, welche Maßnahmen bei einem Vorkommnis mit dem Medizinprodukt zu treffen sind und in welchen Fällen der Patient einen Arzt aufsuchen sollte. Folgende Daten werden der Patienteninformation beigefügt:

- Name des Patienten
- Bezeichnung, Art und Typ, Loscode oder Seriennummer des Medizinprodukts
- Name oder Firma des Herstellers
- Datum der Implantation
- Name der verantwortlichen Person, die die Implantation durchgeführt hat
- Zeitpunkt und wesentliche Ergebnisse der nachfolgenden Kontrolluntersuchungen

8.6.3 Gefahrstoffverordnung (GefStoffV)

Diese Verordnung regelt den sicheren Umgang mit gefährlichen Chemikalien am Arbeitsplatz. Diese Stoffe gefährden die Gesundheit, weil sie explosionsgefährlich, brandfördernd, entzündlich, giftig, gesundheitsschädlich, reizend, sensibilisierend, krebserregend, fortpflanzungsgefährdend, erbgutverändernd oder umweltgefährlich sind. Im Gesundheitswesen gehören vor allem die Desinfektions- und Reinigungsmittel zu den Gefahrstoffen. Die Gefahrstoffe müssen mit den entsprechenden *Gefahrensymbolen* gekennzeichnet sein. Für jeden Gefahrstoff muss ein *Sicherheitsdatenblatt* vorhanden und für die Mitarbeiter zugänglich sein. Es informiert über die Gefährdungsstufe und die Art der Gefährdung und beschreibt die erforderlichen Schutzmaßnahmen sowie das genaue Vorgehen bei Unfällen und Vergiftungen.

Entsprechend der Gefährdungsbeurteilung wird die Schutzstufe festgelegt. Alle Mitarbeiter, die mit dem Gefahrstoff in Kontakt kommen, müssen über den richtigen Umgang unterrichtet werden. Die für die Schutzstufe erforderliche persönliche, technische und allgemeine Schutzausrüstung muss jedem Mitarbeiter zur Verfügung stehen.

8.6.4 Unfallverhütungsvorschriften im Gesundheitsdienst

Unfallverhütungsvorschriften sollen Unfallgefahren aufdecken und helfen, Unfälle zu vermeiden. Sie sind aber nur sinnvoll, wenn sie jeder genau kennt und einhält. Die *Feuerschutzordnung* in einer Einrichtung soll im Brandfall dazu beitragen, dass Fluchtwege und Notausgänge deutlich gekennzeichnet, bekannt und offen sind, die Feuerschutztüren rechtzeitig geschlossen und die Feuerwehrzufahrten frei sind. Ferner muss das Personal den genauen Alarmierungs- und Räumungsplan kennen und mit Feuerlöschern und Feuerdecken umgehen können. Als verbindliche Grundlage für die Richtlinien des Arbeitsschutzes aller Berufsgenossenschaften legte die *Deutsche Gesetzliche Unfallversicherung (DGVU)* in ihrer Vorschrift 1 (BGV A1) die Grundsätze der Prävention fest.

Berufsgenossenschaftliche Vorschrift für Sicherheit und Gesundheit bei der Arbeit BGV A1 – Grundsätze der Prävention

In dieser Vorschrift der Berufsgenossenschaften, also der Unfallversicherungsträger (> 6.3.3), sind die Pflichten des Unternehmers und der versicherten Beschäftigten beim Arbeitsschutz sowie dessen Organisation festgelegt.

Pflichten des Unternehmers

- Der Unternehmer hat die erforderlichen Maßnahmen zur Verhütung von Arbeitsunfällen, Berufskrankheiten und arbeitsbedingten Gesundheitsgefahren sowie für eine wirksame Erste Hilfe zu treffen. Die einzelnen zu treffenden Maßnahmen sind in staatlichen und berufsgenossenschaftlichen Regelwerken näher bestimmt.
- Er muss eine Gefährdungsermittlung und Gefährdungsbeurteilung durchführen und die entsprechenden Präventionsmaßnahmen festlegen und dokumentieren.
- Die Versicherten müssen vom Unternehmer über die mit ihrer Arbeit verbundenen Gefährdungen und die Maßnahmen zu ihrer Verhütung mindestens einmal jährlich unterwiesen werden.
- Bei der Übertragung von Aufgaben muss der Unternehmer berücksichtigen, ob der Versicherte befähigt ist, die zu beachtenden Maßnahmen für Sicherheit und Gesundheitsschutz einzuhalten.
- Die für das Unternehmen geltenden Unfallverhütungsvorschriften müssen den Versicherten an geeigneter Stelle zugänglich gemacht werden.
- Der Unternehmer muss die persönliche Schutzausrüstung in ausreichender Zahl bereitstellen und für deren Benutzung sorgen.

Pflichten der Versicherten

- Die Versicherten sind verpflichtet, sich an die Weisungen des Unternehmers zu halten und die Maßnahmen zur Verhütung von Arbeitsunfällen, Berufskrankheiten und arbeitsbedingten Gefahren sowie eine wirksame Erste Hilfe zu unterstützen und zu befolgen.

- Sie dürfen sich durch den Konsum von Medikamenten, Alkohol, Drogen und anderen berauschenden Mitteln nicht in einen Zustand versetzen, durch den sie sich selbst oder andere gefährden können.
- Sie müssen gesundheitsgefährdende Mängel an Arbeitsabläufen, Arbeitsmitteln und Schutzvorrichtungen dem Vorgesetzten unverzüglich melden.

Organisation des betrieblichen Arbeitsschutzes

- In Unternehmen mit regelmäßig mehr als 20 Beschäftigten hat der Unternehmer *Sicherheitsbeauftragte* in erforderlicher Anzahl zu bestellen. Sie unterstützen den Unternehmer bei seinen Pflichten, insbesondere bei der ordnungsgemäßen Benutzung der vorgeschriebenen Schutzeinrichtungen und der persönlichen Schutzausrüstung.
- Sicherheitsbeauftragte müssen die Gelegenheit erhalten, an Aus- und Fortbildungsmaßnahmen des Unfallversicherungsträgers teilzunehmen.
- Bei erheblichen Gefahren müssen die Versicherten den Arbeitsplatz sofort verlassen und sich in Sicherheit bringen können. Eine ausreichende Zahl von Versicherten muss mit der Brandbekämpfung vertraut sein.
- Für die *Durchführung der Ersten Hilfe* müssen die erforderlichen Sachmittel und Einrichtungen sowie geschultes Personal zur Verfügung stehen.
- Bei Unfällen muss der Unternehmer den sachkundigen Transport zum Durchgangsarzt oder zuständigem Krankenhaus veranlassen. Über Erste-Hilfe-Maßnahmen, Notruf, Rettungseinrichtungen, Erste-Hilfe-Personal, hinzuziehende Ärzte und anzufahrende Krankenhäuser müssen aktuelle Hinweise vorliegen oder ausgehängt sein.
- Erste-Hilfe-Leistungen müssen dokumentiert und die Dokumentation für fünf Jahre aufbewahrt werden.
- Die Anzahl der *Ersthelfer* ist entsprechend der Betriebsgröße und -art vorgeschrieben. Als Ersthelfer können nur Personen eingesetzt werden, die vom Unfallversicherungsträger ausgebildet worden sind oder eine entsprechende Qualifikation in einem Gesundheitsberuf haben (z. B. Rettungsdienst). Sie müssen in Zeitabständen von zwei Jahren fortgebildet werden.

Unfallverhütungsvorschriften im Gesundheitswesen

Im Bereich des Gesundheitsdienstes gibt es aber auch noch weitere spezielle Gefahren, die eine besondere Unfallverhütung erforderlich machen. Zu Beginn der Ausbildung oder Berufstätigkeit sollte jeder Beschäftigte die aktuell gültigen Unfallverhütungsvorschriften der **Berufsgenossenschaft für Gesundheitsdienst und Wohlfahrtspflege** ausgehändigt bekommen, z. B. die BGR 250 / TRBA 250, und darin unterwiesen werden. Er muss sich mit ihrem Inhalt vertraut machen und sie zur eigenen und der Sicherheit Dritter einhalten. Für die Einhaltung der Unfallverhütungsvorschriften sollte sich jeder persönlich verantwortlich fühlen. Außerdem muss der Arbeitgeber bestimmte, die Berufsausübung regelnde Gesetze und Vorschriften allen Mitarbeitern im Originaltext zugänglich machen, dazu gehören z. B. das Infektionsschutzgesetz (➤ 8.5.1), das Arzneimittelgesetz (➤ 8.4.1), die Biostoffverordnung (➤ 8.5.2), die Gefahrstoffverordnung (➤ 8.6.3), das Medizinproduktegesetz (➤ 8.6.1) und die Medizinprodukte-Betreiberverordnung (➤ 8.6.2), die Röntgenverordnung (➤ 8.7.1), das Arbeitszeitgesetz (➤ 7.5.2), das Mutterschutzgesetz (➤ 7.5.6), das Jugendarbeitsschutzgesetz (➤ 7.5.5) und andere mehr.

Besonders wichtige Regelungen zum Schutz der Pflegenden und zur Verhütung von Unfällen sind hier zusammengefasst:
- *Beschäftigungsvoraussetzungen:* Im Gesundheitsdienst darf beschäftigt werden, wer eine abgeschlossene Ausbildung in Berufen des Gesundheitswesens (➤ 3.2) hat oder von einer fachlich geeigneten Person unterwiesen und beaufsichtigt wird. Dies gilt insbesondere für die Bereiche persönliche Hygiene, Verhalten bei Infektionsgefährdung und Maßnahmen zur Desinfektion und Sterilisation.
- *Umgang mit Behandlungsgeräten:* Mit der Bedienung von medizinischen Geräten, die bei ihrer Anwendung zu einer Gefährdung von Beschäftigten oder Patienten führen können, darf der

Unternehmer nur Personen betrauen, die in der Bedienung des jeweiligen Geräts unterwiesen und über die dabei möglichen Gefahren und deren Abwendung ausreichend unterrichtet sind (➤ 8.6.1). Die Betriebsanleitungen müssen jederzeit eingesehen werden können.

- Die Beschäftigten müssen über die für sie infrage kommenden Maßnahmen zur *Immunisierung* bei Aufnahme der Tätigkeit und bei gegebener Veranlassung unterrichtet werden, z. B. Hepatitis-B-Impfung.
- Der Unternehmer muss dafür sorgen, dass im Arbeitsbereich aufgetretene *übertragbare Krankheiten* (➤ 8.5.1), die für den Beschäftigten schwerwiegende Folgen haben können, unverzüglich dem Arzt mitgeteilt werden, der die arbeitsmedizinischen Untersuchungen durchführt. Bereits bei Verdacht auf eine übertragbare Krankheit muss der Unternehmer durch organisatorische und hygienische Maßnahmen dafür sorgen, dass der Kontakt zum Erkrankten auf möglichst wenige Beschäftigte beschränkt wird.
- *Händedesinfektion:* Den Beschäftigten müssen leicht erreichbare Handwaschplätze mit fließendem warmen und kalten Wasser, Direktspender mit hautschonenden Waschmitteln sowie Händedesinfektionsmitteln und geeignete Hautpflegemittel sowie Handtücher zum einmaligen Gebrauch zur Verfügung gestellt werden.
- Der Unternehmer muss den Beschäftigten geeignete *Schutzkleidung* in ausreichender Stückzahl zur Verfügung stellen, wenn die Kleidung mit Krankheitskeimen verschmutzt werden kann. Außerdem muss der Unternehmer bei entsprechender Gefährdung dünnwandige oder feste flüssigkeitsdichte Handschuhe, flüssigkeitsdichte Schürzen und Fußbekleidung, Gesichts- und Kopfschutz zur Verfügung stellen. Für die Desinfektion, Reinigung und Instandhaltung der Schutzkleidung muss der Unternehmer sorgen und eine getrennte Aufbewahrung der getragenen Schutzkleidung und der anderen Kleidung ermöglichen. Vor Betreten der Aufenthalts- und Speiseräume muss getragene Schutzkleidung abgelegt werden.
- *Hygieneplan:* Der Unternehmer hat für die einzelnen Arbeitsbereiche entsprechend der Infektionsgefährdung Maßnahmen zur Desinfektion, Reinigung und Sterilisation sowie zur Ver- und Entsorgung schriftlich festzulegen und ihre Durchführung zu überwachen.
- *Reinigung von Arbeitsbereichen:* Es müssen staubbindende Reinigungsverfahren angewendet werden. Wo dies nicht möglich ist, muss vor der Reinigung desinfiziert werden.
- *Oberflächen von Geräten und Geräteteilen,* die nicht nur einmal eingesetzt werden, müssen desinfizierbar sein.
- Spitze, scharfe und zerbrechliche Gegenstände dürfen nur sicher umschlossen in den *Abfall* gegeben werden.
- Den Beschäftigten müssen gesonderte, für Patienten nicht zugängliche *Toiletten* zur Verfügung stehen.
- Gesundheitsschädigende Einwirkungen von *Arzneimitteln, Hilfsstoffen der Medizin* und *Desinfektionsmitteln* auf die Beschäftigten müssen verhindert werden.
- Zum Heben und Umlagern von Patienten müssen leicht bedienbare, stand- und fahrsichere Hebevorrichtungen oder sonstige geeignete Hilfsmittel bereitstehen und verwendet werden.
- Benommene und unruhige Patienten müssen gegen Herausfallen aus den Betten gesichert sein.

In **Arbeitsbereichen mit erhöhter Infektionsgefährdung** gelten zusätzliche Bestimmungen:

- Jugendliche unter 16 Jahren dürfen dort nicht, Jugendliche über 16 Jahren nur zur Erreichung ihres Ausbildungsziels unter fachlicher Aufsicht beschäftigt werden.
- Reinigungs-, Wartungs- und Instandsetzungspersonal, also nicht medizinisches Personal, muss über die Infektionsgefährdung unterrichtet werden.
- An den Handwaschplätzen müssen Wasserarmaturen installiert sein, die ohne Berühren mit der Hand benutzt werden können.
- An Händen und Unterarmen dürfen keine Schmuckstücke, Uhren und Eheringe getragen werden.
- Essen, Trinken und Rauchen ist nicht erlaubt. Zur Einnahme von Lebensmitteln muss ein leicht erreichbarer Raum zur Verfügung stehen.
- Die Fußböden müssen flüssigkeitsdicht, desinfizierbar und leicht zu reinigen sein. Die Wände müssen feucht zu reinigen und zu desinfizieren sein.

- Benutzte Wäsche aus den Arbeitsbereichen ist unmittelbar in ausreichend widerstandsfähigen und dichten Behältern zu sammeln und so zu transportieren, dass Beschäftigte den Einwirkungen von Krankheitskeimen nicht ausgesetzt sind. Für die Lagerung von größeren Mengen gefüllter Behältnisse muss ein besonderer Raum oder ein Behälter, der feucht zu reinigen und zu desinfizieren ist, zur Verfügung stehen.
- Bei zentralen Desinfektionsanlagen müssen deren Eingabeseite (unreine Seite) und die Ausgabeseite (reine Seite) räumlich voneinander getrennt sein. In der Eingabeseite muss Desinfektionsgut kurzzeitig gelagert werden können. Die Beschäftigten müssen vor dem Verlassen der unreinen Seite die Schutzkleidung einschließlich der Schutzschuhe ablegen und die Hände desinfizieren.
- Abfall:
  – Infektiöser Abfall muss vor dem Transport desinfiziert oder sicher umschlossen und gekennzeichnet werden.
  – Anderer Abfall aus Behandlungs- und Untersuchungsräumen, aus Kranken- und Pflegestationen und aus Laboratorien ist unmittelbar in ausreichend widerstandsfähigen, dichten und erforderlichenfalls feuchtigkeitsbeständigen Einwegbehältern zu sammeln. Diese sind vor dem Transport zu verschließen.

Einhaltung der Unfallverhütungsvorschriften

Offiziell verantwortliche Personen und Institutionen, die überwachen, ob die Unfallverhütungsvorschriften entsprechend den betrieblichen Erfordernissen eingehalten werden, sind:
- Betriebsarzt (Arzt mit arbeitsmedizinischer Fachkunde)
- Hygienefachkraft (Hygienebeauftragter)
- Sicherheitsingenieur oder andere Fachkräfte für Arbeitssicherheit (Sicherheitsbeauftragter)
- Gewerbeaufsichtsamt
- Arbeitsschutzausschuss
- Überbetriebliche Dienste von Betriebsärzten und Fachkräften in kleinen Betrieben

Diese Personen unterstützen den Arbeitgeber beim Arbeitsschutz und der Unfallverhütung. Sie sorgen dafür, dass die Vorschriften den speziellen Betriebsverhältnissen entsprechend angewendet werden und dass gesicherte arbeitsmedizinische und sicherheitstechnische Erkenntnisse verwirklicht werden und einen hohen Wirkungsgrad erreichen. Neben den nach Gefährdungsgrad in bestimmten Zeitabständen vorgeschriebenen arbeitsmedizinischen Untersuchungen und Beurteilungen gehören auch die Beratung und die Gestaltung des Arbeitsplatzes zum Aufgabenbereich. Die Untersuchungsergebnisse müssen erfasst, ausgewertet, auf Wunsch dem Arbeitnehmer mitgeteilt und auf Anordnung den Behörden vorgelegt werden.

8.7 Gesetzlicher Strahlenschutz

Die Entdeckung der Röntgenstrahlen im Jahr 1895 durch den Würzburger Physikprofessor Wilhelm Conrad Röntgen brachte für die Medizin einen entscheidenden Fortschritt auf den Gebieten der Diagnostik und Therapie. Leider stellte sich schon bald heraus, dass die Röntgenstrahlen und die von radioaktiven Substanzen ausgesandten Strahlen bei unkontrollierter Anwendung erhebliche Gesundheitsschäden, sogar mit Todesfolge, hervorrufen können. Schutzmaßnahmen mussten gefunden und vorgeschrieben werden; bereits 1905 wurden erste Leitsätze und Toleranzdosen festgelegt. In den letzten Jahrzehnten entstanden weltweit zahlreiche internationale Organisationen, die sich mit Strahlenschutzproblemen bei allen nur denkbaren Anwendungsbereichen befassen. Für den Strahlenschutz im Bereich der Medizin wichtig sind die *Röntgenverordnung (RöV)* und die *Strahlenschutzverordnung (StrlSchV)*. Diese Verordnungen sollen erreichen, dass
- die Zahl der Personen, die Strahlen anwenden dürfen, begrenzt bleibt,
- alle Personen, die mit Strahlung umgehen, die gesundheitlichen Voraussetzungen und erforderlichen Fachkenntnisse mitbringen,
- die Patienten, das Personal und die Umwelt keinen unnötigen Strahlenbelastungen ausgesetzt werden („so wenig wie möglich") und
- die festgelegten Dosisgrenzwerte eingehalten werden.

8.7.1 Röntgenverordnung (RöV)

Die Röntgenverordnung ist an international geltende Richtlinien und Sicherheitsnormen (z. B. von EURATOM, der EU und der Internationalen Strahlenschutzkommission) angepasst.

Wichtige Bestimmungen für den Betrieb einer Röntgeneinrichtung

- Wer eine Röntgenanlage betreibt, muss eine Genehmigung dazu haben.
- Das Röntgengerät muss eine optimale Bildqualität bei möglichst geringer Strahlenbelastung erreichen. Es muss technisch möglich sein, die Strahlenexposition des Patienten zu messen.
- Die volle Verantwortung und die Haftung für die Durchführung und Einhaltung des Strahlenschutzes übernimmt der *Strahlenschutzverantwortliche*. Das ist meist der Betreiber der Anlage, z. B. der Radiologe oder bei Krankenhäusern der Träger. Er muss dafür sorgen, dass jede Strahlenexposition von Menschen so gering wie möglich gehalten wird und unnötige Strahlenexposition vermieden wird.
- Um diese Aufgabe bestmöglich zu erfüllen, benennt der Strahlenschutzverantwortliche *Strahlenschutzbeauftragte*, die ihn bei seiner Verantwortung für den Strahlenschutz unterstützen.
- Die zuständige Behörde kann den Strahlenschutzverantwortlichen dazu verpflichten, eine *Strahlenschutzanweisung* zu erlassen. In dieser Anweisung müssen alle zu beachtenden Strahlenschutzmaßnahmen aufgeführt sein.
- Für häufig vorgenommene Untersuchungen oder Behandlungen mit Röntgenstrahlen müssen schriftliche Anweisungen erstellt werden und für die dort tätigen Personen zur Einsicht bereit sein.

Strahlenschutzbereiche

Die Räume, in denen Röntgeneinrichtungen betrieben werden, müssen allseitig umschlossen sein. Der Zutritt zu den Strahlenschutzbereichen ist nur erlaubt

- dem Bedienungspersonal,
- den zu untersuchenden Patienten oder Tieren und ihnen helfenden Personen, wenn der Arzt, Zahnarzt oder Tierarzt mit Fachkunde im Strahlenschutz zugestimmt hat,
- zur Ausbildung (zwischen 16 und 18 Jahren nur, wenn festgelegte niedrigere Dosisgrenzwerte nicht überschritten werden),
- in der Schwangerschaft (auch für Beruf und Ausbildung), wenn der fachkundige Strahlenschutzverantwortliche oder der Strahlenschutzbeauftragte dies ausdrücklich gestattet und besondere Dosisgrenzwerte eingehalten und dokumentiert werden.

Ein ausreichender Strahlenschutz muss vorrangig durch bauliche und technische Vorrichtungen, z. B. Abschirmwände, oder durch geeignete Arbeitsverfahren gewährleistet sein. Alle Personen im Kontrollbereich müssen *ausreichende Schutzkleidung* tragen. Zwei voneinander getrennte Strahlenschutzbereiche sind gesetzlich vorgeschrieben: der Kontroll- und der Überwachungsbereich:

Kontrollbereich

Bereiche, in denen Personen im Kalenderjahr eine effektive Dosis von mehr als 6 Millisievert oder höhere Organdosen als 45 Millisievert für die Augenlinse oder 150 Millisievert für die Haut, die Hände, die Unterarme, die Füße und Knöchel erhalten können, sind *Kontrollbereiche*. Sie müssen abgegrenzt und während der Betriebsbereitschaft deutlich sichtbar gekennzeichnet sein, mindestens mit den Worten: „Kein Zutritt – Röntgen".

Überwachungsbereiche

In Überwachungsbereichen können Personen im Kalenderjahr eine effektive Dosis von mehr als 1 Millisievert oder höhere Organdosen als 15 Millisievert für die Augenlinse oder 50 Millisievert für die Haut, die Hände, die Unterarme, die Füße und Knöchel erhalten.

Qualitätssicherungsmaßnahmen

- Vor der Inbetriebnahme oder Veränderung einer Röntgeneinrichtung muss eine *Abnahmeprüfung*

durch den Hersteller oder Lieferanten erfolgen, die sicherstellt, dass die erforderliche Bildqualität mit möglichst geringer Strahlenexposition erreicht wird. In Zeitabständen von längstens fünf Jahren muss ein von der zuständigen Behörde bestimmter Sachverständiger eine erneute sicherheitstechnische Kontrolle durchführen.
- Mindestens monatlich muss durch die *Konstanzprüfung* festgestellt werden, ob die Bildqualität und die Höhe der Strahlenexposition noch den Angaben der letzten Abnahmeprüfung entspricht. Falls dies nicht mehr der Fall ist, muss die Störung unverzüglich beseitigt werden.

Über beide Prüfungen müssen sofort Aufzeichnungen (technische Daten und Röntgenbilder) gemacht und mindestens zwei Jahre aufbewahrt werden. Für diese Qualitätssicherungsmaßnahmen beauftragt die zuständige Behörde ärztliche und zahnärztliche Stellen. Diese müssen sicherstellen, dass bei der Anwendung von Röntgenstrahlen am Menschen die Erfordernisse der medizinischen Wissenschaft beachtet und die angewendeten Verfahren und eingesetzten Röntgeneinrichtungen den nach dem Stand der Technik notwendigen Qualitätsstandards entsprechen.

Anwendung von Röntgenstrahlen auf den Menschen

Folgende Personen dürfen in Ausübung ihres Berufs Röntgenstrahlen auf den Menschen anwenden:
- Ärzte und Zahnärzte, wenn sie die erforderliche Fachkunde im Strahlenschutz besitzen
- Personen, die zur Führung der Berufsbezeichnung medizinisch-technischer Radiologieassistent (> 3.2) berechtigt sind
- Personen, die die erforderliche Fachkunde im Strahlenschutz bereits durch eine erfolgreiche andere Berufsausbildung erworben haben
- Personen mit einer abgeschlossenen medizinischen Ausbildung, wenn sie unter ständiger Aufsicht und Verantwortung einer Person mit Fachkunde im Strahlenschutz arbeiten und selbst die erforderlichen Kenntnisse im Strahlenschutz besitzen, z. B. MFA oder Gesundheits- und (Kinder-)Krankenpfleger

Kenntnisse im Strahlenschutz können durch die Teilnahme an berufsbegleitenden Kursen mit Abschlussprüfung erworben werden. Eine entsprechende Bescheinigung ist für jegliche Tätigkeit in der Röntgendiagnostik und Röntgentherapie erforderlich.

Anwendungsgrundsätze für Röntgenstrahlen

- Röntgenbilder dürfen **nur auf ärztliche Anordnung** angefertigt werden, wenn sie für die Diagnostik unbedingt erforderlich sind und durch keine andere Untersuchung ersetzt werden können. Für die Indikation muss eine Rechtfertigung (rechtfertigende Indikation) vorliegen. Dasselbe gilt sinngemäß für die Röntgentherapie.
- Die Strahlendosis muss so gering wie möglich gehalten werden. Grenzwerte dürfen nicht überschritten werden. Der Körperabschnitt, der geröntgt werden soll, muss genau eingeblendet werden. Die übrigen Körperbereiche, insbesondere die Keimdrüsen, müssen bestmöglich vor der Strahlung geschützt werden.
- Helfende Personen, die sich im Kontrollbereich aufhalten, z. B. eine Mutter, die ihr Kleinkind bei der Röntgenuntersuchung festhält, müssen über mögliche Gefahren der Strahlenexposition unterrichtet werden.
- Besondere Vorsichtsmaßnahmen müssen wegen der hohen Strahlenbelastung bei Durchleuchtungen und Behandlungen mit Röntgenstrahlen beachtet werden. Hierfür dürfen auch nur speziell geeignete Röntgeneinrichtungen eingesetzt werden. Für eine Röntgenbehandlung, z. B. Krebsbestrahlung, müssen Dosis und Dosisverteilung in einem Bestrahlungsplan individuell genauestens festgelegt werden. Die Daten der Röntgenbehandlung werden in einem Bestrahlungsprotokoll festgehalten.
- Vor der Röntgenuntersuchung müssen frühere Anwendungen von ionisierenden Strahlen (Röntgenpass) und bei Frauen im gebärfähigen Alter das Bestehen einer Schwangerschaft erfragt und aufgezeichnet werden.
- Bei jeder Röntgenaufnahme müssen die Ergebnisse der Patientenbefragung, Angaben zur

rechtfertigenden Indikation, Zeitpunkt, Art der Anwendung, untersuchte Körperregion und technische Daten zur Ermittlung der Strahlenexposition des Patienten aufgezeichnet werden. Diese Aufzeichnungen müssen auf Wunsch dem Patienten in Abschrift ausgehändigt oder in seinen *Röntgenpass* eingetragen werden. Untersuchten Personen, die noch keinen Röntgenpass besitzen, sollte ein solcher Pass angeboten werden.

- Aufzeichnungen über Röntgenbehandlungen müssen 30 Jahre nach der letzten Behandlung, Röntgenaufnahmen und die dazugehörigen Aufzeichnungen 10 Jahre nach der letzten Untersuchung aufbewahrt werden. Wenn die mit Röntgenstrahlen untersuchte Person das 18. Lebensjahr noch nicht vollendet hat, verlängert sich die Aufbewahrungspflicht bis zur Vollendung des 28. Lebensjahrs dieser Person. Die Speicherung auf zuverlässigen elektronischen Datenträgern ist erlaubt.
- Um Doppeluntersuchungen zu vermeiden, müssen die bereits angefertigten Röntgenaufnahmen mit den dazugehörenden Aufzeichnungen den mit- und weiterbehandelnden Ärzten vorübergehend überlassen werden. Wegen der gesetzlich geforderten Aufbewahrungszeiten besteht die *Pflicht zur Rückgabe*.

Vorschriften bei beruflicher Strahlenexposition

- Beruflich strahlenexponierte Personen werden zum Zweck der Kontrolle und arbeitsmedizinischen Vorsorge in zwei Kategorien eingeteilt: *Kategorie A* umfasst Personen, die z. B. im Operationssaal viele Durchleuchtungen durchführen müssen oder auf andere Weise einer höheren Strahlenexposition ausgesetzt sind. Alle übrigen, im Strahlenbereich tätigen Personen gehören der *Kategorie B* an.
- Wer im Kontrollbereich beschäftigt ist, muss ein *Dosimeter* tragen. Eine von der Behörde bestimmte Messstelle ist für die Verteilung der Dosimeter, z. B. Filmplakette oder Stabdosimeter, und die anschließende Ermittlung der Personendosis, die der effektiven Dosis entspricht, zuständig. Die Dosimeter werden an der Rumpfvorderseite unter der Schutzkleidung getragen. Zur Ermittlung der Organdosis können weitere Dosimeter an besonders gefährdeten Körperteilen, z. B. den Unterarmen eines Operators, angebracht werden.
- Nach Ablauf eines Monats werden die Dosimeter zusammen mit den erforderlichen Angaben zur Person bei der Messstelle eingereicht. Die Messergebnisse werden schriftlich mitgeteilt und müssen von der Behörde 30 Jahre lang aufbewahrt werden. Für die Auswertung der Dosimeter können auch längere oder kürzere Zeitabstände angeordnet werden, z. B. arbeitswöchentlich bei Schwangeren. Auf Verlangen muss der zu überwachenden Person ein Dosimeter zur Verfügung gestellt werden, mit dem die Personendosis jederzeit festgestellt werden kann.
- Die Aufzeichnungen der Messergebnisse werden aufbewahrt, bis die überwachte Person das 75. Lebensjahr vollendet hat oder hätte, mindestens bis 30 Jahre nach der Beschäftigung. Sie müssen einem neuen Arbeitgeber mitgeteilt werden.
- *Dosisgrenzwerte:* Für die *Körperdosis* und die Dosis der einzelnen Organe sind höchstzulässige Grenzwerte festgelegt. Für Personen von 16 bis 18 Jahren, Frauen im gebärfähigen Alter, Schwangere und ungeborene Kinder liegen die Grenzwerte niedriger. Die Berufslebensdosis darf den Grenzwert von 400 Millisievert nur in Ausnahmefällen überschreiten. Überschreitungen der Grenzwerte müssen unverzüglich der betroffenen Person und der zuständigen Behörde unter Angabe der Gründe mitgeteilt werden.
- *Unterweisung:* Personen, die sich berufsbedingt im Kontrollbereich aufhalten oder Röntgenstrahlung anwenden, müssen vor dem erstmaligen Zutritt belehrt werden über die Arbeitsmethoden, die möglichen Gefahren, die anzuwendenden Sicherheits- und Schutzmaßnahmen und die für ihre Tätigkeit wesentlichen Inhalte dieser Verordnung. Frauen sind darauf hinzuweisen, dass sie wegen der Risiken für das ungeborene Kind eine Schwangerschaft so früh wie möglich mitteilen. Diese Unterweisung muss mindestens jährlich wiederholt werden. Über Zeitpunkt und Inhalt der Unterweisung müssen Aufzeichnungen angefertigt, von den unterwiesenen Personen unterschrieben und fünf Jahre aufbewahrt werden.

- Strahlenexponierte Personen der Kategorie A müssen vor Arbeitsbeginn und weiterhin jährlich von einem zu dieser *arbeitsmedizinischen Vorsorge* ermächtigten Arzt untersucht oder beurteilt werden. Sie erhalten dann, falls keine gesundheitlichen Bedenken bestehen, eine Bescheinigung, dass sie im Strahlenbereich weiterbeschäftigt werden dürfen. Wenn eine Person die Grenzwerte der Strahlenexposition überschreitet, muss sie unverzüglich von einem ermächtigten Arzt untersucht werden, der dann zusammen mit der zuständigen Behörde das weitere Vorgehen festlegt.

8.7.2 Strahlenschutzverordnung (StrlSchV)

Die **Strahlenschutzverordnung** regelt den Umgang mit radioaktiven Stoffen und den Betrieb von medizinischen Beschleunigeranlagen. Radioaktive Stoffe werden in der Medizin für **Diagnostik** (nuklearmedizinische Untersuchungen, z.B. Szintigrafie von Schilddrüse, Knochen, Herz oder Nieren) und **Therapie** (Krebsbestrahlungen) eingesetzt. Da bei der therapeutischen Bestrahlung *mit sehr hohen Strahlendosen* gearbeitet wird, müssen wegen der wesentlich höheren Streustrahlung die Schutzmaßnahmen für Patienten und Personal umfangreicher sein und aufs Sorgfältigste beachtet werden. Dies setzt beim Personal gute Fachkenntnisse und die strenge Aufsicht durch Fachkundige voraus. Weitere Probleme ergeben sich aus der Aufbewahrung der radioaktiven Stoffe, da deren Strahlung nicht wie beim Röntgengerät abgeschaltet werden kann.

Die Grundsätze, Ziele und Vorschriften der Strahlenschutzverordnung sind der zumeist höheren Strahlungsenergie angepasst, aber in den wesentlichen Punkten denen der Röntgenverordnung (> 8.7.1) ähnlich. Hier werden daher nur noch die unterschiedlichen Regelungen angesprochen:

- Der Umgang mit radioaktiven Substanzen bedarf immer der Genehmigung durch die zuständige Behörde.
- Personen unter 18 Jahren (Ausnahmen für Auszubildende sind möglich), schwangere und stillende Frauen dürfen mit offenen radioaktiven Stoffen nicht umgehen.
- Innerhalb von zwei Monaten vor Beginn des Umgangs mit offenen radioaktiven Substanzen muss eine Untersuchung bei einem von der Behörde ermächtigten Arzt erfolgt sein, die gesundheitliche Bedenken gegen eine derartige Tätigkeit ausschließt. Weitere regelmäßige Kontrolluntersuchungen müssen je nach Strahlenexposition erfolgen und deren Ergebnisse in einer *Gesundheitsakte* verzeichnet werden.
- Zusätzlich zum amtlichen Filmdosimeter muss vom Personal ein *Stabdosimeter* zur Ermittlung der Körperdosis getragen werden. Dieses Stabdosimeter kann jederzeit während der Arbeitszeit auch vom Träger selbst abgelesen werden und teilt die aktuelle Strahlenbelastung mit. Die Messwerte müssen arbeitstäglich in einem bei der zuständigen Behörde registriertem Strahlenpass dokumentiert werden.
- Beim Umgang mit offenen radioaktiven Substanzen besteht die Gefahr der *Kontamination* („Verschmutzung" mit radioaktiven Substanzen). Um diese rechtzeitig festzustellen, müssen insbesondere vor Verlassen des Arbeitsplatzes Kontrollmessungen (auch an Händen und Füßen) durchgeführt werden.
- Essen, Trinken und Rauchen am Arbeitsplatz sind wegen der Gefahr der Aufnahme von radioaktiver Substanz streng verboten.
- Für Lagerung, Beförderung und Entsorgung radioaktiver Substanzen gelten besondere Vorschriften. Über den Einkauf radioaktiver Stoffe, die verarbeitete Menge und den radioaktiven Abfall muss genau Buch geführt werden.
- Jede *Applikation von radioaktiver Substanz* an Patienten muss mit Datum, Applikationsort, Strahlungsquelle und verabreichter Dosis genauestens vermerkt werden. Diese Unterlagen müssen 30 Jahre lang aufbewahrt werden.
- Zu beachten ist, dass Patienten, die mit radioaktiven Stoffen behandelt werden oder denen radioaktives Material zur inneren Bestrahlung verabreicht wurde, selbst zu *Strahlungsquellen* werden und ihre Umgebung dann zum *Kontrollbereich* wird (> 8.7.1).
- Die Ausscheidungen von Patienten, die mit radioaktiven Substanzen behandelt wurden oder Strahlungsquellen noch in sich tragen, sind ebenfalls radioaktiv und müssen bei höheren Strahlungswerten gesondert entsorgt werden.

Dies gilt im Todesfall unter Umständen auch für die Leiche.

Unabhängig von allen gesetzlichen Verordnungen sollte jeder, der mit Strahlung umgeht, zum persönlichen Schutz stets die *drei allgemeinen Regeln* des praktisch durchgeführten Strahlenschutzes beachten:
- A = Abstand halten
- A = Abschirmung verwenden
- A = Aufenthaltszeit begrenzen

8.8 Geburt und Tod

8.8.1 Personenstandsgesetz (PStG)

Das **Personenstandsgesetz** und die *Verordnung zur Ausführung des Personenstandsgesetzes* regeln die **Anzeigepflicht** von Geburt, Tod, Heirat, Namensänderung und Ehescheidung. Geburtenbücher, Sterbebücher, Heiratsbücher und Familienbücher werden auf den Standesämtern geführt.

Geburtsanzeige

Die Geburt muss innerhalb einer Woche beim Standesamt des Bezirks, in dem die Geburt erfolgte, angezeigt werden. Die **mündliche** Geburtsanzeige kann von jedem Elternteil des Kindes vorgenommen werden, aber auch von jeder anderen Person, die Kenntnis von der Geburt hat. Im Geburtsregister werden beurkundet:
- Vornamen und Familienname des Kindes (diese können auch erst innerhalb eines Monats festgelegt werden).
- Ort, Tag und Stunde der Geburt.
- Geschlecht des Kindes. Wenn das Geschlecht des Kindes bei Intersexualität nicht eindeutig festgelegt werden kann, wird „divers" eingetragen.
- Vornamen und Familiennamen der Eltern und auf Wunsch deren Religionszugehörigkeit (bei ehelichen Kindern ist die Vorlage der Heiratsurkunde oder des Familienbuchs, bei nicht ehelichen Kindern die Vorlage der Geburtsurkunde der Mutter und des Vaters sowie die Vaterschaftsanerkennung erforderlich).
- Wenn sie nicht Deutsche sind, auch die Staatsangehörigkeit (1.1.2) der Eltern und des Kindes.

In öffentlichen Krankenhäusern und Entbindungskliniken sind der Leiter der Anstalt oder die von der zuständigen Behörde dazu ermächtigten Beamten oder Angestellten verpflichtet, die Geburt **schriftlich** anzuzeigen. Angezeigt werden müssen:
- *Lebendgeburten:* Eine Lebendgeburt liegt vor, wenn bei einem Kind nach der Scheidung vom Mutterleib entweder das Herz geschlagen, die Nabelschnur pulsiert oder die natürliche Lungenatmung eingesetzt hat.
- *Tot geborene oder unter der Geburt verstorbene Kinder:* Hat sich keines der oben angeführten Lebenszeichen gezeigt und beträgt das Gewicht der Leibesfrucht mehr als 500 g, gilt sie als ein tot geborenes oder unter der Geburt verstorbenes Kind. Bei Totgeburten muss eine Todesanzeige beim Standesamt erfolgen.

Nicht angezeigt werden muss eine *Fehlgeburt* (Abort): Hat sich keines der oben genannten Lebenszeichen gezeigt, und beträgt das Gewicht der Leibesfrucht weniger als 500 g, so ist die Frucht eine Fehlgeburt. Seit 2013 besteht auch die Möglichkeit, die Geburt dieser Kinder beim Standesamt anzuzeigen und ihnen damit offiziell eine Existenz zu geben. Eine Registrierung im Personenstandsregister erfolgt aber nicht.

Todesanzeige

Ein Todesfall muss spätestens am dritten auf den Tod folgenden Werktag bei dem Standesamt angezeigt werden, in dessen Bereich die Person gestorben ist.

Zur **persönlichen** und **mündlichen Anzeige** sind in dieser Reihenfolge verpflichtet:
- Nächste Angehörige
- Personen, in deren Wohnung sich der Sterbefall ereignet hat
- Jede Person, die beim Eintritt des Todes zugegen war oder vom Sterbefall aus eigener Wissenschaft unterrichtet ist
- Die Gemeindebehörde, wenn kein Anzeigepflichtiger vorhanden ist

Im Sterberegister werden beurkundet:

- Vornamen und Familienname, Tag und Ort der Geburt, Religionszugehörigkeit (Vorlage des Personalausweises oder Reisepasses des Verstorbenen und seiner Geburtsurkunde)
- Ort, Tag, Stunde und Minute des Todes (Vorlage des Totenscheins)
- Letzter Wohnsitz
- Vornamen und Familienname des Ehegatten (Vorlage der Heiratsurkunde) oder ein Hinweis, dass der Verstorbene nicht verheiratet war oder in einer eingetragenen Lebenspartnerschaft lebte

Sterbefälle in Krankenhäusern oder ähnlichen Einrichtungen müssen vom Leiter der Anstalt oder den von der zuständigen Behörde ermächtigten Beamten oder Angestellten **schriftlich** angezeigt werden.

8.8.2 Feststellung des Todes

WAS DENKEN SIE?

Fall

Fritz Fröhlich genießt das Leben in vollen Zügen. Er ist feuchtfröhlichen Zechgelagen nicht abgeneigt und nimmt die eheliche Treue nicht so genau. Dies hat schon oft zu Auseinandersetzungen mit seiner Ehefrau geführt. Eines Tages wird er in seinem Garten leblos aufgefunden. Frau Fröhlich ruft den Hausarzt Dr. Heiler, der Fritz Fröhlich schon seit Jahren wegen einer Verengung der Herzkranzgefäße behandelt und jetzt den eingetretenen Tod feststellt. Äußerlich ist die Leiche unversehrt, und Dr. Heiler will bereits auf der Todesbescheinigung als Todesursache „Herzinfarkt" eintragen, den er bei der Grunderkrankung und dem Lebenswandel von Herrn Fröhlich schon öfter vorausgesagt hatte. In dem Moment kommt die Nachbarin und behauptet: „Der Fritz ist doch von seiner Frau vergiftet worden, das hat sie schon einmal versucht." Durch diese Aussage verunsichert kreuzt Dr. Heiler auf der Todesbescheinigung an „Anhaltspunkte für einen nicht natürlichen Tod" und ruft die Polizei. Diese beschlagnahmt die Leiche, und der Staatsanwalt ordnet eine Obduktion an. Hat Dr. Heiler richtig gehandelt?

Beim Stillstand von Herztätigkeit, Kreislauf und Atmung tritt zunächst der *klinische Tod* ein, bei dem innerhalb der ersten Minuten Wiederbelebungsmaßnahmen noch erfolgreich sein können. Daran schließt sich der irreversible Zellzerfall und damit der Tod aller Organe an, der als *biologischer Tod* bezeichnet wird. Der *Zeitpunkt des Todes* ist durch den Untergang der Gehirnzellen und dem damit verbundenen Erlöschen der Hirnfunktion, dem *Hirntod*, festgelegt. Der Hirntod kann bei beatmeten Patienten schon vor dem Stillstand des Herzschlags eintreten. Die durch den Kreislauf weiterhin noch durchbluteten Organe können bei vorliegendem Einverständnis als Spenderorgane für Transplantationen (➤ 8.8.3) entnommen werden.

Leichenschau

Das **Leichenschaurecht** ist Länderrecht und nicht bundeseinheitlich geregelt. In allen Bundesländern aber ist die Leichenschau ärztliche Aufgabe und Pflicht. Sie muss vor der Bestattung zur Feststellung des Todes, der Todesart und -ursache durchgeführt werden. Die Verpflichtung zur Leichenschau und Ausstellung der Todesbescheinigung gilt für die örtlich betroffenen niedergelassenen Ärzte, für Notärzte und Krankenhausärzte und zwar zu jeder Tages- und Nachtzeit sowie an Sonn- und Feiertagen. Zur Veranlassung der Leichenschau verpflichtet sind die Angehörigen und Sorgeberechtigten, die leitenden Abteilungsärzte der Krankenhäuser und die Leiter von Heimen, Gefängnissen, Lagern usw. Damit im Fall eines unnatürlichen Todes oder eines Scheintods nicht wertvolle Zeit verloren geht, muss die Leichenschau *unverzüglich veranlasst* werden.

Aufgaben der Leichenschau

- Feststellung des eingetretenen Todes: Der Tod ist festgestellt, wenn mindestens eines der drei *sicheren Todeszeichen* zuverlässig nachgewiesen ist:
  - *Totenflecke* (Livores): Sie kommen nach dem Kreislaufstillstand durch das Absacken des Blutes in die mittleren und unteren Körperbereiche zustande. Totenflecke treten frühestens nach 20–30 Minuten beidseits des Halses auf und bilden sich fortschreitend je nach Körperlage an den tief gelegenen Stellen aus. Die volle Ausprägung findet sich nach sechs bis zwölf Stunden. Nach zwölf bis 24 Stunden sind sie nicht mehr wegdrückbar.
  - *Totenstarre* (Rigor mortis): Sie ist durch Veränderungen an der Muskulatur verursacht und

breitet sich beginnend im Kieferbereich nach unten aus. Sie beginnt etwa zwei Stunden nach Todeseintritt und ist nach sechs bis zwölf Stunden voll ausgeprägt. Drei bis vier Tage nach Todeseintritt beginnt sie sich bei normaler Umgebungstemperatur wieder zu lösen.
- *Fäulnisveränderungen:* Sie beginnen mit einer Trübung der Hornhäute und Grünverfärbung im Unterbauch und schreiten umso rascher fort, je höher die Umgebungstemperatur ist.
- Festlegung des *Todeszeitpunkts:* Dieser kann durch Aussagen von Zeugen des Todeseintritts oder schätzungsweise in den ersten Stunden durch die Bestimmung der Körpertemperatur und später durch das Fortschreiten der Todeszeichen ermittelt werden.
- Ermittlung der *Todesursache:* Hier treten häufig Schwierigkeiten auf, vor allem weil in vielen Fällen der zur Leichenschau gerufene Arzt den Verstorbenen und seine Lebensumstände gar nicht kennt. Die Vorgeschichte und die Befragung des Umfelds über das Todesgeschehen können wichtige Anhaltspunkte geben. Um Gewalteinwirkungen und Verbrechensfolgen nicht zu übersehen, muss die Leiche in vollständig unbekleidetem Zustand unter Einbeziehung aller Körperregionen einschließlich aller Körperöffnungen, des Rückens und der behaarten Kopfhaut genauestens untersucht werden.
- Entscheidung, ob es sich um einen *natürlichen* oder *nicht natürlichen* Tod handelt: Hier werden für die mögliche Entdeckung von Verbrechen die entscheidenden Weichen gestellt.

Ein **natürlicher Tod** liegt vor, wenn eine natürliche Todesursache sicher festgestellt werden kann. Ein **nicht natürlicher Tod** liegt vor bei Tod durch Unfall oder Selbsttötung und Tod durch strafbare Handlung oder sonstige Gewalteinwirkung.

Nach ordnungsgemäßer Durchführung der Leichenschau muss der Arzt die **Todesbescheinigung** (Totenschein) auf einem vorgeschriebenen mehrteiligen Formblatt (> Abb. 8.3) ausstellen. Sie besteht aus einem nicht vertraulichen und einem vertraulichen Teil. Den **nicht vertraulichen Teil** übergibt der Arzt nach dem Ausfüllen den Angehörigen zur Vorlage beim Standesamt.

Hat der Arzt einen **natürlichen Tod** festgestellt, trägt er auf dem **vertraulichen Teil 1** der Todesbescheinigung die Identifikation des Toten, den Ort und Zeitpunkt des Todes und der Leichenschau ein, kreuzt „Natürlicher Tod" an und bestätigt dies mit seiner Unterschrift. Diesen Teil der Todesbescheinigung erhält das Gesundheitsamt. Auf dem **vertraulichen Teil 2** der Todesbescheinigung kann der Arzt auf den *Blättern 1–3* ergänzende Angaben zur Todesursache, zu Begleiterkrankungen oder Anhaltspunkte für einen nicht natürlichen Tod eintragen. Die Blätter 1–3 legt der Arzt in den anhängenden Fensterbriefumschlag mit der Aufschrift „Inliegend Todesbescheinigung – vertraulicher Teil" ein und verschließt ihn persönlich. Der verschlossene Briefumschlag muss ebenfalls an das zuständige Standesamt weitergeleitet werden.

Ist der Arzt im Zweifel, ob es sich um einen natürlichen oder **nicht natürlichen Tod** handelt, so kann er „Todesart ungeklärt" oder „Anhaltspunkte für einen nicht natürlichen Tod" ankreuzen. In diesen beiden Fällen oder wenn der Arzt die verstorbene Person nicht eindeutig identifizieren kann, muss er die Polizei verständigen. Die Polizeibeamten erhalten dann den vertraulichen Teil der Todesbescheinigung und leiten weitere Maßnahmen ein. In den meisten Fällen wird durch die Staatsanwaltschaft oder das Amtsgericht eine *Obduktion* zur weiteren Klärung der Todesursache angeordnet. Für die Vorbereitung der Obduktion gibt der Arzt, der die Leichenschau durchgeführt hat, *Blatt 4* des vertraulichen Teils der Todesbescheinigung zusammen mit einem nicht ausgefüllten Obduktionsschein in einem verschlossenen Briefumschlag der Leiche bei.

Im oben geschilderten **Fall** hat Dr. Heiler richtig gehandelt, auch wenn er durch diese Maßnahme vermutlich Frau Fröhlich als Patientin verloren hat. Ein natürlicher Tod darf nur bescheinigt werden, wenn sich nicht der geringste Anhaltspunkt oder Verdacht für einen nicht natürlichen Tod ergibt. Die angeordnete Obduktion wird klären, ob die Behauptung der Nachbarin richtig ist.

Obduktion

Die **Obduktion,** auch als Sektion oder Autopsie bezeichnet, ist eine *Leicheneröffnung zur Feststellung der Todesursache.* Bei einer vollständigen Obduktion werden Brust-, Bauch- und Kopfhöhle eröffnet. Eine Obduktion wird durchgeführt

(weiß)

An das zuständige Standesamt

Todesbescheinigung – Nicht-vertraulicher Teil –

Personalangaben

Name ggf. Geburtsname, Vorname

Straße, Hausnummer

PLZ, Wohnort, Landkreis

Wird vom Standesamt ausgefüllt: Standesamt | Sterbefall beurkundet, Sterbebuch-Nr. | Eintragung vorgemerkt, Vormerkliste-Nr.

Geburtsdatum Tag Monat Jahr | Geburtsort

Geschlecht: ☐ männlich ☐ weiblich

Sterbezeitpunkt Tag Monat Jahr Uhrzeit: Stunden Minuten | ☐ Nach eigenen Feststellungen ☐ Nach Angaben von Angehörigen/Dritten

Falls Sterbezeitpunkt unbekannt bzw. tot aufgefunden | Zeitpunkt der Auffindung der Leiche: Tag Monat Jahr Uhrzeit: Stunden Minuten

Todesart ☐ Natürlicher Tod ☐ Todesart ungeklärt ☐ Anhaltspunkte für einen nicht natürlichen Tod

ACHTUNG! VOR WEITEREM AUSFÜLLEN BITTE DIESE SEITE ABTRENNEN!

Identifikation

☐ Auf Grund eigener Kenntnis ☐ Nach Einsicht in den Personalausweis/Reisepass ☐ Nach Angaben von Angehörigen/Dritten ☐ nicht möglich

Ort des Todes

☐ Sterbeort ☐ Auffindungsort, falls nicht Sterbeort

Straße, Hausnummer (Name des Krankenhauses o.ä.)

PLZ, Ort, Landkreis

☐ Wohnanschrift (siehe oben)

Warnhinweise

☐ Herzschrittmacher

☐ Infektionsgefahr (Schutzmaßnahmen nach § 7 Bayerischer Bestattungsverordnung erforderlich)

☐ Sonstiges (z.B. Tatbestand gem. § 16e ChemG)

Zusatzangaben bei Totgeborenen

Totgeborene oder in der Geburt gestorbene Leibesfrüchte von mindestens 500 g

☐ Als tote Leibesfrucht geboren ☐ In der Geburt verstorben Gewicht der Leibesfrucht g

Ärztliche Bescheinigung **Auf Grund der von mir sorgfältig und an der unbekleideten Leiche durchgeführten Untersuchung bescheinige ich hiermit den Tod und die oben genannten Angaben.**

Ort, Datum und Zeitpunkt der Leichenschau

Unterschrift und Stempel der Ärztin/des Arztes

Abb. 8.3 Todesbescheinigung, wie sie in Bayern verwendet wird (Formular variiert von Bundesland zu Bundesland geringfügig) [W1060]

- bei *nicht natürlicher Todesursache* oder dem Verdacht darauf auf Anordnung des Staatsanwalts oder des Amtsgerichts und
- bei *natürlichen Todesursachen,* falls dies der Verstorbene vor seinem Tod ausdrücklich gewünscht hat oder nach Zustimmung der nächsten Angehörigen aus *medizinwissenschaftlichem Interesse.*

Außer für juristische Zwecke bringt die Obduktion für die Fortschritte in der Medizin entscheidende und wichtige Erkenntnisse. Durch sie können die

8

genaue Ausbreitung der Erkrankung, die Veränderungen an den einzelnen Organen und Folgen oder Nutzen der angewendeten Therapie ermittelt und überprüft werden. Nach der Obduktion werden die zur Leicheneröffnung erforderlichen Schnitte wieder sorgfältig vernäht, sodass an der bekleideten Leiche keine Spuren der Obduktion mehr sichtbar sind.

8.8.3 Transplantationsgesetz (TPG)

Das **Transplantationsgesetz** regelt die *Spende und Entnahme aller menschlichen Organe, Organteile und Gewebe,* die zum Zweck der Übertragung auf andere Menschen bestimmt sind. Außerdem bildet es die Rechtsgrundlage für die Entnahme, vorbereitende Maßnahmen bis zur Übertragung und Einpflanzung der Organe. Ein wesentliches Ziel des Gesetzes ist, die Bereitschaft zur Organspende in Deutschland zu fördern. Hierzu soll jeder Bürger regelmäßig in die Lage versetzt werden, sich mit der Frage der eigenen Spendenbereitschaft ernsthaft zu befassen, und aufgefordert werden, die jeweilige Erklärung zu dokumentieren. Um eine informierte, unabhängige Entscheidung jedes Einzelnen zu ermöglichen, sieht dieses Gesetz eine breite Aufklärung der Bevölkerung zu den Möglichkeiten der Organ- und Gewebespende vor.

Das Transplantationsgesetz verbietet unter Androhung schwerer Strafen ausdrücklich den *Handel* mit menschlichen Organen und die Organentnahme *ohne Einwilligung.* Das Transplantationsgesetz hat für Blut, Knochenmark sowie embryonale Gewebe und Organe keine Gültigkeit. Die Blutspende wird im *Transfusionsgesetz* geregelt.

Organspende

Durch die Gesetzesänderung von 2012 wurde die bisher gültige Zustimmungslösung von der **Entscheidungslösung** abgelöst. Danach muss der Verstorbene zu Lebzeiten einer Organentnahme zugestimmt haben. Liegt keine erklärte Ablehnung der Organspende vor, können auch weiterhin die Angehörigen über die Organspende entscheiden.

Die Krankenkassen und andere Behörden, z. B. Pass- und Ausweisstellen, haben die Verpflichtung, alle Bürger ab 16 Jahren umfassend, verständlich und ergebnisoffen über die Fragen der Organ- und Gewebespende mit aussagekräftigem Informationsmaterial aufzuklären und sie schriftlich zu befragen, ob sie Organspender sein wollen. Die Aufklärung muss regelmäßig alle zwei Jahre durchgeführt werden. Die Erklärung über die Spendenbereitschaft bleibt wie bisher **freiwillig.** Jugendliche und Erwachsene können für eine Organspende nach dem Tod folgende rechtsgültige Entscheidungen treffen:

- *Einwilligung* in die Organspende: Sie ist vom vollendeten 16. Lebensjahr an möglich und kann auch auf bestimmte Organe beschränkt werden.
- *Widerspruch* gegen eine Organentnahme: Ab dem vollendeten 14. Lebensjahr kann dieser Widerspruch erklärt werden.
- *Übertragung der Entscheidung* auf eine namentlich benannte Person ihres Vertrauens.

Die getroffene Entscheidung wird in einem Organspendeausweis (> Abb. 8.4) dokumentiert oder – wenn möglich – auf der elektronischen Gesundheitskarte gespeichert.

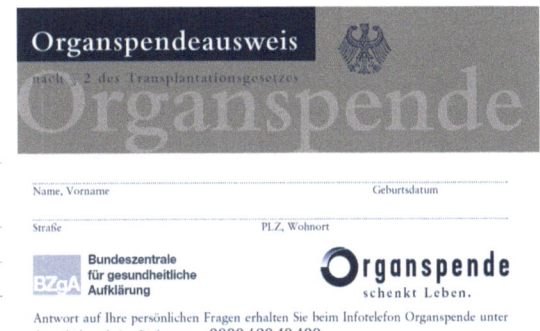

Abb. 8.4 Ein Organspendeausweis schafft Klarheit, wie der Verstorbene zur Organspende stand [W233]

Viele Menschen sind im Zweifel, ob sie einer Organentnahme zustimmen sollen. Sie befürchten, dass bei einem Organspender lebensrettende Therapiemaßnahmen unterlassen werden, dass Organe ungefragt oder bereits zu einem Zeitpunkt entnommen werden, an dem der Tod noch nicht endgültig eingetreten ist, oder dass ihr Leichnam nicht würdig behandelt wird. Diese Zweifel werden durch die im Transplantationsgesetz vorgeschriebenen Verfahrensweisen, die eindeutig die Rechte des Spenders schützen, ausgeräumt.

Für eine **Stammzell-** und **Knochenmarkspende** kann jeder Erwachsene zwischen 18 und 55 Jahren bei gesundheitlicher Eignung seine Gewebemerkmale typisieren lassen. Die Daten werden in ein Spenderregister eingetragen. Damit kann für einen Patienten schnell ein geeigneter Spender gefunden werden. Bis zu einem Alter von 60 Jahren und einem Mindestgewicht von 50 Kilogramm ist dann die Spende der Stammzellen aus dem Blut oder die Übertragung von Knochenmark auf freiwilliger Basis möglich.

Organentnahme

Bevor ein Organ entnommen wird, müssen folgende Voraussetzungen erfüllt sein:
- Der *Tod des Organspenders muss festgestellt sein.* Zwei dafür qualifizierte Ärzte, die mit der nachfolgenden Organentnahme und -transplantation nichts zu tun haben, müssen unabhängig voneinander den Organspender untersuchen. Sie müssen nach Verfahrensregeln, die dem aktuellen Erkenntnisstand der medizinischen Wissenschaft entsprechen, feststellen, dass ein endgültiger, nicht mehr behebbarer Ausfall der Gesamtfunktion des Großhirns, des Kleinhirns und des Hirnstamms (Hirntod) vorliegt. Der Tod ist ebenfalls festgestellt, wenn ein Arzt einen länger als drei Stunden bestehenden Herz-Kreislauf-Stillstand bestätigt (biologischer Tod).
- Es darf *kein Widerspruch* gegen eine Organspende vorliegen.
- Eine *Einwilligung zur Organspende muss vorliegen.* Wenn dem Arzt keine schriftliche Einwilligung durch den Spender selbst vorliegt und dieser keiner bestimmten Person die Entscheidung übertragen hat, muss er dessen nächste Angehörige befragen. Dies sind Ehegatten, eingetragene Lebenspartner, volljährige Kinder, Eltern, volljährige Geschwister, Großeltern oder volljährige Personen, die dem Organspender bis zu seinem Tod nahe standen, z. B. Lebensgefährten. Diese Personen müssen *den mutmaßlichen Willen des Organspenders* beachten.
- Die *Organentnahme* muss von einem *Arzt* durchgeführt werden, der nach der ärztlichen Sorgfaltspflicht handelt und die Würde des Organspenders achtet. Der Leichnam muss anschließend in würdigem Zustand für die Bestattung übergeben werden.

Eine *Organentnahme bei Lebenden*, z. B. Spende einer Niere oder von Teilen der Leber, ist durch das Gesetz deutlich eingeschränkt und nur zulässig, wenn
- kein Organ eines Verstorbenen zur Verfügung steht,
- der Spender volljährig und einwilligungsfähig ist,
- der Spender mit dem Empfänger nahe verwandt ist oder in einer offenkundig besonderen persönlichen Verbundenheit mit ihm steht,
- der Spender umfassend aufgeklärt ist und für ihn über das Operationsrisiko hinaus keine weitere Gefährdung besteht und
- die Landeskommission zugestimmt hat.

Organisation

Das Transplantationswesen besteht aus drei Bereichen mit verschiedenen Aufgaben:
- Koordinierungsstelle für die Organentnahme
- Vermittlungsstelle für die Organe
- Transplantationszentrum für die Übertragung

Das Transplantationsgesetz verpflichtet Krankenhäuser und Transplantationszentren zur Zusammenarbeit mit der **Koordinierungsstelle**. Dafür benennen die Entnahmekrankenhäuser mindestens einen qualifizierten **Transplantationsbeauftragten**. Er meldet potenzielle Organspender an die Koordinierungsstelle und begleitet die Angehörigen. Er informiert zudem das ärztliche und pflegerische Personal regelmäßig über die Bedeutung und den Prozess der Organspende.

Herz, Niere, Leber, Lunge, Bauchspeicheldrüse und Darm sind *vermittlungspflichtig*, d. h., sie dürfen nur von **Vermittlungsstellen** vergeben werden. Die europäische Vermittlungsstelle (Eurotransplant) hat ihren Sitz in Leiden, Holland. Sie muss bei der Vermittlung die Erfolgsaussichten und Dringlichkeit der Organspende berücksichtigen und orientiert sich an Wartelisten. Die Organübertragungen werden in den dafür zugelassenen **Transplantationszentren** durchgeführt. Transplantationszentren sind durch das Gesetz verpflichtet, Wartelisten zu führen, Organübertragungen zu dokumentieren, den Organempfänger psychisch zu betreuen und Qualitätssicherungsmaßnahmen durchzuführen, die einen Vergleich mit anderen Transplantationszentren ermöglichen.

Um die Datengrundlage für die Versorgung mit Spenderorganen, die Qualität in der Transplantationsmedizin, die Patientensicherheit und die Transparenz der Organspenden zu verbessern, wurde 2016 das **Transplantationsregistergesetz** verabschiedet. Eine selbstständige und zentrale *Transplantationsregisterstelle* erfasst, verknüpft, speichert und prüft die übermittelten Daten von verstorbenen Organspendern, Lebendspendern und Organempfängern. Die Daten zeigen, wann Organspender und Spendeorgan am besten zusammengepasst haben, und können damit die Verteilung von Spenderorganen und die Wartelistenkriterien verbessern.

8.8.4 Bestattungsrecht

Die Vorschriften über die Leichenschau, die Behandlung von Leichen vor der Bestattung, die Art, der Zeitpunkt, der Ort und die Durchführung der Bestattung, die Bestattungseinrichtungen und die Ruhezeiten sind im Bestattungsgesetz enthalten. Das Bestattungsgesetz wird von Durchführungsverordnungen ergänzt. Die Vorschriften im Bestattungsrecht sind *Länderrecht*. Die weiteren Ausführungen beziehen sich auf das Landesrecht in Bayern.

Die wichtigsten Regelungen lauten:
- Jede Leiche muss bestattet werden und zwar durch Beisetzung in einer Grabstätte (Erdbestattung) oder durch Einäscherung in einer Feuerbestattungsanlage und Beisetzung der in einer festen Urne verschlossenen Aschenreste in einer Grabstätte (Feuerbestattung) oder von einem Schiff aus auf hoher See (Seebestattung).
- Leichen und Urnen müssen bis auf wenige genehmigungspflichtige Ausnahmen in Friedhöfen beigesetzt werden.
- Für Art, Ort und Durchführung der Bestattung ist der Wille des Verstorbenen zu berücksichtigen. Ist der Wille nicht nachweisbar, bestimmen die Angehörigen, die für die Bestattung zu sorgen haben.
- Totgeborene und unter der Geburt verstorbene Kinder mit einem Geburtsgewicht von mindestens 500 g müssen bestattet werden. Fehlgeburten (> 8.8.1), Embryonen und Feten aus Schwangerschaftsabbrüchen können auf Wunsch der Eltern bestattet werden. Die Gemeinden als Träger der Bestattungseinrichtungen sind verpflichtet, dies zuzulassen.
- Jede Leiche muss vor der Bestattung zur Feststellung des Todes, der Todesart und der Todesursache von einem Arzt untersucht werden (> 8.8.2). Wer den Verstorbenen unmittelbar vor dem Tod gepflegt hat, muss dafür dem Arzt, der die Leichenschau vornimmt, die erforderlichen Auskünfte erteilen und Unterlagen vorlegen. Der Pflegende kann dies nur verweigern, wenn er sich selbst dadurch der Gefahr aussetzt, wegen einer Ordnungswidrigkeit oder Straftat verfolgt zu werden.
- Die nach der Leichenschau vom Arzt ausgestellte Todesbescheinigung (> 8.8.2) wird beim Gesundheitsamt des Sterbeorts aufbewahrt. Liegt der Sterbeort außerhalb des Geltungsbereichs des Gesetzes, ist das Gesundheitsamt des Wohnorts dafür zuständig.
- Mit Leichen und Ascheresten Verstorbener darf nur so verfahren werden, dass keine Gefahren, insbesondere für die Gesundheit, zu befürchten sind und die Würde des Verstorbenen und das sittliche Empfinden der Allgemeinheit nicht verletzt werden.
- Körper- und Leichenteile müssen in schicklicher und gesundheitlich unbedenklicher Weise beseitigt werden, wenn sie nicht als Beweismittel oder zu medizinischen und wissenschaftlichen Zwecken benötigt werden.
- Die Gemeinden sind verpflichtet, Friedhöfe nach den vorgeschriebenen baulichen Voraussetzungen herzustellen und zu unterhalten.
- Die Ruhezeit für Leichen ist nach Anhörung des Gesundheitsamts unter Berücksichtigung der Verwesungsdauer festzusetzen. Sie hängt von der Bodenbeschaffenheit des Friedhofs ab.
- Für die Bestattung und die ihr vorausgehenden notwendigen Verrichtungen haben die Angehörigen zu sorgen.

- Eine Erdbestattung darf erst vorgenommen werden, wenn
  - der Arzt die Todesbescheinigung ausgestellt hat,
  - der Standesbeamte auf der Todesbescheinigung die Beurkundung des Sterbefalls vermerkt hat, und
  - bei nicht natürlichem Tod oder wenn die Leiche eines Unbekannten aufgefunden wird, die schriftliche Genehmigung der Staatsanwaltschaft oder des Richters beim Amtsgericht vorliegt.
- Für die Feuerbestattung gelten die gleichen Voraussetzungen wie für die Erdbestattung. Außerdem muss die für den Sterbeort zuständige Polizeidienststelle bestätigen, dass ihr keine Anhaltspunkte für einen nicht natürlichen Tod bekannt sind.
- Die Bestattung ist frühestens 48 Stunden nach Eintritt des Todes zulässig. Spätestens 96 Stunden nach Eintritt des Todes muss die Bestattung erfolgt sein. Aus besonderen Gründen können diese Zeiträume aber geändert werden, z. B. bei Obduktion, Feiertag, berechtigtem Interesse des Verstorbenen oder seiner Angehörigen.
- Die Träger von Friedhöfen und Feuerbestattungsanlagen müssen *Bestattungsverzeichnisse* führen.
- Wenn der Verstorbene vor seinem Tod an einer nach dem Infektionsschutzgesetz meldepflichtigen, übertragbaren Krankheit (> 8.5.1) gelitten hat oder der Verdacht darauf bestand, müssen die vorgeschriebenen Schutzmaßnahmen beachtet werden.
- Für die Einhaltung der Bestimmungen des Bestattungsgesetzes müssen die Gemeinden und die Landratsämter sorgen.

In den letzten Jahren wurde bundesweit begonnen, die Vorschriften für Beerdigungen zu liberalisieren und den Friedhof- und Sargzwang einzuschränken:

- Totenasche darf auf einem besonderen Feld des Friedhofs oder in einem „Friedwald" außerhalb des Friedhofs verstreut oder beigesetzt werden, wenn der Verstorbene es so verfügt hat. Bis zu einer solchen Form der Beisetzung oder einer Seebestattung darf den Angehörigen die Totenasche vorübergehend ausgehändigt werden.
- Der generelle Sargzwang wurde aufgehoben, die Friedhöfe und Kommunen dürfen über die Sargpflicht frei entscheiden. Dadurch kann den Angehörigen anderer Religionen, z. B. den Muslimen, auch die in ihrem Herkunftsland übliche Bestattung in Leinentüchern ermöglicht werden.

8.9 Katastrophenschutzgesetz

Das **Katastrophenschutzgesetz** regelt die Zuständigkeiten, die Maßnahmen und die Mitwirkung der Behörden, Dienststellen und Hilfsorganisationen bei der Abwehr von Katastrophen. Die Festlegung der Vorschriften ist Länderrecht. Hier wird am Beispiel des Bayerischen Katastrophenschutzgesetzes gezeigt, wie der Gesetzgeber für den Ernstfall vorgesorgt hat. Eine **Katastrophe** im Sinne dieses Gesetzes ist ein Geschehen, bei dem Leben oder Gesundheit einer Vielzahl von Menschen oder die natürlichen Lebensgrundlagen oder bedeutende Sachwerte in ungewöhnlichem Ausmaß gefährdet oder geschädigt werden. Die Gefahr kann nur abgewehrt oder die Störung nur unterbunden und beseitigt werden, wenn unter Leitung der Katastrophenschutzbehörde die im Katastrophenschutz mitwirkenden Behörden, Dienststellen, Organisationen und die eingesetzten Kräfte zusammenwirken. **Katastrophenschutzbehörden** sind die Kreisverwaltungsbehörden, die Regierungen und das Staatsministerium des Inneren. Sie sind für die Vorbereitung und Durchführung der folgenden Maßnahmen im Katastrophenschutz zuständig und verantwortlich:

- Erstellung von Katastrophenschutzplänen, Alarm- und Einsatzplänen
- Regelung der Katastropheneinsatzleitung, die stets ausreichend aus- und fortgebildet sein muss
- Rasche Alarmierung der an der Gefahrenabwehr beteiligten Personen
- Bereitstellung der notwendigen Ausstattung
- Durchführung von Katastrophenschutzübungen

Externe Notfallpläne müssen für solche Betriebe erstellt werden, in denen schwere Unfälle mit gefährlichen Stoffen auftreten können. Sie werden erstellt, um bei schweren Unfällen

- Schadensfälle einzudämmen und unter Kontrolle zu bringen,
- Menschen und deren natürliche Lebensgrundlagen vor den Unfallfolgen zu schützen,

- notwendige Informationen an die Öffentlichkeit weiterzugeben und
- Aufräumarbeiten und Wiederherstellungsmaßnahmen einzuleiten.

Der externe Notfallplan muss Angaben enthalten, welche Personen für die Alarmauslösung, die Benachrichtigung der Einsatzkräfte, die Koordinierung und Durchführung der Abhilfemaßnahmen sowie die Unterrichtung der Öffentlichkeit und ggf. anderer Länder ermächtigt und zuständig sind. Die Katastrophenschutzbehörde stellt das Vorliegen und das Ende der Katastrophe fest. Sie leitet den Einsatz und stimmt Maßnahmen aufeinander ab. Sie kann für die Einsatzmaßnahmen vor Ort örtliche Einsatzleiter bestellen und vorab benennen. **Katastrophenhilfe** ist die auf Ersuchen der Katastrophenschutzbehörde zu leistende Mitwirkung im Katastrophenschutz. Sie muss geleistet werden, wenn nicht durch die Hilfeleistung die Erfüllung dringender eigener Aufgaben ernstlich gefährdet wird. Zur Katastrophenhilfe sind – am Beispiel Bayern – verpflichtet:

- Behörden und Dienststellen des Freistaats Bayern
- Gemeinden, Landkreise und Bezirke
- Sonstige der Aufsicht des Freistaats Bayern unterstehende Körperschaften, Anstalten und Stiftungen des öffentlichen Rechts
- Feuerwehren
- Freiwillige Hilfsorganisationen
- Verbände der Freien Wohlfahrtspflege

Träger von Krankenhäusern, die zur Bewältigung eines Massenanfalls von Verletzten geeignet sind, müssen Alarm- und Einsatzpläne aufstellen und fortschreiben. Die Pläne müssen organisatorische Maßnahmen zur Ausweitung der Aufnahme- und Behandlungskapazität vorsehen. Sie sind mit der Katastrophenschutzbehörde sowie den benachbarten Krankenhäusern abgestimmt und stehen der Rettungsleitstelle zur Verfügung. Auch für Schadensereignisse innerhalb der Krankenhäuser muss der Krankenhausträger Notfallpläne aufstellen. Die Katastrophenschutzbehörde kann zur Katastrophenabwehr von jeder Person die Erbringung von Dienst-, Sach- und Werkleistungen verlangen. Sie kann das Katastrophengebiet sperren, räumen und das Betreten verbieten. Der Katastrophenschutz wird vom Staat, den Landkreisen und Gemeinden finanziert. Wer eine zum Einsatz des Katastrophenschutzes führende Gefahr verursacht, ist zur Zahlung der Kosten verpflichtet. Wer bei seinem Einsatz im Katastrophenschutz einen nicht zumutbaren Schaden erleidet, wird in Geld entschädigt. Im Todesfall haben die Unterhaltsberechtigten einen Anspruch auf Entschädigung.

Wiederholungsfragen

1. Was ist der Unterschied zwischen Betreuung und Unterbringung?
2. Welche Regelungen kann man mit einem Patiententestament treffen?
3. Nennen Sie drei Merkmale einer Unterbringung.
4. Für welche Arzneimittel legt das Arzneimittelgesetz eine Verschreibungspflicht fest?
5. Welche Angaben sind auf einem Rezept für ein verschreibungspflichtiges Arzneimittel notwendig?
6. Welche Gesetze und Verordnungen gehören zum Betäubungsmittelrecht? Welche Vorschriften sind im Stationsbetrieb beim Umgang mit Betäubungsmitteln zu beachten?
7. Welches Gesetz hat zum Zweck, übertragbaren Krankheiten beim Menschen vorzubeugen, Infektionen frühzeitig zu erkennen und ihre Weiterverbreitung zu verhindern?
8. Für welche Arten von Krankheiten gibt es im Infektionsschutzgesetz entgegen der Schweigepflicht eine Meldepflicht? Wann und wohin müssen diese Erkrankungen gemeldet werden?
9. Welche Daten müssen nach einer Impfung in den Impfausweis eingetragen werden?
10. Wo können Sie sich über den sicheren Umgang mit biologischen Arbeitsstoffen im Gesundheitswesen und in der Wohlfahrtspflege informieren?
11. Woran erkennen Sie bei einem Gerät, dass die einschlägigen europäischen Anforderungen erfüllt sind und das Gerät betrieben werden darf?

12. Wer führt die Einweisung in die Anwendung von Medizingeräten durch? Welche Daten über neue Geräte müssen Sie in das Medizinproduktebuch der Station eintragen?
13. Beschreiben Sie den im Personenstandsgesetz definierten Unterschied zwischen totgeborenen Kindern und Fehlgeburten.
14. Wer führt bei einem Todesfall im Krankenhaus die Leichenschau durch? Warum muss sie durchgeführt werden, und was geschieht bei Verdacht auf eine nicht natürliche Todesursache?
15. Nennen Sie drei Beispiele für Voraussetzungen, die erfüllt sein müssen, bevor ein Organ entnommen wird.
16. Welche besonderen Regelungen gelten für Stammzellen- und Knochenmarkspenden?

KAPITEL 9

Grundzüge der deutschen Wirtschaftsordnung

9.1 Marktwirtschaft und Planwirtschaft

Im Grundgesetz der Bundesrepublik wurde die Entscheidung für die Einführung der *sozialen Marktwirtschaft* (➤ Abb. 9.1) getroffen. Darin lag ein grundsätzlicher Unterschied zur früheren DDR. Denn dort herrschte Planwirtschaft. Die Begriffe Marktwirtschaft und Planwirtschaft versteht man am besten in ihrer Abgrenzung. Allerdings darf man dabei nicht den Begriff der Marktwirtschaft mit der sozialen Marktwirtschaft gleichsetzen. Vielmehr unterscheidet sich eine soziale Marktwirtschaft ganz entscheidend von einer rein marktwirtschaftlichen Ausrichtung einer Wirtschaftsordnung.

9.1.1 Modell der Marktwirtschaft

Das Modell einer **reinen Marktwirtschaft** ist dadurch gekennzeichnet, dass sich der Staat aus dem Bereich der Wirtschaft fast vollständig fernhält. Einwirkungen auf die Wirtschaft ergeben sich in der Regel nur indirekt: Denn auch ein Staat mit einer rein marktwirtschaftlichen Ausrichtung wird allgemeine gesetzliche Bestimmungen erlassen müssen, die etwa die Herstellung oder den Handel einzelner Güter verbieten oder an Genehmigungen knüpfen. Man muss in diesem Zusammenhang nur an Waffen oder Betäubungsmittel denken. Auch wird es notwendig sein, für bestimmte Tätigkeiten den Nachweis einer bestimmten Ausbildung oder persönliche Zuverlässigkeit zu fordern.

Damit aber werden die Einwirkungen des Staates auf die Wirtschaft enden. In dem oben genannten Rahmen trifft der Staat keine Entscheidungen über die Produktion von Gütern, keine Entscheidung über das Auftreten des einzelnen Unternehmers am Markt und vor allem keine Entscheidung über Preise. Der Staat achtet in der „reinen" Marktwirtschaft auch nicht darauf, ob die am Markt geforderten Preise angemessen und für den einzelnen Bürger bezahlbar sind, sondern vertraut ausschließlich darauf, dass das System von Angebot und Nachfrage den Preis regulieren wird. Wer also die notwendigen Voraussetzungen erfüllt und die notwendigen Mittel besitzt, um am Markt auftreten zu können, der darf sich frei betätigen. Ob diese Betätigung Erfolg hat, entscheidet sich ausschließlich am Markt. Hat also jemand eine Gaststättenkonzession, so kann er ein Spezialitätenrestaurant eröffnen, auch wenn in unmittelbarer Nachbarschaft schon drei andere bestehen. Er kann besser oder preiswerter oder beides zusammen sein und damit Erfolg haben. Er wird dann seine Konkurrenten verdrängen. Oder er wird

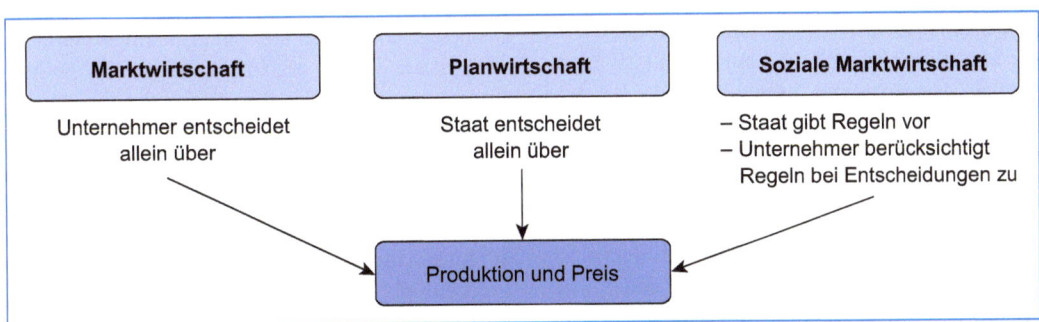

Abb. 9.1 Marktwirtschaft, Planwirtschaft und soziale Marktwirtschaft im vergleichenden Überblick [O199, L143]

erfolglos bleiben und muss sein Lokal wieder schließen.

Dieses Beispiel zeigt Vor- und Nachteile der Marktwirtschaft recht deutlich: Nachteilig ist, dass verfehlte Investitionen nicht vermieden werden können. Ebenso sind hohe persönliche Vermögenseinbußen der Wettbewerber nicht ausgeschlossen. Daraus entstehen volkswirtschaftliche Schäden. Von Vorteil ist, dass regelmäßig ein starker Wettbewerb herrscht. Das dämpft das allgemeine Preisniveau. Denn gerade dort, wo viel Gewinn lockt, werden sich viele neue Wettbewerber beteiligen. Weiter verhindert der Wettbewerb, dass bestehende Anbieter bequem werden oder ihre Qualität vernachlässigen. Schließlich muss jeder am Markt Tätige ständig über Verbesserungen nachdenken. Denn sein Konkurrent könnte morgen damit auf den Markt kommen. Außerdem wird genau das produziert werden, was notwendig ist. Denn für andere Produkte bestehen kaum Absatzchancen. Wer dagegen eine Lücke und bestehenden Bedarf entdeckt, kann auf guten Gewinn hoffen. Entsteht unvorhergesehen Bedarf, so kann der freie Markt sich darauf meist relativ schnell einstellen.

In der Realität zeigt sich, dass das Modell der „reinen" Marktwirtschaft auch große Gefahren birgt. Denn gerade großer wirtschaftlicher Erfolg führt auch zu großer wirtschaftlicher Macht. Diese Macht ist gerade bei einer solchen staatlichen Organisation nur wenig kontrolliert. Die Folge ist oft ein Machtmissbrauch in der Form, dass Konkurrenten mit allen Mitteln vom Markt ferngehalten werden und so das Modell der Marktwirtschaft von seinen Grundlagen her nicht mehr funktionieren kann.

Für die *Gesundheitsversorgung* führt eine reine Marktwirtschaft in der Regel zu einem Zweiklassensystem: Soweit ärztliche und pflegerische Leistungen einen attraktiven Gewinn versprechen, stellt der Markt ausreichende und auch qualitativ hochwertige Angebote zur Verfügung. Die Bereiche aber, die von ihrem Aufwand her keinen angemessenen Ertrag versprechen oder bei denen die Nachfrager zu einer angemessenen Bezahlung nicht in der Lage sind, werden vernachlässigt. Es wird also auch die Forschung bei solchen Krankheitsbildern leiden, deren Behandlung keinen hinreichenden wirtschaftlichen Ertrag verspricht. Die ärztliche und pflegerische Versorgung der ärmeren Bevölkerung wird regelmäßig qualitativ und quantitativ unzureichend sein.

In reiner Form ist die Marktwirtschaft weder in Deutschland noch in der EU verwirklicht: Vielfach wird mit Subventionen oder Marktbeschränkungen in das freie Spiel der Kräfte eingegriffen. Beispiele sind Kohle und Stahl, der Agrarbereich oder die Importbeschränkungen für Bananen. Mit solchen Regelungen verfolgt man Ziele, die bei freier Entfaltung des Marktes nicht erreicht würden: die Erhaltung von Industriezweigen und Arbeitsplätzen, die Förderung einzelner, für wichtig gehaltener Branchen oder – wie bei den Bananen – den Schutz vor unliebsamer Konkurrenz.

9.1.2 Modell der Planwirtschaft

Bei der **Planwirtschaft** bestimmt hingegen staatliche Planung, wer was in welcher Menge zu welchem Preis produziert. Als einziger Vorteil erscheint, dass persönliche Fehlinvestitionen ausgeschlossen sind. Dagegen können volkswirtschaftlich verfehlte Investitionen nicht ausgeschlossen werden. Nachteile der Planwirtschaft sind ihre Schwerfälligkeit und die langen Entscheidungszeiträume durch die zusätzliche Planungsinstanz. Damit verbunden ist eine mangelnde Reaktionsfähigkeit auf aktuell auftretende Bedürfnisse. Das beste Beispiel hierfür ist die Unfähigkeit aller Planwirtschaften, alltägliche Bedürfnisse an handwerklichen Dienstleistungen zu befriedigen.

Im *Bereich der Gesundheitsversorgung* kann ein planwirtschaftliches Modell dagegen durchaus gewisse Erfolge aufweisen: Der Bedarf an ambulanter und stationärer ärztlicher Leistung lässt sich ebenso wie der Bedarf an pflegerischen Leistungen verhältnismäßig gut planen. Das hängt damit zusammen, dass dieser Bedarf regelmäßig langfristig besteht und nur geringen aktuellen Schwankungen unterliegt. Die grundsätzliche Schwerfälligkeit einer Planwirtschaft wirkt sich hier also nicht stark aus. Gelingt es, das Versorgungssystem hinreichend aufzubauen, so ist in der Regel zumindest eine Basisversorgung in ordentlicher Qualität gesichert. Probleme ergeben sich aber regelmäßig dann, wenn eine planwirtschaftlich ausgerichtete Gesellschaft beginnt, am Gesundheitssystem zu sparen. Dies führt meist dazu, dass Forschung und Modernisierung vernachlässigt werden. Spitzenleistungen vermögen sich dann kaum zu entwickeln und auch die Qualität der durchschnittlichen Versorgung verschlechtert sich schleichend. Kommt zu einer solchen Ausgangssituation auch noch eine wenig attraktive Bezahlung der Beschäftigten hinzu, so führen Desinteresse und mangelnder Nachwuchs allmählich dazu, dass eine planwirtschaftlich ausgerichtete Gesundheitsvorsorge ihre Aufgaben nicht mehr erfüllen kann.

9.1.3 Soziale Marktwirtschaft

Mit den bisherigen Ausführungen wurde der Unterschied zwischen dem Modell der Marktwirtschaft und dem Modell der Planwirtschaft erklärt. Beide Modelle sind in der Bundesrepublik nicht verwirklicht worden und sollen dort auch nicht verwirklicht werden. Das deutsche Modell einer **sozialen Marktwirtschaft** bedeutet vielmehr, dass man zwar im Grundsatz das freie Spiel der Kräfte und die damit verbundenen positiven Folgen nutzen möchte. Allerdings ist die Ordnungsfunktion des Staates, um Ziele des Gemeinwohls zu erreichen, sehr viel stärker ausgeprägt. Dort, wo es notwendig ist, greift der Staat durchaus ordnend und regulierend in das Marktgeschehen ein. Dies zeigt sich vor allem in folgenden Bereichen:

- Der Wettbewerb muss die Grenzen des Gemeinwohls beachten. Daraus resultieren Bestimmungen, die durch Begrenzung von Zusammenschlüssen Marktmacht beschränken sollen. Auch gesetzliche Regelungen gegen unlauteren Wettbewerb gehören in diesen Bereich.
- Staatlicher Ausgleich ist weiterhin im Spannungsfeld Ökonomie und Ökologie notwendig. Denn was für den einzelnen Unternehmer höchst vorteilhaft, weil billig, sein kann, das kann der Gesellschaft riesige Kosten verursachen. Zu denken ist hier nur an einen Produktionsvorgang, der das Wasser eines Flusses unbrauchbar machen würde. Im Gegensatz zu den Planwirtschaften, deren riesige Umweltsünden erst nachträglich sichtbar wurden, hat sich die soziale Marktwirtschaft diesen Fragen gestellt. Durch umfangreiche gesetzliche Regelungen versucht hier der Staat, die widerstreitenden Interessen in Einklang zu bringen. Ein gutes Beispiel hierfür bietet die Diskussion über die Müllentsorgung.
- Ordnungsfunktion des Staates heißt schließlich, dass der sozial schwächere Teil der Gesellschaft in gewissem Umfang geschützt werden muss. „Eigentum verpflichtet" ist ein Schlagwort hierfür. Praktische Auswirkungen hat dies z. B. im Bereich des Verbraucherschutzes (> 5.6). Zum anderen ergibt sich aus dem Begriff der sozialen Marktwirtschaft die Aufgabe des Staates, in gewissem Umfang vorsorgend tätig zu werden:
  – Das heißt erstens, dass der Staat für den Bürger eine gewisse Grundvorsorge betreibt. Beispiele hierfür sind zahlreiche soziale Leistungsgesetze (> 6.3, > 6.4, > 6.5) und die Schaffung der gesetzlichen Sozialversicherungen. Die Funktionsfähigkeit einer Marktwirtschaft kann dabei aber nur aufrechterhalten werden, wenn derartige Aufgaben finanzierbar bleiben. Daraus ergibt sich, dass unnötige Absicherungen – etwa die Zahlung von Schönheitsoperationen durch die Krankenkassen – vermieden werden müssen.
  – Zum Zweiten bedeutet dies, dass der Staat *vorausschauend* tätig sein soll. Ein Beispiel ist die Verhinderung von Arbeitslosigkeit durch Strukturpolitik, wenn die bisherigen Industrien veralten und neue Arbeitsplätze durch Betriebsansiedlungen geschaffen werden. Hier kann etwa an den Ersatz von Arbeitsplätzen in Kohlezechen durch die Ansiedlung von Automobilindustrie im Ruhrgebiet erinnert werden. Heute stellt sich diese Frage wieder neu: Was kann an Stelle der Automobilindustrie treten? Ein zweites Beispiel vorausschauender Tätigkeit sind die langfristigen Überlegungen des Staates zur Finanzierbarkeit seiner Sozialpolitik: So zwingt die immer länger werdende Lebenserwartung dazu, das „Rentenalter" allmählich heraufzusetzen (> 6.3.1).

Soziale Marktwirtschaft ist also die *Kombination* aus weitgehend freier wirtschaftlicher Betätigung und einer Staatstätigkeit, die gleichzeitig die Grundbedürfnisse des einzelnen absichert. Im Vergleich zu anderen Wirtschaftsformen scheint dies die derzeit beste Mischung aus wirtschaftlicher Effektivität und Absicherung des Einzelnen zu sein.

Im Bereich der *Gesundheitsversorgung* hat die soziale Marktwirtschaft in der Bundesrepublik zu einer Mischform von staatlicher Regelung und privater Initiative geführt, die sich im Vergleich zu anderen Modellen trotz der auch hier unbestreitbaren und schwerwiegenden Probleme als erfolgreich erwiesen hat: Der Aufbau des Krankenhauswesens erfolgte überwiegend staatlich. Die vorhandenen Kapazitäten erweisen sich heute als eher zu groß. Auch die Gesundheitsversorgung der sozial schwächeren Bevölkerungsteile ist durch das System der gesetzlichen Krankenversicherung – also ebenfalls einer staatlichen Regelung – insgesamt auf erfreulich hohem Niveau gewährleistet. Die staatliche Förderung der Forschung vor allem in den Universitätskliniken hat dazu geführt, dass der medizinische Fortschritt sich nicht nur auf solche Bereiche beschränkt, die wirtschaftlichen Ertrag versprechen.

Auf der anderen Seite nutzt das Gesundheitssystem auch zahlreiche marktwirtschaftliche Aspekte: Die weitgehend marktwirtschaftlich ausgerichtete Versorgung mit Produkten der Medizintechnik und im Arzneimittelbereich hat innovative Entwicklungen stark gefördert. Zudem ergeben sich im Bereich eingeführter Produkte erhebliche Einsparungen durch die Konkurrenz verschiedener Anbieter. Das weitgehend marktwirtschaftlich ausgerichtete System der ambulanten ärztlichen Versorgung war schließlich bisher in der Lage, in diesem Bereich eine gute ärztliche Versorgung zu gewährleisten.

9.2 Finanzierung des Staates

9.2.1 Grundsätzliche Möglichkeiten zur Finanzierung

WAS DENKEN SIE?
Fall
In der Tagespresse steht folgende Schlagzeile: „Milliardenloch im Bundeshaushalt trotz höherer Mineralölsteuer!" Diskutieren Sie, auf welche Problemfelder diese Schlagzeile hinweist.

Befasst man sich mit der Finanzierung des Staates, so denkt man sogleich an Steuern. **Steuer** aber ist nur der Begriff, der im Bereich der öffentlichen Abgaben am bekanntesten ist. Würde man ihn als Synonym für die Finanzierung durch staatliche Haushaltsmittel verwenden, so wäre das in zwei Richtungen ungenau: Einmal bestehen die staatlichen Haushaltsmittel nicht nur aus Geldern, die Bürger und Unternehmen an den Staat zu zahlen haben, sondern es gibt in den staatlichen Haushalten auch Erträge aus staatlichem Vermögen. Ein Beispiel hierfür ist der Verkauf von Holz aus staatlichen Wäldern. Zum anderen sind Steuern (in ihrer eigentlichen Bedeutung) nur ein Teil der Gelder, die der Staat vereinnahmt. Unter Steuern versteht man nämlich diejenigen einmaligen oder laufenden Geldleistungen, die der Staat (im Sinne von Bund, Ländern und kommunalen Körperschaften) nach allgemeinen Maßstäben einfordert, ohne dass er dafür den Betroffenen eine bestimmte Gegenleistung erbringt. Weiter besteht bei einer Steuer auch keine Verpflichtung des Staates, diese Einnahmen für einen bestimmten Zweck zu verwenden. Auch Zölle oder sonstige Abschöpfungen, die für die Einfuhr von Waren erhoben werden, fallen unter diesen Steuerbegriff. Steuern sind also z. B. die Einkommenssteuer, die als Mehrwertsteuer ausgestaltete Umsatzsteuer oder die Mineralölsteuer. Diese Beispiele zeigen, dass Steuern der weitaus wichtigste Teil der staatlichen Einnahmen sind.

Oberbegriff für die Geldleistungen, die der Staat einfordert, ist jedoch der Begriff der **Abgaben.** Abgaben sind neben den Steuern auch Gebühren und Beiträge:

- **Gebühren** sind gesetzlich geregelte Entgelte für eine konkrete Inanspruchnahme einer bestimmten staatlichen Leistung durch eine bestimmte Person. Sie dürfen in ihrer Höhe den Aufwand, der durch diese Leistung für den Bürger entsteht, nicht übersteigen. Ein Beispiel für eine Gebühr ist etwa das Entgelt, das für die Ausstellung eines Personalausweises oder Reisepasses zu zahlen ist.
- **Beiträge** sind diejenigen Geldleistungen, die ein nach allgemeinen Maßstäben bestimmter Kreis von Betroffenen für eine besondere Gegenleistung zu erbringen hat. Die praktisch wichtigsten Beiträge sind die zu den einzelnen Zweigen der Sozialversicherung.

- Nicht vergessen darf man schließlich, dass der Staat einen Teil seines Finanzbedarfs über die Aufnahme von **Krediten** gedeckt hat und z. T. immer noch deckt.

Von der Höhe des jeweiligen Aufkommens her stellen allerdings die Steuern (und Zölle) den mit Abstand wichtigsten Teil der Finanzierung des Staates dar.

Die Schlagzeile im **Fall** weist einmal darauf hin, dass bestimmte Steuern – so auch die Mineralölsteuer – wohl dem Bund zustehen. Zum anderen wird das Problem unerwartet niedriger Steuereinnahmen und der Deckung von Fehlbeträgen angesprochen.

9.2.2 Steuern

Steuerarten

Je nach ihrer Ausgestaltung unterscheidet man im Wesentlichen Verbrauchs-, Ertrags- und Aufwandsteuern. Ein Beispiel für eine Verbrauchssteuer ist die Mineralölsteuer, ein Beispiel für eine Ertragssteuer die Einkommenssteuer und ein Beispiel für eine Aufwandsteuer die Grundsteuer. Jede dieser Steuerarten weist Vorteile und Nachteile auf:

- **Verbrauchssteuern** sind einfach zu erfassen, denn sie werden an der Quelle, also beim Verbrauch, erhoben. Wenn also ein Auto betankt wird, hat der Staat die entsprechende Steuer auch schon bekommen. Denn die Kontrolle und die Abführung durch die Mineralölfirmen funktionieren ohne Probleme. Ein Nachteil solcher Steuern ist, dass der Verbrauch nicht ganz zuverlässig vorhergesehen werden kann. Wird die Steuer von den Betroffenen als zu hoch empfunden oder verschlechtert sich die wirtschaftliche Lage, so geht der entsprechende Verbrauch oft deutlich zurück und es kommt zu erheblichen Steuermindereinnahmen. Damit geht einher, dass Verbraucher dann, wenn die Steuer als zu hoch empfunden wird, auf legale oder auch illegale Weise auszuweichen versuchen. Der Tanktourismus in das benachbarte Ausland oder der umfangreiche Schmuggel von Zigaretten (auch die Tabaksteuer ist eine Verbrauchssteuer) sind deutliche Belege hierfür.
- Ein Vorteil von **Ertragssteuern** ist die hohe Steuergerechtigkeit. Solche Steuern können so ausgestaltet werden, dass sie die unterschiedliche Leistungsfähigkeit der Betroffenen gut berücksichtigen. Beispiele hierfür sind der Grundfreibetrag bei der Einkommenssteuer und die dort vorgesehene Progression, die dafür sorgt, dass gut verdienende, leistungsfähige Steuerzahler im Verhältnis mehr Steuern zahlen müssen als sozial schwache Einkommensempfänger. Ein Nachteil ist die schwierige Erfassung der Einkommen. Schon zur legalen Vermeidung einer hohen Steuerbelastung bestehen viele Möglichkeiten. Zu Recht wird beklagt, dass kaum ein Spitzenverdiener den Spitzensteuersatz auch tatsächlich bezahlt. Darüber hinaus gilt auch für Ertragssteuern, dass eine Steuerbelastung, die Betroffene als zu hoch empfinden, zur Flucht in die Illegalität verleitet. Die immer noch umfangreiche Schwarzarbeit in der Bundesrepublik beweist das.
- **Aufwandsteuern** sind leicht zu erfassen und bieten den Betroffenen kaum Ausweichmöglichkeiten. Das zeigt etwa die Grundsteuer. Es ist einfach festzustellen, wem ein Grundstück gehört, und damit kann dort besteuert werden. Der Nachteil solcher Steuern liegt darin, dass sie eine Substanz belasten und damit auf die konkrete Leistungsfähigkeit eines Steuerpflichtigen keine Rücksicht nehmen.

Der **Fall** zeigt gerade die Nachteile einer Verbrauchssteuer auf: Die Erhöhung der Mineralölsteuer hat offenbar dazu geführt, dass die Verbraucher auf diesem Gebiet gespart haben oder, soweit ihnen das möglich war, ausgewichen sind. Weniger Verbrauch bedeutet aber bei einer erhöhten Steuer weniger Steueraufkommen. So wird die Planung im Bundeshaushalt, die von einem höheren Mineralölverbrauch ausgegangen ist, verfehlt gewesen sein. Im Ergebnis haben dem Bund in dem betreffenden Jahr Steuern in erheblichem Umfang gefehlt.

Verteilung der Steuern

Das Grundgesetz regelt die Verteilung der Steuern und Finanzmonopole, das sind etwa die Spielbankabgaben, zwischen Bund, Ländern und – in geringem Umfang – den Gemeinden. Hintergrund dieser

Aufteilung ist, dass Bund, Länder und Gemeinden jeweils eigene Aufgaben zu erfüllen haben. Hierfür sollen sie grundsätzlich auch über eigene Mittel verfügen. Denn sonst besteht die Gefahr, dass derjenige, der das Geld für die Erfüllung der Aufgaben gibt, letztlich auch über die Erledigung der Aufgaben mitbestimmt und somit über Mittelzuweisungen in fremde Kompetenzbereiche eingreift. Das Grundgesetz und auch die Verfassungen der Länder sehen von diesem Grundsatz aber viele Ausnahmen vor. Insbesondere dort, wo Länder oder Gemeinden Aufgaben im Auftrag des Bundes oder eines Landes erledigen, ist eine Finanzierung durch den Auftraggeber vorgesehen. Vor allem im Verhältnis zwischen Ländern und Gemeinden gibt es umfangreiche Mittelzuweisungen der Länder an die Gemeinden.

Dem Bund stehen die meisten *Verbrauchssteuern* allein zu. Das gilt etwa für die Mineralölsteuer, die Versicherungssteuer und die Kraftfahrzeugsteuer. Die Biersteuer steht hingegen den jeweiligen Bundesländern zu. Weiter sind für die Länder die Erbschaftssteuer und die Grunderwerbsteuer bedeutsam. Das Aufkommen der *Umsatzsteuer* (die in der Bundesrepublik als Mehrwertsteuer ausgestaltet ist), das besonders bedeutsam ist, wird zwischen Bund und Ländern verteilt. Den Gemeinden schließlich stehen von den Verbrauchssteuern vor allem die Grundsteuer und die Gewerbesteuer zu. Zwei weitere Steuern mit besonders hohem Aufkommen sind die *Einkommenssteuer* und die *Körperschaftssteuer*. Hieran sind Bund und Länder gemeinsam beteiligt. Die Länder wiederum müssen einen bestimmten Anteil an ihrem Steueraufkommen aus diesen Steuern an die Gemeinden weitergeben.

Dieses System der Steuerverteilung ist nicht ohne Probleme. Es gibt „arme" und „reiche" Bundesländer. Entsprechend unterschiedlich fällt auch das Steueraufkommen aus, das die jeweiligen Länder erzielen. Dies wiederum könnte dazu führen, dass sich die Unterschiede zwischen den einzelnen Bundesländern immer mehr verfestigen würden. Deshalb sieht das Grundgesetz einen Finanzausgleich zwischen „armen" und „reichen" Ländern und ergänzende Zuweisungen des Bundes an „ärmere" Länder vor. So soll eine etwa gleiche Leistungsfähigkeit der einzelnen Länder und dadurch dann eine allmähliche Angleichung der Lebensverhältnisse erreicht

werden. Aber auch dieser Ausgleich wird teilweise als ungerecht empfunden und ist schon lange Zeit Gegenstand politischer und juristischer Auseinandersetzungen.

Das Recht zur Gesetzgebung folgt der Verteilung des Steueraufkommens: Mit wenigen Ausnahmen hat zwar der Bund das *Gesetzgebungsrecht* im Bereich der Steuern. Überall dort, wo das Steueraufkommen aber zumindest teilweise Ländern oder Gemeinden zusteht, muss der Bundesrat diesen Gesetzen zustimmen. Das Grundgesetz will damit einen hinreichenden Einfluss der Länder auf „ihre" Steuern sichern. Die EU schließlich verfügt zurzeit noch über kein eigenes Recht zur Steuererhebung. Sie wird vielmehr durch Beiträge ihrer Mitglieder finanziert, wobei die „reicheren" Länder wie die Bundesrepublik im Ergebnis erhebliche Gelder an die „ärmeren" Länder abgeben.

Sonstige Zielsetzungen von Steuern

Die Erhebung von Steuern verfolgt heute bei Weitem nicht mehr nur die Sicherung des staatlichen Finanzbedarfs. Vielmehr werden Steuern gezielt und vielfältig als Instrument der Wirtschaftslenkung und auch zur Erreichung sonstiger politischer Ziele eingesetzt. Als Beispiel für die Verwendung einer Steuer zur Wirtschaftslenkung kann die Entfernungspauschale im Einkommensteuerrecht dienen, die Arbeitnehmer für eine Fahrt von der Wohnung zum Arbeitsplatz steuermindernd als Werbungskosten geltend machen können: Bemisst man diese Pauschale für den Gebrauch von Kraftfahrzeugen großzügig, so wird die Neigung zunehmen, ein Kraftfahrzeug anzuschaffen und es für die Fahrt zur Arbeit zu verwenden. Auf diese Weise kann der Absatz der Automobilindustrie gefördert werden. Außerdem kann man auf diese Weise die Mobilität von Arbeitnehmern fördern, weil die Kosten für den Arbeitsweg kaum noch ins Gewicht fallen. Auf der anderen Seite wird man aber erkennen müssen, dass eine solche Förderung für andere Verkehrsträger wie etwa die Bahn oder den öffentlichen Nahverkehr schädlich sein kann und dass der zunehmende Infrastrukturbedarf im Bereich der Straßen hohe Folgekosten auslöst.

Die Entfernungspauschale oder auch die Mineralölsteuer eignen sich auch als Beispiel für die Darstellung politischer Ziele, die mit Steuern verfolgt werden: Will man etwa erreichen, dass aus umweltpolitischen Gründen Kraftfahrzeuge weniger stark benutzt werden, so kann man die Entfernungspauschale senken, sie abschaffen oder die Nutzung anderer Verkehrsmittel bei der Berücksichtigung dieser Pauschale bevorzugen. Aber auch durch die Höhe der Mineralölsteuer lässt sich das Nutzungsverhalten in Bezug auf Kraftfahrzeuge beeinflussen und – erhöht man die Steuer nur weit genug – sicherlich auch verringern.

Die Verfolgung solcher anderen Ziele durch Steuern kann dem Zweck der Einnahmeerzielung teilweise zuwiderlaufen oder die tatsächlich erzielten Einnahmen zumindest auf andere Steuern verlagern. Durch solche Wirkungen leidet dann auch die Planungssicherheit für die Haushalte von Bund und Ländern. Auch dies soll am Beispiel der Entfernungspauschale und der Mineralölsteuer kurz dargestellt werden: Eine höhere Entfernungspauschale führt zunächst zu höheren Werbungskosten und mindert damit die Einnahmen aus der Einkommensteuer. Andererseits wird sich aber, weil Kraftfahrzeuge mehr und häufiger benutzt werden, das Aufkommen der Mineralölsteuer erhöhen und außerdem durch den Verkauf dieser Fahrzeuge zusätzliche Umsatzsteuer anfallen. Die so ausgelösten Beschäftigungseffekte führen wiederum zu einer Steigerung der Einkommensteuer und auch der Einnahmen bei den Sozialabgaben. Andererseits entstehen aber, was sich häufig erst mit einer gewissen zeitlichen Verzögerung zeigt, Folgekosten für Infrastrukturmaßnahmen oder durch zusätzliche Unfälle. Zudem können in anderen Bereichen – im genannten Beispiel etwa bei der Bahn und dem öffentlichen Nahverkehr – zusätzliche Defizite entstehen und Arbeitsplätze mit den entsprechenden Folgen für das Aufkommen an Einkommensteuer und Sozialabgaben wegfallen. Erhöht man die Mineralölsteuer, um den Gebrauch von Kraftfahrzeugen einzuschränken, so darf man nicht damit rechnen, dass die staatlichen Einnahmen aus der Mineralölsteuer im selben prozentualen Umfang wie die Erhöhung wachsen werden. Jedenfalls dann, wenn eine solche Erhöhung – und anders wird sie ihr umweltpolitisches Ziel nicht erreichen können – erheblich ist, werden die Betroffenen kurzfristig ihre Fahrzeugbenutzung einschränken, sie werden sparsamer fahren und beim Bezug von Benzin oder Diesel ausweichen (Tanktourismus). Mittelfristig kann eine solche Steuererhöhung noch weitergehende Folgen auslösen: Es ist möglich, dass die Betroffenen versuchen, der erhöhten Steuerbelastung auf Dauer dadurch zu entgehen, dass sie kleinere und sparsamere Fahrzeuge anschaffen. Durch solche Verhaltensänderungen kann ein Steueraufkommen auf längere Sicht erheblich verringert werden.

9.2.3 Grundzüge der staatlichen Haushaltswirtschaft

Staaten legen ihr finanzielles Verhalten, was in der Bundesrepublik durch ein Gesetz geschieht, in der Regel für die Dauer eines Jahres im sogenannten **Haushalt** fest. Hier werden auf der einen Seite die Einnahmen eingestellt, die der Staat aus seinen Steuern oder seinen sonstigen Einkunftsquellen erwartet. Dem stehen die Ausgaben gegenüber, die für bereits bestehende staatliche Verpflichtungen (etwa bei Personalausgaben oder schon bewilligten Leistungen wie das Baukindergeld) und für beabsichtigte Maßnahmen (etwa den geplanten Bau eines Krankenhauses) entstehen werden. Im Idealfall wäre ein Haushalt zumindest im Plan ausgeglichen. Das würde bedeuten, dass sich Einnahmen und Ausgaben die Waage halten. Dieser Idealfall ist aber kaum einmal erreicht worden. Vielmehr überstiegen die Ausgaben eines Haushaltsplans die erwarteten Einnahmen in der Vergangenheit regelmäßig. Zur Deckung dieses Mehrbedarfs war grundsätzlich eine staatliche Kreditaufnahme erlaubt. Diese Regelungen führten jedoch zu einer allmählichen Erhöhung der Verschuldung von Bund, Ländern und Gemeinden und hätten bei einer Weiterführung in der Zukunft Stabilität und Handlungsfähigkeit des Staates in erheblichem Ausmaß gefährden können.

Nunmehr hat man erkannt, dass zumindest eine regelmäßige und hohe Kreditaufnahme schädlich ist und staatliche Haushalte wenigstens auf Dauer ausgeglichen sein sollten. Deshalb gilt jetzt für Bund und Länder die sogenannte *Schuldenbremse*, die – von Ausnahmesituationen abgesehen – nur noch geringfügige Kreditaufnahmen zulässt. Auch die EU schreibt ihren Mitgliedern übrigens eine Begrenzung staatlicher Kreditaufnahmen vor. In der Bundesrepublik hat dieses Umdenken dazu geführt, dass teilweise nicht nur die laufenden Haushalte ausgeglichen sind, sondern vielfach auch schon mit dem Abbau alter Schulden begonnen werden konnte.

Ein Haushalt wird nach dem sogenannten **Ressortprinzip** aufgestellt. Das bedeutet, dass für jedes Ministerium ein eigener Haushaltsplan ausgearbeitet wird, in dem die Mittelzuweisungen für dieses Ressort enthalten sind und die Ausgaben dargestellt werden, die in der Verantwortung des entsprechenden Ministeriums getätigt werden.

Ausgaben, die nicht gesetzlich vorgeschrieben sind, dürfen in der Regel erst dann getätigt werden, wenn der Haushaltsplan durch Gesetz gebilligt ist und die Mittel danach konkret freigegeben werden.

Im Verlauf eines Haushaltsjahrs zeigt sich regelmäßig, dass sich die Einnahmen teilweise anders entwickeln, als dies geplant war. Weiterhin kommt es regelmäßig dazu, dass sich Ausgaben höher als geplant darstellen oder dass durch unvorhergesehene Ereignisse zusätzlicher Bedarf entsteht. Auf solche Entwicklungen kann durch einen sogenannten **Nachtragshaushalt** oder auch nur durch Umschichtungen im laufenden Haushaltsplan reagiert werden. Insgesamt gesehen war aber bislang die Neigung des Staates, zusätzlichen Geldbedarf durch Kredite zu finanzieren, zu ausgeprägt. Die Schuldenbremse hat auch insoweit zusätzlichen Kreditaufnahmen weitgehend einen Riegel vorgeschoben.

9.3 Finanzierung des Gesundheits- und Sozialwesens

9.3.1 Grundsätzliche Möglichkeiten zur Finanzierung

Finanzierung über Mittel der öffentlichen Haushalte

Eine Finanzierung des Gesundheits- und Sozialwesens ausschließlich über Steuermittel ist grundsätzlich möglich. Allerdings ändert sich dadurch am Finanzbedarf dieses Bereichs gar nichts. Was an Beiträgen für die Krankenkassen, die Rentenversicherung und die sonstigen Zweige der Sozialversicherung wegfallen würde, müsste durch höhere Steuern ersetzt werden.

Finanzierung über Pflichtversicherungen

Eine weitere Möglichkeit, die notwendigen Mittel für das Gesundheits- und Sozialwesen zu erhalten, ist der Weg über Pflichtversicherungen (➤ 6.1). Unabhängig davon, ob eine solche Versicherung dem öffentlich-rechtlichen System unserer heutigen Sozialversicherungen folgt oder privatwirtschaftlich organisiert ist, ist es denkbar, die möglichen Risiken zu definieren und dann eine Absicherung dagegen vorzuschreiben. Ein System solcher Pflichtversicherungen kann grundsätzlich vermeiden, dass der Staat Steuermittel zur Finanzierung der betreffenden Risiken einsetzen muss. Je weiter man den Kreis der Versicherungspflichtigen zieht, desto größer wird der Ausgleich der versicherten Risiken und desto mehr erfasst man auch die „günstigen" Risiken, also die Versicherten, die mehr Mittel in eine Versicherung einbringen, als sie an Leistungen erhalten. Der Aufbau solcher Versicherungen ist nach zwei Prinzipien möglich:

- Nach dem **Umlageprinzip** (➤ Abb. 9.2) müssen die aktuell Versicherten mit ihren Zahlungen die in der Gegenwart notwendigen Mittel für Leistungen aufbringen.
- Nach dem **Kapitaldeckungsprinzip** (➤ Abb. 9.2) wird zur Absicherung zukünftiger Risiken – etwa für eine Rentenzahlung im Alter – ein Kapitalstock gebildet, der dann allmählich samt den daraus gewonnenen Erträgen wieder aufgelöst und zur Finanzierung der entsprechenden Leistung verwendet wird.

Finanzierung nach dem Solidarprinzip

Vom Modell her kann das Gesundheits- und Sozialwesen insgesamt auch nach dem Solidarprinzip finanziert werden: Die notwendigen Mittel müssen

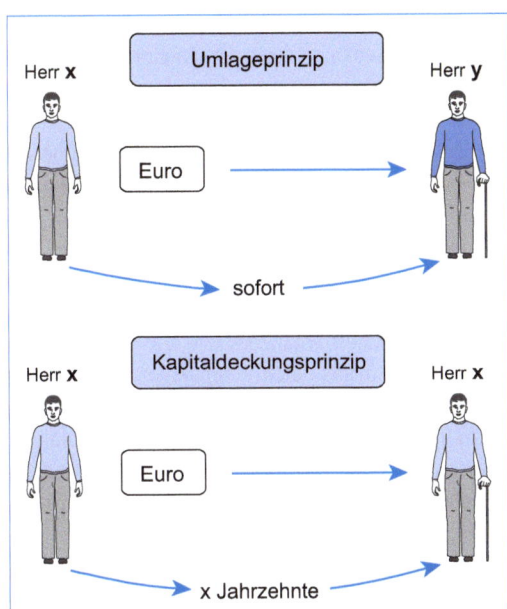

Abb. 9.2 Umlage- und Kapitaldeckungsprinzip im Vergleich [O199, L143]

dann diejenigen aufbringen, die aus der Existenz der entsprechenden Absicherungen in erster Linie Vorteile haben. Das ist nicht automatisch damit identisch, dass dieser Personenkreis dann auch entsprechende Leistungen erhalten würde. Ein Beispiel für das Solidarprinzip sind die Arbeitgeberanteile zur Krankenversicherung. Der Vorteil, den die Arbeitgeber aus dieser Versicherung ziehen, liegt darin, dass sie durch die Gesundheitsfürsorge für ihre Arbeitnehmer wesentlich weniger Ausfälle an Arbeitsleistungen haben, als dies bei einem Fehlen einer Krankenversicherung der Fall wäre. Doch obwohl nun die Arbeitgeber in beträchtlichem Umfang die Existenz der Gesundheitsversorgung sichern, erhalten sie selbst aus den so bezahlten Beiträgen keinen Anspruch auf Leistungen der Krankenversicherung.

Finanzierung über private Mittel

Staatliche Finanzierung ist mindestens für einen Teil der Leistungen im Gesundheits- und Sozialwesen keine zwingende Notwendigkeit. Vielmehr ist es auch denkbar, private Mittel und vor allem auch privates Kapital einzusetzen. Private Krankenversicherungen und Privatkliniken sind Beispiele hierfür, die teilweise bereits seit Langem existieren.

9.3.2 Gegenwärtige Finanzierung

Derzeit werden zur Finanzierung des Gesundheits- und Sozialwesens Elemente aus allen dargestellten Prinzipien (> 9.3.1) verwendet und auch die Aufbringung der insgesamt notwendigen Mittel erfolgt teils aus Steuern, Beiträgen, privaten Geldern und (in geringem Umfang) aus Gebühren:

- Die größte Bedeutung hat der Einsatz von **Steuermitteln:** Leistungen wie Sozialhilfe (> 6.4.2), Grundsicherung (> 6.3.1), Kindergeld, Elterngeld (> 6.5.2) oder Leistungen für Behinderte (> 6.4.1) werden aus Steuermitteln erbracht. Steuermittel werden aber auch im Bereich der gesetzlichen Sozialversicherungen benötigt: Die Rentenversicherung (> 6.3.1) kann die insgesamt auszuzahlenden Renten nicht in vollem Umfang aus Beiträgen finanzieren. Der notwendige Rest – aktuell etwa 28 % der Rentenzahlungen – wird über einen aus Steuermitteln finanzierten Zuschuss des Bundes abgedeckt. Dieser wird in Kürze eine Summe von etwa 100 Milliarden Euro erreichen. Aber auch bei der Gesundheitsvorsorge werden Steuermittel benötigt. Einmal die Errichtung, aber auch der Betrieb von Krankenhäusern können nicht vollständig aus Beiträgen und den Einnahmen aus privat abgerechneten Leistungen finanziert werden. Deshalb müssen Investitionen und Betriebskostenzuschüsse von Ländern, Landkreisen und Gemeinden als Träger aus ihren allgemeinen Haushaltsmitteln und damit letztlich aus Steuern finanziert werden. Aber auch zur gesetzlichen Krankenversicherung (> 6.3.2) werden Zuschüsse aus Steuermitteln gezahlt. Die aus Steuermitteln finanzierten Leistungen im Gesundheits- und Sozialbereich sind nach dem Solidarprinzip finanziert: Denn der Umfang, in dem der einzelne betroffene Staatsbürger letztlich zur Aufbringung der benötigten Mittel beiträgt, bestimmt sich in wesentlichen Teilen nach seiner Leistungsfähigkeit. Würde man die Krankenversicherung auf einheitliche Beiträge für jeden Versicherten – die sogenannte

Kopfpauschale – umstellen, so würden für die dann notwendigen Zuschüsse für Versicherte mit geringem Einkommen in erheblichem Umfang weitere Steuermittel benötigt.
- **Beiträge** finden vor allem im Bereich der gesetzlichen Sozialversicherungen, darüber hinaus aber auch zur teilweisen Finanzierung von Einrichtungen der Daseinsvorsorge, z. B. Kindergärten, Anwendung. Im Bereich der mit Beiträgen finanzierten sozialen Sicherungs- und Vorsorgesysteme kommt eine Mischung aus Pflichtversicherungssystem und Solidarprinzip zum Tragen.
- **Gebühren** wie die Rezeptgebühr für Arzneimittel werden im Rahmen der Krankenversicherung angewandt, um zu verhindern, dass Leistungen unnötig in Anspruch genommen wurden.
- Eine Finanzierung über **private Mittel** gibt es vor allem im Bereich der ergänzenden Vorsorge und in Teilbereichen des Gesundheitswesens. Als Beispiele können aus dem Bereich der Alterssicherung die „Riester-Rente", die betriebliche Altersversorgung oder der Abschluss von Lebensversicherungen genannt werden. Im Gesundheitswesen betrifft diese Art der Finanzierung die Privatpatienten, die ihre Rechnungen gegenüber Arzt und Krankenhaus selbst bezahlen müssen (in der Regel werden sie freilich eine private Krankenversicherung, die ihnen diese Aufwendungen jedenfalls weitgehend wieder erstattet, abgeschlossen haben), und die privat geführten Kliniken.

Gesundheitsfonds

Bei der *gesetzlichen Krankenversicherung* gibt es für deren Funktionsfähigkeit ein zusätzliches Problem, das über die Frage der Finanzierung hinaus gelöst werden muss: den Risikoausgleich zwischen den einzelnen Kassen. Die Struktur der gesetzlichen Krankenversicherung mit einer Vielzahl einzelner, oft mit regionalen Schwerpunkten tätiger Kassen (= Versicherungsträger) und einer Finanzierung über vom Einkommen abhängige Beiträge führt zwangsläufig zu einer unterschiedlichen Finanzkraft der einzelnen Kassen. Verstärkt wird dieses Problem dadurch, dass sich auch das von den einzelnen Kassen zu tragende Risiko in Form ihrer Versicherten zwangsläufig unterscheidet: Hat etwa eine Allgemeine Ortskrankenkasse ihren Sitz in einem Gebiet mit hoher Arbeitslosigkeit und einem hohen Anteil von Rentnern, so wird der von ihr vereinnahmte Beitrag pro Versichertem deutlich niedriger sein als bei einer Betriebskrankenkasse eines Unternehmens mit einer Vielzahl hoch qualifizierter Arbeitnehmer. Zudem sind alte Menschen in aller Regel häufiger und schwerer erkrankt als junge.

In der Vergangenheit erfolgte ein Ausgleich dieses unterschiedlichen Finanzbedarfs teilweise über den **Risikostrukturausgleich.** Krankenkassen mit einer günstigeren Versichertenstruktur mussten – vereinfacht formuliert – einen Teil ihrer Beitragseinnahmen an die Kassen mit einer ungünstigeren Struktur abgeben. Daneben nahm man aber auch unterschiedlich hohe Beitragssätze für die Versicherten in Kauf. Die Kasse mit einer ungünstigeren Struktur hatte damit in der Regel höhere Beiträge und verschaffte sich so einen Teil ihrer notwendigen Einnahmen. Letztlich war damit also der Grundsatz der Solidarität zwischen den Versicherten eingeschränkt. Man nahm dies in Kauf, weil man über die Beitragshöhe Wettbewerb zwischen den einzelnen Kassen wollte und weil der Finanzbedarf einer Krankenkasse – und damit die Beitragshöhe – natürlich nicht nur von der Versichertenstruktur abhängt, sondern auch durch andere Faktoren wie eine wirtschaftliche Verwaltungsführung beeinflusst wird.

Seit 2009 – mit einer Weiterentwicklung im Jahr 2015 – ist durch den **Gesundheitsfonds** die Beitragshöhe für alle gesetzlich Versicherten gleich und wird durch den Gesetzgeber geregelt. Die einzelne Krankenkasse zieht zwar nach wie vor die Beiträge bei ihren Versicherten ein. Sie muss sie aber an den Gesundheitsfonds weiterleiten, in den neben diesem Geld auch noch die Zuschüsse aus Steuermitteln fließen. Von dort wird das Krankheitsbild der einzelnen Versicherten festgestellt. Der Risikostrukturausgleich zwischen den gesetzlichen Krankenkassen funktioniert dann wie folgt: Neben einem Grundbeitrag pro Versichertem gibt es Zuschläge für Alter, Geschlecht oder besondere Risiken durch chronische Krankheiten. Zielsetzung des Gesundheitsfonds war es, dass sich die Krankenkassen nicht mehr auf einen Wettbewerb um den „gesunden" Versicherten bemühen müssen, sondern sich – aus Wettbewerbsgründen – bei einem einheitlichen Beitrag jetzt um eine möglichst gute Gesundheitsversorgung ihrer Versicherten bemühen.

Reichen einer Krankenkasse die Finanzmittel nicht, so kann und muss sie zunächst einmal von ihren Versicherten zusätzliche Beiträge erheben. Dies muss nach der aktuellen Rechtslage durch einen prozentualen Zuschlag zum Beitragssatz geschehen. Die Versicherten wiederum können diese Mehrbelastung durch ein Sonderkündigungsrecht vermeiden. Der Wettbewerb zwischen den Krankenkassen soll neben der Qualität der Versorgung durch das Fehlen von Zusatzbeiträgen, zumindest aber ihre Geringhaltung oder – im günstigsten Fall – durch die Ausschüttung von Beitragsüberschüssen an die Versicherten gefördert werden. Bis 2018 schränkte der Gesundheitsfonds auch das Solidarprinzip zwischen Arbeitgebern und Arbeitnehmern ein. Denn den Zusatzbeitrag der einzelnen Krankenkasse musste der Arbeitnehmer alleine tragen. Seit 2019 gilt jedoch insoweit wieder das Solidarprinzip. Das bedeutet, dass auch der Zusatzbeitrag von Arbeitgeber und Arbeitnehmer je zur Hälfte getragen wird.

Schwächen der gegenwärtigen Regelungen

Die Diskussion über die Zukunft und Finanzierbarkeit der Leistungen im Gesundheits- und Sozialbereich ist in den letzten Jahren immer dringlicher geworden. Es würde den Rahmen dieses Buchs sprengen, auf Einzelheiten dieser Fragestellungen einzugehen. Einige der wichtigsten Punkte sollen jedoch herausgearbeitet werden:

- Das Solidarprinzip zwischen Arbeitgebern und Arbeitnehmern bei der Finanzierung der Beiträge zu den gesetzlichen Pflichtversicherungen belastet die Erhaltung und Schaffung von Arbeitsplätzen in der Bundesrepublik. Denn die Arbeitgeberanteile sind Lohnnebenkosten und verteuern damit die Arbeitskosten für die Herstellung eines Produkts oder die Erbringung einer Dienstleistung. Die Ausweitung der EU und die Globalisierung (> 9.7) bieten nun zahlreiche Möglichkeiten, Produkte dort herzustellen und Dienstleistungen dort erbringen zu lassen, wo sie wegen niedrigerer Löhne und einer weniger starken Belastung mit zusätzlichen Nebenkosten billiger zu erhalten sind. Das führt vor allem bei weniger qualifizierten Tätigkeiten zu einer Verlagerung der Arbeit ins Ausland. Gleichzeitig schwächt der Verlust von Arbeitsplätzen das gesamte soziale Sicherungssystem, weil nicht nur die Einnahmen der davon Betroffenen wegfallen, sondern zusätzlich häufig Leistungen an die Betroffenen zu erbringen sind.
- Die ungünstige Altersstruktur der deutschen Bevölkerung – einer immer größeren Zahl älterer Menschen steht bei deren steigender Lebenserwartung eine zunehmend geringere Zahl junger Menschen gegenüber (> 6.2.3) – führt vor allem bei der Rentenversicherung und den Pensionen für Beamte zu schwierigen Entwicklungen. Denn beide Leistungen – Rente und Pension – sind nach dem Umlageprinzip finanziert und werden aus den laufenden Beiträgen und aus laufenden Steuereinnahmen gezahlt. Wird nun die Anzahl der Beitragszahler geringer und die Zahl der zu Versorgenden höher, so muss der einzelne Beitragszahler einen immer höheren Beitrag erbringen und es werden immer größere Anteile des Steueraufkommens für Versorgungsleistungen benötigt. Die Grenzen dessen, was an wirtschaftlicher Belastung tragbar ist, drohen dadurch überschritten zu werden. Die ungünstige Altersstruktur wirkt sich aber auch in der Kranken- und Pflegeversicherung negativ aus: Renten sind regelmäßig deutlich niedriger als die zuletzt bezogenen Löhne und Gehälter und damit fallen natürlich auch die an der Einkommenshöhe ausgerichteten Beiträge niedriger aus. Diesen niedrigeren Einnahmen stehen aber für diesen Kreis der Versicherten regelmäßig höhere Aufwendungen entgegen. Denn ältere Menschen erkranken im Schnitt häufiger und schwerwiegender als jüngere, und natürlich nimmt auch die Häufigkeit von Pflegebedürftigkeit mit höherem Lebensalter zu.
- Auch eine hohe Arbeitslosigkeit belastet sowohl die Sozialversicherungen als auch einen erheblichen Teil der sonstigen sozialen Sicherungssysteme: Denn auf der einen Seite kommen von den Arbeitslosen nur niedrigere oder gar keine Beiträge, und auf der anderen Seite sind sie – mit entsprechenden Kostenfolgen – häufig Empfänger sozialer Leistungen. In dieser Hinsicht ist durch den wirtschaftlichen Aufschwung der letzten

Jahre eine spürbare Entlastung eingetreten. So verfügen die gesetzlichen Krankenkassen erstmals seit Jahren wieder über beträchtliche Rücklagen, und in der Rentenversicherung war eine Senkung des Beitragssatzes möglich.

- Die Existenz sozialer Sicherungssysteme reizt leider eine erhebliche Anzahl von Menschen zum Missbrauch: Der arbeitslose Schwarzarbeiter, der einerseits Arbeitslosengeld oder Leistungen der Grundsicherung bezieht und der andererseits – auch noch ohne Zahlung von Steuern und Abgaben – für seine Arbeit entlohnt wird, ist durchaus Realität. Dasselbe gilt für Ärzte oder Apotheker, die die mangelnden Überprüfungsmöglichkeiten im System der gesetzlichen Krankenversicherung ausnutzen, um in Wirklichkeit nicht erbrachte Leistungen abzurechnen.
- Die Leistungsansprüche gegenüber sozialen Sicherungssystemen werden extensiv in Anspruch genommen. Es fehlt gerade in der Krankenversicherung, in der der gesetzlich Versicherte seine Leistungen ohne unmittelbare Bezahlung bekommt, am Bewusstsein für die Kosten, die durch eine Inanspruchnahme ausgelöst werden.
- Vor allem für Familien mit Kindern ist der Abstand zwischen Leistungen der sozialen Sicherung im Vergleich zu einem Einkommen, das aus gering entlohnten Tätigkeiten erzielt werden kann, so niedrig, dass kein Anreiz zur Arbeitsaufnahme mehr vorhanden ist.

Lösungsansätze für die Zukunft

Auch für diese Fragestellung können wie für die Darstellung der gegenwärtigen Finanzierungsprobleme nur einige Punkte herausgearbeitet werden:

- Im Rahmen des internationalen Wettbewerbs muss die Höhe der Lohnnebenkosten, die durch Arbeitgeberbeiträge zu den Sozialversicherungen bedingt sind, sicherlich kritisch betrachtet werden. Andererseits muss man aber auch sehen, dass in diesem Bereich keine allzu großen Spielräume bestehen: Der Finanzbedarf der sozialen Sicherungssysteme ist vorhanden und wird aus den zuvor dargestellten Gründen eher zu- als abnehmen. Die Arbeitnehmer ihrerseits sind wirtschaftlich auch nur sehr eingeschränkt in der Lage, diese Kosten mit ihren Beiträgen zusätzlich zu tragen. Mit Umschichtungen der Belastungen allein wird sich die Problematik also nicht lösen lassen.

Eine nachhaltige Verbesserung wurde durch den deutlichen Rückgang der Arbeitslosigkeit erreicht. Das damit verbundene, höhere Niveau der Einnahmen und die gleichzeitig erfolgte Absenkung der Kosten erlaubte es, vor allem im Bereich der Arbeitslosenversicherung die Beiträge spürbar zu senken und damit die Lohnnebenkosten zu reduzieren. Ein weiterer Ansatzpunkt zur Erhaltung der Wettbewerbsfähigkeit liegt in einer Steigerung der Beschäftigung älterer Arbeitnehmer: Hat dieser Personenkreis bis zum vorgesehenen Rentenalter oder sogar darüber hinaus noch Arbeit, so gehen von ihm einmal höhere Beiträge ein, zum anderen sinkt der Bedarf an Leistungen der Arbeitslosen- und Rentenversicherung, sodass das Beitragsniveau insgesamt entlastet wird.

- Die Altersstruktur der deutschen Bevölkerung lässt sich auf mittlere Sicht nicht mehr ändern. Sowohl durch die steigende Lebenserwartung als auch durch das frühzeitige Ausscheiden älterer Menschen aus dem Erwerbsprozess, der oft zu einer frühen Verrentung führt, ist die durchschnittliche Bezugsdauer bei den Renten beträchtlich gestiegen. Es liegt auf der Hand, dass die dafür nötigen Mittel nicht aus Beiträgen finanziert werden können, deren Berechnung auf eine wesentlich kürzere Bezugsdauer abgestellt war. Abhilfe lässt sich wohl nur dadurch erreichen, dass die durchschnittliche Bezugsdauer bei Renten und Pensionen wieder sinkt. Erste Schritte in diese Richtung waren das Zurückdrängen der Frühverrentung und Frühpensionierung und der damit verbundenen Kosten. Denn derjenige, bei dem sich ein solcher Schritt nicht vermeiden lässt, muss jetzt erhebliche Abschläge seiner Versorgungsleistungen hinnehmen. Als zweiter Schritt kommt die allmähliche Erhöhung der Altersgrenze für den Renten- bzw. Pensionseintritt hinzu. Ob die eher langfristigen Schritte in diese Richtung aber ausreichen, erscheint fraglich.
- Ein weiterer Schritt zur Stabilisierung des Gesundheits- und Sozialwesens kann in einer Verbreiterung der Einnahmenbasis liegen. Eine

Vergrößerung des Kreises der Versicherten erscheint aber nur eingeschränkt möglich, weil die meisten nicht in der gesetzlichen Krankenversicherung versicherten Personen bereits private Krankenversicherungen haben – es würde also nur eine Änderung der Einnahmeempfänger eintreten – und für zahlreiche nicht Rentenversicherungspflichtige berufsständische Versorgungswerke (etwa die Ärzteversorgung) bestehen. Außerdem darf man nicht vergessen, dass zusätzliche Beitragszahler natürlich auch zusätzliche Leistungsempfänger bedeuten. Mehr Erfolg dürfte der Weg versprechen, „Fluchtwege" aus den sozialen Sicherungssystemen wie die Scheinselbstständigkeit dadurch zu versperren, dass generell Absicherungen für die wesentlichen Lebensrisiken vorgeschrieben werden. Daneben kann man auch in Erwägung ziehen, andersartige Einnahmen wie Zinsen oder auch den Ertrag einer Maschinenleistung mit Abgaben zu belegen. Dazu wird aber, um ein Ausweichverhalten der Betroffenen zu erschweren, eine einheitliche Regelung innerhalb der EU nötig sein.
- Schließlich wird es nötig sein, Missbrauch verstärkt zu bekämpfen, bei der Altersversorgung vor allem für die jüngere Generation den Gedanken der Eigenvorsorge zu stärken und unnötige Leistungen zu verhindern.

9.4 Wie wirtschaften Unternehmen?

9.4.1 Grundlagen von Unternehmen

Die folgenden Ausführungen beschränken sich auf privatwirtschaftliche Unternehmen, die auf Gewinnerzielung ausgerichtet sind. Die Grundlage für alle Arten solcher Unternehmen ist die Produktion von Gütern oder Dienstleistungen. Als Produktionsfaktoren unterscheidet man **Boden, Arbeit** und **Kapital**; von den produzierten Gütern her unterscheidet man die **Urproduktion** und die **Herstellung sonstiger Güter** (einschließlich der *Dienstleistungen*). Urproduktion sind insbesondere Land- und Forstwirtschaft. Produkte, die in der Land- und Forstwirtschaft geschaffen werden, werden also nicht aus anderen entwickelt, sondern entstehen gleichsam neu. Kennzeichen der Herstellung sonstiger Güter ist, dass mithilfe der Produktionsfaktoren aus einem oder mehreren Vorprodukten ein neues Produkt geschaffen oder eine Dienstleistung erbracht wird. Vorprodukte können Rohstoffe, Produkte aus der Urproduktion oder auch ihrerseits bereits hergestellte Güter sein. Jedes Unternehmen braucht damit zwei Märkte: Einmal einen *Beschaffungsmarkt*, auf dem es sich diejenigen Güter oder Leistungen verschaffen kann, die es für seine Produkte benötigt. Zum anderen einen *Absatzmarkt*, auf dem es die von ihm hergestellten Produkte oder Dienstleistungen veräußern kann. Jedes Unternehmen benötigt, um tätig sein zu können, vom Grundsatz her alle drei Produktionsfaktoren.

BEISPIEL
Will Herr Meier seinen Lebensunterhalt mit einem Gemüsestand am Markt verdienen, dann braucht er dort einen Stellplatz (Boden). Um sich die Ware, die er verkaufen will, zu beschaffen, benötigt er Geld (Kapital). Die Abwicklung des Verkaufs muss er selbst oder mithilfe von Angestellten durchführen (Arbeit).

Genau dieselben Faktoren sind auch dann notwendig, wenn ein Unternehmen ganz andere Dimensionen aufweist.

BEISPIEL
Will eine Firma Autos produzieren, so braucht sie dazu ein Gelände für ihre Produktionsanlagen und die notwendige Verwaltung. Für die Beschaffung der notwendigen Teile und Leistungen, aber auch für die Beschaffung der notwendigen Arbeitskräfte benötigt sie (viel) Kapital. Für die Durchführung der Fertigung, aber auch für die Beschaffung der notwendigen Produktionsvoraussetzungen und für einen Absatz der fertigen Produkte muss schließlich Arbeit geleistet werden.

Aber auch Unternehmen, die Dienstleistungen anbieten, benötigen vom Grundsatz her alle drei Produktionsfaktoren. Denn auch sie werden, selbst wenn dazu ein häusliches Arbeitszimmer genügen mag, einen Sitz brauchen (Boden), sie müssen ihre Tätigkeit finanzieren (Kapital) und sie müssen zur Erbringung der Dienstleistung Arbeit verrichten.

Das Ziel jedes privatwirtschaftlich orientierten Unternehmens wird es sein, aus seiner Tätigkeit einen möglichst hohen Gewinn zu erzielen. Der Weg dorthin kann freilich ganz verschieden sein: Es ist möglich, dass ein Unternehmen durch die Ausnutzung aller Preisspielräume oder durch eine Herabsetzung der Qualität seiner Produkte auf das unabdingbare Mindestmaß sehr rasch Gewinn erzielen will. Es ist aber auch möglich, dass ein Unternehmen eine langfristige Strategie verfolgt und über Qualität und Kundenbindung seine Gewinnmöglichkeiten langfristig absichern will.

9.4.2 Wirtschaftsweise von Unternehmen

WAS DENKEN SIE?
Fall
Ihre Gruppe beobachtet am Markt den Stand von Herrn Meier. Es fallen Anmerkungen wie: „Das Gemüse ist teuer, er verkauft aber trotzdem etwas. Seine Ware ist ja auch gut." „Jetzt ist doch bald der Markt zu Ende, und er hat noch viel Gemüse liegen. Warum wird er jetzt nicht billiger?" Welche Grundfragen wirtschaftlichen Verhaltens sprechen diese Bemerkungen an?

Die Wirtschaftsweise von Unternehmen ist sehr unterschiedlich. Das hängt damit zusammen, dass allein schon die Unterschiede in der Größe eines Unternehmens – zwischen einem Einmannbetrieb und einem Unternehmen mit mehreren 10 000 Beschäftigten – zwangsläufig zu unterschiedlichen Formen und Möglichkeiten des Wirtschaftens führen werden. Zudem beeinflusst auch die Art der Tätigkeit eines Unternehmens die Voraussetzungen und Möglichkeiten seines Wirtschaftens. So wird ein Unternehmen, das hochwertige Güter produziert, in der Regel hohe Aufwendungen für seinen Produktionsstandort und die Produktionsanlagen haben. Dies stellt dann z. B. auch entsprechende Anforderungen an die Kapitalbeschaffung. Dagegen kann ein Unternehmen, das Dienstleistungen erbringt, unter Umständen mit sehr wenig Platz und Kapital auskommen. Trotz aller Unterschiede weisen aber unternehmerische Tätigkeiten eine Reihe gleicher Grundstrukturen auf:
- Jedes Unternehmen muss seine Güter und Leistungen *kalkulieren*. Es liegt auf der Hand, dass Herr Meier als Gemüsehändler, wenn er 10 kg Kartoffeln für 5 Euro einkaufen und für 4 Euro verkaufen würde, nicht erfolgreich sein würde. Bei einem kleinen Unternehmen, etwa dem Gemüsehändler Meier, kann eine Kalkulation unter Umständen durchaus nur überschlägig erfolgen. Es gibt für solche Arten von Unternehmen Erfahrungswerte, die einmal besagen, welche Kostenfaktoren zu berücksichtigen sind (hier etwa Wareneinkauf mit Nebenkosten, Transportkosten, Kosten für den Standplatz am Markt, Arbeitskosten für die Verkaufszeiten, Art und Umfang des drohenden Verderbs und ein angemessener Gewinnanteil). Zum anderen kann man mithilfe dieser Erfahrungswerte erkennen, wie hoch etwa der prozentuale Aufschlag auf den Einkaufspreis sein muss, um diese Kosten zu finanzieren. Geht man als Beispiel davon aus, dass ein Aufschlag von 150 % ausreichend ist, so kann Herr Meier vielleicht schon allein durch eine solche Preisgestaltung erfolgreich wirtschaften. Je größer ein Unternehmen ist und je komplexer es arbeitet, desto schwieriger wird die Kalkulation werden. In mittleren und größeren Unternehmen ist es deshalb üblich, alle Kostenfaktoren für ein bestimmtes Produkt oder eine bestimmte Dienstleistung möglichst genau zu erfassen und hierauf eine Kalkulation aufzubauen. Das führt wiederum dazu, dass solche Unternehmen intern regelmäßig Kosten- und Haushaltspläne aufstellen.
- Mit zur Kalkulation zählt auch die *Schätzung des Bedarfs*. Ein Unternehmer muss sich Gedanken darüber machen, in welchem Umfang er seine Produkte absetzen kann und welche Voraussetzungen er schaffen muss, um diese Produkte zum gewünschten Zeitpunkt auf den Markt bringen zu können. Bei kleinen Unternehmen ist dies wiederum relativ einfach. Herr Meier wird wissen, wie viel Ware er etwa an einem Tag absetzen kann und wie lange er seine Ware, ohne dass er zu viel Verderb hat, nötigenfalls lagern kann. Größere Unternehmen tragen hier deutlich mehr Risiken. Produzieren sie über den Bedarf hinaus oder halten sie Arbeitskräfte über den Bedarf hinaus vor, so haben sie unnötige Kosten. Umgekehrt ist es aber auch negativ, eine vorhandene Nachfrage nicht kurzfristig befriedigen zu können.

- Jedes Unternehmen muss prüfen, ob sich seine Kalkulation am Markt durchsetzen lässt. Herr Meier wird das einfach feststellen können: Ist er im Ergebnis zu teuer und vor allem teurer als seine Konkurrenten, so wird er seine Waren nicht in dem gewünschten und für ihn notwendigen Umfang absetzen können. Ist der von ihm kalkulierte Preis hingegen für die Nachfrager günstig, wird ihm – wenn auch die anderen Faktoren wie die Qualität in Ordnung sind – der Absatz seiner Ware keine Schwierigkeiten bereiten. Er ist dann in der vergleichsweise angenehmen Lage, sich überlegen zu können, ob und ggf. in welchem Umfang er seinen Gewinn durch eine Erhöhung seiner Preise steigern kann. Ein kleines Unternehmen wie das von Herrn Meier – das ist ein grundsätzlicher Vorteil kleinerer Unternehmen – kann auf das Ergebnis solcher Überprüfungen rasch, unter Umständen noch am selben Tag reagieren. Bei einem größeren Unternehmen sind viele Kostenfaktoren zumindest für einige Zeit festgeschrieben (Abschreibungen auf Maschinen, Arbeitslöhne usw.). Das erschwert kurzfristige Reaktionen auf das Marktverhalten.
- Über die Bedarfsschätzung hinaus lässt sich ganz generell sagen, dass sich Unternehmen mit ihrem Markt beschäftigen müssen. Jeder Unternehmer muss nicht nur wissen, welche Produkte aktuell nachgefragt sind, sondern er muss auch versuchen, sich auf die Zukunft einzustellen: Wird die Nachfrage nach den jetzigen Produkten erhalten bleiben, ergeben sich dort Verbesserungen oder Veränderungen und – vor allem – entwickeln sich neue Produkte?
- Weiter muss jedes Unternehmen *werben*. Denn wer am Markt nicht bekannt ist, hat sehr viel weniger Möglichkeiten, seine Produkte abzusetzen. In ihrer konkreten Ausgestaltung kann Werbung freilich sehr vielfältige Formen haben: Werbung kann schon in der Anwesenheit an einem bestimmten Ort liegen. Wenn Herr Meier seinen Stand am Markt aufbaut, präsentiert er damit schon sein Gemüse und wirbt um Kunden. Werbung kann aber auch sehr viel aufwendiger sein. Dazu muss man nur die Anzeigen in Zeitungen und Zeitschriften betrachten oder sich entsprechende Spots in den Werbesendungen des Fernsehens ansehen.
- Unternehmen müssen auf aktuelle Situationen flexibel reagieren können. Denn gerade hier liegt die Möglichkeit, zusätzlich Geld zu verdienen oder Kosten zu sparen. Diese Flexibilität wird ganz verschiedene Ausprägungen zeigen, die sich aber auf dasselbe Grundmuster zurückführen lassen: Fragt etwa bei Herrn Meier plötzlich eine Großküche nach einer umfangreichen Gemüselieferung zu einem bestimmten Preis an, so wird er prüfen, ob und zu welchem Preis er diese zusätzliche Ware beschaffen könnte, ob er das zusätzlich benötigte Geld für die Beschaffung der Ware hat, und – falls er diese Fragen bejaht – ob sich dieses Geschäft und das mit ihm verbundene Risiko für ihn rechnet. Bei einem kleinen Unternehmen sind das also verhältnismäßig einfache Schritte. Bei größeren Unternehmen können solche Erwägungen wesentlich komplizierter werden. Nehmen wir an, einem Wachdienst würde ein Auftrag angeboten, für dessen Ausführung er seine Ausstattung mit Personal und Geräten um die Hälfte erhöhen müsste. Diese Anforderungen werden mit Sicherheit in seiner Kalkulation und Planung nicht berücksichtigt sein. Hier bedarf es einmal der grundsätzlichen Abklärung, ob diese Expansion in der notwendigen Frist überhaupt verwirklicht werden könnte. Zum anderen muss sich ein solches Unternehmen aber auch Gedanken über die zukünftigen Entwicklungen und Risiken machen: Wie lange ist der Auftrag gesichert? Ist der Auftraggeber überhaupt zahlungsfähig? Ist die Laufzeit des Auftrags so lang, dass in dieser Zeit die Sachinvestitionen mit ihren Kosten wieder verdient werden können? Bestehen Möglichkeiten, in der Zukunft einen Wegfall des Auftrags zu kompensieren? Flexibilität kann also hohe Anforderungen stellen und auch erhebliche Risiken mit sich bringen. Die Flexibilität eröffnet Unternehmen aber auch Chancen, die bei einer starren Orientierung an Planungen niemals gegeben wären.

Im **Fall** sind bei genauer Betrachtung viele dieser Grundsätze bereits umgesetzt: Herr Meier kalkuliert vermutlich vorsichtig. Das bedeutet, dass er mit einem eher höheren als dem unbedingt notwendigen Aufschlag arbeitet, um das Risiko eines nicht vollständigen Warenabsatzes durch einen höheren Gewinn pro Stück abzumildern. Herr Meier hat sich aber auch Gedanken über seinen Abnahmemarkt und den Bedarf gemacht. Er setzt auf qualitativ gute Ware. Der Umstand, dass er diese Ware trotz des höheren Preises verkauft, zeigt, dass seine Überlegungen nicht falsch waren. Gleichzeitig wirbt er mithilfe seiner Ware. Denn er stellt sein Unternehmen als Anbieter qualitativ guter Ware dar. Die Frage, ob Herr Meier auch flexibel reagiert oder reagieren kann, lässt sich hingegen mit den Angaben im Fall nicht beantworten. Vielleicht kann er die restliche Ware so lange lagern, dass er auch an den folgenden Tagen noch gute Absatzchancen für sie hat. Es mag auch sein, dass er sich die Preise nicht durch eine Reduktion kurz vor Verkaufsschluss verderben möchte, oder aber er hat die Möglichkeit, durch einen günstigeren Verkauf restlicher Mengen letztlich größere Verluste zu vermeiden, bislang nicht bedacht.

9.4.3 Krankenhäuser als Unternehmen?

Welche Probleme könnte eine konsequent privatwirtschaftliche Ausrichtung des Krankenhauswesens aufgrund der oben dargestellten Prinzipien aufwerfen?

- Der Betrieb eines Krankenhauses ist mit hohen Vorhaltekosten verbunden: Gebäude, medizinische Ausstattung und Personal. Bei Kalkulation und Bedarfsschätzung wird die voraussichtliche Auslastung eines Krankenhauses bei privatwirtschaftlicher Ausrichtung vorsichtig eingeschätzt werden. Es ist also damit zu rechnen, dass ein solches Krankenhaus im Regelfall eher zu voll als zu leer sein wird. Damit birgt das privatwirtschaftliche System die Gefahr einer ständigen Überlastung in sich. Die Ausrichtung eines solchen Krankenhauses würde sich auch auf die Krankheiten konzentrieren, deren Behandlung zum einen gut abzuschätzen und zum anderen mit Gewinn durchzuführen ist. Das könnte langfristig dazu führen, dass die Behandlung der anderen oder von sehr langfristigen Erkrankungen gefährdet ist oder mindestens nicht mehr mit der notwendigen Qualität durchgeführt werden würde.
- Die Leistungen im Gesundheitswesen werden heute nach festgeschriebenen Sätzen honoriert – ärztliche Gebührenordnungen und Fallpauschalen (> 3.1.4). Damit ließe sich eine privatwirtschaftliche Kalkulation am Markt nicht konsequent umsetzen. Folgerichtig wäre es, dort, wo der Anbieter rein privatwirtschaftlich kalkuliert, auch den Preis ausschließlich durch den Markt bestimmen zu lassen. Es liegt auf der Hand, dass dies in der Gesundheitsversorgung weder erwünscht noch finanzierbar sein dürfte. So ist zu erwarten, dass privatwirtschaftliche Anbieter ein Ausweichverhalten zeigen werden: Sie versuchen, die von ihnen erbrachten Leistungen dem möglichen Erlös anzupassen. Diese Notwendigkeit ist zunächst sogar positiv, denn sie führt dazu, dass Einsparmöglichkeiten gesucht und genutzt werden. In einer weiteren Stufe kann aber auch die Folge eintreten, dass auf notwendige Leistungsteile verzichtet wird. Dann wäre die Qualität der medizinischen Versorgung gefährdet.
- Muss ein privater Anbieter seine Kosten decken und will er Gewinn erzielen, so ist auch nicht auszuschließen, dass er versucht, einen Bedarf auf der Nachfrageseite zu wecken, der objektiv so nicht vorhanden ist. Es besteht also die Gefahr, dass medizinisch nicht notwendige Leistungen angeboten und ausgeführt werden. Neben den gesundheitlichen Risiken muss hier gesehen werden, dass damit natürlich eine Überwälzung unnötiger Kosten auf die sozialen Sicherungssysteme droht.
- Werbung für medizinische Leistungen ist heute nur in sehr eingeschränktem Umfang statthaft. Die Gründe hierfür sind vielfältiger Natur. Eine privatwirtschaftliche Ausrichtung des Krankenhauswesens würde also nichts daran ändern, dass ein wesentliches Mittel für privatwirtschaftliches Handeln nur sehr eingeschränkt genutzt werden kann.
- Schließlich liegt es auf der Hand, dass gerade im Krankenhauswesen mit dem Gebot der Versorgungssicherheit flexible Reaktionen nur eingeschränkt möglich sein werden.

9.5 Formen wirtschaftlicher Betätigung

Unternehmen können für ihre Tätigkeit sehr verschiedenartige Rechtsformen wählen. Allerdings eignet sich nicht jede Rechtsform gleich gut für jedes

Unternehmen. Vielmehr muss eine Reihe von Fragen beantwortet werden, um die passende Rechtsform zu finden, von der auch ein Teil des Unternehmenserfolgs abhängen kann:
- Steht dem (zukünftigen) Unternehmer eigenes Kapital zur Verfügung? Kann er – ggf. unter welchen Voraussetzungen – fremdes Kapital erhalten? Kann er dieses Fremdkapital als Darlehen oder im Weg einer Kapitalsammlung erlangen?
- Welche Haftungsrisiken bestehen für das Unternehmen und welche Haftungsrisiken will der Unternehmer auf sich nehmen?
- In welcher Form soll das Unternehmen geleitet werden?
- Welche Formbestimmungen und Kostenbelastungen bringt die Wahl einer bestimmten Unternehmensform mit sich?
- Welche steuerlichen Gesichtspunkte sind zu beachten?

Einzelunternehmen

Die nach wie vor häufigste Rechtsform von Unternehmen ist die des **Einzelunternehmens.** Hier betätigt sich eine *natürliche Person als Unternehmer* und tritt im Rechtsverkehr im eigenen Namen in Erscheinung. Das Einzelunternehmen bietet Vorteile insbesondere durch die insgesamt geringsten Anforderungen: Der Einzelunternehmer muss kein bestimmtes Kapital besitzen, sondern kann sein Geschäft auch – überspitzt formuliert – mit einer Idee starten. Er kann, wenn er nur jemanden findet, der ihm dieses Geld gibt, sein Unternehmen auch mit einem Kredit beginnen. Die Leitung des Unternehmens liegt in seiner Hand und über die Gewerbeanmeldung hinaus sind zunächst oft gar keine weiteren Vorschriften zu beachten. Zum Kaufmann mit der Folge, dass eine Eintragung des Unternehmens in das Handelsregister erfolgen muss, wird ein solcher Unternehmer erst, wenn sein Geschäftsbetrieb nach Art und Umfang in kaufmännischer Weise geführt werden muss. Dies wird dann als *Handelsgewerbe* bezeichnet. Gerade beim kleinen Einmannbetrieb ist das oft nicht notwendig. Das führt dazu, dass auch Formvorschriften für Buchhaltung und Bilanzierung, die Kaufleute beachten müssen, für kleine Einzelunternehmen nicht gelten. Das entlastet kleine Betriebe gerade im Bereich des Verwaltungsaufwands spürbar.

Als Nachteil des Einzelunternehmens ist zu sehen, dass sein Inhaber für geschäftliche Verbindlichkeiten nicht nur mit seinem im Unternehmen eingesetzten Kapital, sondern vielmehr mit seinem gesamten Vermögen haftet. Auch in steuerlicher Hinsicht ist das Einzelunternehmen vor allem dann, wenn die erzielten Gewinne doch schon etwas höher werden, nicht vorteilhaft. Denn die Steuersätze, die eine natürliche Person im Bereich der Einkommensteuer zu zahlen hat, sind deutlich höher als die Gewinnbesteuerungen bei manchen anderen Unternehmensformen.

Pflegekräfte, die sich im Bereich der ambulanten Kranken- oder Altenpflege selbstständig machen wollen, sind zumindest für die Startphase mit der Rechtsform eines Einzelunternehmens gut bedient. Denn sie haben wenig Aufwand für Verwaltung, sind niemandem Rechenschaft schuldig und können in aller Regel flexibel reagieren.

Personengesellschaft

Die zweite Möglichkeit zur Organisation eines Unternehmens ist die Wahl einer **Personengesellschaft.** Hier gibt es die BGB-Gesellschaft, die offene Handelsgesellschaft und die Kommanditgesellschaft. Vom Grundsatz her weisen diese Personengesellschaften folgende Unterschiede auf:
- Die Rechtsfähigkeit der **BGB-Gesellschaft** ist inzwischen anerkannt. Allerdings kommt sie nur für solche – regelmäßig kleineren – Unternehmen in Betracht, die kein Handelsgewerbe betreiben. Unter gewissen Voraussetzungen ist auch eine Beschränkung der Haftung auf das Gesellschaftsvermögen möglich.
- Eine **offene Handelsgesellschaft (OHG)** ist dadurch gekennzeichnet, dass sie ein Handelsgewerbe betreibt und die Haftung gegenüber Gläubigern der Gesellschaft bei keinem der Gesellschafter beschränkt ist.
- Auch die **Kommanditgesellschaft (KG)** betreibt ein Handelsgewerbe. Im Gegensatz zur OHG haften dort gegenüber den Gesellschaftsgläubigern nicht alle Gesellschafter unbeschränkt. Vielmehr ist regelmäßig bei der großen Mehrzahl der

Gesellschafter, den sogenannten Kommanditisten, die Haftung auf die Einlage beschränkt, die im Handelsregister eingetragen ist.

Voraussetzung dafür, ein Unternehmen als Personengesellschaft zu betreiben, ist immer, dass sich mindestens zwei natürliche Personen – eben die Gesellschafter – zusammengefunden haben. Die Aufbringung des notwendigen Kapitals und die Ausstattung einer Personengesellschaft mit Kapital erfolgen bei einer BGB-Gesellschaft und der OHG ähnlich wie bei einem Einzelunternehmen. Die KG ist hingegen dadurch gekennzeichnet, dass der Beitrag der Kommanditisten sich im Wesentlichen in der Stellung eines bestimmten Kapitalanteils – nämlich ihrer Einlage – erschöpft. Wird eine KG als Unternehmensform gewählt, so ist damit regelmäßig auch der Zweck verbunden, über die Einlage der Kommanditisten Kapital für den Unternehmenszweck anzusammeln. Der Vorteil einer Personengesellschaft liegt darin, dass hier mehrere Personen arbeitsteilig zusammenwirken können, ohne untereinander auf ihre Gleichberechtigung zu verzichten.

Dagegen sind Personengesellschaften, jedenfalls so weit die beteiligten Gesellschafter unbeschränkt haften, von der Haftung her ähnlich ungünstig wie Einzelunternehmen. Auch in steuerlicher Hinsicht werden sie weitgehend wie Einzelunternehmen behandelt. Festzuhalten ist noch, dass OHG und KG in erheblichem Umfang Formvorschriften, Eintragungspflichten sowie Buchführungs- und Bilanzierungspflichten unterliegen. Der verwaltungsmäßige Aufwand für die Führung dieser Personengesellschaften ist also nicht unerheblich.

Wollen sich zwei oder drei Pflegekräfte gemeinsam selbstständig machen, so bietet die BGB-Gesellschaft für sie viele Vorteile in Form von Flexibilität, geringem Verwaltungsaufwand und wenig Kapitalbedarf. OHG und KG sind für ein solches Vorhaben dagegen ungeeignet.

Kapitalgesellschaft

Schließlich kann ein Unternehmen auch in Form einer **Kapitalgesellschaft** geführt werden. Die drei häufigsten Formen sind die Gesellschaft mit beschränkter Haftung, die Unternehmensgesellschaft und die Aktiengesellschaft.

- Eine **Gesellschaft mit beschränkter Haftung (GmbH)** benötigt ein Stammkapital von mindestens 25 000 Euro. Dieses Stammkapital kann von einem oder auch von mehreren Gesellschaftern aufgebracht werden. Für ihr Auftreten nach außen benötigt die GmbH ein Organ. Dies ist der Geschäftsführer; im Rechtsverkehr wird eine GmbH also durch einen oder auch mehrere Geschäftsführer vertreten.
- Die seit einigen Jahren zulässige **Unternehmensgesellschaft (UG)** ist eine GmbH mit einem Stammkapital von weniger als 25 000 Euro. Theoretisch kann eine solche Gesellschaft mit einem Stammkapital von einem einzigen Euro gegründet werden. Werden Gewinne erzielt, so müssen sie dann allerdings in gewissem Umfang für eine Erhöhung des Haftungskapitals verwendet werden. Eine Unternehmensgesellschaft muss den Zusatz „haftungsbeschränkt" führen. Das Risiko der Unternehmensgesellschaften liegt in ihrem regelmäßig nur sehr niedrigen Haftungskapital. Die Gründe, aus denen sich der Gesetzgeber für eine Zulassung dieser Gesellschaftsform entschieden hat, liegen darin, dass im EU-Ausland teilweise schon früher entsprechende Möglichkeiten vorhanden waren, zum anderen wollte man Existenzgründern ohne viel Geld den Zugang zur Kapitalgesellschaft mit ihrer Haftungsbeschränkung ermöglichen.
- Eine **Aktiengesellschaft (AG)** bekommt das notwendige Kapital von ihren Aktionären, die in Form einer oder mehrerer Aktien Anteile an dieser Gesellschaft zeichnen. Ihr Grundkapital muss mindestens 50 000 Euro betragen. Nach außen wird eine AG durch ihren Vorstand vertreten. Eine AG hat regelmäßig viele Gesellschafter und wird tendenziell als Gesellschaftsform für mittlere und große Unternehmen verwendet. Deshalb muss sie neben dem Vorstand einen Aufsichtsrat haben, der dessen Arbeit überwacht. Außerdem hat, wie auch bei der GmbH, die Gesellschafterversammlung gewisse Entscheidungs- und Kontrollbefugnisse.

Ein wesentlicher Vorteil der Kapitalgesellschaften ist die bei ihnen mögliche Haftungsbeschränkung auf das Gesellschaftskapital. Kommt es tatsächlich zu einem Haftungsfall, der das Vermögen der Gesellschaft aufzehrt oder übertrifft, so ist vom Grundsatz her bei einer Insolvenz nur das Stammkapital verloren, nicht aber auch das private Vermögen der Gesellschafter.

In der Praxis findet man die GmbH vor allem bei kleinen und mittleren Unternehmen. Sie reicht vom Handwerker, der einziger Gesellschafter und gleichzeitig auch Geschäftsführer einer solchen Firma ist, bis hin zum mittelständischen Unternehmen. Eine GmbH wird in der Praxis kaum zum Ansammeln von Kapital verwendet. Vielmehr bringt der Gesellschafter oder die kleine Gruppe von Gesellschaftern, denen eine solche GmbH gehört, nach Möglichkeit nur das notwendige Stammkapital ein, um die Haftungsbeschränkung möglichst gut zu nutzen. In steuerlicher Hinsicht ist eine GmbH im Hinblick auf die von ihr erzielten Erträge gegenüber einem Einzelunternehmen begünstigt. Werden Gewinne allerdings an die Gesellschafter als natürliche Personen ausgeschüttet, so greift dort die übliche Besteuerung. Der steuerliche Vorteil liegt also im Wesentlichen darin, dass schneller Eigenkapital für Folgeinvestitionen gebildet werden kann. Von der verwaltungsmäßigen Führung her ist eine GmbH – und erst recht eine AG – dagegen weitaus aufwendiger. Es bedarf einer notariellen Beurkundung des Gesellschaftsvertrags und einer Anmeldung zum Handelsregister. Weiter gibt es umfassende Buchführungs-, Bilanzierungs- und Publizitätspflichten.

Die AG dient dagegen überwiegend dazu, für den Unternehmenszweck fremdes Kapital – eben das Geld der Aktionäre – ansammeln zu können. Hier sind die Gesellschafter – mit Ausnahme vielleicht der Gründungsaktionäre – nicht mehr an der Führung der Geschäfte beteiligt, sondern möchten für das von ihnen hingegebene Geld nur einen Ertrag in der Form von Dividenden und steigenden Aktienkursen erzielen.

Als Besonderheit bei den Gesellschaftsformen ist schließlich noch die **GmbH & Co. KG** zu erwähnen. Hier handelt es sich um eine *Mischform zwischen Personen- und Kapitalgesellschaften,* die auch von der Rechtsprechung früh anerkannt wurde. Persönlich haftender Gesellschafter einer solchen GmbH & Co. KG ist die GmbH. Damit erreicht diese Personengesellschaft, obwohl ja nach dem Wortlaut des Gesetzes mindestens einer ihrer Gesellschafter unbeschränkt haften müsste, faktisch eine beschränkte Haftung. Denn der unbeschränkt haftende Gesellschafter ist eine juristische Person, nämlich die GmbH, die eben ihrerseits nur ein beschränktes Haftungskapital hat. Gerade für mittlere Unternehmen, bei denen die Haftung beschränkt werden soll, andererseits aber doch Kapital – oft aus dem Kreis der Familie in Form von Kommanditbeteiligungen – zugeführt werden soll, erfreut sich diese Gesellschaftsform großer Beliebtheit. Denn gegenüber einer AG sind vor allem Prüf- und Publizitätsvorschriften eingeschränkt.

Für eine Pflegekraft, die ein Unternehmen gründen möchte, bieten UG und GmbH den Vorteil der Haftungsbeschränkung und die Trennung des Unternehmensrisikos von der privaten Existenzgrundlage. Bei Kreditaufnahmen werden die Banken freilich in aller Regel eine Mithaftung auch persönlichen Vermögens fordern, und der Vorteil der Haftungsbeschränkung wird durch umfängliche Verwaltungsregelungen, etwa Bilanzierungsvorschriften, letztlich teuer erkauft.

9.6 Das Krankenhaus als Wirtschaftsbetrieb

9.6.1 Wirtschaftliche Probleme herkömmlicher Organisationsformen

WAS DENKEN SIE?
Fall
Im Stadtrat ist eine hitzige Debatte um den Haushalt der beiden städtischen Krankenhäuser entbrannt. Einige Stadträte kritisieren, dass das hohe zu erwartende Defizit nicht von der Stadt allein getragen werden könne. Hier sei vielmehr das Land gefordert. Andere Stadträte bemängeln, dass die Kosten für die Anschaffung medizinischer Geräte viel zu hoch seien. Überlegen Sie, wie diese Probleme entstanden sein könnten und welche Möglichkeiten es zu ihrer Lösung gibt.

Die Frage, welcher Träger staatlicher Organisationsgewalt oder wer sonst ein Krankenhaus betreiben darf oder muss, wurde bereits bei den rechtlichen Grundlagen des Krankenhauswesens (➤ 3.1.4) angesprochen. Mit Abstand am häufigsten sind *öffentliche Krankenhäuser,* deren Träger je nach Ausrichtung des Krankenhauses Bundesländer,

Landkreise oder Städte sind. Zumindest in der Vergangenheit wurden diese Krankenhäuser auf Ebene der Landkreise und Städte als sogenannte *Eigenbetriebe* geführt. Das bedeutet, dass die Organisation dieser Krankenhäuser nach öffentlichem Recht erfolgt. Die Krankenhäuser verwalten sich zwar in gewissem Umfang selbst, sind aber letztlich finanziell dem Haushalt des Landkreises oder der Stadt zugeordnet. Ganz ähnlich ist im Ergebnis die wirtschaftliche Situation der *frei gemeinnützigen Krankenhäuser*. Sie werden zwar von Religionsgemeinschaften oder sonst gemeinnützigen Trägern unterhalten, doch sind sie wirtschaftlich ähnlich strukturiert wie die öffentlichen Krankenhäuser. Denn hinter ihnen steht in finanzieller Hinsicht der entsprechende Träger, der im Übrigen seinerseits etwaige finanzielle Defizite durch Vereinbarungen mit der öffentlichen Hand abdeckt. Die Finanzierung der Krankenhäuser ist allerdings nicht allein Aufgabe der Landkreise und Städte. Sie müssen in der Regel nur für den laufenden Betrieb aufkommen, während Baumaßnahmen und auch die Anschaffung medizinischer Ausstattung durch die jeweiligen Bundesländer finanziert oder zumindest unterstützt werden.

Im **Fall** sind also die Sorgen der Stadträte nur teilweise berechtigt. Das beantwortet aber die Frage nach der Ursache der Defizite noch nicht: Aufgabe der Krankenhausträger ist es, eine ausreichende medizinische Versorgung sicherzustellen. Das bedingt natürlich gewisse Kapazitätsberechnungen, für die dann die notwendigen baulichen und personellen Voraussetzungen vorgehalten werden. Hier setzen die Ursachen möglicher Defizite an: Die laufenden Kosten eines Krankenhauses einschließlich der Abschreibungen auf die vorhandenen Einrichtungen stehen bereits zu Beginn eines Jahres fast vollständig fest. Denn das Personal ist angestellt und kann zumindest kurzfristig nicht entlassen werden. Die baulichen Maßnahmen und Anschaffungen an Geräten sind bereits früher vorgenommen worden und führen jetzt zwangsläufig bei den Abschreibungen zu bestimmten rechnerischen Größen. Auch bei einem Eigenbetrieb wird die Kalkulation im Haushaltsplan nun dahin gehen, dass diese Kosten gedeckt oder unter günstigen Umständen sogar noch übertroffen werden sollen. Aus Erfahrungswerten wird man mit einer bestimmten Auslastung kalkulieren und dann versuchen, die notwendigen Kosten über die Einnahmen aus den laufenden Behandlungen abzudecken. Doch an dieser Stelle beginnen schon die Schwierigkeiten:

- Abgesehen von der ambulanten Behandlung von Privatpatienten im Krankenhaus, aus der der Träger gewisse Abgaben erhält, resultieren die Einnahmen aus der stationären Behandlung. Für deren Höhe wiederum sind die Fallpauschalen (> 3.1.4) und allenfalls gewisse Zusatzentgelte entscheidend. Wird nun im Verlauf eines Jahres die kalkulierte Auslastung eines Krankenhauses nicht erreicht oder decken die Fallpauschalen die konkret entstehenden Behandlungskosten nicht ab, so entstehen daraus automatisch Defizite für den Träger des Krankenhauses. Konnte er früher die Kosten ungünstiger Krankheitsverläufe noch umlegen und bei mangelnder Auslastung – im Ergebnis zulasten der Krankenkassen – noch versuchen, durch einen längeren Aufenthalt von Patienten zusätzliche Einnahmen aus den dann zusätzlich anfallenden Pflegesätzen zu erzielen, so ist diese Möglichkeit durch das Fallpauschalensystem weitgehend entfallen. Andererseits aber spürt das Krankenhaus dieses Defizit nicht unmittelbar, weil es ja seine entsprechenden Finanzmittel vom Träger enthält. Dies ist mit eine Ursache dafür, dass in der Vergangenheit entsprechende Probleme oft nicht nachhaltig genug angegangen worden sind.
- Eine mangelnde Auslastung eines Krankenhauses kann aber auch strukturelle Ursachen haben. Es ist denkbar, dass die Kapazitäten einfach zu groß geplant worden sind. Weiterhin ist es möglich, dass die Qualität der Behandlung in einem bestimmten Krankenhaus im Vergleich zu anderen Häusern als schlechter eingeschätzt wird und damit Patienten andere Krankenhäuser bevorzugen. Beides wird zu Leerständen mit entsprechenden Defiziten führen. Durch die „bequeme" Deckung des Defizits über den Träger fehlt aber auch in solchen Situationen häufig ein hinreichender Druck zu einer Behebung der Ursachen.

Darüber hinaus ist eine Organisation, die Vorgaben des öffentlichen Haushaltsrechts beachten muss, aber auch sonst aus vielen Ursachen heraus schwerfälliger als eine privatwirtschaftliche Organisation:

- Ein privater Träger kann einzelne Aufgaben, die sich durch externe Anbieter günstiger bewältigen lassen, leichter auslagern als ein öffentlicher.

- Private Träger sind auch bei Ausschreibungen für Anschaffungen oder sonstige Leistungen nicht an das strenge öffentliche Haushaltsrecht gebunden. Sie sind damit flexibler, können besser verhandeln und bekommen Leistungen letztlich oft günstiger.
- Das öffentliche Haushaltsrecht ist relativ schwerfällig. Rasche Reaktionen auf unvorhersehbare Entwicklungen sind oft nicht möglich, sodass manche Chancen nicht genutzt werden können. Ist etwa im Haushaltsplan einmal die Anschaffung eines bestimmten Geräts eingeplant, so ist es oft nicht möglich, an dessen Stelle ein neu auf den Markt kommendes, verbessertes, aber auch teureres Gerät anzuschaffen, dessen Nutzwert auf Dauer durchaus höher wäre.
- Schließlich können private Träger auch im personellen Bereich schneller und flexibler reagieren. Sie haben etwa weitaus bessere Möglichkeiten, für gute Leistungen Prämien oder Zuschläge zu zahlen und umgekehrt auch unwirtschaftliches Verhalten ihres Personals mit entsprechenden Abzügen zu sanktionieren. Nach allen Erfahrungen führt ein solches System dazu, dass internes Wissen um Schwachstellen sehr viel stärker zur Abstellung der entsprechenden Defizite genutzt wird. Die Einstellung, bestimmte Dinge „gingen einen doch nichts an" oder „es würde nichts nützen, wenn man etwas sagt", wird auf diesem Weg stark zurückgedrängt.

Die Debatte in unserem **Fall** zeigt also gerade die Probleme auf, die bei öffentlichen Trägern häufig bestehen. Die Ursachen können unter anderem in den angesprochenen Punkten liegen. Ansätze für mögliche Lösungen finden sich in ➤ 9.6.3.

9.6.2 Situation privater Krankenhäuser

Private Krankenhäuser waren in der Bundesrepublik in der Vergangenheit fast immer anders strukturiert als die Krankenhäuser öffentlicher oder gemeinnütziger Träger. Eine Privatklinik stellte man sich meistens als ein kleines, eher „exklusives" Krankenhaus vor, in dem in bevorzugter Lage meist wohlhabende Patienten behandelt wurden. Vieles an dieser Vorstellung trifft – zumindest in Teilen – tatsächlich zu:

- Privatkliniken sind oft nur relativ kleine Einrichtungen. Das macht Sach- und Personalkosten wesentlich überschaubarer. Zudem bietet die privatrechtliche Organisation, wie schon angesprochen wurde, gerade im personellen Bereich eine weitaus höhere Flexibilität und eröffnet damit mehr Chancen, gut zu wirtschaften. Einem privaten Träger ist es insbesondere weitaus leichter als einem öffentlichen Träger möglich, „Leistungsträger" mit wirtschaftlichen Anreizen an ein Haus zu binden und umgekehrt weniger leistungsfähige Mitarbeiter rasch zu entlassen.
- Die wirtschaftliche Ausgangssituation einer „typischen" Privatklinik ist deutlich günstiger als die eines „üblichen" Krankenhauses in öffentlicher oder gemeinnütziger Trägerschaft: Gegenüber Privatpatienten können die Leistungen des Krankenhauses und der Ärzte höher abgerechnet werden. Zudem spezialisieren sich Privatkliniken in der Regel auf die Behandlung bestimmter Krankheiten. Damit sind einmal die Sachkosten in der Regel niedriger, weil nur bestimmte Geräte angeschafft werden müssen und diese besser ausgelastet sind. Zudem bestimmt der private Träger seine Investitionen selbst. Verspricht er sich von einem teuren Gerät also einen guten Ertrag, so kann er dieses Gerät anschaffen. Im Bereich eines öffentlichen Krankenhauses ist eine solche Investition unter Umständen sehr viel schwerer durchführbar. Schließlich darf man nicht vergessen, dass sich manche Krankheitsbilder wirtschaftlicher und besser kalkulierbar behandeln lassen als andere. Eine Privatklinik wird sich daher eher mit den „günstigeren Risiken" befassen.
- Eine Spezialisierung führt in der Regel zu einer Steigerung des Leistungsniveaus. Dies wiederum zahlt sich, wenn der gute Ruf erst einmal existiert, in einer besseren Auslastung aus. Schließlich wird ein wirtschaftlich denkender Betreiber einer Privatklinik seine Kapazität eher zu niedrig ausrichten. Denn es ist günstiger, im Einzelfall einen Patienten an ein anderes Krankenhaus zu verweisen als unnötige Kapazitäten vorzuhalten.

In den letzten Jahren verändert sich allerdings das Erscheinungsbild privater Krankenhäuser. Neben die bisherigen Privatkliniken treten zunehmend größere Krankenhäuser, die vollständig privatwirtschaftlich organisiert sind. Oft handelt es sich dabei um ehemals von öffentlichen oder gemeinnützigen Trägern betriebene Krankenhäuser. Teilweise werden diese Kliniken durchaus mit wirtschaftlichem Erfolg betrieben. Die Gründe hierfür liegen einmal darin, dass sinnvolle, bisher aufgeschobene Investitionen getätigt und Schwachstellen bei den Ausgaben und den vorgehaltenen Kapazitäten abgebaut worden sind. Zudem wird bei solchen Krankenhäusern häufig versucht, Behandlungsschwerpunkte herauszubilden, damit die damit verbundenen, günstigeren wirtschaftlichen Aspekte genutzt werden können. Man darf aber auch nicht übersehen, dass Einsparungen oft auf dem Rücken des Personals erzielt werden. Eine sachlich nicht mehr gerechtfertigte Streichung von Stellen, die Ausnutzung von Ausnahmen und Untergrenzen im Bereich des PPUG (➤ 2), unbezahlte Mehrarbeit und Gehaltskürzungen sind nur einige der in diesem Zusammenhang zu nennenden, unerfreulichen Stichworte. Eine sichere Beurteilung von Erfolg oder Misserfolg des Modells „privates Krankenhaus" wird aber erst in einiger Zukunft möglich sein.

9.6.3 Reformansätze für mehr Wirtschaftlichkeit

Die Erkenntnis, dass die für das Gesundheitswesen zur Verfügung stehenden Mittel beschränkt sind, hat in den letzten Jahren zu zahlreichen **Reformansätzen** geführt, mit deren Hilfe die Gesundheitsversorgung insgesamt wirtschaftlicher durchgeführt werden soll. Eine grundlegende Unterscheidung lässt sich dabei zwischen Reformansätzen innerhalb der öffentlich-rechtlichen (und gemeinnützigen) Trägerschaft einerseits und dem Weg in die privatrechtliche Organisation andererseits erkennen:

- Öffentliche Träger gestalten die Kostenorganisation ihrer Krankenhäuser nach privatwirtschaftlichen Vorbildern um. Ein Krankenhausmanager soll die einzelnen Kostenfaktoren besser erkennen und den Verursachern zuordnen. Damit kann man einerseits mit mehr Erfolg versuchen, entsprechende Kosten zu reduzieren oder ganz zu vermeiden, andererseits lassen sich damit Ansätze für die Umlegung solcher Kosten oder auch für die Erzielung von Einnahmen erkennen. So ist es z. B. vielfach möglich, Abfälle zu vermeiden, ihre Kosten zu reduzieren oder sie in einzelnen Fällen auch zu verwerten. Solche Ansätze zu Einsparungen, die für Private selbstverständlich sind, wurden in den früheren öffentlichen Strukturen oft nicht erkannt und werden erst jetzt durch die Übernahme privatwirtschaftlicher Organisationsvorbilder genutzt.
- Öffentliche Träger bauen ihre Zusammenarbeit aus. Damit lassen sich einmal Einsparungen bei der Anschaffung von Geräten und Sachbedarf erzielen. Denn wer größere Mengen abnimmt, bekommt in der Regel günstigere Preise. Zudem lassen sich gerade bei Geräten der medizinischen Versorgung, die in einem einzelnen Krankenhaus nicht voll ausgelastet wären, durch die Konzentration solcher Behandlungen auf einzelne Häuser eines Verbunds erhebliche Einsparungen erzielen.
- Öffentliche Träger beschreiten aber auch den Weg in das Privatrecht. Sie gründen Gesellschaften mit beschränkter Haftung (GmbH, ➤ 9.5), in die sie die Krankenhäuser, die bisher Eigenbetriebe waren, überführen. Gesellschafter dieser GmbH bleiben aber meistens die entsprechenden öffentlichen oder gemeinnützigen Träger. Der Vorteil dieser Lösung liegt darin, dass die höhere Flexibilität des Privatrechts genutzt werden kann. Weiterhin erhalten die Träger als Gesellschafter ihren Einfluss auf die Krankenhäuser und können so auch ihren Verpflichtungen zur Sicherstellung der Gesundheitsversorgung ohne Schwierigkeiten nachkommen. Man muss aber auch sehen, dass eine derartige Lösung in Wirklichkeit keine „vollständige" privatwirtschaftliche Lösung ist. Denn hinter der GmbH steht noch immer der öffentliche Träger. Zwar soll die GmbH Gewinn erzielen oder wenigstens kostendeckend arbeiten, doch wenn dies nicht eintritt, ist der öffentliche Träger als Gesellschafter wiederum zur Abdeckung der Defizite gefordert.
- Schließlich ist in erheblichem Umfang auch eine „echte" Privatisierung zu beobachten. Öffentliche oder gemeinnützige Träger verkaufen ihre Krankenhäuser an private Träger, die häufig als Aktiengesellschaft (➤ 9.5) organisiert sind. Ein Beispiel hierfür ist das Rhön-Klinikum. Auch wenn

durch entsprechende vertragliche Gestaltungen gesichert werden soll, dass die öffentlichen Träger ihrem Versorgungsauftrag gegenüber der Bevölkerung nachkommen, darf man nicht übersehen, dass im Konfliktfall die Einwirkungsmöglichkeiten auf einen privaten Träger schlechter sein dürften.

Letztlich kann man den öffentlichen Trägern durchaus eine Flucht aus ihrer Verantwortung vorwerfen. Denn das Motiv ihrer Abgabe an Private ist häufig, dass sie die bisherigen Defizite nicht mehr tragen wollen. Solange den übernehmenden privaten Trägern die Erzielung von Gewinn gelingt, mag die Gesundheitsversorgung darunter nicht leiden. Die Frage allerdings, was geschieht, wenn auch der private Träger nachhaltig Verluste erleidet, ist bislang noch unbeantwortet.

9.7 Globalisierung der Arbeitswelt

WAS DENKEN SIE?
Fall

Ein großer Hersteller von Elektrogeräten hat seine Produktion ins Ausland verlagert. Die Schließung des Werks bedeutet für viele Beschäftigte Arbeitslosigkeit. Schüler einer Krankenpflegeschule sprechen über diese Problematik: „Das kann uns zum Glück nicht passieren", meint Anna, „unsere Patienten kann man schlecht ins Ausland verlegen." „Sei dir nicht zu sicher", erwidert Steffen, „mein Opa lässt seine dritten Zähne auch von einem Zahnarzt in Ungarn herstellen. Er spart so viel Geld. Für ihn ist die Globalisierung gut." Diskutieren Sie, welche Bedeutung die Globalisierung für den Einzelnen in unserer Gesellschaft haben wird.

Globalisierung, also weltweite Verflechtung, beschränkt sich nicht auf den Bereich von Wirtschaft und Arbeit. Gerade durch die Entwicklung der Informations- und Kommunikationstechnik und vor allem durch die Entwicklung und Verbreitung des Internets gibt es auch eine kulturelle und politische Globalisierung. Denn Wissen, Informationen und Neuigkeiten aus allen Bereichen können mit großer Schnelligkeit und ohne wesentliche Hindernisse weltweit verbreitet, aber auch abgefragt werden. Zudem agiert auch die Politik der Großmächte und der Vereinten Nationen zunehmend weltweit.

Ihre größte Bedeutung aber hat die Globalisierung für die Wirtschaft und die Arbeitswelt: Dort ist die Globalisierung freilich keine neue Erscheinung. Verflechtungen gibt es, seit es Handel gibt. Auch früher schon sind diese Verflechtungen vorangeschritten. Man muss nur an den Aufbau des Eisenbahnwesens, das ja auch zu grenzüberschreitenden Strecken geführt hat, oder an den Aufbau der Fernmeldeverbindungen denken, die schon lange die einzelnen Erdteile verbinden. Aber es gab eine ganz entscheidende Beschränkung für diese Globalisierung: die nationale Souveränität. Die einzelnen Staaten trachteten danach, *ihre* Wirtschaft zu entwickeln und zu fördern. Die Beschaffung von Gütern aus dem Ausland war nur insoweit erwünscht, als es diese Güter – wie etwa bestimmte Rohstoffe – im eigenen Land nicht gab oder aber insoweit, als eine wesentlich günstigere Beschaffung von Ausgangsprodukten für die eigene Wirtschaft notwendig war, um die Folgeprodukte entsprechend kostengünstig anbieten zu können. Im Übrigen aber versuchte man, den Absatz ausländischer Waren im Inland möglichst zu unterbinden. Die üblichen Mittel hierfür waren *Einfuhrzölle*, durch deren Aufschlag eine ausländische Ware im Inland so teuer wurde, dass sie kaum noch abzusetzen war. Ein weiteres Mittel, vor allem im Bereich technischer Produkte, waren technische Anforderungen, die bewusst von denen auf anderen Märkten abwichen und damit die Verwendung solcher Produkte im eigenen Land technisch unmöglich oder jedenfalls unwirtschaftlich machten. So genügte es schon, etwa die *nationalen Normen* für die Durchmesser von Schrauben anders zu gestalten, um zu verhindern, dass Teile ausländischer Hersteller kostengünstig in inländische Maschinen eingebaut werden konnten. Erst recht gab es in dieser Zeit aber noch keine Freizügigkeit für Arbeitskräfte. Denn wer im Ausland arbeiten wollte, benötigte hierfür Genehmigungen des ausländischen Staates, die er nur dann bekam, wenn seine Tätigkeit im Interesse dieses Landes lag. Das aber war regelmäßig nur der Fall, wenn eigene Arbeitskräfte nicht ausreichend vorhanden waren.

Nach dem Zweiten Weltkrieg erkannte man dann, dass der Schutz nationaler Märkte durch protektionistische Maßnahmen (Zölle und Behinderungen durch technische Anforderungen) nicht mehr sinnvoll waren. Es setzte sich die Erkenntnis durch, dass ein offener Austausch von Gütern durch höhere Konkurrenz zu einer Verbesserung der Qualität und einer Verringerung der Kosten führt und dass außerdem mit einer Öffnung der Grenzen der Vorteil größerer Märkte verbunden ist. Hinzu kam die politische Erkenntnis, dass zukünftige Kriege dann leichter zu vermeiden waren, wenn die Verflechtungen zwischen den einzelnen Staaten enger waren und die Völker sich besser kannten.

Zu dieser Öffnung der Märkte trat zunächst im westeuropäischen Bereich auch eine Öffnung für Arbeitskräfte hinzu. Eine gegenseitige Anerkennung der Berufsabschlüsse und eine Berechtigung zur Arbeit auch im jeweiligen Ausland sollten auch den Arbeitsmarkt offener machen. Die praktischen Auswirkungen waren zunächst noch wenig spürbar, weil das wirtschaftliche und soziale Niveau der EU-Gründungsstaaten weitgehend angeglichen war und weil die Arbeitskräfte, die wie die Gastarbeiter aus Süditalien zuwanderten, in der Regel ungelernt waren und jene Arbeiten übernahmen, die einheimische Arbeitskräfte ohnehin nicht mehr verrichten wollten.

Die entscheidenden Anstöße zur Globalisierung in ihrer heutigen Ausprägung kamen mit dem Ende des Kalten Kriegs und der rasanten Entwicklung der Kommunikationstechnik. Einmal war es nun möglich, die Herstellung vieler Produkte in Ländern wie Polen, Ungarn oder Tschechien durchzuführen, deren Lohnniveau weitaus niedriger war und ist als das in Westeuropa, die aber andererseits das technische Wissen und die Fähigkeiten für solche Produktionsprozesse hatten. Zum anderen ermöglicht die heutige Kommunikationstechnik eine außerordentlich schnelle Verlagerung technischen Wissens an praktisch jeden beliebigen Ort dieser Welt. Damit können auch viele technische Planungen und Entwicklungen zu günstigeren Kosten in das Ausland verlagert werden.

Bedeutung der Globalisierung für Deutschland

Die Märkte für Deutschland sind größer geworden. Das betrifft sowohl die Möglichkeit des Warenabsatzes als auch der günstigen Beschaffung von Produkten und Leistungen. Andererseits ist aber auch die Konkurrenz größer geworden. Heute haben viele Anbieter einen Zugang zum deutschen und internationalen Markt, den sie in der Vergangenheit nicht gehabt haben. Damit müssen deutsche Produkte mit Angeboten konkurrieren, die technisch durchaus gleichwertig sein können, die andererseits aber unter sehr viel günstigeren Kostenbedingungen gefertigt und damit erheblich billiger angeboten werden. Generell kann gesagt werden: Je arbeitsintensiver die Herstellung eines Produkts ist und je einfacher das Produkt zu fertigen ist, desto schlechter sind die Chancen, es in Deutschland zu konkurrenzfähigen Preisen herstellen zu können. Auch moderne und rationelle Fertigungstechniken sind insoweit nur ein bedingter Ausweg. Denn selbst wenn es gelingt, ein Produkt mit dieser Hilfe wieder zu Preisen herzustellen, die auf dem Weltmarkt konkurrenzfähig sind, wird das nur mit dem Wegfall vieler Arbeitsplätze möglich sein. Eine bessere Chance bietet die Entwicklung hochwertiger und innovativer Produkte. In diesen Bereichen ist Deutschland immer noch den meisten Konkurrenten überlegen und kann deshalb – allerdings jeweils nur für einige Zeit – solche Produkte auf den Märkten mit Erfolg absetzen. In der Regel haben aber nur gut qualifizierte Arbeitskräfte eine Chance, an der Entwicklung und Herstellung solcher Produkte mitarbeiten zu können. Eine Entspannung dieser Situation ist mittelfristig nur dadurch denkbar, dass der Lebensstandard und damit auch das Lohn- und Kostenniveau in den heute noch deutlich billigeren Ländern ansteigen wird.

Globalisierung auf dem Dienstleistungsmarkt

Auf dem Markt für Dienstleistungen hat die Globalisierung noch nicht in vollem Umfang stattgefunden. Zwar ist die oben dargestellte Konkurrenz dort vorhanden, wo die Dienstleistung ins Ausland gebracht werden kann oder der Leistungsempfänger unschwer und kostengünstig dorthin kommen kann. Bei Dienstleistungen dagegen, die vor Ort erbracht werden müssen, ist es zunächst nicht von Belang, wenn dieselbe Leistung in anderen Teilen der Welt für deutlich weniger Geld erbracht wird. Auf solche Dienstleistungen wird sich die Globalisierung aber einmal indirekt auswirken: Sind in einer Gesellschaft insgesamt durch weniger Arbeit auch weniger Mittel vorhanden, kann der bisherige Lohn für solche Dienstleistungen allmählich nicht mehr bezahlt werden. Unmittelbare Auswirkungen treten erst dann ein, wenn durch den Verlust anderer Arbeitsplätze zunehmend Arbeitskräfte aus diesen Bereichen auf den entsprechenden Markt drängen und letztlich ihre Leistungen günstiger anbieten oder wenn ausländische Arbeitskräfte uneingeschränkten Zugang zum deutschen Markt bekommen. Umgekehrt bietet die Globalisierung aber für gut ausgebildete und flexible deutsche Arbeitskräfte aus diesen Bereichen auch große Chancen auf entsprechende Tätigkeiten im Ausland, für die dort Fachkräfte fehlen. Ein Beispiel hierfür sind etwa die guten Arbeitsmöglichkeiten deutscher Handwerker in nordeuropäischen Ländern, denen eine vergleichbare Ausbildung wie im Bereich des deutschen Handwerks teilweise fehlt. Insgesamt ist abzuwarten, welche Auswirkungen die Globalisierung in den nächsten Jahren am Arbeitsmarkt für solche Dienstleistungen zeigen wird, die sinnvoll nur vor Ort erbracht werden können.

Für die Diskussion im **Fall** bedeuten diese Entwicklungen Folgendes: Die Globalisierung wird das Preisniveau in Deutschland von der Tendenz her niedrig halten. Damit geht aber einher, dass auch die Einkommen stagnieren oder rückläufig sein werden. Wer geschickt ist wie der Großvater von Steffen, kann Vorteile der Globalisierung durch flexibles Verhalten nutzen. Tätigkeiten, die sich wie die Produktion von Waren oder die Erbringung bestimmter Dienstleistungen leicht verlagern lassen, werden von den Auswirkungen der Globalisierung stärker betroffen sein als Tätigkeiten, die – wie die Pflege – nur vor Ort erbracht werden können.

9.8 Ökonomie und Ökologie – ein Gegensatz?

Ökologische Probleme sind keine Erscheinung, die erst in unserer Zeit aufgetreten ist. Schon die Nomaden verursachten ökologische Probleme: Sie beweideten oder bejagten ein Gebiet so stark, dass es ihnen nach einiger Zeit keine hinreichende Grundlage für ihre Existenz mehr bot. Die Natur in diesem Gebiet war also überfordert und beschädigt. Das Problem löste sich freilich relativ rasch: Denn die Nomaden mussten, um zu überleben, weiterziehen und die Natur in dem betroffenen Gebiet konnte sich allmählich wieder erholen. Andere Schäden, die Menschen in der Vergangenheit verursachten, waren schon wesentlich intensiver und zeigen oft bis in die Gegenwart Auswirkungen. Zu denken ist etwa an die Abholzung von Wäldern für den Schiffbau in Griechenland und Italien in der Antike – der Wald fehlt dort z.T. bis heute – oder im Mittelalter zur Verarbeitung des Salzes in den Alpen.

Das zuletzt genannte Beispiel eignet sich gut, um zwei andere Entwicklungen zu zeigen, die sich aus solchen ökologischen Schädigungen ergaben. Einmal zeigte die ökologische Schädigung nämlich *auch negative ökonomische Folgen:* An den Orten, an denen das Salz gewonnen wurde, fehlte das Holz, um die notwendigen Brennstätten für die Verarbeitung betreiben zu können. Also musste das Salz zum Holz oder das Holz zum Salz transportiert werden und beides verteuerte die Salzgewinnung. Diese Entwicklung führte im Mittelalter aber auch zu Gegenmaßnahmen der Politik. Die Landesherren erkannten zumindest die ökonomischen Risiken dieser Entwicklung und sorgten dafür, dass in den betroffenen Gebieten eine Aufforstung vorgenommen wurde. Man erkannte also schon damals, dass ein Verhalten, das nur auf die Nutzung natürlicher Reserven abgestellt war, letztlich zu wirtschaftlich nachteiligen Folgen führte.

Betrachtet man heute das Verhältnis von Ökonomie und Ökologie, so scheinen vordergründig Gegensätze zu bestehen. Denn wer mit der Ausrichtung auf eine möglichst hohe Gewinnerzielung wirtschaftet, der hat zunächst einmal Interesse daran, vor allem Rohstoffe und Energie möglichst günstig zu erhalten. Umweltschutz aber kostet Geld. Ein einfaches Beispiel zeigt das: Wird ein Kraftwerk zur Stromerzeugung betrieben und stellt man an die Reinigung der entstehenden Abgase nur geringe Anforderungen, so sinken sowohl die Herstellungs- als auch die Betriebskosten dieses Kraftwerks. Die einzelne Kilowattstunde kann also mit weniger Aufwand produziert und günstig angeboten werden.

Ökologisches Handeln geht von ganz anderen Ansatzpunkten aus. Wer diese Zielsetzungen allein verfolgt, wird im Extremfall ganz auf die Stromgewinnung verzichten oder jedenfalls die technisch bestmögliche Reinhaltung der Luft erreichen wollen. Dazu gibt es vom Grundsatz her drei Ansatzpunkte:

- Nach dem *Verursacherprinzip* soll die Kosten, die zur Verwirklichung der ökologischen Ziele notwendig sind, der Verursacher der entsprechenden Umweltbelastungen tragen. Würde man dieses Prinzip anwenden, müsste zunächst einmal der Produzent des Stroms die Kosten des Umweltschutzes tragen. Freilich wird er diese Kosten an seine Kunden weitergeben. Letztlich zahlen die Verbraucher des Stroms den notwendigen Umweltschutz.
- Nach dem *Vorsorgeprinzip* sollen Anreize geschaffen werden, Umweltschäden zu vermeiden. Im Fall der Stromproduktion würde das bedeuten, dass eine Produktion mit guten Umweltstandards vom Staat – etwa durch steuerliche Anreize – begünstigt würde. Das allein wird aber unter Umständen zur Durchsetzung dieser Ziele nicht genügen. Denn für die weniger umweltfreundliche Produktion spricht der höhere ökonomische Nutzen. Daher werden Anreize regelmäßig nur zum Anschub einer Entwicklung gegeben, während später die entsprechenden Standards in verbindliche, gesetzliche Regelungen umgesetzt werden. Vorsorge wird so allmählich zur Vorschrift.
- Das *Kooperationsprinzip* setzt auf eine Einigung unter den Beteiligten über die im Umweltschutz zu erreichenden Ziele.

Trotz dieser unterschiedlichen Ansatzpunkte lässt sich bei verantwortungsbewusstem Handeln Ökologie nicht nur mit Ökonomie verbinden. Vielmehr fordert eine ökonomische Zielsetzung, die auf Dauer erfolgreich und mit Gewinnerzielung arbeiten will, geradezu zwingend eine Beachtung guter ökologischer Standards. Das Beispiel mit der Stromerzeugung soll das verdeutlichen: Betreibt man die Stromerzeugung ohne Rücksicht auf Umweltgesichtspunkte, so wird die damit verbundene Luftverschmutzung unter anderem relativ rasch zu gesundheitlichen Schäden der Bewohner umliegender Bereiche führen. Diese Schäden müssen behandelt werden, und das erfordert Geld. Zumindest indirekt wird mit diesen Kosten auch der Produzent des Stroms belastet werden. Mittel- und langfristig wird sich also der ökonomische Erfolg seiner Tätigkeit verringern. Investiert man hingegen bei der Stromerzeugung in den Umweltschutz, so kostet das zunächst einmal Geld. Auf Dauer werden aber z. B. die Gesundheitskosten niedriger sein. Das wird zumindest indirekt auch die Belastungen des Stromproduzenten reduzieren, sodass sich mittel- und langfristig sein ökonomischer Erfolg festigen kann.

Umweltschutz, der mit Blick auf Effektivität und Wirtschaftlichkeit seiner Maßnahmen betrieben wird, ist also eine sinnvolle Investition einer Volkswirtschaft. Auf Dauer wird diese Volkswirtschaft ihre Gesamtkosten gegenüber einer Volkswirtschaft, die ökologische Gesichtspunkte vernachlässigt, senken können und wirtschaftlich erfolgreicher sein. Allerdings darf man bei der Umsetzung nicht auf das freie Spiel der Kräfte vertrauen. Hier würde wohl oft das Interesse des Einzelnen am raschen Gewinn die ökologische Vernunft beiseiteschieben. Deshalb ist in diesem Bereich der Staat gefordert, vernünftige Rahmenbedingungen vorzugeben und durchzusetzen.

Wiederholungsfragen

1. Aus welchen Quellen kann ein Staat seinen Finanzbedarf decken? Nennen Sie drei Beispiele.
2. Geben Sie je eine Steuer an, deren Aufkommen dem Bund, den Ländern und den Kommunen zusteht.
3. Nennen Sie drei Merkmale der sozialen Marktwirtschaft.
4. Welche Risiken beinhaltet die vollständige Privatisierung des Krankenhauswesens?
5. Nennen Sie drei Zielsetzungen, die sich mithilfe von Steuern verfolgen lassen.
6. Welche Unternehmensform ist für Unternehmen mit hohem Kapitalbedarf besonders günstig?
7. Welchen Vorteil bietet die Erhebung von Ertragssteuern?
8. Nennen Sie die drei Faktoren, die jedes Unternehmen für seine Tätigkeit benötigt.
9. Warum setzt auf Dauer erfolgreiches Wirtschaften eine Beachtung ökologischer Grundsätze voraus?
10. Nennen Sie zwei Chancen, die für Deutschland mit der Globalisierung verbunden sind.
11. Erklären Sie die wesentlichen Vorteile einer GmbH & Co. KG.
12. Welche wesentliche Aufgabe hat der Gesundheitsfonds?

Literaturverzeichnis

Brühl A. Sozialleistungen von A – Z. 4. A. München: dtv, 2010.

Deutsch E. Arztrecht und Arzneimittelrecht. 2. A. Berlin: Springer, 1991.

Deutscher Berufsverband für Pflegeberufe (Hrsg.). Advanced Nursing Practice, Pflegerische Expertise für eine leistungsfähige Gesundheitsversorgung. 2. A. Berlin: DBfK, 2011.

Geiger H. Beck'sches Rechtslexikon. 3. A. München: dtv, 2003.

Grube Ch, Wahrendorf V. SGB XII – Sozialhilfe mit Asylbewerberleistungsgesetz. 6. A. München: C. H. Beck, 2018.

Hell W. Alles Wissenswerte über Staat, Bürger, Recht. 8. A. Stuttgart: Thieme, 2018.

International Council of Nurses: ICN-Ethikkodex für Pflegende. Berlin: Deutscher Berufsverband für Pflegeberufe, 2010.

Laufs A, Katzenmeier C, Lipp V. Arztrecht. 7. A. München: C. H. Beck, 2015.

von Mangoldt H, Klein F, Starck C. Kommentar zum Grundgesetz. 7. A. München: C. H. Beck, 2018.

Medicus D, Petersen J. Bürgerliches Recht. 26. A. München: Vahlen Verlag, 2017.

Menche N. Pflege Heute. 6. A. München: Elsevier, 2015.

Model O, Creifelds C, Frank G. Staatsbürger-Taschenbuch. 33. A. München: C. H. Beck, 2012.

Schaeffer D, et al. Pflegetheorien. Bern: Hans Huber, 1997.

Schaub G, Koch U. Arbeitsrecht von A – Z. 22. A. München: dtv, 2018.

Schaub G, Matthießen V, Polster A. Altersvorsorge von A – Z. München: dtv, 2006.

Schell W. Staatsbürger- und Gesetzeskunde für die Krankenpflegeberufe in Frage und Antwort. 12. A. Stuttgart: Thieme, 2005.

Spirig R, DeGeest S. Advanced Nursing Practice lohnt sich! Pflege 2004; 17(4): 233-236.

Storsberg A, Neumann C, Neiheiser R. Krankenpflegegesetz. 7. A. Stuttgart: Kohlhammer, 2009.

Wessels J, Beulke W, Satzger H. Strafrecht – Allgemeiner Teil. 48. A. Heidelberg: C. F. Müller, 2018.

Wessels J, Hettinger M, Engländer A. Strafrecht – Besonderer Teil 1. 42. A. Heidelberg: C. F. Müller, 2018.

Wessels J, Hillenkamp T, Schuhr J. Strafrecht – Besonderer Teil 2. 41. A. Heidelberg: C. F. Müller, 2018.

Wolff HP (Hrsg.). Biographisches Lexikon zur Pflegegeschichte. München: Elsevier 2004.

Zimmermann W. Ratgeber Betreuungsrecht. 10. A. München: dtv, 2014.

Register

A

Abgaben 258
Abmahnung 193
Abort 245
Absatzmarkt 267
Abschlussfreiheit 123
Absicherung, soziale 157
Abwehrrechte 19
Advanced Nursing Practice 66
AGB 145
Aids 107
Akademisierung 64
Aktiengesellschaft 272
Aktive Sterbehilfe 112
Akutkrankenhaus 74
Allgemeine
 Geschäftsbedingungen 145
Allgemeines
 Gleichbehandlungsgesetz 123, 124
Allgemeinkrankenhaus 74
Allgemeinverbindlicherklärung 198
Altenheim 84
Altenhilfe 184
Altenpflege, Geschichte 40
Altenpflegeausbildung
– Kündigung 50
– Prüfung 50
– Unterricht 51
– Ziele 48
Altenpflegegesetz 41
– Ausbildung 48
Altenpflegeschüler, Pflichten 50
Altersrente 160
– Versicherungsdauer 164
– Wartezeiten 161
Alterstestament 208
Altersversorgung, nach
 Scheidung 144
Altersvorsorge, private 164
Ambulante Pflege 84
– Leistungen 177
Amtsarzt 74
Amtsermittlungsgrundsatz 30, 31
Anästhesietechnischer Assistent 80
Angebot 126
Annahme 126
Anordnungsverantwortung 106, 196
ANP 66
Ansteckungsverdacht 226
Anstiftung 102
Anwaltszwang 33

Apotheker 79
Approbation 78
Äquivalenzprinzip 157
Arbeitgeber
– Haftung 192
– Pflichten 192
Arbeitgeberverband 198
Arbeitnehmer
– Haftung 193
– Pflichten 191
Arbeitsentgeltzahlung, Pflicht 192
Arbeitsförderungsmaßnahmen 172
Arbeitsgerichtsbarkeit 33
Arbeitskampf 199
Arbeitsleistung, Pflicht 191
Arbeitslosengeld 172
Arbeitslosenhilfe 173
Arbeitslosenversicherung 171
– Einführung 154
– Leistungen 172
Arbeitslosigkeit 172
– Auswirkung auf
 Finanzierung 265
Arbeitsplatzschutzgesetz 200
Arbeitsrecht 189
– Vertragsrichtlinien 199
Arbeitsschutzrecht 189
Arbeitsunfähigkeitsbescheinigung 202
Arbeitsunfall 169
Arbeitsverhältnis
– befristetes 194
– Kündigung 194
Arbeitsvertrag 189
– befristeter 190
– Inhalte 191
Arbeitszeit 201
Arbeitszeitgesetz 201
Arbeitszeugnis 195
Aristokratie 4
Arzneimittel
– Abgabe 219
– Anforderungen 217
– Definition 217
– Gebrauchsinformation 218
– homöopathische 219
– Kennzeichnung 218
– Kostenbegrenzung 153
– radioaktive 217
– Selbstbeteiligung der
 Patienten 153

– Verschreibungsverordnung 220
– Werbung 220
Arzt 78
– Interessensgruppe 151
– Pflichten 133
Arzt-Krankenhaus-Vertrag,
 gespaltener 135
Aufhebungsvertrag 194
Aufklärung 105
Aufklärungspflicht 105
Auflagen 32
Aufsichtspflicht 131
Aufwandsteuer 259
Ausbildung, generalistische 53
Ausbildungs- und
 Prüfungsverordnung
– Altenpflege 50
– Krankenpflege 45
– Pflegeberufe 55
Ausbildungsverhältnis 200
– Altenpflege 49
– Krankenpflege 44
– Pflegeberufe 54
Ausbildungsvertrag 190
Ausgleichsabgabe 182
Ausgleichsmandat 18
Ausscheider 226
Aussetzung 115
Aussperrung 200
Autonomie 65
AVR 199

B

Bachelor-Abschluss 64
Bademeister, medizinischer 80
BAföG 184
Bayerisches Familiengeld 185
Bedarfsgemeinschaft 174, 183
Bedarfsschätzung 268
Bedürfnistheorie 64
Befristetes Arbeitsverhältnis 194
Behandlungspflicht 133
Behandlungsvertrag 132
Behinderte
– Rechte 181
– Stellung 180
Behinderung 180
Beihilfe 101
– Leistung 166
Beiträge 258
– Einsatz 264
Beitragsbemessungsgrenze 164

Beitragswesen
– Arbeitslosenversicherung   174
– Krankenversicherung   168
– Pflegeversicherung   179
– Unfallversicherung   171
Belegarzt   75
Belegkrankenhaus   75
Beruf   39
Berufliche Strahlenexposition   243
Berufsausbildung   200
Berufsbezeichnung
– Altenpfleger(in)   48
– Gesundheits- und (Kinder-) Krankenpfleger(in)   42
– Pflegefachfrau/-mann   52
– widerrechtliches Führen   45
Berufsbildungsgesetz   200
Berufsethik   59
Berufsfreiheit   19
Berufsgenossenschaft   169
Berufsgenossenschaft für Gesundheitsdienst und Wohlfahrtspflege   238
Berufshilfe   170
Berufskrankheit   170
Berufsunfähigkeit   161
Berufsverbände   67
– internationale   68
Berufung   34
Beschaffungsmarkt   267
Beschäftigung, geringfügige   159
Beschäftigungsfähigkeit   172
Beschäftigungspflicht   192
Beschäftigungsverbot, Schwangerschaft   203
Beschäftigungswilligkeit   172
Beschlussverfahren   33
Beschneidung   105
Beschützerpflicht   102
Besondere Lebenslagen, Hilfe in   183
Bestandsverzeichnis   236
Bestattungsgesetz   251
Betäubungsmittel   221
– Umgang mit   222
– Verschreibungsverordnung   223
Betäubungsmittelgesetz   221
Betäubungsmittelrezept   223
Betreuer   207
– Vergütung   210
Betreutes Wohnen   84
Betreuung   207
Betreuungsrecht   207
Betriebsärztlicher Dienst   92
Betriebsrat   199
Betriebsvereinbarung   199
Betriebsverfassungsrecht   199

Bettenzentrale   91
Bewerbungskosten   189
Bezugspflege   87
BGB-Gesellschaft   271
Biostoffverordnung   232
Blutzubereitung   217
BMG   72
Bundesamt für Verbraucherschutz und Lebensmittelsicherheit   72
Bundesausbildungsförderungsgesetz   184
Bundeselterngeld- und Elternzeitgesetz   185
Bundesgesetzblatt   29
Bundesinstitut für Arzneimittel und Medizinprodukte   73
Bundesinstitut für Infektionskrankheiten   72
Bundesinstitut für Risikobewertung   73
Bundeskanzler   23
Bundeskindergeldgesetz   186
Bundesminister   23
Bundesministerium für Gesundheit   72
Bundesoberbehörden   72
Bundesopiumstelle   222
Bundespflegesatzverordnung   76
Bundespräsident   23
Bundesrat   22
Bundesrecht   2
Bundesregierung   23
Bundesrepublik Deutschland
– Aufbau   12
– Staatsmerkmale   9
Bundesstaat   1
– Aufbau   12
– Bundesrepublik Deutschland   9
Bundestag   21
Bundesurlaubsgesetz   201
Bundesverfassungsgericht   10, 25
Bundesversammlung   23
Bundeszentrale für gesundheitliche Aufklärung   73
Bürgerentscheid   18
Bürgerliches Recht   29
Bürgerrechte   19
BZgA   73

C
Charge   217
Chemikalien, am Arbeitsplatz   237

D
Dach- und Rahmengesetz   224
Datenschutz-Grundverordnung   119

Datenverarbeitung, elektronische   153
Deckelung   76
Delegation
– Advanced Nursing Practice   67
– ärztlicher Tätigkeiten   106
Delegationsrecht   195
Deliktfähigkeit   131
Demografische Entwicklung   158
– Auswirkung auf Finanzierung   265
Demokratie   4
Deutsche Krankenhausgesellschaft   64
Deutscher Pflegerat   68
Deutsches Institut für Medizinische Dokumentation und Information   73
Deutsches Netzwerk für Qualitätsentwicklung in der Pflege   90
Diagnosis Related Groups   76
Diätassistent   81
Dienstvertrag   132, 189
Differenzierungsphase   45
Digitalisierung   149
Diktatur   4
DIMDI   73
DIN EN ISO   88
Direkte Demokratie   4
– Bundesrepublik Deutschland   9
Direktmandate   17
Diskriminierungsverbot   123
DNQP   90
Donabedian, Avedis   88
Drei-Säulen-Modell   158
Dreizeugentestament   140
DRG   76
DSGVO   119
Durchführungsverantwortung   106

E
EDV   153
Eigenbetrieb   274
Einbürgerung   3
Einfuhrzoll   277
Einkommensteuer   260
Einspruchsgesetz   22, 29
Einstiegsbereich, sozialversicherungsrechtlicher   164
Einwilligung   100, 104
– mutmaßliche   105
Einwilligungsvorbehalt   210
Einzelbetreuung   209
Einzelunternehmen   271
Elektronische Datenverarbeitung   153

Elterliche Sorge 144
Elterngeld 185
Elternzeit 185
Empfängnisverhütung 113
Entbindungspfleger 82
Entgeltfortzahlungsgesetz 202
Entscheidung, ethische 61
Entwicklung, demografische 158
– Auswirkung auf Finanzierung 265
Erbfolge
– gesetzliche 138
– gewillkürte 139
Erblasser 137
Erbrecht 137
Erbschaft 137
Erbvertrag 139
Erfahrungsmedizin 82
Erforderlichkeit 115
Erfüllungsgehilfe 130
Ergebnisorientierte Theorie 65
Ergebnisqualität 88
Ergotherapeut 81
Ergotherapie 91
Ermächtigungsgesetz 5
Ersatzpflege 178
Ersthelfer 238
Erststimme 17
Ertragssteuer 259
Erwachsenenstrafrecht 97
Erwerbsminderung 161
Erwerbsunfähigkeit 161
Erziehungsrecht 144
Erziehungsrente 161
Ethik 59
Ethikkodex 59
Ethische Entscheidung 61
EuGH 36
EU-Richtlinie 28
Euro 9
Eurokrise 13
Europäische Gerichtshöfe 36
Europäische Kommission 14
Europäische Union 8
– Institutionen 12
Europäische Verfassung 12
Europäische Zentralbank 14
Europäischer Gerichtshof für Menschenrechte 36
Europäischer Rat 13
Europäisches Parlament 14
Europäisches Übereinkommen 41
Europarat 71
EU-Verordnung 28
Exekutive 2, 10
Expertenstandard 90
Externer Notfallplan 252

F
Fachangestellter, medizinischer 81
Facharzt 78
Facharztstandard 133
Fachkompetenz 65
Fachkraftquote 39
Fachkrankenhaus 74
Fahrlässigkeit
– Arbeitsrecht 193
– Strafrecht 101
– Zivilrecht 128
Fahrverbot 97
Fallpauschalengesetz 76
Fälschung 111
Familiengeld, Bayerisches 185
Familiengesundheitspfleger 79
Familienhilfe 168
Familienname 142
Familienpfleger 79
Familienpflegezeitgesetz 205
Familienrecht 142
Familienversicherung 156
Fehlgeburt 245
Fernabsatzvertrag 146
Fertigarzneimittel 217
Feststellungslast 31
Feuerschutzordnung 237
Finanzgerichtsbarkeit 34
Finanzierung
– Gesundheits- und Sozialwesen 262
– Staat 258
Fixierung 108
Föderalismus 12
Fördermittel, öffentliches 76
Formelles Recht 29
Fortbewegungsfreiheit 108
Fortbildung 63
Fraktion 21
Freiheitsberaubung 108
Freiheitsstrafe 97
Freiwillig Versicherte
– Krankenversicherung 166
– Rentenversicherung 160
Friedenspflicht 199
Führen der Berufsbezeichnung
– Altenpfleger(in) 48
– Gesundheits- und (Kinder-) Krankenpfleger(in) 42
– Pflegefachfrau/-mann 52
– widerrechtliches 45
Fünfprozentklausel 15
Funktionspflege 87
Fürsorgepflicht 192
Fürsorgeprinzip 156

G
Gaffen 115
Garantenstellung 102
Gebühren 258
– Einsatz 264
Geburtsanzeige 245
Geburtsname 142
Gefahr, gemeine 115
Gefährdungsbeurteilung 233
Gefahrstoffverordnung 237
Gehaltsfortzahlung im Krankheitsfall 202
Geheimnis 117
Gehorsam, Pflicht 192
Geldbuße 95
Geldstrafe 97
Generalistische Ausbildung 53
Generalprävention 98
Gerichtsbarkeit
– freiwillige 32
– ordentliche 31
Gerichtshöfe, europäische 36
Geringfügige Beschäftigung 159
Geschäftsbedingungen, allgemeine 145
Geschäftsfähigkeit 125
Geschäftsführer 272
Gesellschaft mit beschränkter Haftung 272
Gesetzesvorlage 25
Gesetzgebung
– Kompetenz 25
– konkurrierende 12
Gesetzgebungsrecht 260
Gesetzliche Erbfolge 138
Gesetzliche Krankenversicherung 150, 165
– Einführung 154
– Leistungen 167
Gesetzliche Sozialversicherungen 159
– Geschichte 153
– Zukunft 158
Gesetzlicher Vertreter 127
Gesundheits- und Pflegeassistent 79
Gesundheitsamt 73, 227
Gesundheitsbehörden
– Bundesebene 72
– internationale 71
– Landesebene 73
Gesundheitsdienst, öffentlicher 73
Gesundheitsfonds 264
Gesundheitspädagoge 87
Gesundheitsreformen 77
Gesundheitsschädling 227
Gesundheitsstrukturgesetz 77, 168

Gesundheitsversorgung
– Marktwirtschaft 256
– Planwirtschaft 256
– soziale Marktwirtschaft 258
Gesundheitswesen 71
– Berufe 78
– Finanzierbarkeit 265
– Finanzierung 262
– Kostendämpfung 76
– Reformansätze 276
Gewalt
– gegen Pflegebedürftige 109
– gegen Pflegende 121
Gewaltenteilung 9
Gewaltschutzgesetz 121
Gewerkschaften 68, 198
Gewillkürte Erbfolge 139
Gewohnheitsrecht 3
GKV-Modernisierungsgesetz 77
Gleichbehandlungsgrundsatz 123, 192
Globalisierung 149, 277
Grundgesetz 1
Grundrechte 19
Grundsicherung 165
– Anspruch 173
Grundwerte 59
Gruppenpflege 87
Günstigkeitsprinzip 190
Güterstand 138

H
Habilitation 64
Haftung 127
– Arbeitgeber 192
– Arbeitnehmer 193
– Arzneimittelschäden 220
Handelsgesellschaft, offene 271
Handelsgewerbe 271
Handlungsautonomie 65
Handlungsfreiheit, allgemeine 20
Haushaltsrecht, öffentliches 274
Haushaltswirtschaft, staatliche 261
Haustürgeschäft 146
Hauswirtschaftlicher Dienst 91
Hebamme 82
Heilbehandlung 170
Heilberufe 78
Heilerziehungspfleger 79
Heilhilfsberufe 78
Heilkundeübertragungsrichtlinie 40, 67, 197
Heilpraktiker 82
Heimaufsicht 78
Heimgesetz 213
Heimgesetze der Länder 213
Heimrecht 212

Hilfe
– in besonderen Lebenslagen 184
– zum Lebensunterhalt 182
Hilfeleistung, unterlassene 114
Hilflosigkeit 115
Hinterbliebenenrente 161
– große 163
– kleine 163
– Unfallversicherung 171
HIV-Infektion 107
Hochschulische
   Pflegeausbildung 54
– Prüfung 58
Hoheitsträger 33
Homöopathische Arzneimittel 219
Hospiz 84
Humanistische Theorie 65
Hypothesen 65

I
ICN 68
– Ethikkodex 59
IfSG 226
Immanente Schranken 20
Immunität 22
Impfschaden 227, 230
Impfstoff 217
Indemnität 22
Infektion, nosokomiale 226, 230
Infektionsschutzgesetz
– Begriffsbestimmungen 226
– Meldepflicht 119
– Meldewesen 227
Insolvenzausfallgeld 174
Integrationsamt 182
Interaktionstheorie 65
Interessen, berechtigte 100
International Council of Nurses 68
– Ethikkodex 59
Internationaler Strafgerichtshof 36
IQWIG 90

J
Judikative 10
Jugendarbeitsschutzgesetz 121, 202
Jugendschutz
– arbeitsrechtlicher 202
– strafrechtlicher 121
Jugendstrafrecht 97
Juristische Person 125

K
Kalkulation 268
Kammer 68
Kapitalbeschaffung 268
Kapitaldeckungsprinzip 262

Kapitalgesellschaft 272
Kassenarzt 151
Kassenpatient,
   Rechtsbeziehung 136
Katastrophenschutzbehörden 252
Katastrophenschutzgesetz 252
KHG 76
Kindererziehungszeiten 162
Kinderfreibetrag 186
Kindergeld 186
Kinderschutzgesetz 118
Klinische Prüfung 217, 219
Knochenmarkspende 250
Koalitionsfreiheit 197
Kommanditgesellschaft 271
Kommission, europäische 14
Kompetenz 43
– fachliche
Kompetenzbereiche, nach
   Pflegeberufe-Ausbildungs- und
   Prüfungsverordnung 55
Konsiliarärztlicher Dienst 92
Konstruktives
   Misstrauensvotum 24
Kontrahierungszwang 123
Kooperationsprinzip 280
Kopfpauschale 264
Körperschaftssteuer 260
Körperverletzung 104
Krankengeld 167
Krankenhaus
– Aufbau 83
– Behandlungskosten 274
– Finanzierung 76
– Funktionsbereiche 83
– gemeinnütziges 274
– Leitung 75
– öffentliches 273
– rechtliche Grundlagen 74
– Unternehmen 270
Krankenhausaufnahmevertrag 135
Krankenhausergänzende
   Einrichtung 75
Krankenhausfinanzierungsgesetz 76
Krankenhausmanager 276
Krankenhausträger 75, 273
– privater 274
Krankenkasse 150
– Finanzierung 264
Krankenpflegeausbildung
– Differenzierungsphase 45
– Fehlzeiten 44
– Kündigung 45
– Prüfung 47
– Unterricht 46

– Voraussetzungen 44
– Ziele 42
Krankenpflegeexamen 47
Krankenpflegegesetz
– Ausbildung 42
– Einführung 40
– EU-Vorgabe 41
Krankenpflegeschule,
  Anforderungen 44
Krankenpflegeschüler, Pflichten 45
Krankenversicherung,
  gesetzliche 150, 165
– Einführung 154
– Leistungen 167
Krankheiten, meldepflichtige 227
Krankheiten, übertragbare
– Bekämpfung 231
– Definition 226
– Unfallverhütungsvorschriften 239
– Verhütung 229
Krankheitserreger 226
– Arbeit mit 232
– meldepflichtige Nachweise 228
Krankheitsverdacht 226
Kriminalstrafe 95
Krohwinkel, Monika 65
KTQ-Modell 89
Kündigung
– Ausbildungsverhältnis 45
– Freistellung für
  Vorstellungsgespräche 190
– fristlose 194
Kündigungsschutz 195
– Elternzeit 186
– Pflegezeit 205
– Schwanger- und
  Mutterschaft 204
– Schwerbehinderte 182
– Wehr- und
  Bundesfreiwilligendienst 200
Kurzarbeit 172
Kurzzeitpflege 178

L
Landesrecht 2
Lebensmittel
– Kennzeichnung 225
– Überwachung 225
– Umgang mit 232
Lebensmittel-, Bedarfsgegenstände-
  und Futtermittelgesetzbuch 224
Lebensstandard 278
Lebensunterhalt, Hilfe zum 182
Legalitätsprinzip 31
Legislative 2, 10
Leichenschau 246

Leistungsprinzip 156
Lissabon, Vertrag von 13
Listenwahl 15
Logopäde 81
Logopädie 91
Lohnnebenkosten 266
Lohntarifvertrag 199

M
Maastrichter Vertrag 7
Manteltarifvertrag 199
Manthey, Marie 87
Märkte, Öffnung 278
Marktwirtschaft 255
– soziale 257
Masseur 80
Maßregel 99
Master-Abschluss 64
Materielles Recht 29
MDK
– Gutachten 134
– Überprüfung der
  Pflegequalität 78
Medizinaluntersuchungsämter 73
Medizinischer Bademeister 80
Medizinischer Dienst der
  Krankenversicherung
– Gutachten 134
– Überprüfung der
  Pflegequalität 78
Medizinischer Fachangestellter 81
Medizinisch-technischer
  Assistent 80
Medizinprodukte
– Definition 233
– Patienteninformation 236
– Umgang mit 234
Medizinprodukte-
  Betreiberverordnung 234
Medizinproduktebuch 236
Medizinproduktegesetz 233
Mehrheitswahlrecht 15
Meinungsbildung, politische 18
Meister-BAföG 184
Meldepflicht 119, 227
Melderecht 118
Meldewesen,
  Infektionserkrankungen 227
Menschenbild 61
Menschenrechte 19
Mindestlohn 198
Ministerrat 14
Misshandlung
  Schutzbefohlener 122
Misstrauensvotum
– konstruktives 24
– negatives 5

Mittäter 101
Mittel
– öffentliche 262
– private 263
Mitwirkungspflicht 31
Modul 175
Monarchie 4
Moral 59
Mutterschaftsgeld 167
Mutterschutzgesetz,
  Beschäftigungsverbot 203

N
Nachtragshaushalt 262
Nachweisgesetz 190
Nation 5
Natürliche Person 125
Nebenwirkungen 217
Niederlassungsfreiheit 151
Norm 59
Nosokomiale Infektion 230
– Definition 226
Not 115
Notfallaufnahme 91
Notfallplan, externer 252
Notfallsanitäter 82
Nötigung, sexuelle 120
Notstand, rechtfertigender 100, 104
Nottestament 140
Notverordnungen 5
Notwehr 100
Nurse Practitioner 66

O
Obduktion 247
Offenbaren 117
Offene Handelsgesellschaft 271
Öffentliche Mittel 262
Öffentliches Recht 29
Ökologie 257, 279
Oligarchie 4
Operationstechnischer
  Assistent 80
Opferentschädigungsgesetz 186
Opportunitätsprinzip 32
Opposition 10
Optionspflicht 3
Ordnung, soziale 149
Ordnungsfunktion, staatliche 257
Ordnungswidrigkeit 32, 95
Organspende 249
Orthoptist 81
Ost-West-Konflikt 5
ÖTV 68

P

Packungsbeilage 218
Palliativstation 84
Palliativversorgung, spezialisierte ambulante 84
Parlament 4
– europäisches 14
Parteien 19
Parteimaxime 30
Passive Sterbehilfe 112
Patientenaufnahme 91
Patientenbeauftragter 77
Patiententestament 208
Patientenverfügung 208
Patientenzentrierte Pflege 87
Paul-Ehrlich-Institut 73
PDCA-Zyklus 89
Person
– juristische 125
– natürliche 125
Personalrat 199
Personalvertretungsrecht 199
Personengesellschaft 271
Personenschaden 192
Personensorge 144
Personenstandsgesetz 245
Persönlichkeitswahl 16
Pflege
– Akademisierung 64
– ambulante 84
– Arbeitsfelder 83
– Arbeitsorganisation 87
– ethische Grundlagen 59
– Leitbild 91
– patientenzentrierte 87
– Prozess 88
– strafrechtliche Bestimmungen 104
Pflegeassistent 79
Pflegeausbildung, hochschulische 54
– Prüfung 58
Pflegebedürftigkeit 175
Pflegeberufe 39, 79
– Ausbildungssystem 40
– Führungsaufgaben 85
– Interessensgruppe 152
Pflegeberufe-Ausbildungs- und Prüfungsverordnung 55
Pflegeberufereformgesetz 52
Pflege-Charta 62
Pflegedienstleitung 86
Pflegedirektor 86
Pflegeeinrichtung, stationäre 83
– rechtliche Grundlagen 78
Pflegefachfrau/-mann 52
Pflegeforschung 65

Pflegegeld 178
Pflegegrad 176
Pflegeheim 84
Pflegehelfer 79
Pflegekasse 150, 175
Pflegeleistungen
– ambulante 177
– stationäre 178
Pflegemodell 65
Pflege-Neuausrichtungsgesetz 174
Pflegepädagoge 87
Pflegeperson
– Leistungsansprüche 179
– Rentenversicherung 160
Pflegequalität 88
Pflegesachleistungen 177
Pflegesatz 76
Pflegestandard 90
Pflegestärkungsgesetze 174
Pflegestufe 177
Pflegetheorie 64
Pflegeversicherung 174
– Einführung 154
– Leistungen 175, 177
Pflegeverständnis 61
Pflege-Weiterentwicklungsgesetz 40, 67
Pflegewissenschaft 64, 65
Pflegezeitgesetz 205
Pflichten
– ärztliche 133
– aus dem Arbeitsvertrag 191
Pflichtteilsrecht 140
Pflichtverletzung, Folgen 192
Pflichtversicherte
– Krankenversicherung 166
– Pflegeversicherung 175
– Rentenversicherung 159
Pflichtversicherung 150, 155
– als Finanzierungsmittel 262
Pharmakovigilanz 220
Pharmazeutisch-technischer Assistent 80
Physiotherapeut 81
Physiotherapie 91
Planwirtschaft 256
Podologe 82
Praxisanleiter 86
Praxisanleitung
– Altenpflege 50
– Krankenpflege 47
– Pflegeberufe 56
Praxisbegleitung
– Altenpflege 50
– Krankenpflege 47
– Pflegeberufe 56

Primary Nursing 87
Privat Versicherungspflichtige
– Krankenversicherung 166
– Pflegeversicherung 175
Privatgeheimnisse 116
Privatklinik 275
Privatpatient 135
– Rechtsbeziehung 136
Probezeit 200
Produktionsfaktoren 267
Professionalisierung 39
Promotion 64, 78
Prozessqualität 88
Prozessrecht 30
Prüfung
– Altenpflege 50
– klinische 217, 219
– Krankenpflege 47
– Pflegeberufe 57
Psychologischer Dienst 92
Punktbereiche, zur Einstufung des Pflegegrads 176

Q

Qualität 88
– gesetzliche Grundlagen 90
Qualitätshandbuch 89
Qualitätsmanagement 88
Qualitätssicherung 89
– Heimrecht 213
Qualitätszirkel 90
Quarantäne 231

R

Radioaktives Arzneimittel 217
Rahmentarifvertrag 199
Rangprinzip 190
Rat der Europäischen Union 14
Rat, europäischer 13
Recht
– bürgerliches 29
– Einteilung 29
– formelles 29
– materielles 29
– öffentliches 29
– ungeschriebenes 3
Rechtfertigender Notstand 100, 104
Rechtfertigungsgrund 104
Rechtsetzungsverfahren 14
Rechtsfähigkeit 125
Rechtsgeschäft 126
Rechtsmittel 34
Rechtsordnung 1
– Grundstrukturen 29
Rechtsstaat 9
Rechtsverordnung 2

Rechtswidrigkeit 100
Regelsatz 183
Rehabilitationsträger 181
Rentenformel 163
Rentenversicherung 159
– Beitragswesen 164
– Einführung 154
– Leistungen 162
– Pflegende 160
Repräsentative Demokratie 4
– Bundesrepublik Deutschland 9
Republik 4
Ressortprinzip 262
Revision 36
Rezept 220
– Betäubungsmittel 223
Richter 36
Risikostrukturausgleich 264
RKI 72
– Aufgaben 227
Robert Koch-Institut 72
– Aufgaben 227
Röntgenpass 243
Röntgenstrahlen, Anwendung von 242
Röntgenverordnung 241
Rückgaberecht 146

S

Sachschaden 193
Sanktionen 93
– Ziele 97
Satzung 2
Schaden 128
Schadensersatz 128
– Arzneimittelschäden 220
Schadensersatzanspruch
– deliktischer 130
– vertraglicher 129
Schadensersatzhaftung 130
Schadensersatzrecht 95
Scheidungsrecht 142
Schiedsstelle 32
Schlichtungsstelle 32
Schmerzensgeld 128
Schöffengericht 35
Schranken, immanente 20
Schuld 101
Schuldausgleich 98
Schuldenbremse 261, 262
Schuldgehalt 98
Schutzimpfung 230
– Definition 227
Schwangerschaft, Definition 113
Schwangerschaftsabbruch
– Voraussetzungen 113
Schwarzarbeit 266

Schweigepflicht 116
– Durchbrechung 118
– Entbindung 117
– Verletzung 117
Schwerbehinderte 181
Schwerpunktkrankenhaus 74
Seelsorge 91
Selbstbeteiligung, Krankenversicherung 168
Selbstmord 112
Selbstverwaltungsprinzip 151
Selbstverwaltungsrecht, kommunales 12
Sentinel-Erhebung 229
– Definition 227
Serum 217
Sexuelle Nötigung 120
Sexueller Übergriff 120
Sicherheitsbeauftragter 238
Sicherungsverwahrung 99
Sittenwidrigkeit 105
– Testament 140
Solidaritätsprinzip 150, 156
Solidarprinzip 262
– Nachteile 265
Sonderentgelte 77
Sonderkrankenhaus 75
Sorgerecht 143
– gemeinsames 144
– nicht eheliche Kinder 144
Sozialdienst 91
Soziale Marktwirtschaft 257
Soziale Ordnung 149
Sozialgerichtsbarkeit 34
Sozialgesetzgebung 149
Sozialhilfe 182
– Leistungen 183
Sozialismus 4
Sozialistische Einheitspartei Deutschlands 6
Sozialrecht 30
Sozialstaat 9
Sozialversicherungen, gesetzliche 159
– Geschichte 153
– Zukunft 158
Sozialversicherungsrechtlicher Einstiegsbereich 164
Sozialwesen
– Finanzierung 262
Sperrklausel 5
Spezialambulanz 91
Spezialisierte ambulante Palliativversorgung 84
Spezialprävention 98
Staat 1, 3
– Finanzierung 258

Staatenbund 13
Staatsangehörigkeit 3
Staatsformen 4
Staatsgebiet 3
Staatsgewalt 4
Staatsvolk 3
Stammzellspende 250
Stationäre Pflegeeinrichtung 83
– rechtliche Grundlagen 78
Stationäre Pflegeleistungen 178
Stationsleitung 85
Stellvertretung, bei Rechtsgeschäften 127
Sterbehilfe 111
– aktive 112
– passive 112
Steuern 258
– Arten 259
– Verteilung 259
– Ziele 260
Steuerrecht 30, 34
Strafbarkeit 100
Strafe 99
– Arten 95
Strafgerichtsbarkeit 31
Strafgerichtshof, Internationaler 36
Strafmündigkeit 95
Strafrecht 30, 93
Strafzwecke 97
Strahlenexposition, berufliche 243
Strahlenschutz 240
Strahlenschutzbeauftragter 241
Strahlenschutzbereiche 241
Strahlenschutzverantwortlicher 241
Strahlenschutzverordnung 244
Streik 199
Strukturpolitik 257
Strukturqualität 88
Subsidiarität 208
Subsidiaritätsprinzip 156
Substitution 67
Substitutionsmittel 223

T

Tag der Deutschen Einheit 7
Tagessatzsystem 97
Tarifautonomie 197
Tarifpartner 197
Tarifvertrag 198
Taschengeldparagraf 125
Tatbestandsmäßigkeit 100
Täter 101
Team 83
Technischer Assistent in der Medizin 80

Technischer Dienst 91
Teilhaberechte 19
Teilung Deutschlands 5
Teilungsanordnung 138
Teilzahlungsgeschäft 145
Teilzeit- und Befristungsgesetz 206
Teilzeitarbeitsgesetz 194
Testament 139
Testierfähigkeit 138
Testierverbot 140
Theorie
– ergebnisorientierte 65
– humanistische 65
Tod, Feststellung 246
Todesanzeige 245
Todesbescheinigung 247
Total Quality Management 89
Totgeburt 245
Tötung auf Verlangen 112
Träger, Arten
– privater 75, 274
Transplantationsbeauftragter 250
Transplantationsgesetz 249
Transplantationsregistergesetz 251
Transportdienst 91
Treuepflicht 192

U
Überalterung 149
Übereinkommen, Europäisches 41
Übergangsgeld 170
Übergriff, sexueller 120
Übergriffe, Schutz vor 192
Überhangmandat 18
Übernahmeverschulden 106
Übertragbare Krankheiten
– Bekämpfung 231
– Definition 226
– Unfallverhütungsvorschriften 239
– Verhütung 229
Übertragung von Tätigkeiten 195
Überwacherpflicht 102
Umlageprinzip 262
Umsatzsteuer 260
Umweltschutz 280
Unfallverhütungsvorschriften 237
– Gesundheitswesen 238
– Infektionsgefährdung 239
Unfallversicherung 169
– Einführung 154
– Leistungen 170
Unglücksfall 114
Universitätsklinikum 75
Unterbringung 211

Unterbringungsrecht 207, 211
Unterhaltsanspruch 142
Unterhaltsvorschussgesetz 187
Unterlassen 102
Unterlassene Hilfeleistung 114
Unternehmen 267
– Rechtsform 270
Unternehmensgesellschaft 272
Unternehmer 126, 271
Unwirksamkeit, schwebende 125
Urkundenfälschung 110
Urlaub 201
– Schwerbehinderte 182
Urlaubsgeld 192

V
ver.di 68
Verbraucher 126
Verbrauchssteuer 259
Verbrechen 103
Verfassung 1
– Europäische 12
Verfassungsbeschwerde 25
Verfassungsgerichte 25
Verfassungsgerichtsbarkeit 10
Vergehen 103
Vergewaltigung 120
Verhältniswahlrecht 15
Verhinderungspflege 178
Verkehrssicherungspflicht 130
Verletztenrente 170
Vermächtnis 138
Vermittlungsausschuss 29
Vermögenssorge 144
Verschreibungspflicht 220
Verschwiegenheitspflicht 116
Versicherung, freiwillige
– Krankenversicherung 166
– Rentenversicherung 160
Versicherungskarte 137
Versicherungspflicht
– Krankenversicherung 166
– Pflegeversicherung 175
Versicherungspflichtgrenze 166
Versicherungsträger
– Arbeitslosenversicherung 171
– Krankenversicherung 166
– Pflegeversicherung 175
– Rentenversicherung 160
– Unfallversicherung 169
Versorgungsprinzip 155
Versuch 103
Vertrag 126
– Abschlussfreiheit 123
– Formfreiheit 127
– Formvoraussetzungen 127

– Inhaltsfreiheit 124
– Nebenpflichten 130
– Verzug 130
Vertrag von Lissabon 13
Vertragsfreiheit 123
Vertragskrankenhaus 137
Vertreter, gesetzlicher 127
Verursacherprinzip 280
Verwaltung 24, 91
Verwaltungsakt 3
Verwaltungsgerichtsbarkeit 33
Völkerrecht 3
Volksbegehren 18
Volksdemokratie 4
Volksentscheid 18
Vollendung 103
Vorbereitung, Straftat 103
Vorsatz 101
Vorsorgeprinzip 280
Vorsorgeuntersuchungen 167
Vorsorgevollmacht 208

W
Wahlgrundsätze 16
Wahlkreis 17
Wahlliste 17
Wahlrecht 15
Währungsunion 9
Waisenrente 161
– Unfallversicherung 171
Warnstreik 200
Wasserqualität 232
Wegeunfall 170
Weihnachtsgeld 192
Weimarer Republik 5
Weiterbildung 64
Weltgesundheitsorganisation 71
Weltgesundheitstag 71
Werbung 269
– Arzneimittel 220
Werkvertrag 132, 189
Wettbewerb 256
WHO 71
Widerrufsrecht 146
Widerspruchsverfahren 34
Wiedervereinigung 6
– politische 7
– Sozialversicherung 154
Willenserklärung 126
Winterausfallgeld 172
Wirtschaftslenkung 260
Witwenrente 161
Wohn- und
  Betreuungsvertragsgesetz 214
Wohnbereichsleitung 85

Z

Zentralbank, europäische   14
Zentralkrankenhaus   75
Zentralküche   91
Zerrüttung einer Ehe   142
Zertifikat   90
Zeugnisverweigerungsrecht   22, 119
Zimmerpflege   87
Zivilgerichtsbarkeit   32
Zuchtmittel   97
Zugewinngemeinschaft   144
Zumutbarkeit   115
Zustimmungsgesetz   22, 28
Zwangsunterbringung   211
Zweites Pflegestärkungsgesetz   175
Zweitstimme   17